ビジュアル版

食品衛生検査法

手順とポイント

一般財団法人日本食品分析センター●編集

中央法規

はじめに

本書の前身である『目で見る 食品衛生検査法』が春田三佐夫先生、細貝祐太郎先生および宇田川俊一先生によって、平成元年（1989年）に編纂された。試験法のフローを図示するなど、検査法の本としてはわかりやすさに重点を置き、行政関係者、各種検査機関さらには食品の分析について学ぶ学生に好評を得ていた。初刊からおよそ四半世紀が過ぎ、その間分析機器は著しく進歩するとともに公定法の改定や新規物質の追加もあり、全面的な改訂を望む声が大きくなってきた。

本書は実際に試験・検査を行っている経験豊かな分析技術者を著者とすることで、より実践的な内容となるように心がけた。また、図解による見やすさ、わかりやすさを目指した前著の精神を継承し、さらにカラー印刷にすることで微生物集落の形状、色調などが鮮明になるように工夫し、最新の分析機器、装置も写真で紹介した。

本書の書名は、『ビジュアル版 食品衛生検査法　手順とポイント』とした。第1部の総論では衛生微生物と化学物質の検査法について試験法フローを用いて解説した。衛生微生物では、腸管出血性大腸菌や生食用食肉に適用される腸内細菌科菌群など新しい項目を追加した。化学物質では、近年、有害性が注目されている食品添加物、有害元素を加え、最新分析機器による微量試験法を紹介した。また、前著で取り上げられていなかった農薬のGC-MSやLC-MSによる一斉分析法など時代に即した検査項目とその試験法を収載した。第2部では食品別に腐敗･変敗にかかわる微生物について解説した。また、資料編として、現時点での食品衛生法にかかわる主な規格･基準などの一覧を巻末に配置することにより、本書一冊で食品衛生全般が把握できるようにした。

今回の改訂により本書が食品衛生に携わる方々の参考となり、わが国の食品衛生のさらなる向上のお役に立つならば、著者一同これに勝る喜びはない。

最後に、編集・出版にご協力をいただいた中央法規出版（株）編集部の皆様、特に最後まで根気強くご尽力いただいた吉本文子氏に感謝の意を表する次第である。

平成25年10月

西村　勉
吉田　信一郎

目 次

執筆者一覧

一般財団法人日本食品分析センター

●編集

西村 勉（ニシムラ ツトム）
吉田 信一郎（ヨシダ シンイチロウ）

●【微生物】執筆者（五十音順）

井上 泰広（イノウエ ヤスヒロ）
太田 順司（オオタ ジュンジ）
太田 知克（オオタ トモカツ）
大西 麻依子（オオニシ マイコ）
小田 俊一（オダ シュンイチ）
柏木 さやか（カシワギ サヤカ）
郡司 明博（グンジ アキヒロ）
齋藤 明美（サイトウ アケミ）
鈴木 啓子（スズキ ケイコ）
田中 廣行（タナカ ヒロユキ）
土屋 禎（ツチヤ タダシ）
難波 玲子（ナンバ レイコ）
原田 保子（ハラダ ヤスコ）
諸藤 圭（モロフジ ケイ）
矢内 美幸（ヤナイ ミユキ）
吉田 信一郎（ヨシダ シンイチロウ）

●【化学物質】執筆者（五十音順）

飯塚 誠一郎（イイヅカ セイイチロウ）
伊佐川 聡（イサガワ サトシ）
小木曽 基樹（オギソ モトキ）
川口 寿之（カワグチ トシユキ）
後藤 浩文（ゴトウ ヒロフミ）
佐藤 秀幸（サトウ ヒデユキ）
中西 資（ナカニシ タカシ）
中村 宗知（ナカムラ ムネトモ）
西村 勉（ニシムラ ツトム）
野村 孝一（ノムラ タカカズ）
福沢 栄太（フクザワ エイタ）
渕上 賢一（フチガミ ケンイチ）
宮崎 光代（ミヤザキ ミツヨ）
宮脇 栄子（ミヤワキ エイコ）
柳 俊彦（ヤナギ トシヒコ）
吉井 信彦（ヨシイ ノブヒコ）
吉田 美佳（ヨシダ ミカ）
吉田 充哉（ヨシダ ミツヤ）
和田 岳成（ワダ タケナリ）

検査の目的

食品衛生と試験検査

食品衛生とは、飲食に起因する衛生上の危害の発生を防止するためのあらゆる手段であり、世界保健機関（World Health Organization；WHO）では、「栽培（生育）、生産、製造から最終的に人に消費されるまでのすべての段階において、食品の安全性、完全性、健全性を保障するために必要なあらゆる手段」と定義している。食品事業者にとって、食品の安全性を確保することは重要な使命であり、食品事業者が実施する品質管理活動において衛生管理は必須の要件となっている。

食品の安全性を確保するための管理手法としてHACCPシステム（Hazard Analysis and Critical Control Point system；危害分析重要管理点システム）が世界的に普及しており、欧米を中心とした諸外国ではHACCPシステム導入の法制化が進められている。HACCPシステムは食品の製造工程そのものの管理に適用される手法であるが、食品を製造する環境の衛生的な整備（ハード面の衛生）や食品の衛生的な取扱い（ソフト面の衛生）については、いわゆる「一般的衛生管理プログラム」が適用され、HACCPシステムを適正に運用するための前提条件として位置づけられている。

PDCAサイクル（Plan-Do-Check-Act cycle）とは、品質改善や業務改善活動などで広く活用されているマネジメント手法の一つであり、食品事業者における生産管理、品質管理などにも適用されている。①管理目標を設定し、管理事項や管理手法を計画する（Plan）。②計画したとおりに実行する（Do）。③計画した管理事項の実行性や有効性を点検・評価する（Check）。④点検・評価により確認された不具合、問題点を処置・改善する（Act）。これら4段階の活動を繰り返すことによって製品品質や製造工程の継続的な改善（スパイラルアップ）を図ることができる。

それでは、試験検査は衛生管理においてどのような役割を果たしているのであろうか。食品衛生法第3条では、食品事業者の責務として「販売食品等の安全性の確保に係る知識及び技術の習得、販売食品等の原材料の安全性の確保、販売食品等の**自主検査の実施**その他の必要な措置を講ずるよう努めなければならない」と規定しており、多くの食品事業者において試験検査が行われている。これらの試験検査は、主にPDCAサイクルにおける「Check」活動の一つと考えられる。試験検査データから、製品や原材料の衛生学的品質、製造工程の妥当性、製造環境における衛生状態などを客観的に把握・解析することが可能であり、製造現場における衛生管理の有効性を評価するとともに、製造工程や製造環境における問題点を把握し、製品品質や製造工程の改善につなげるための重要な活動と位置づけることができる。

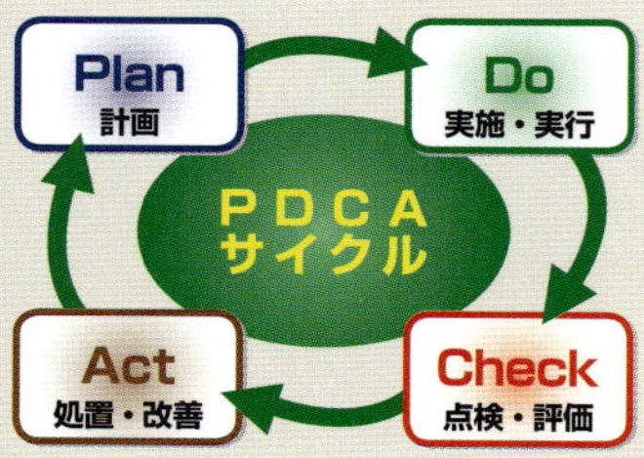
Plan
計画
Do
実施・実行
PDCA
サイクル
Check
点検・評価
Act
処置・改善

試験検査の種類と目的

食品衛生分野における試験検査は、「微生物学的検査」「理化学的検査」および「生物学的検査」に大別される。これらの試験検査は様々な立場、目的で実施されているが、主な目的を以下に示した。

1 食品衛生法（省令、告示）で規定する規格基準や各都道府県などが定める指導基準に適合しているかを確認するための試験検査

2 食品衛生上、危害が生じるおそれのある有害物質や病原微生物が含まれているのか、どの程度の量が含まれているのかなど、汚染実態を調査・確認するための試験検査

3 食中毒発生時に、原因物質を追究・確認するための試験検査

4 食品製造における工程管理（原材料の受入れ判定、各工程における食品の品質や汚染状況の監視、殺菌工程の有効性確認）、衛生管理（製造環境や作業者の衛生状態の確認）、製品管理（製品の出荷判定、製品品質の安定性評価）など、自主管理のための試験検査

5 食品の開発や設計変更時に、製品の保存性や安全性などを評価・検討するための試験検査

6 食品の変質・異常（膨張、変色、異物混入などに起因するクレーム）発生時に、発生原因を追究・確認するための試験検査

1～3を目的とした試験検査は、主に行政の立場として実施されることが多く、1の例として検疫所が実施する輸入食品のモニタリング検査や、保健所などが実施する市販食品の収去検査などがあげられる。一方、4～6を目的とした試験検査は、主に食品事業者の自主検査として実施されることが多い。

試験検査は、目的に応じて実施頻度、ボリューム、要求されるデータの正確さが異なるため、目的に適った試験検査法（公定法、迅速簡便法、独自に開発した方法など）を選択する必要がある。また、目的達成のために試験検査データを有効に活用することが重要であることは言うに及ばない。

第1部
総論

Ⅰ 衛生微生物検査法
Ⅱ 真菌検査法
Ⅲ 簡易検査法
Ⅳ 化学物質検査法

微生物検査法

微生物検査における検体の採取および試料調製の留意点

検体の採取方法、運搬方法および検査室での試料調製方法は、いずれもその食品の検査結果に大きな影響を及ぼし、衛生学的品質についての評価を誤る可能性を秘めている。本項では、食品製造現場での検体の採取から検査室での試料調製までの間で、留意すべき主なポイントを記述する。

❶ 検査の目的に適った検体を採取すること

殺菌工程の有効性を検証する目的であれば、最終製品ではなく殺菌工程前後の中間製品を採取しなければならない。また、日々の製造における製品の衛生学的品質の安定性を確認する目的であれば、製造バッチ、製造ロット、製造ラインごとに製品を採取することになる。このように検査の目的に応じて、採取すべき検体（製造段階、数量など）が異なるため、あらかじめ採取すべき検体を明確に定めておく必要がある。また、食品中の微生物の分布は、通常不均一であり、生鮮食品などの加工度合いの低い固形食品においては、特に個体間のバラツキが大きい。したがって、可能な限り多くの個体（200g以上）を採取することが望ましい。

❷ 無菌的に検体を採取すること

包装前の中間製品や原材料を採取する際は、滅菌済みの器具（ピンセット、スプーン、ピペットなど）を使用するとともに、採取者の手や口から検体を汚染させないよう無菌的に採取する。また、採取した検体は滅菌済みの容器に入れ、速やかに密封する。

❸ 採取した検体を識別すること

食品製造現場から同一の製品を製造バッチごとに採取する場合などでは、各検体を外観で識別することはできない。検体の取り違え、誤認を防止するために、採取した検体の容器に識別のための記号や文字を表記する必要がある。また、事前に識別表記したラベルを採取した検体の容器に貼付することも有効な手段ではあるが、ラベルがはがれることのないように注意を要する。

❹ 適切な温度条件下で検体を運搬すること

要冷蔵食品や要冷凍食品の場合は、検体の温度上昇や融解を防止するために、採取後の検体を保冷剤やドライアイスとともに保冷バッグに入れ、速やかに検査室へ搬送する。また、要冷蔵食品の場合、ドライアイスと接触して検体が凍結すると検体中の微生物が死滅する可能性があるため、緩衝材で検体採取容器を包むなど、適切な処置を講ずることが望ましい。

❺速やかに検査を開始すること

微生物検査は結果が得られるまで時間を要すること、要冷蔵食品の場合は時間の経過とともに検体中の微生物の状態や菌数が変化しやすいことなどから、採取した検体は速やかに検査に供する必要がある。なお、やむを得ず要冷蔵食品の検査を速やかに開始できない場合は、検体を0〜4℃の条件下に保存し、36時間以内に検査を開始する。

❻試料調製時の微生物汚染を防止すること

試料を調製するために、包装された検体を開封する場合は、開封部位を消毒用アルコールや次亜塩素酸ナトリウム溶液などの殺菌剤で清拭した後、滅菌器具類（はさみ、缶切、栓抜きなど）を用いて開封する。可能な場合は、開封部位を火炎滅菌することも考えられるが、検体中の微生物への影響を考慮して適切に実施しなければならない。試料を調製する際は、「外部から試料への微生物汚染を防止すること」および「試料から外部への微生物汚染を防止すること」の両視点から適切に試料を調製しなければならない。缶詰食品やレトルト食品など、特に微生物が存在しないと予想される検体では、外部（検査室の環境、設備、他の検体など）からの微生物汚染を防止するために、クリーンベンチ内で試料を調製することが望ましい。また、微生物汚染度の高い検体（腐敗変敗食品、生鮮食品など）や発酵食品（納豆、漬物、発酵乳など）を調製する際には、作業台、器具類や他の検体を汚染してしまう危険性が高い。また、粉末状の検体に関しても、採取時に粉末が空気中に飛散してしまい、外部を汚染する危険性がある。これらの検体を取り扱う際は、外部を汚染させないように慎重に取り扱う必要がある。また、検体の微生物汚染度に応じて、試料調製を行う検体の順番を決めること（時間的隔離）や検査エリアを区分けすること（空間的隔離）も有効な手段となる。

❼試料が均質になるように調製すること

採取した検体においても微生物は均一に分布していないため、試料調製時には、試料の均質化が必須の操作であるとともに、検査結果に大きな影響を及ぼす重要な操作となる。検体全体（全量）を均質化することが原則ではあるが、検体の数量が非常に多い場合は、全量を均質化することは困難であるため、複数箇所（3箇所以上）から検体を採取し、それらをよく混和して試料とする。ただし、複数の食材から構成される複合調理食品（弁当、惣菜類）やふりかけなどの場合は、構成食材ごとに微生物の汚染度が大きく異なる可能性があるため、極力全量を均質化するよう努めなければならない。固形食品の均質化には、滅菌したはさみやピンセットなどを用いて、検体を細切・混合する手法が一般的であるが、硬質検体の場合は粉砕機を用いると容易に均質化することができる。ただし、粉砕機の粉砕容器はあらかじめ滅菌しておかなければならない。冷凍検体の場合は、解凍せずに粉砕機などを用いて物理的に均質化することが理想ではあるが、困難な場合には解凍後に試料を調製せざるを得ない。解凍方法について明確な規定はないが、主に以下の三方法に区分することができる。

低温解凍：2～5℃の低温条件下で検体を緩慢に解凍する方法。解凍時間は18時間以内。

室温解凍：室温（18～27℃）条件下で検体を解凍する方法。解凍時間は3時間以内。

高温解凍：45℃以下の高温条件下で検体を速やかに解凍する方法。解凍時間は15分間以内。

検体の容量が大きな場合は、いずれの解凍方法でも完全に解凍することは困難であるが、物理的均質化と解凍方法を適切に組み合わせて試料を調製することが望ましい。なお、低温細菌など高温にさらされると死滅しやすい微生物を検査する場合は、高温解凍を採用してはならない。

❽ 検査後の検体（試料）は適切な条件下で保存しておくこと

食品中の微生物は保存条件や時間の経過とともに菌数が増加・減少する可能性があるため、微生物検査は「一回限り」が原則とされる。しかしながら、検査手順の不備、使用培地・器具類の微生物汚染などに起因して適正な検査結果が得られず、再検査を実施しなければならない場合がある。したがって、試料調製後の検体（試料）を直ちに廃棄するのではなく、少なくとも検査結果が得られるまで適切な条件下（室温、冷蔵、冷凍など）で保存しておく必要がある。

一般細菌数

❶検査の目的

一般細菌数とは一定の条件下で発育する中温性好気性菌（および通性嫌気性菌）の数を表し、一般生菌数、細菌数、生菌数などと呼ばれることもある。測定結果は、原材料に存在する細菌の多寡、製造工程での汚染の有無および殺菌の効果など、食品の衛生的取扱いの良否を反映するものであり、食品の衛生指標として重要な役割を担っている。また、製品の品質管理における良否の判断基準、期限設定における科学的根拠などの細菌学的品質を総合的に評価する際の極めて有効な手段である。

❷検査の手順

試料原液を必要に応じて10倍段階希釈し、100倍、1000倍……の段階希釈液を調製する。同一段階の試料液を原則として2枚のシャーレに1mlずつ分注し、あらかじめ高圧滅菌後約50℃に保温しておいた標準寒天培地約15～20mlを無菌的に各シャーレに注ぎ、試料液と培地がよく混ざり合うように十分に混釈する。培地が完全に凝固するまで静置し、培地が凝固したらシャーレを倒置してふ卵器中で35±1℃、48±3時間培養する。培養後、シャーレに生育した集落数を計測する。なお、試料液をシャーレに分注してから混釈するまでの操作は20分以内に行う。また、培養条件は法的に規定がある場合はそれに従う。

❸判定基準

原則として一平板に30～300個の範囲の集落が生育したシャーレの集落数を採用し、同一希釈段階のシャーレの平均値に希釈倍数を乗じて検体1gまたは1ml当たりの菌数を算定する。なお、数値を採用する範囲はわが国では30～300が一般的であるが、国や試験方法によって採用する範囲が異なることがある。また、食品には細菌の発育を阻害する成分を含むものがある。試料原液および100倍希釈液から得られる菌数は理論的には10倍となるはずであるが、発育阻害成分を含む食品では希釈倍率の少ないシャーレの菌数が少ない数値となることがある。このような場合には妥当と考えられる希釈段階のシャーレの数値を採用する必要がある。

❹結果の評価

多くの加工食品は、製造会社における原材料の受入れから始まり、製造工程を経て製品が出荷、流通販売される。一般細菌数の得られた数値は検査を行った段階までの製品（原料または中間製品）の取扱いの良否を意味する。すなわち菌数が少なければ衛生的で適切に取り扱われたことを意味する。一方、菌数が多い場合はどこかの工程で不適切な取扱いを受けたことが疑われる。また、食中毒菌や腐敗細菌の多くが中温性細菌であることから、これらの細菌が存在する可能性が高いことを示すものとなる。

なお、一般細菌数は食品中のすべての細菌数を示すものではない。クロストリジウム属菌のような偏性嫌気性菌、カンピロバクターのような微好気性菌は本法では測定することができない。また、培地成分、培養温度および培養時間のいずれか一つでも条件を満たさない細菌についてもその存在を知ることができないことに留意する必要がある。

図1 一般細菌数の測定手順

試料原液および段階希釈液の調製

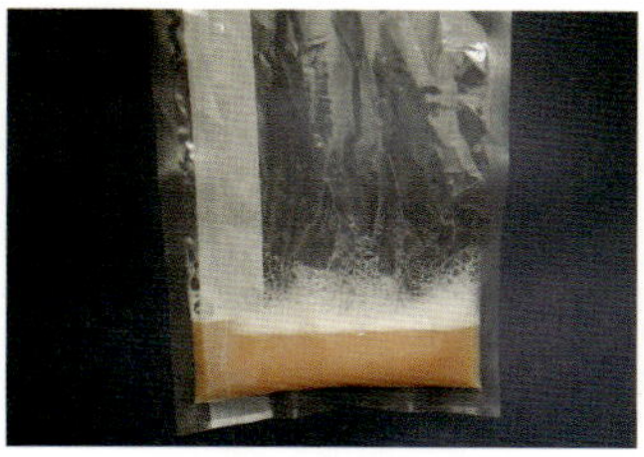

試料原液の調製

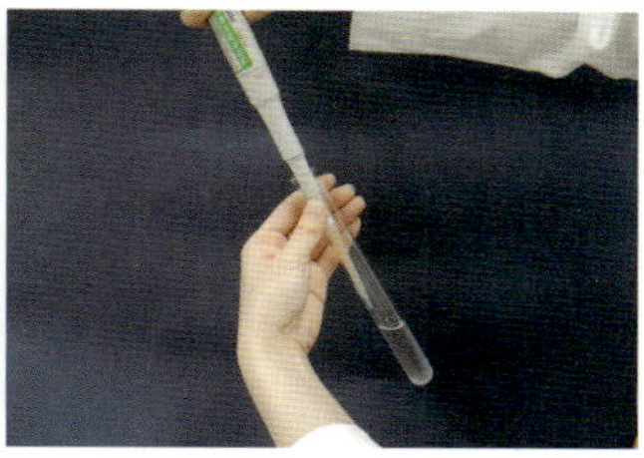

段階希釈液の調製

↓

シャーレへの分注

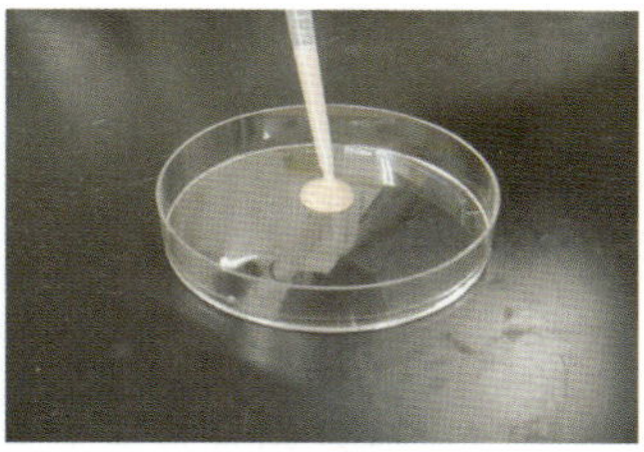

分注

↓

混　釈

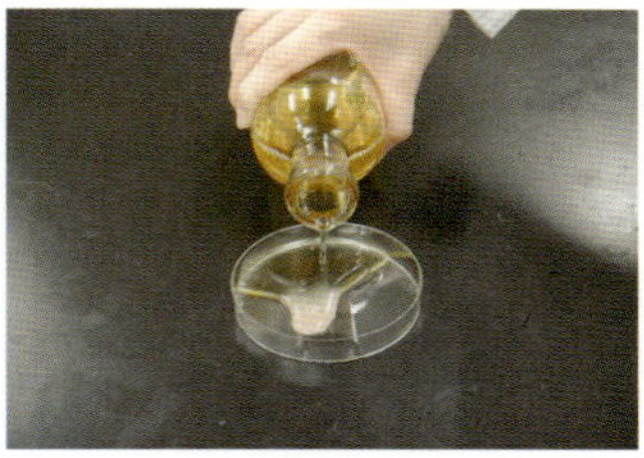

混釈

↓

35±1℃、48±3時間培養

↓

集落数の計測

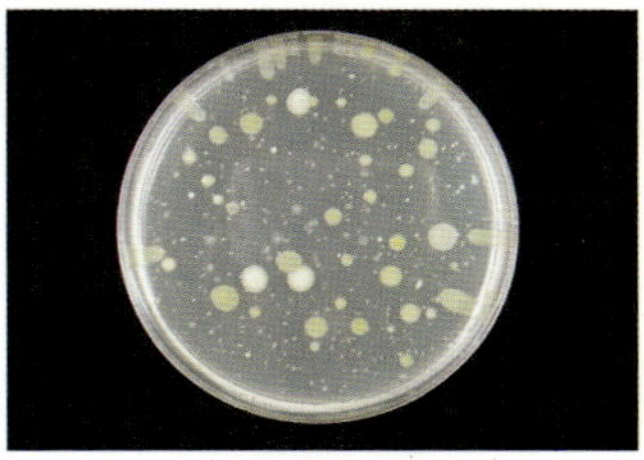

集落数の計測

↓

菌数の算定

低温細菌

❶ 検査の目的

一般に食品は常温より冷蔵のほうが長持ちする。これは食品を低温に保つことで細菌の増殖を阻止またはその速度を遅くしているからである。しかし、冷蔵庫の過信は禁物と言われているように細菌の中には低温でも増殖し、食品を腐敗させることがある。低温細菌の定義は定かではないが、食品衛生の分野では便宜的に5～7℃で7～10日間の培養で集落を形成する細菌を低温細菌と呼ぶことが多く、本項でもこれに従い記述する。

低温で増殖する細菌として生乳、食肉、鮮魚介類などでは*Pseudomonas*属などが知られており、腐敗した食品からの検出報告が多数ある。一般細菌数は35℃で培養を行うため、低温で増殖する細菌の検査結果を正しく反映していない場合がある。低温で流通販売される食品については、実際に製品が保管される条件で増殖する細菌の存在を調べる必要があるため、低温細菌の測定は意義のあるものとなる。

❷ 検査の手順

検査手順は一般細菌数と同様であるが、培養条件のみを7±1℃、10日間に変更する方法とＣＶＴ寒天培地を用いる方法がある。ＣＶＴ寒天培地はグラム陰性菌測定用の選択培地であるが、食品中に存在する低温細菌が主にグラム陰性菌であることに着目し、これらを対象として迅速に測定することを目的としている。一般に低温細菌は温度に対する抵抗性が弱いので混釈する際は寒天培地の保温温度を45℃程度にすることが望ましい。なお、使用する寒天培地をあらかじめシャーレに固めて平板培地とし、試料液0.1mlを塗抹してもよい。CVT寒天培地を用いる場合は、20～25℃、48～72時間培養により測定する。

❸ 判定基準

一般細菌数と同様に生育した集落数を計測し、希釈倍数を乗じて検体1gまたは1ml当たりの菌数を算定し、低温細菌数とする。なお、ＣＶＴ寒天培地では培地中のＴＴＣ（トリフェニルテトラゾリウムクロライド）が還元されるため赤色の集落が形成される。

❹ 結果の評価

一般細菌数と同様に衛生指標として有用である。すなわち、菌数の少ない食品は製造、販売、流通の全行程における取扱いが良好であったことを意味し、生の食品であれば鮮度がよいことを意味する。一方、菌数の多い食品は、いずれかの工程において濃厚に汚染されたか長期間冷蔵されていたと推察される。また、低温細菌は熱に弱いことから、加熱食品からの検出は加熱後の二次汚染の可能性が疑われる。さらに、多数の低温細菌の検出は低温で増殖可能なリステリア菌やエルシニア・エンテロコリチカのような病原菌による汚染も疑われる。なお、

CVT寒天培地を用いた方法では、低温細菌以外に中温細菌も含まれることに留意する必要がある。

図1 低温細菌の測定手順

試料原液
および
段階希釈液の調製

↓

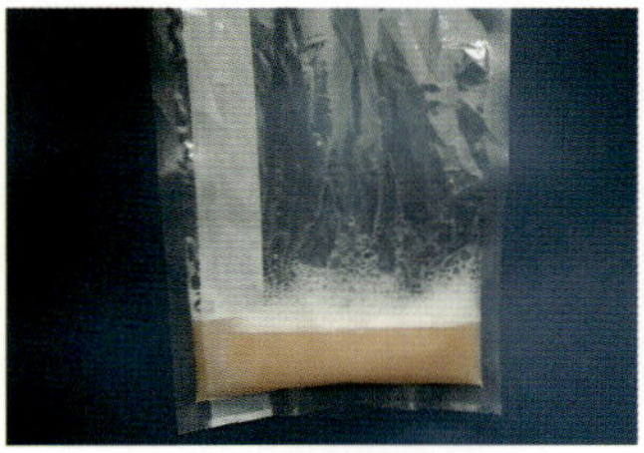

試料原液の調製

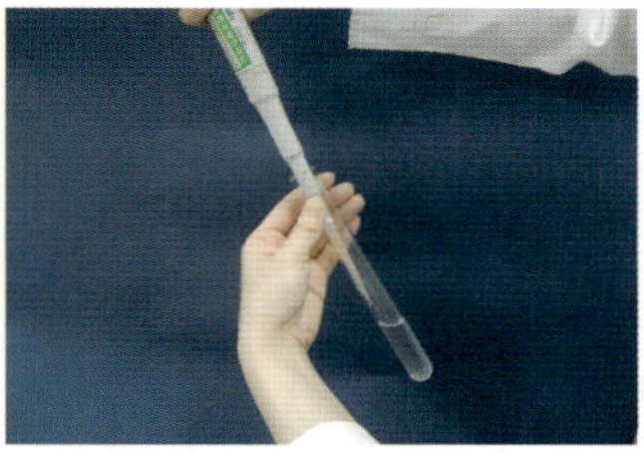

段階希釈液の調製

シャーレへの分注

↓

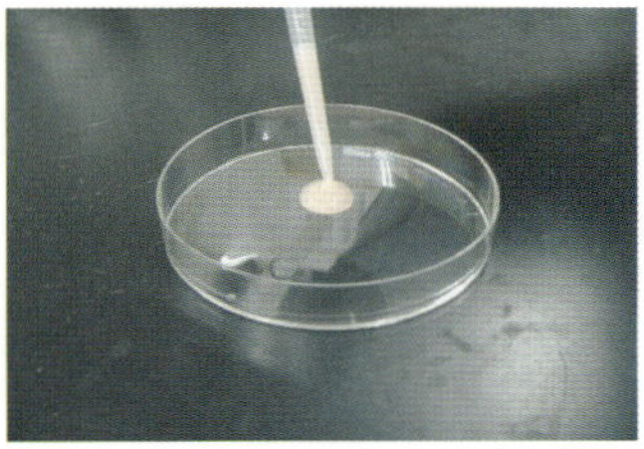

分注

混釈または塗抹

↓

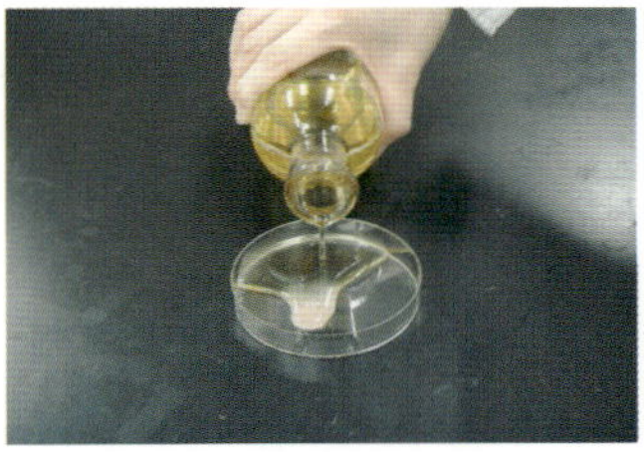

混釈

7±1℃、10日間培養
（CVT寒天培地の場合は
25℃、3日間）

↓

集落数の計測
（CVT寒天培地の場合は
赤色の集落数を計測）

↓

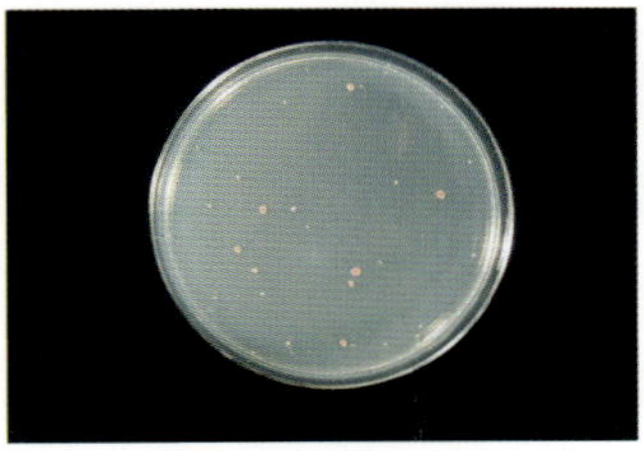

集落数の計測

菌数の算定

高温細菌

❶ 検査の目的

高温細菌とは、細菌の分類学上の名称ではなく、低温でも発育できる低温細菌に対して、一般に55℃以上の高温で発育して食品の腐敗、変敗などの品質に関与する細菌の総称である。これに属する菌種は主として芽胞を形成する*Bacillus*属菌や*Clostridium*属菌であり、*Bacillus coagulans, Geobacillus stearothermophilus*（旧種名*Bacillus stearothermophilus*）、偏性嫌気性菌では*Moorella thermoacetica*（旧種名*Clostridium thermoaceticum*）などによるフラットサワーの事例が多数報告されている。フラットサワーとは容器の蓋底が平らなまま、内容物が酸っぱくなる変敗のことで、ホットベンダーで加温したコーヒー、スープ、おしるこのような缶入り嗜好飲料で発生している。また、*Thermoanaerobacterium*属および*Thermoanaerobacter*属（いずれも旧*Clostridium*属）による製品の膨張も報告されている。これらの高温細菌は主として土壌に由来すると考えられるので、香辛料、粗製の砂糖、植物性の原材料などが検査の対象となる。さらに、果汁飲料では耐熱性好酸性菌（TAB：Thermo-acidophilic Bacilli）よる混濁や異臭が問題となる。これらの異常には主に*Alicyclobacillus*属の細菌が関与しており、特に*Alicyclobacillus acidoterrestris*が産生するグアイアコールは異臭原因物質として有名である。耐熱性好酸性菌は低pH域（pH2〜6）で増殖するため、通常の高温細菌の測定では検出されない。

❷ 検査の手順

本項では最も一般的な高温細菌および耐熱性好酸性菌の測定手順を記載する。高温細菌の検査手順は一般細菌数と同様であるが、標準寒天培地の培養条件のみを55℃で2日間に変更して行う（測定手順は一般細菌数の頁を参照）。参考として耐熱性好酸性菌の検査方法（日本果汁協会統一試験法）の一例を次頁に紹介する。

❸ 判定基準

一般細菌数と同様に生育した集落数を計測し、希釈倍数を乗じて検体1gまたは1ml当たりの菌数を算定し、高温細菌数とする。

❹ 結果の評価

通常、高温細菌は芽胞を形成する耐熱性菌である。そのため、原材料に存在する高温細菌は最終製品に生残し、腐敗させる可能性がある。缶詰や容器包装詰加圧加熱食品（レトルト食品）からの検出は殺菌不良や密封不良が疑われ、特に多量の細菌の存在はフラットサワーによる変敗が予想される。この場合、ミルク入りコーヒーなどでは製品の特性上、菌の増殖による濁りや異臭がわかりにくく、容器も変形していないため外観的な識別は難しい。

図1 耐熱性好酸性菌の測定手順（メンブレン法）

検体10〜100gを滅菌水で
Brix10°〜20° 以下となる
よう希釈し試料液とする

↓

恒温水槽にて加熱処理
（試料液の中心温度が
70℃に達してから20分間）
（試料液を二つ用意し、一つを
試料液の温度測定に用いる）

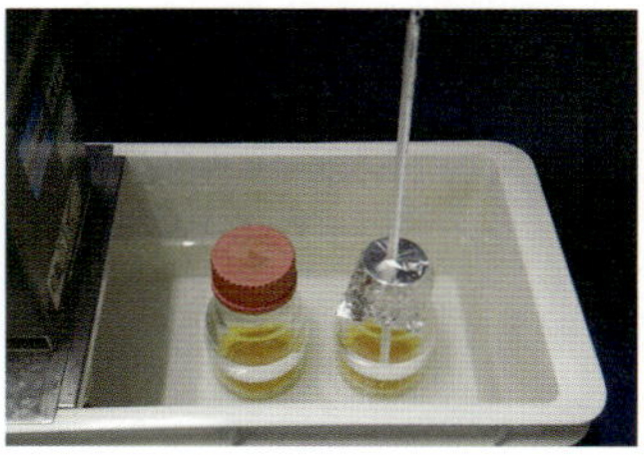

加熱処理

↓

急 冷

↓

試料の全量を
メンブレンフィルター
（孔径0.45μm）でろ過

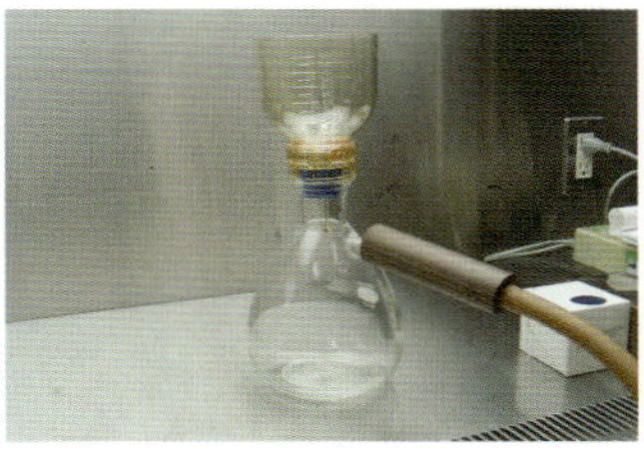

MFろ過

↓

メンブレンフィルターを
YSG寒天平板に
はり付ける

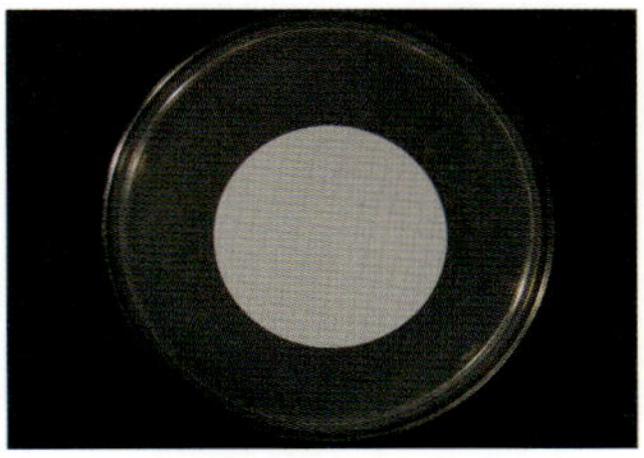

MFの平板へのはり付け

↓

45℃、5日間培養

↓

集落数の計測

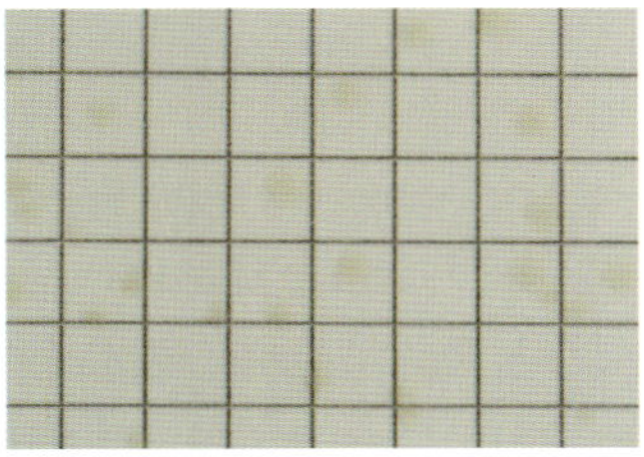

MF上に生育した集落

↓

菌が検出された場合は
必要に応じて
*Alicyclobacillus acidoterrestris*の鑑別
（ペルオキシダーゼ法）
を行う

耐熱性芽胞数

❶ 検査の目的

食品を汚染する細菌の中で*Bacillus*属と*Clostridium*属に代表される芽胞形成細菌は、加熱、乾燥、化学薬品などに対して強い抵抗性を有する芽胞を形成することが知られている。そのため、食品が適正な加熱処理により製造された場合でも、芽胞が製品中に生き残り、それが、発芽・増殖して製品を腐敗させたり、時には食中毒の原因になったりすることもある。本項で対象とする好気性芽胞は主に*Bacillus*属のもので、通常食品に添加するでん粉、砂糖、香辛料、植物性たんぱく質などの植物性の粉末原料素材に由来する。わが国では、食肉製品、鯨肉製品および魚肉練り製品に使用するでん粉、砂糖および香辛料について製造基準を定め、これら1g当たりの芽胞数が1000以下と規定している。この場合の芽胞数は、沸騰水浴中10分間の加熱に耐える好気性芽胞を対象としている。しかし、この加熱条件では死滅する芽胞も多く、実際の食品製造上の加熱条件を考慮し、もう少し低い温度で加熱して生残する芽胞を測定する場合もある。

❷ 検査の手順

調製した試料原液10〜20mlを滅菌中試験管に試料が管壁に付着しないようにピペットでとり、所定の条件で加熱後急冷したものを試料液とする。この試料液について、必要に応じて10倍段階希釈液を作製し、一般細菌数検査と同じ操作により培養を行う。なお、混釈平板の作製に当たって培地が完全に凝固したら、その表面に凝固水が発生する前に標準寒天培地を薄く重層するか、クリーンベンチ内でシャーレのふたを開けた状態で培地表面を乾燥する。培地表面上に発育した*Bacillus*属等は拡散集落を形成しやすく、このために菌数の測定が妨げられることがあるが、重層または乾燥することにより集落の拡散をある程度防止することができる。

❸ 判定基準

一般細菌数の算定法と同様に寒天平板に発育した集落数を計測して、食品1g当たりの芽胞数を求める。

❹ 結果の評価

芽胞数の少ない原料素材で加熱加工された食品は、一般的な加熱によりほとんどの原料由来菌が死滅するために、保存性などの点で良好な製品ができる。しかし、菌数が多い場合は加熱後も芽胞が原料から製品に移行し、加熱ショックによる発芽、加熱による競合菌の死滅などのために、むしろ生残芽胞にとって発育に好適な条件が生じて食品の品質低下の原因になる。食品を同一加熱条件で殺菌しても、芽胞数が多いほど生き残る芽胞数も多くなるからである。加熱食品の場合はレトルト殺菌でもしない限り最終製品中の芽胞の生残を防ぐことは難しい。特に、植物性の原料を使用する場合はできるだけ芽胞数の少ないものを用いることが必要であり、セレウス菌芽胞が大量に生残した場合は食中毒の発生に結びつく危険性もある。

図1 好気性芽胞数の測定手順

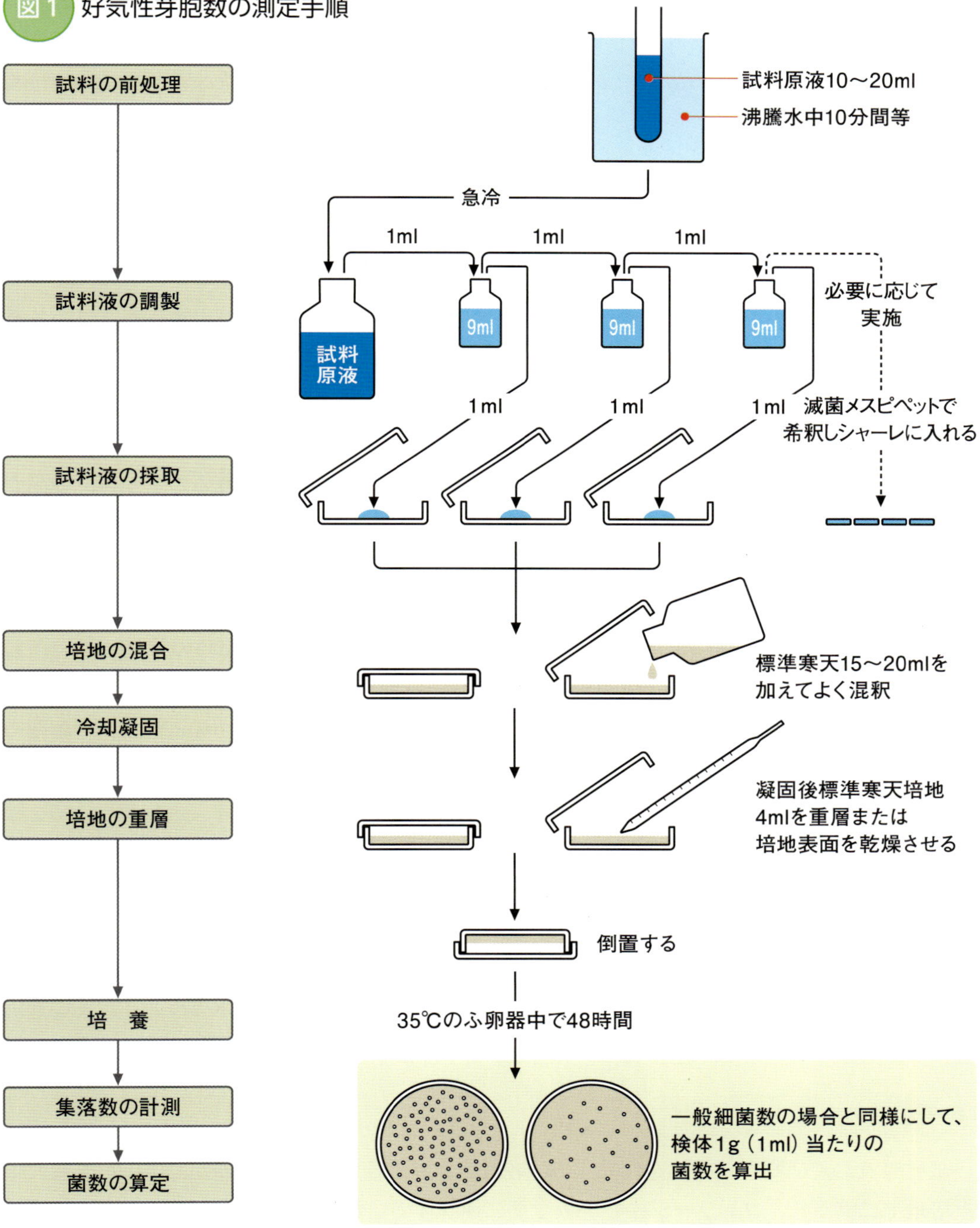
試料の前処理
試料液の調製
試料液の採取
培地の混合
冷却凝固
培地の重層
培　養
集落数の計測
菌数の算定
試料原液10～20ml
沸騰水中10分間等
急冷
1ml
1ml
1ml
試料
原液
9ml
9ml
9ml
必要に応じて
実施
1ml
1ml
1ml
滅菌メスピペットで
希釈しシャーレに入れる
標準寒天15～20mlを
加えてよく混釈
凝固後標準寒天培地
4mlを重層または
培地表面を乾燥させる
倒置する
35℃のふ卵器中で48時間
一般細菌数の場合と同様にして、
検体1g（1ml）当たりの
菌数を算出

乳酸菌

乳酸菌とは、代謝により消費したブドウ糖の50％以上を乳酸に変換する桿菌または球菌で、グラム陽性、非運動性、カタラーゼ陰性の細菌の総称である。分類学上の学名ではなく、慣用的な呼び名である。また、発酵形式によりブドウ糖から乳酸のみを生成するホモ型発酵と乳酸と乳酸以外の物質を生成するヘテロ型発酵に分けることができる。これらの菌群に含まれる主な菌属は、*Lactobacillus*、*Lactococcus*、*Pediococcus*、*Enterococcus*、*Streptococcus*、*Leuconostoc*属などである。

❶ 検査の目的

❶発酵乳・乳酸菌飲料

乳酸菌を有用菌として利用している発酵乳や乳酸菌飲料において、規定された菌量の乳酸菌が確かに含まれているか否かをチェックすることを目的としている。

❷その他の食品

乳酸菌は、土壌、植物、動物やヒトの腸管内など自然界に広く見られることから、食品が汚染される機会が極めて多い。さらに、0℃付近の低温や45℃以上の高温、pH4.0前後の酸性域で増殖するものがあり、酸素の有無にもかかわらず増殖して多くの保存料にも強い抵抗性を示すなど、食品保蔵の面から制御しにくい菌群である。

ここでは、乳酸菌を腐敗細菌としてとらえ、品質低下の指標とするための検査について言及する。特に、包装食肉および魚肉製品緑変などの変色、退色あるいはネトの原因菌として乳酸菌は主導的役割を演じていることがよく知られている。また、*Lactobacillus*属の細菌の一部には、日本酒の火落ちなどの原因菌も含まれる。

❷ 検査の手順

❶発酵乳・乳酸菌飲料

試料原液を調製し、1平板に30個から300個までの集落が得られるように段階希釈を行う。各段階試料液を1mlずつ各2枚以上のペトリ皿に分注し、BCP加プレートカウント寒天培地約15mlを加えて混釈し、倒置して35～37℃で72±3時間培養する。

❷その他の食品

試料原液および段階試料液を作成する。各段階試料液を0.1mlずつ各2枚以上のMRS寒天平板培地上に滴下し、コンラージ棒で平板全面に塗抹する。倒置して嫌気培養にて30～37℃で

2～3日間培養する。

③判定基準

❶発酵乳・乳酸菌飲料

培養後、発生した集落のうち、黄変した集落数を一般細菌数の要領に従って計測し、試料1ml当たりの乳酸菌数を算定する。

❷その他の食品

MRS寒天平板培地上に生育した集落数を計測し、試料1ml（g）当たりの乳酸菌数を算定する。MRS寒天培地は、培地の栄養成分が豊富であるため、ほとんどの乳酸菌がよく生育するが、選択性が低いことから、乳酸菌以外の細菌（あるいは酵母）が生育する可能性がある。そのため、必要に応じてカタラーゼ試験や顕微鏡観察による乳酸菌の確認が有効である。

④結果の評価

❶発酵乳・乳酸菌飲料

これらの試料は、法的に規定された菌数（1ml当たり1000万または100万）以上の場合は、適正に製造され流通された製品と評価する。

❷その他の食品

菌数の多寡により一般生菌数と同様に、その製造から販売までの衛生的かつ適切な取扱いの有無が評価できる。特に、大量の乳酸菌が認められた場合は、貯蔵期間が比較的長く、しかも酸敗などの本菌群による品質低下が推定される。

図１ 乳酸菌の測定手順（その他の食品）

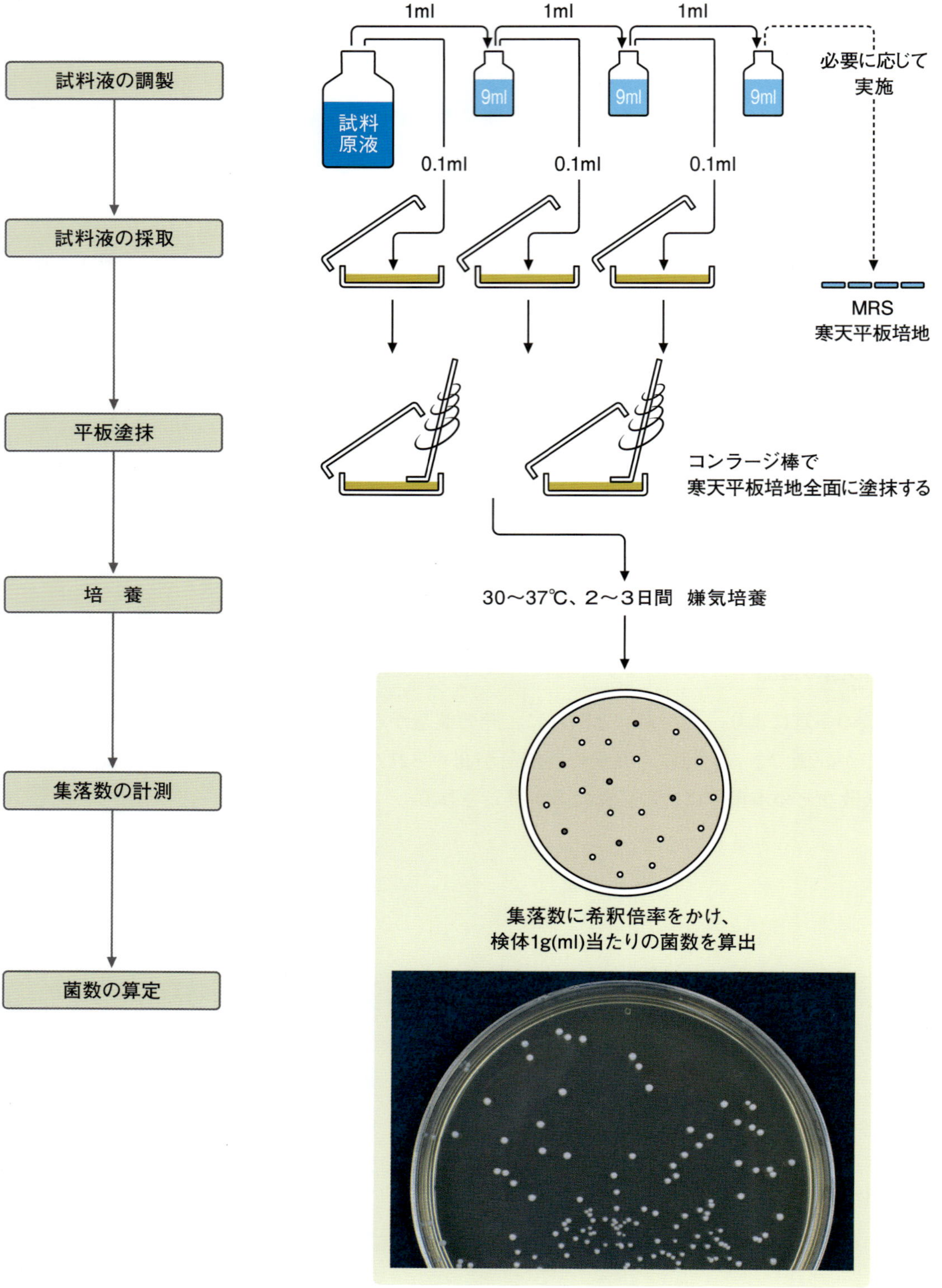

試料液の調製
試料液の採取
平板塗抹
培　養
集落数の計測
菌数の算定
1ml
1ml
1ml
試料原液
9ml
9ml
9ml
必要に応じて実施
0.1ml
0.1ml
0.1ml
MRS
寒天平板培地
コンラージ棒で
寒天平板培地全面に塗抹する
30～37℃、2～3日間　嫌気培養
集落数に希釈倍率をかけ、
検体1g(ml)当たりの菌数を算出

腸内細菌科菌群

❶検査の目的

わが国では、衛生指標菌として大腸菌群が広く使われてきたが、諸外国の微生物基準では、衛生指標菌として腸内細菌科菌群を用いる傾向にある。腸内細菌科菌群は、われわれが一般的にイメージする腸内細菌（動物やヒトの腸内に生息している細菌）とは異なり、「分類学的な腸内細菌科（family *Enterobacteriaceae*）に属する菌の集団（菌群）」という意味であり、「ブドウ糖発酵性のオキシダーゼ陰性である通性嫌気性のグラム陰性の桿菌」と定義される。ちなみに、ヒトの腸内細菌はその多くが嫌気性菌であり、腸内細菌科の菌は少数派である。

腸内細菌科菌群を検査する利点としては、腸内細菌科菌群には、いわゆる大腸菌群に加え、食品衛生上重要なサルモネラや、赤痢菌やエルシニアなどといった食中毒菌が含まれ（図1）、より多くの細菌をカバーできる。また、大腸菌群はある特定の培地の生育により判断されるただの菌の集まりであるのに対し、分類学的な菌の集団である腸内細菌科菌群は将来的に分子生物学的な試験法へ移行した際にも大腸菌群より有利であるとの考えもある。よって、腸内細菌科菌群は大腸菌群に替わる衛生指標菌としてわが国でも注目を集めている。なお、この腸内細菌科菌群は2011年に生食用食肉の規格基準としてわが国で初めて採用されている。

❷検査の手順

定性試験では、試料を緩衝ペプトン水（Buffered Peptone Water：BPW）で10％乳剤とし（例えば試料25gに対しBPW225mlを加え）、37℃で16～20時間培養後、培養液1mlを選択増菌培地であるEEブイヨン培地に接種する。37℃で22～26時間培養後、さらにVRBG寒天培地に画線培養する。

定量試験では、MPN法と寒天平板法がある。MPN法では、基本操作は定性試験と同様であり、陽性と判定された試験管の本数からMPN表に従い菌の数を求める。寒天平板法では、試料の10倍段階希釈液を調製し、その各1mlずつをVRBG寒天培地で混釈・重層し、37℃で22～26時間培養する。

❸判定基準

VRBG寒天培地上に生育したピンク～赤～紫色の集落が腸内細菌科菌群の典型集落であり、確認試験に進む。なお、典型ではない白みがかった集落のみが生育した場合でも確認試験に進む。これはある種の腸内細菌科菌群が培地中の色素を脱色し（色素を還元し）、白色の集落となることがあるためである。

確認試験では、オキシダーゼ反応およびブドウ糖の発酵性を確認する。具体的にはVRBG寒天培地に生育した典型集落を普通寒天培地に一度画線培養し、独立集落を選び、次の確定試験を実施する。

❶オキシダーゼ試験

普通寒天培地上の独立集落の一部を取り、オキシダーゼ試験用ろ紙の上に塗抹する。なお、ニクロム線を用いて塗抹すると偽反応を示すので、ニクロム線は使用してはならない。塗抹後、ただちに（通常は1分以内に）ろ紙が変色しない場合、オキシダーゼ反応は陰性と判定する。

❷ブドウ糖発酵性試験

オキシダーゼ反応が陰性だった集落をブドウ糖発酵性試験用培地（ＯＦ培地など）に穿刺した後、37℃で22〜26時間培養する。培養後、培地全体の色調が黄色に変色した場合、ブドウ糖発酵性は陽性と判定する。

オキシダーゼ反応が陰性、かつブドウ糖発酵性が陽性と判定された集落を腸内細菌科菌群とする。

④結果の評価

基本的に大腸菌群に準ずる（食品への二次汚染や、環境の衛生状態の指標菌として使用できる）が、前述したようにサルモネラなどの病原性のある微生物のモニターを同時に行うことができる。食品の種類や由来、取扱い履歴などを考慮する必要があるが、腸内細菌科菌群が検出された場合、腸管系病原菌の存在の可能性を示唆することができる。また、生食用食肉の規格基準に採用されたように、加熱の指標菌としても使用できる。

図1 腸内細菌科菌群と大腸菌群の関係

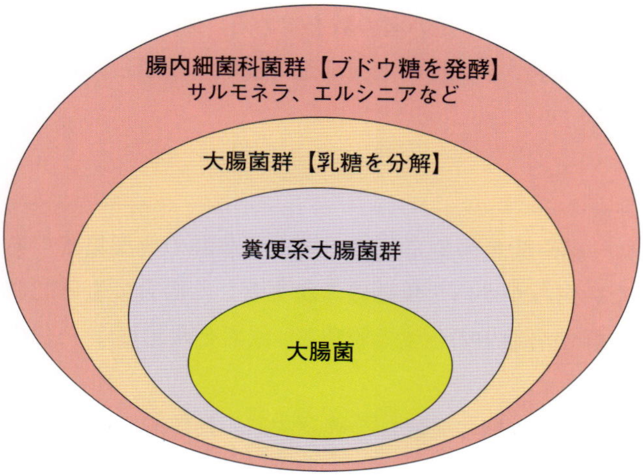
腸内細菌科菌群【ブドウ糖を発酵】
サルモネラ、エルシニアなど
大腸菌群【乳糖を分解】
糞便系大腸菌群
大腸菌

図2 腸内細菌科菌群の測定手順

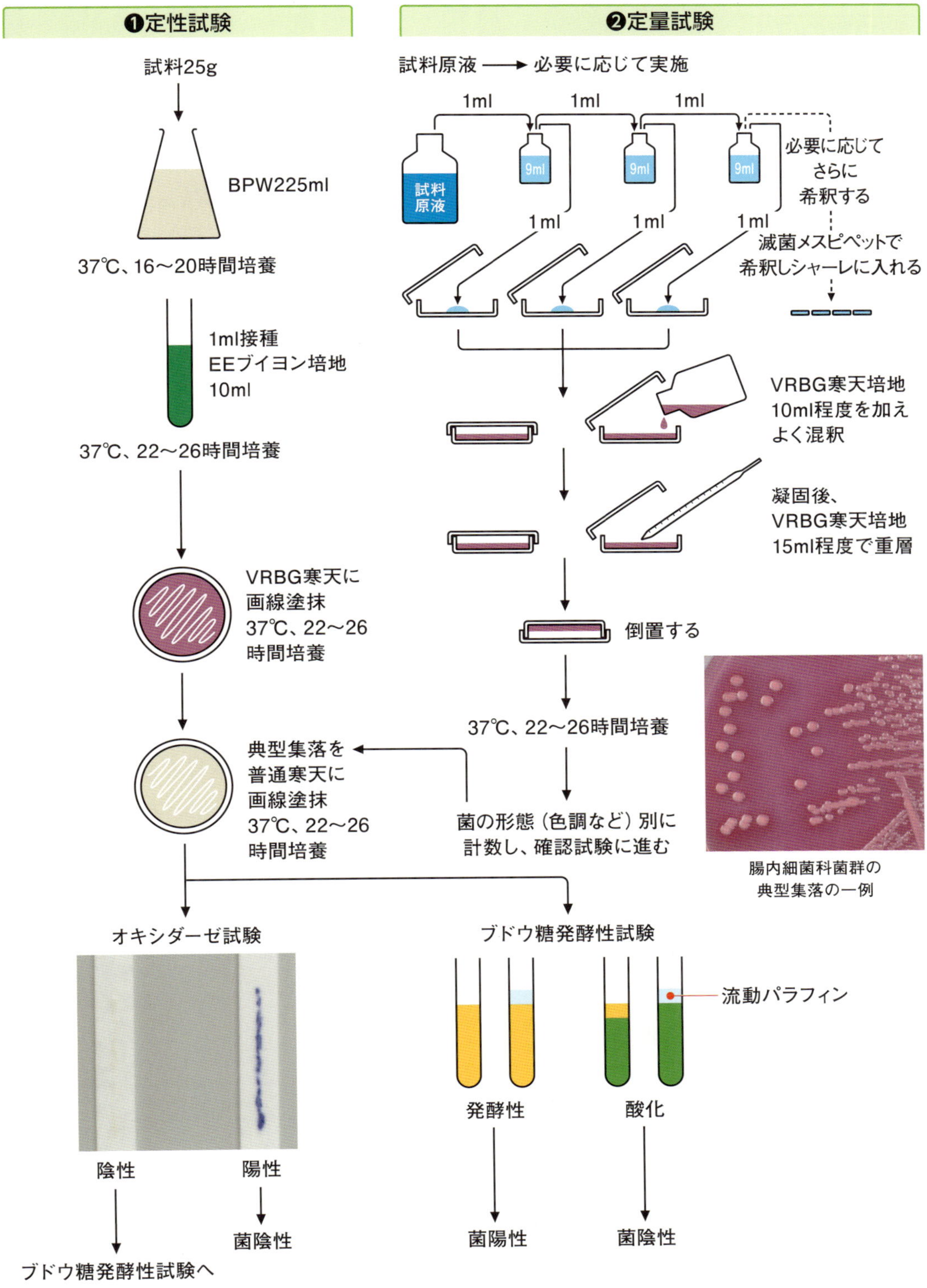
❶定性試験
試料25g
BPW225ml
37℃、16～20時間培養
1ml接種
EEブイヨン培地
10ml
37℃、22～26時間培養
VRBG寒天に
画線塗抹
37℃、22～26
時間培養
典型集落を
普通寒天に
画線塗抹
37℃、22～26
時間培養
オキシダーゼ試験
陰性
陽性
ブドウ糖発酵性試験へ
菌陰性
❷定量試験
試料原液 → 必要に応じて実施
1ml
1ml
1ml
試料
原液
9ml
9ml
9ml
必要に応じて
さらに
希釈する
1ml
1ml
1ml
滅菌メスピペットで
希釈しシャーレに入れる
VRBG寒天培地
10ml程度を加え
よく混釈
凝固後、
VRBG寒天培地
15ml程度で重層
倒置する
37℃、22～26時間培養
菌の形態（色調など）別に
計数し、確認試験に進む
腸内細菌科菌群の
典型集落の一例
ブドウ糖発酵性試験
流動パラフィン
発酵性
酸化
菌陽性
菌陰性

大腸菌群

❶検査の目的

衛生細菌学上大腸菌群と定義される細菌は、「グラム陰性の無芽胞桿菌で乳糖を分解し、酸とガスを産生する好気性または通性嫌気性の細菌」をいう。この名称は衛生学領域で使用される用語であり、細菌分類学に基づくものとは異なる。細菌分類学でいう大腸菌(腸内細菌科に属する*Escherichia coli*)とは必ずしも一致しないが、*Citrobacter*、*Klebsiella*など多くの腸内細菌科に属する菌種が含まれている。従来、食品中における大腸菌群の存在は、糞便汚染があったと見なされてきたが、本菌群は自然界にも広く分布していることが知られている。そのため今日では従来の安全性の指標としての意義を踏まえ、より良好な環境下で、安全性の高い良質の食品を生産し確保するのに必要な環境衛生管理上の尺度を示す汚染指標菌と考えるのが妥当である。

わが国では食品衛生法に基づいて清涼飲料水、乳・乳製品、食肉および魚肉練り製品、冷凍食品などの成分規格として大腸菌群を検査することを義務づけており、これらの食品に定められている製造基準が守られているかどうかを知る指標としている。この法的に定められた検査法は、食品の種類により使用培地などの条件が異なり、すべて一定量の試料について定性的に大腸菌群陰性を求めている。

❷検査の手順

大腸菌群検査には寒天平板を用いる方法と発酵管を用いる方法があり、前者は定量的実測値を、後者は最確数(MPN)法により定量的理論値を求めることができる。通常、これらの方法の手順は推定→確定→完全試験の3段階からなるが、最終的な結果を得るまでに数日を要するため、ここでは、現場検査という立場から、推定的な大腸菌群の試験法について言及する。

また、従来法と比べて簡易・迅速に検査結果を得ることのできる酵素基質寒天培地を用いた方法についても解説する。酵素基質寒天培地による大腸菌群および大腸菌検査は、推定、確定および完全試験を基本的に必要とせず、大腸菌群はβ-ガラクトシダーゼ活性を指標とし、また大腸菌はβ-グルクロニダーゼ活性を指標とし、基質の発色または発光で判定する。ただし、検体自身が酵素を持つ検体(貝類など)には使用できないなど、酵素基質培地に適さない検体があるため、注意が必要である。

❶寒天平板を用いる方法

一般細菌数検査で調製した試料原液またはその10倍段階希釈試料液1mlをそれぞれ2枚の滅菌ペトリ皿(φ90mm×20mm)にとり、あらかじめ加温溶解して50℃以下で保温したデソキシコーレイト寒天培地15mlを注加してよく混釈する。培地の凝固後、同一培地を薄く重層し、35℃で20時間培養する。

なお、酵素基質寒天培地を用いる場合には、同様に調製した滅菌ペトリ皿に酵素基質寒天培地を注加してよく混釈し、培地の固化後、各培地の所定時間培養する。

❷発酵管を用いる方法

試料原液10ml、1mlおよびその10倍段階希釈試料液各1mlずつを連続する3段階またはそれ以上の段階について、それぞれ3本（または5本）のBGLB培地発酵管に接種する。この際、試料液を10ml接種されるBGLB培地は2倍濃度のものを使用する。また、水や氷雪のように細菌の発育栄養素が含まれない検体では、まず乳糖ブイヨン発酵管に接種する。BGLB培地発酵管を35℃、48時間まで培養し、ガス発生の認められた発酵管から1白金耳量をEMB寒天平板培地に画線分離して35℃で24時間培養する。

❸判定基準

寒天平板法ではデソキシコーレイト寒天培地中で出現した赤色集落を大腸菌群として一般細菌数の測定法に従って計測する。

酵素基質寒天培地を使用した場合は、各培地に示された方法によって、生育集落を判定、計測する。酵素基質寒天培地では大腸菌群、大腸菌を明確に区別でき簡便であるが、大腸菌の集落が認められた場合には、大腸菌群も同時に陽性となることを忘れてはならない。

発酵管法ではＥＭＢ寒天平板培地上に金属光沢～暗紫赤色などの有色集落を形成した発酵管数から検体中の大腸菌群最確数（MPN）を求める。なお、デソキシコーレイト寒天培地およびEMB寒天平板での大腸菌群の定型集落が明確に判定できない場合には、乳糖ブイヨンでのガス産生を確認する等の確認試験を実施することが望ましい。

❹結果の評価

食品から大腸菌群が検出された場合の衛生学的位置づけは、食品の種類、由来および取扱い経歴などを十分に考慮して行わなければならない。本菌群の存在が常に即糞便汚染を意味するものではなく、また必ずしも腸管系病原菌の存在を示すわけでもない。生の食品から少量の大腸菌群が検出されたとしても、衛生学的にあまり意味はないが、菌量が多ければ糞便などの不潔物による汚染を被っていることを疑わせ、病原菌汚染の可能性があり、清潔かつ安全な食品でないことを示すものである。一方、加熱済み食品から大腸菌群が検出された場合は、不適当な加熱処理や二次汚染など取扱いの悪さを示している。

図1 大腸菌群の測定手順（寒天平板法）

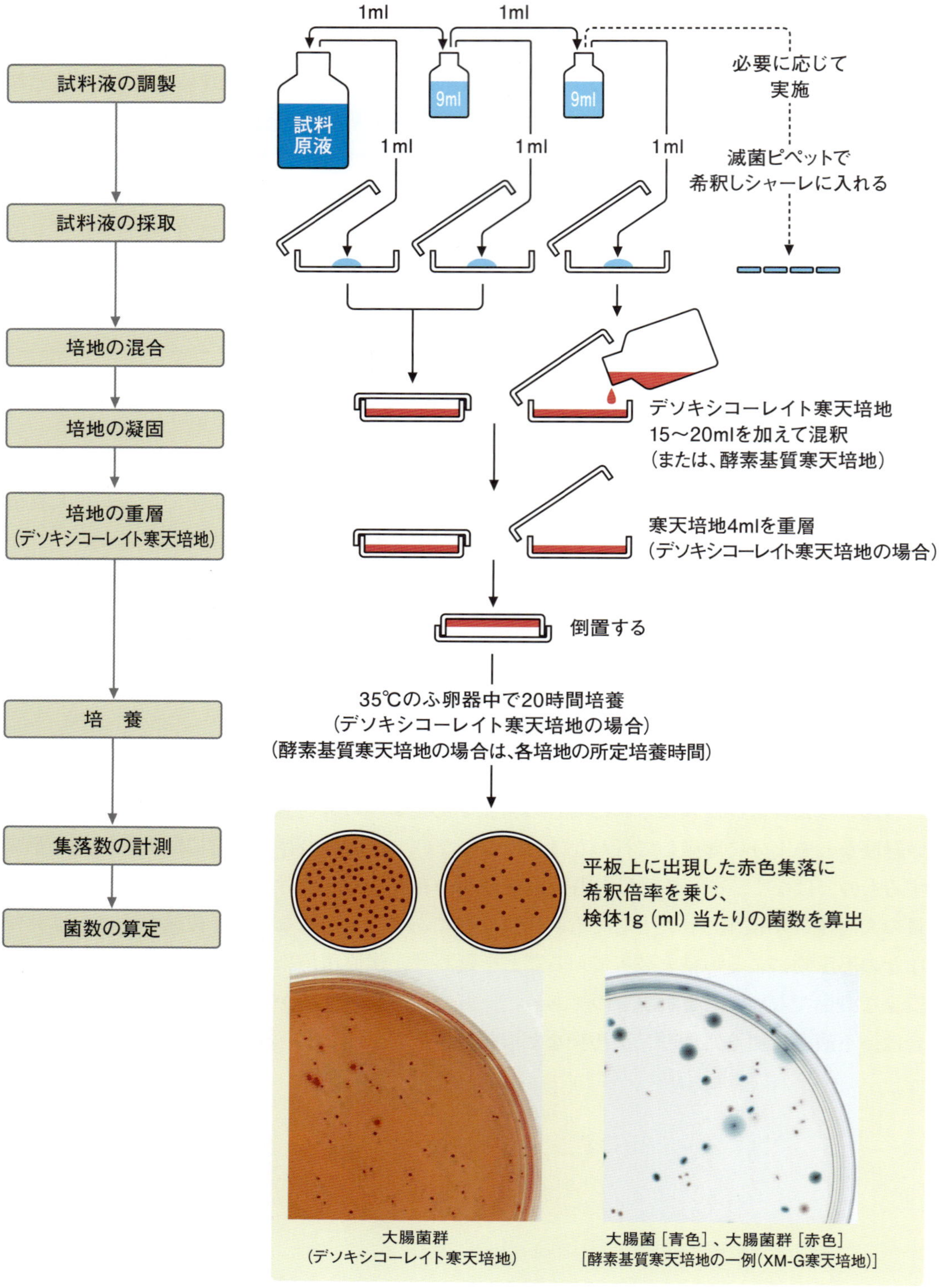
試料液の調製
試料液の採取
培地の混合
培地の凝固
培地の重層
(デソキシコーレイト寒天培地)
培　養
集落数の計測
菌数の算定
1ml
1ml
試料
原液
9ml
9ml
1ml
1ml
1ml
必要に応じて
実施
滅菌ピペットで
希釈しシャーレに入れる
デソキシコーレイト寒天培地
15～20mlを加えて混釈
(または、酵素基質寒天培地)
寒天培地4mlを重層
(デソキシコーレイト寒天培地の場合)
倒置する
35℃のふ卵器中で20時間培養
(デソキシコーレイト寒天培地の場合)
(酵素基質寒天培地の場合は、各培地の所定培養時間)
平板上に出現した赤色集落に
希釈倍率を乗じ、
検体1g (ml) 当たりの菌数を算出
大腸菌群
(デソキシコーレイト寒天培地)
大腸菌［青色］、大腸菌群［赤色］
［酵素基質寒天培地の一例(XM-G寒天培地)］

図2 大腸菌群の測定手順（発酵管法）

試料液の調製
↓
BGLB培地に接種
↓
培　養
↓
判　定
↓
EMB寒天平板培地に画線分離
↓
培　養
↓
判　定

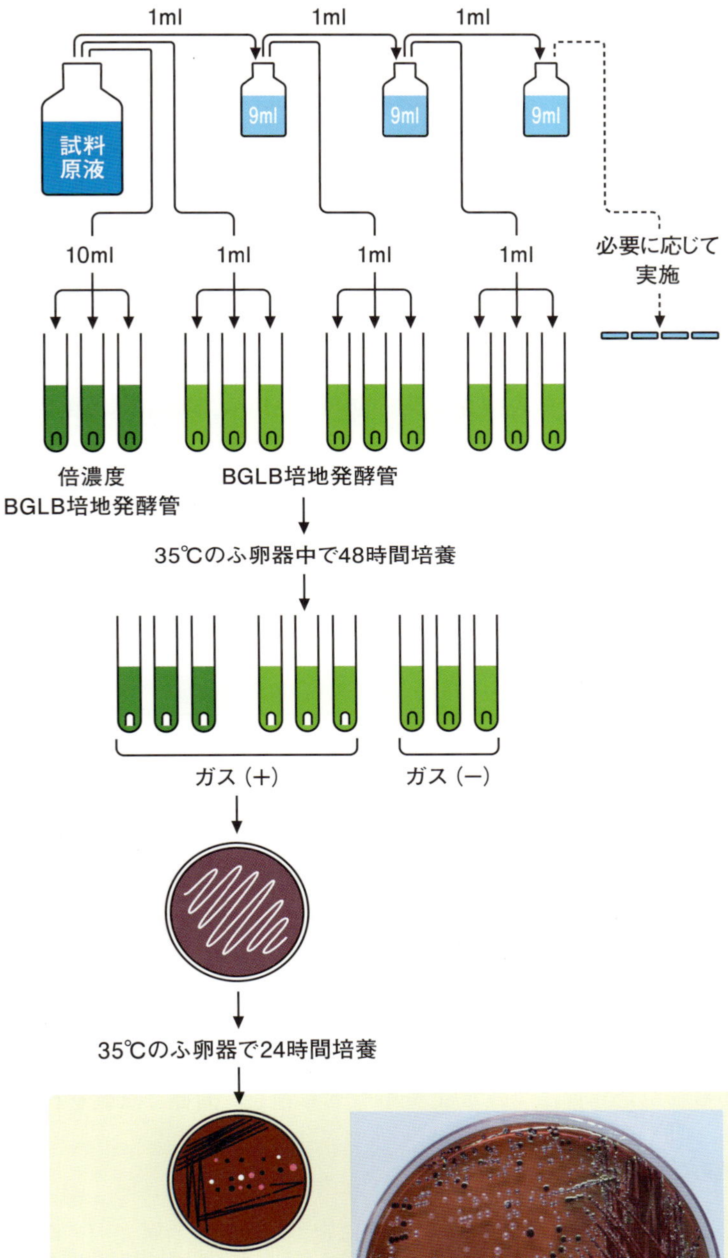
1ml
1ml
1ml
試料原液
9ml
9ml
9ml
10ml
1ml
1ml
1ml
必要に応じて実施
倍濃度
BGLB培地発酵管
BGLB培地発酵管
35℃のふ卵器中で48時間培養
ガス（＋）
ガス（－）
35℃のふ卵器で24時間培養

金属光沢～暗紫赤色などを示す定型的集落を形成したBGLB培地発酵管の数から最確数を求める。
（平板上の集落の判定が困難な場合は、乳糖ブイヨンへ移植する。）

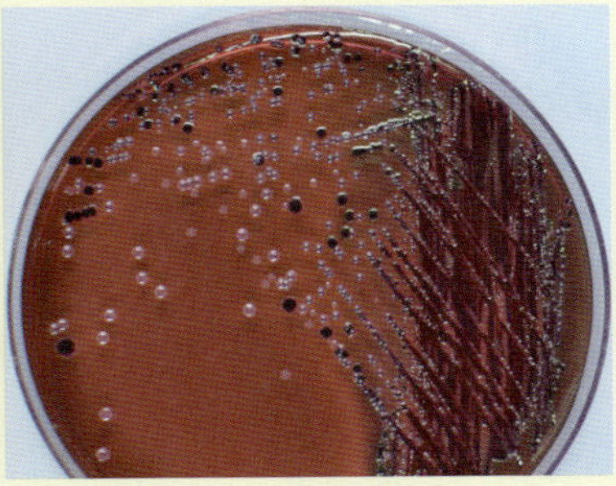

大腸菌群
（EMB寒天平板培地）

糞便系大腸菌群および大腸菌

❶ 検査の目的

大腸菌群として判定される細菌の中には*Aeromonas*などの糞便と直接関係のない菌も含まれていることから、より糞便汚染を的確に把握する目的で糞便系大腸菌群あるいは大腸菌が指標菌として使用される。通常は、大腸菌群汚染の高いと思われる生鮮食品の安全性評価の尺度として採り上げられている。検査法設定の根拠は、大腸菌群の中で糞便由来のものは44.5℃でよく発育できるという事実に基づいており、この温度で発育して乳糖を分解してガスを産生する菌群を糞便系大腸菌群、さらにIMViC試験のパターンが「＋＋－－」のものを大腸菌としている（ただし、この大腸菌は必ずしも細菌分類学でいう大腸菌とは一致しない）。したがって、大腸菌の検査は最終的にはIMViC試験により菌型の鑑別まで行うことが望ましいが、糞便系大腸菌群に含まれる菌種の大部分が大腸菌であることから、日常検査としては糞便系大腸菌群を対象にすればよいと考えられている。わが国では、食肉製品、生食用食肉、生食用かきおよび凍結前未加熱の加熱後摂取冷凍食品についてE. coliの規格が設定されているが、これは厳密には糞便系大腸菌群である（そのためにE. coliをイタリック体とせず、学名ではないことを示している）。

❷ 検査の手順

❶糞便系大腸菌群

糞便系大腸菌群の検査はECテストにより行う。大腸菌群の検査の手順の項で推定試験として記載した、発酵管を用いる方法に準じてEC培地発酵管に試料を接種する。44.5℃で24時間恒温水槽にて培養し、ガス発生が認められた発酵管についてＥＭＢ寒天平板培地に画線分離して培養する。

また、食品中に損傷菌の存在が考えられる場合には、直接ＥＣ発酵管に試料を接種せずに、BGLBや乳糖ブイヨン発酵管に接種し、35℃、48時間培養を行うこともできる。ガス産生の認められた発酵管についてEC発酵管へ移植し、同様に試験を行う。

❷大腸菌

前項❶でEMB寒天平板培地上に定型的集落（金属光沢～暗紫赤色）の出現が認められた場合、IMViC試験を実施する。IMViC試験とはインドール産生能（I）、メチルレッド反応（M）、Voges-Proskauer反応（Vi）およびクエン酸塩利用能（C）の四つの性状をいう。

❸ 判定基準

糞便系大腸菌群については、ＥＭＢ寒天平板培地上に金属光沢～暗紫赤色集落を形成した発酵管数から検体中の糞便系大腸菌群最確数（MPN）を求める。大腸菌についてはIMViC試験のパターンが「＋＋－－」のものを大腸菌と判定し、同様に最確数（MPN）を求める。

④結果の評価

糞便系大腸菌群あるいは大腸菌が食品中に存在したからといって、直ちにそれが病原菌の存在を意味するものではない。通常、これらの菌は大腸菌群に比較してヒトおよび動物の糞便に存在する確率が高く、しかも自然界で死滅しやすいなどの理由で食品から検出された場合は、直接または間接的に比較的新しい糞便汚染があったことを示すと考えられている。したがって、糞便系大腸菌群や大腸菌の検出された食品では一層不潔な取扱いを受けたことが推測され、それだけ腸管系病原菌の汚染の可能性が高いといえる。一般的に、大腸菌が検出された食品では糞便系大腸菌群の場合よりもさらにこの可能性が高くなる。しかし、糞便系大腸菌群と大腸菌のみを重視することは避けるべきであり、その衛生的意義づけは大腸菌群同様に食品の種類、由来および取扱い経歴などを十分に考慮して行わなければならない。

図1 糞便系大腸菌群および大腸菌の測定手順

試料液の調製
↓
EC培地に接種
↓
培 養
↓
判 定
↓
EMB寒天培地に画線分離
↓
培 養
↓
判 定
↓
（大腸菌）
IMViC試験
↓
判 定

（大腸菌）
IMViCパターンが「++−−」となったEC培地発酵管の数から最確数を求める。

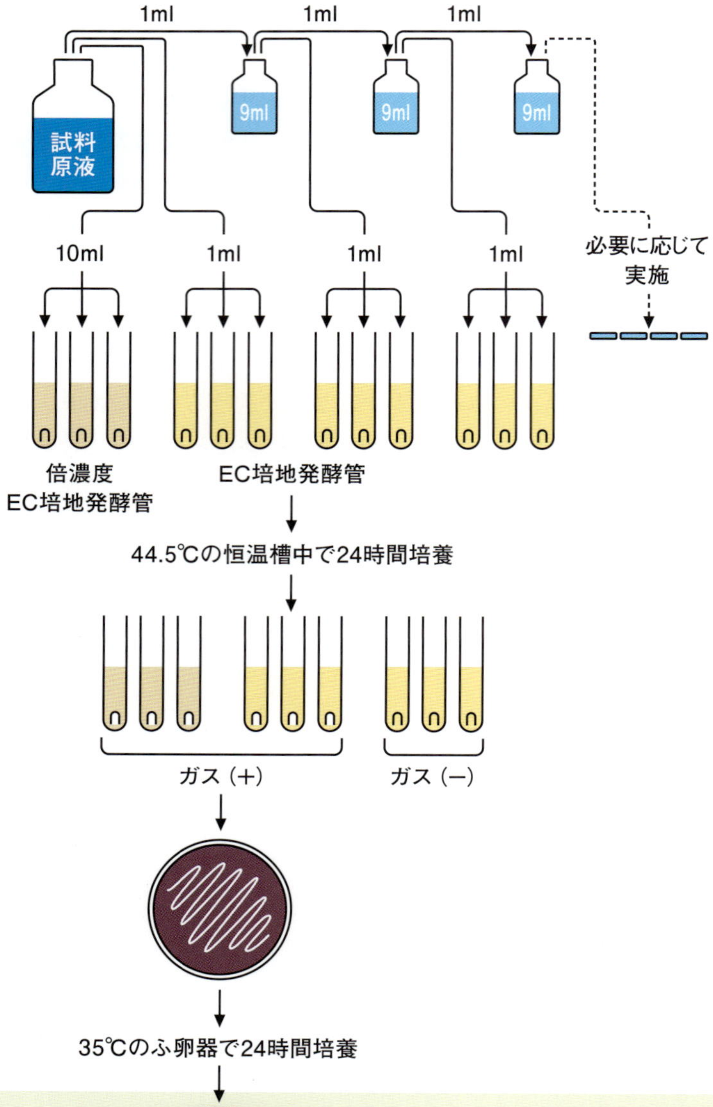
1ml
1ml
1ml
試料原液
9ml
9ml
9ml
10ml
1ml
1ml
1ml
必要に応じて実施
倍濃度EC培地発酵管
EC培地発酵管
44.5℃の恒温槽中で24時間培養
ガス（+）
ガス（−）
35℃のふ卵器で24時間培養

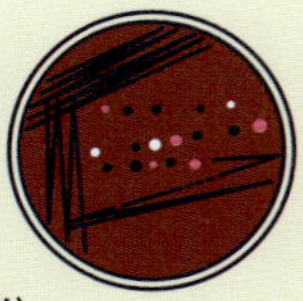

（糞便系大腸菌群）
金属光沢〜暗紫赤色などを示す定型的集落を形成したEC培地発酵管の数から最確数を求める。

（大腸菌）
金属光沢〜暗紫赤色などを示す典型的集落についてIMViC試験を行う。

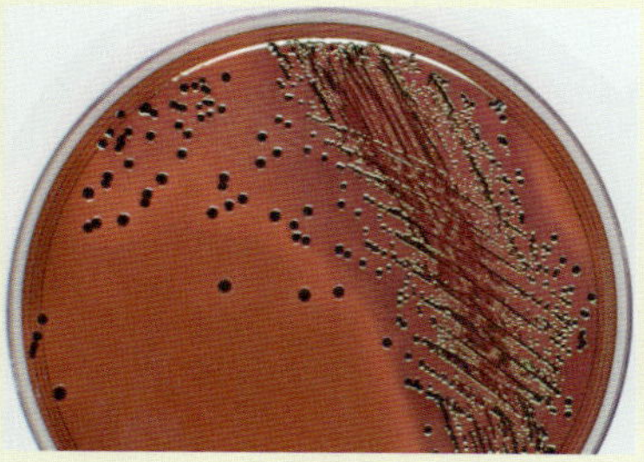

大腸菌
（EMB寒天平板培地）

嫌気性菌（クロストリジア）

❶検査の目的

クロストリジアとは、偏性嫌気性の芽胞形成菌であるクロストリジウム属菌のうち亜硫酸還元能を持つ細菌群の総称であり、クロストリジアには、ウェルシュ菌（*Clostridium perfringens*）やボツリヌス菌（*Clostridium botulinum*）が含まれる。土壌など、自然界に広く分布しているだけでなく、ヒトや動物の腸管にも多く存在していることから食品がクロストリジアで汚染される機会は多い。また、芽胞を有するため、一般的に加熱や乾燥に対して強い抵抗性を示し、適切な加熱処理を行っても食品中に生残する可能性がある。

市販食品は何らかの形で包装することにより、外部からの微生物汚染を防ぐだけでなく、真空やガス置換、脱酸素剤によって嫌気状態にすることで保存性を高めている。しかし、嫌気性菌については、嫌気状態は逆に生育に好適な条件となり、嫌気性菌増殖による品質劣化だけでなく、食中毒の原因となる可能性がある。そのため、クロストリジアは、包装食品などの加工食品における嫌気性の食中毒菌や品質劣化の指標として検査される。

また、穀類、豆類、香辛料などは、クロストリジアの芽胞を含むことが多いため、これらを原料とする場合には、できるだけ芽胞数の少ないものを使用することが重要であり、その微生物的品質を評価する衛生指標菌としても、クロストリジアが検査される。

❷検査の手順

クロストリジアの検査は、嫌気培養装置を必要としないフィルムパウチ法で実施されることが多い。使用培地は、クロストリジアが一般的に亜硫酸塩と鉄塩を含む培地中で発育すると硫化水素を産生して黒色集落を形成するという性質を利用している。一般細菌数測定用に調製した試料原液を70℃で20分間加熱した後、その10mlをフィルムパウチに入れ、50℃に保温しておいたクロストリジア測定用培地15mlを加えて素早く試料液と培地を混合する。混合後、培地中の気泡を封入しないよう注意してパウチの首の部分をシーラーで溶封し、培地を固化させた後35℃で18～24時間培養する。なお、加熱食肉製品などの加熱済みの食品を検査する場合は、試料原液を70℃で20分間加熱せず、クロストリジア芽胞を検査することもできる。

❸判定基準

パウチ中に出現した黒色集落数を一般細菌数の要領に従って計測し、検体1g当たりの菌数を算定する。

❹結果の評価

クロストリジアの測定結果から、製造、加工、輸送、貯蔵過程における衛生的かつ適切な取扱いの有無が推測できる。また、クロストリジアの芽胞は耐熱性を有することから、加熱直後の食品から多数のクロストリジアが検出された場合は、原材料の微生物的な品質が不良であったことが推測される。このような食品においては、安全性が疑われると同時に、保存性の面からも好ましくない品質であると判断される。

図1 クロストリジア数の測定手順

試料液の調製
↓
70℃、20分間加熱
↓
試料液の採取
↓
培地の混合
↓
気泡の除去
↓
培　養
↓
集落数の計測
↓
菌数の算定

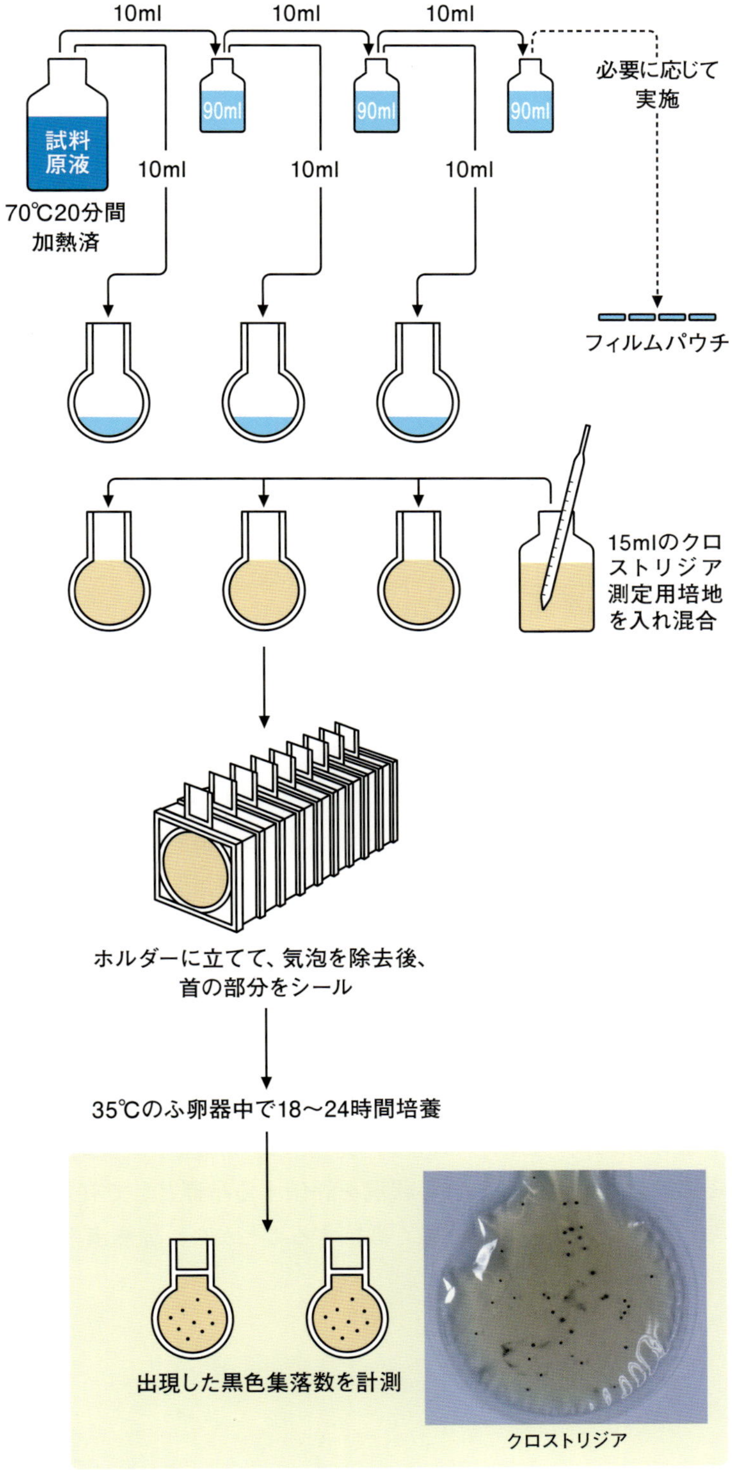
10ml
10ml
10ml
試料原液
90ml
90ml
90ml
必要に応じて実施
10ml
10ml
10ml
70℃20分間加熱済
フィルムパウチ
15mlのクロストリジア測定用培地を入れ混合
ホルダーに立てて、気泡を除去後、首の部分をシール
35℃のふ卵器中で18～24時間培養
出現した黒色集落数を計測
クロストリジア

腸球菌

❶検査の目的

腸球菌（*Enterococcus*属、エンテロコッカス属）は大腸菌群と同様にヒトおよび動物の腸管内に常在することから、糞便汚染の指標として広く認められている。本菌は、通性嫌気性のグラム陽性球菌で、*E. faecalis*、*E. faecium*を代表とする一群の細菌である。10℃以下から45℃以上までの幅広い温度域で発育し、6.5％の食塩存在下やpH9.6でも生育でき、60℃で30分間の加熱にも耐えるという特性がある。糞便中の菌数は大腸菌群よりもやや少ないが、外界で増殖しにくく自然界の水や土壌等の分布が希薄であるなどの点で、汚染指標として大腸菌群よりも優れていると主張する学者もいる。

また、食品製造の過程で加熱や冷凍された場合に大腸菌群のように容易に損傷、死滅しないなどの特徴がある。このようなことから、腸球菌数の測定は生の野菜や植物性原料素材等を多く含んでいるサラダなどの食品、冷凍食品、食肉製品、乾燥食品などの衛生的品質を知るための有力な手がかりになる。

❷検査の手順

一般細菌数測定用に調製された試料原液またはその10倍希釈液を10、1、0.1ml……と連続する3段階について、各段階につき3本（または5本）のアザイド・クエン酸（AC）ブイヨン培地を用意し、それぞれに1mlずつ接種する。これを35℃で48時間培養後、菌の生育により混濁した試験管を推定試験陽性とし、培養液１白金耳量を新しい確定試験用ＡＣブイヨンに移植する。これを45℃で24時間培養後、混濁したものを確定試験陽性とする。

❸判定基準

確定試験が陽性となった試験管数から腸球菌の最確数を算出する。

❹結果の評価

食品中の腸球菌の存在が直ちにヒトや動物の糞便汚染と結びつくものではなく、その存在意義は大腸菌群と同様に直接の糞便汚染の指標というよりもむしろ食品が生産された環境とそこにおける食品の取扱い状況を評価する指標として有効であると考えられている。すなわち、加熱や冷凍に対して強く抵抗することから、加熱済み食品や冷凍食品などの加工前の汚染状況が推定できる。

図1 腸球菌の測定手順（液体培地法）

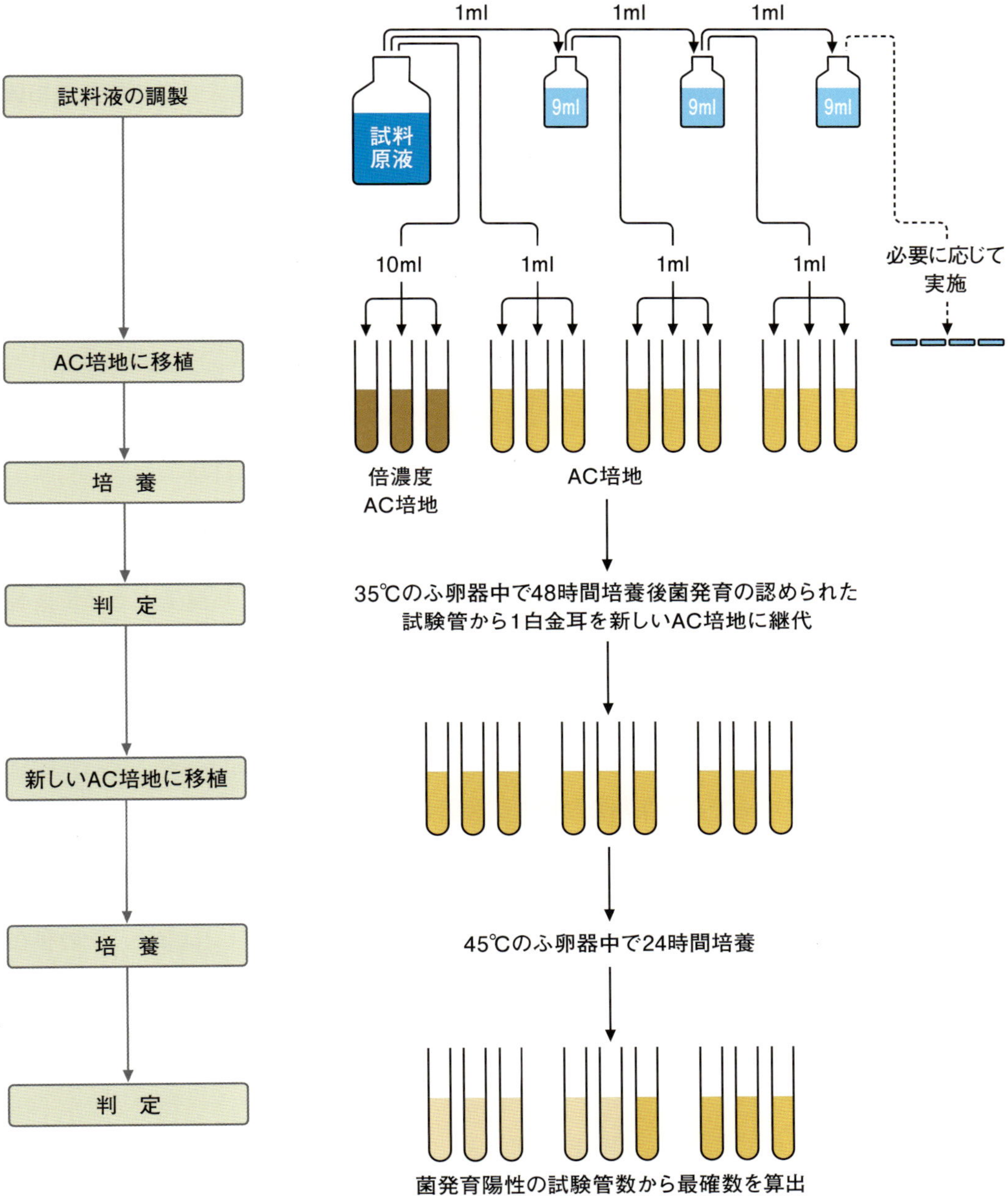
試料液の調製
AC培地に移植
培　養
判　定
新しいAC培地に移植
培　養
判　定
1ml
1ml
1ml
試料
原液
9ml
9ml
9ml
10ml
1ml
1ml
1ml
必要に応じて
実施
倍濃度
AC培地
AC培地
35℃のふ卵器中で48時間培養後菌発育の認められた
試験管から1白金耳を新しいAC培地に継代
45℃のふ卵器中で24時間培養
菌発育陽性の試験管数から最確数を算出

緑膿菌

❶検査の目的

緑膿菌（*Pseudomonas aeruginosa*）はグラム陰性の桿菌で、ブドウ糖非発酵の好気性細菌である。緑膿菌は、土壌、海水、魚介類など自然界に広く分布しており、ヒトを含む動物の腸管内にも存在していることから、糞便汚染の指標菌ともされている。緑膿菌は、比較的低温でも生育可能であり、タンパク質や油脂を分解する活性が高いため、低温保存中における腐敗原因菌となることがある。また、代表的な日和見感染菌であるため、院内感染や敗血症を引き起こすことがある。

わが国の食品衛生法においては、未殺菌（CO_2圧98kPa（20℃）未満）のミネラルウォーター類について緑膿菌が陰性という成分規格が定められている。

❷検査の手順

一般細菌数測定用に調製された試料原液またはその10倍希釈液を10、1、0.1ml……と連続する3段階について、各段階につき3本（または5本）のアスパラギンブイヨンを用意し、それぞれに1mlずつ接種する。これを35℃で48時間培養後、菌の生育により混濁または長波長（365nm）の紫外線下で蛍光を認めた試験管から、培養液1白金耳量をセトリミド寒天平板培地に移植する。これを35℃で48時間培養後、典型集落の有無を確認する。

❸判定基準

セトリミド寒天平板培地で典型集落を認めた試験管数から緑膿菌の最確数を算出する。

❹結果の評価

食品中の緑膿菌の存在が直ちにヒトや動物の糞便汚染と結びつくものではなく、その存在意義は大腸菌群と同様に直接の糞便汚染の指標というよりもむしろ食品が生産された環境とそこにおける食品の取扱い状況を評価する指標として有効であると考えられている。

図1 緑膿菌の測定手順

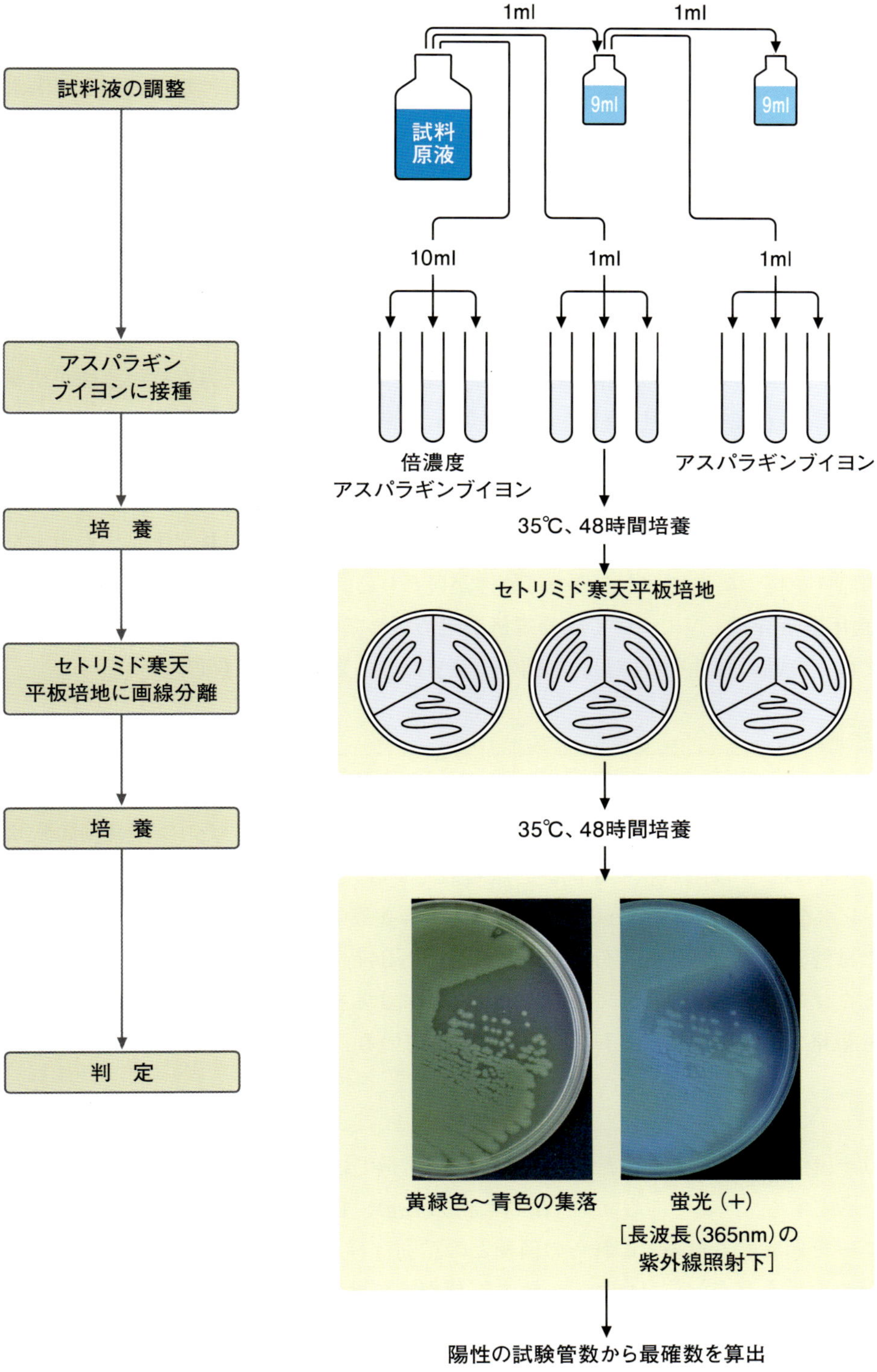
試料液の調整
アスパラギン
ブイヨンに接種
培　養
セトリミド寒天
平板培地に画線分離
培　養
判　定
1ml
1ml
試料
原液
9ml
9ml
10ml
1ml
1ml
倍濃度
アスパラギンブイヨン
アスパラギンブイヨン
35℃、48時間培養
セトリミド寒天平板培地
35℃、48時間培養
黄緑色～青色の集落
蛍光（＋）
[長波長（365nm）の
紫外線照射下]
陽性の試験管数から最確数を算出

腸炎ビブリオ

❶検査の目的

腸炎ビブリオ（*Vibrio parahaemolyticus*）は海水、海泥に常在する好塩性細菌である。海水温度が15℃を超える時期（5～10月）から検出されるようになり、20℃以上では高率に検出される。そのため、夏場は魚介類、甲殻類、海藻類等から高率に検出されるが、冬場は検出されなくなる。また、常に海水温度が高い熱帯・亜熱帯地域から輸入される食品については年間を通じて本菌による汚染の危険性が高い。

本菌による食中毒は、多量の生菌の摂取による下痢、腹痛、嘔吐を主症状とする感染型食中毒である。また、病原因子として神奈川現象に関与する耐熱性溶血性毒素（ＴＤＨ）および類似の易熱性溶血性毒素（TRH）が知られており、これらの両方または一方を持つ菌株が病原性を有するとみなされている。しかし、海水、魚介類等から検出される本菌のほとんどがTDHまたはTRH陰性の病原性を持たないものである。つまり、海水中にわずかに存在する病原性を持つ本菌に汚染された食品を摂取することによって食中毒が発生すると考えられる。

したがって、海水、食品等からの本菌の検出は、病原性を持たない菌株であっても由来をともにする病原性を持つ菌株による汚染の可能性が疑われる。わが国では、食品衛生法で「ゆでだこ」「生食用鮮魚介類」等について成分規格が定められている。規格の定められていない食品については、食品の特性を考慮し、本菌の有無または多寡により品質管理を行う。

❷検査の手順

腸炎ビブリオの検査方法には定性試験と定量試験がある。前者は検体25g当たりの増菌培養法であり、後者はMPN法である。MPN法では食塩濃度を3%に調整したリン酸緩衝希釈水を用いて試料原液および段階希釈液を調製し試料液とする。どちらの試験方法においてもアルカリペプトン水を用いて37℃で18～24時間培養後、培養液の表層部から1白金耳量をTCBS寒天培地または酵素基質培地に画線分離し、37℃で18～24時間培養する。以前は、増菌培地に食塩ポリミキシン培地が用いられていたが、凍結等による損傷菌への影響を考慮し、食品衛生法の成分規格ではアルカリペプトン水が用いられている。

❸判定基準

腸炎ビブリオは白糖非分解であるため、TCBS寒天培地では青緑色（培地色）の比較的大きいコロニーを形成する。同属であるコレラ菌（*V. cholerae*）、*V. alginolyticus*等白糖分解菌は黄色のコロニーを形成するため、これらの菌種との鑑別は容易である。しかし、本菌と同様に白糖非分解の菌種も存在し、コロニーの色や形状だけでは確実に判別できないため、疑わしいコロニーについては性状試験が必要となる。鮮魚介類には本菌以外にも多くの細菌が存在し、ＴＣＢＳ寒天培地上に多種多様なコロニーが生育することがある。また、白糖分解菌が優勢に生育すると培地自体が黄変し判別が難しくなることがある。酵素基質培地ではコロニー自体に色がつくため、他のコロニーの影響がなく判別が容易である。

❹結果の評価

腸炎ビブリオは海水中に常在し、魚介類、甲殻類等に広く付着しているため、これらの食品から本菌を排除することは難しい。しかし、加熱工程がある食品では、適切に加熱が行われれば本菌は検出されない。一方、刺身のように非加熱の食品では、低温で適切に取扱い、少ない菌数を維持することが必須となる。食品衛生法の成分規格では、定性試験は25g当たり陰性、定量試験では100以下/gと規定されている。

図1 腸炎ビブリオの測定手順

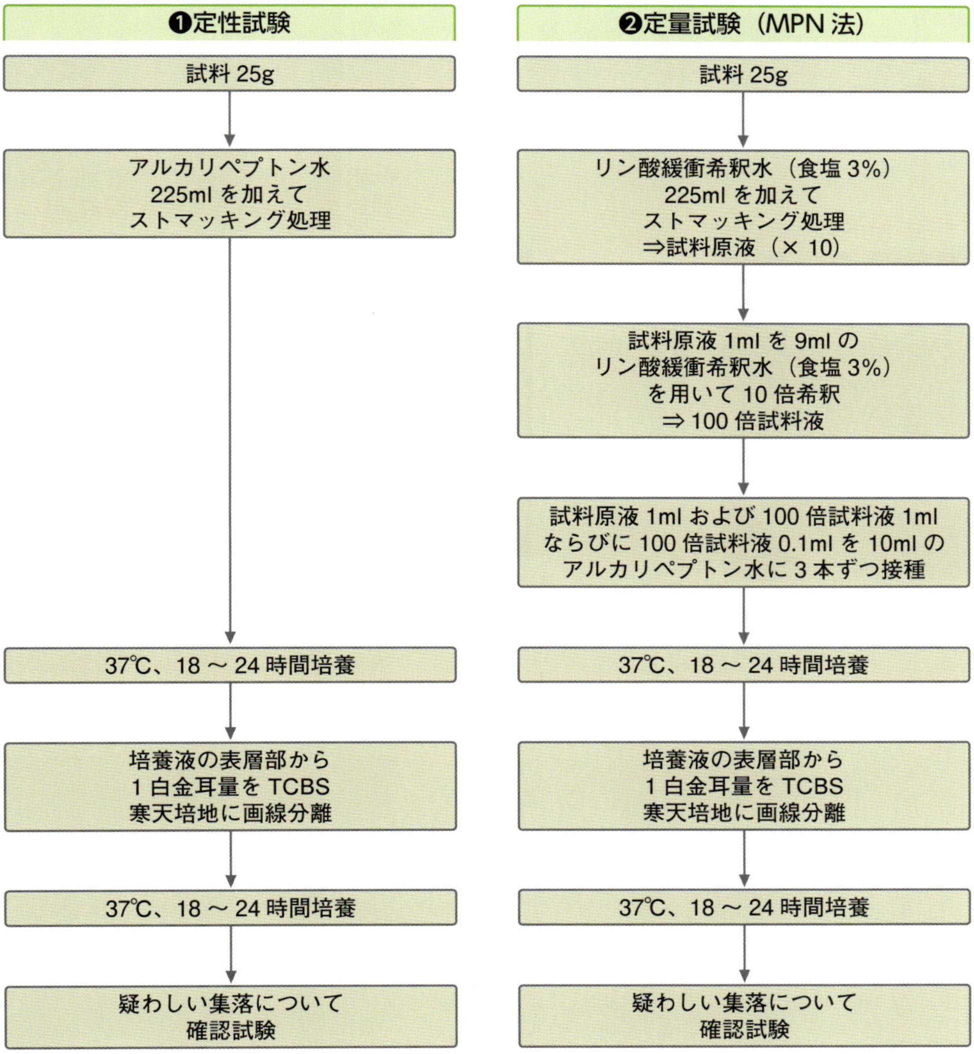
❶定性試験
試料 25g
アルカリペプトン水
225ml を加えて
ストマッキング処理
37℃、18 ～ 24 時間培養
培養液の表層部から
1 白金耳量を TCBS
寒天培地に画線分離
37℃、18 ～ 24 時間培養
疑わしい集落について
確認試験
❷定量試験（MPN 法）
試料 25g
リン酸緩衝希釈水（食塩 3%）
225ml を加えて
ストマッキング処理
⇒試料原液（× 10）
試料原液 1ml を 9ml の
リン酸緩衝希釈水（食塩 3%）
を用いて 10 倍希釈
⇒ 100 倍試料液
試料原液 1ml および 100 倍試料液 1ml
ならびに 100 倍試料液 0.1ml を 10ml の
アルカリペプトン水に 3 本ずつ接種
37℃、18 ～ 24 時間培養
培養液の表層部から
1 白金耳量を TCBS
寒天培地に画線分離
37℃、18 ～ 24 時間培養
疑わしい集落について
確認試験

表1 腸炎ビブリオの性状

使用培地	腸炎ビブリオの性状
TSI寒天斜面培地*	斜面部：赤色 高層部：黄色
	ガス産生：－
	硫化水素産生：－
LIM半流動培地*	リジン：＋
	インドール：＋
	運動性：＋
VP半流動培地*	－
普通寒天培地*	オキシダーゼ：＋
耐塩性試験 0%食塩加普通ブイヨン	－
3%食塩加普通ブイヨン	＋
8%食塩加普通ブイヨン	＋
10%食塩加普通ブイヨン	－

＊：食塩濃度を1～3%に調製

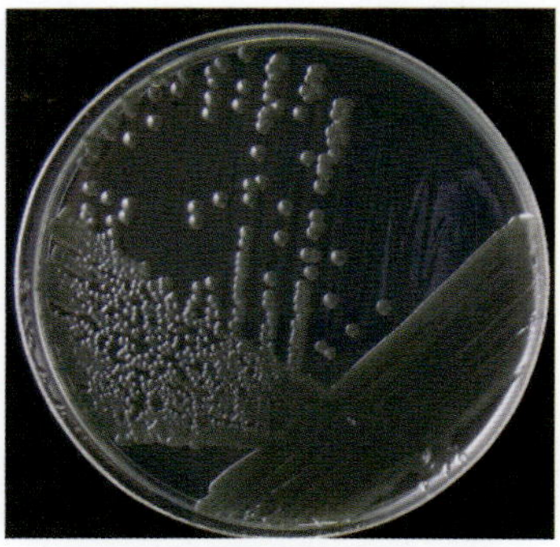

腸炎ビブリオ（TCBS 寒天培地）

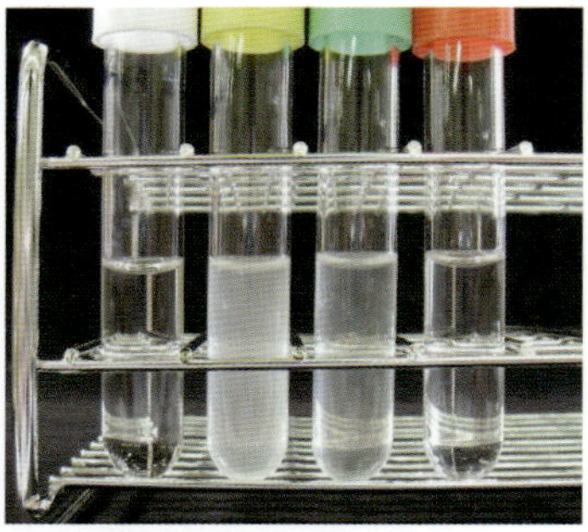

食塩耐性試験（左から 0%、3%、8%、10%）

サルモネラ

❶検査の目的

サルモネラはウシ、ヒツジ、ヤギ、ウマ、ニワトリ、七面鳥、ウズラなど各種の家畜や家禽の腸管内に保菌されていることから、食肉、肉製品、牛乳、卵、卵製品などの食品が本菌で汚染されている機会も多い。また、ウナギや淡水魚、カメあるいはカエルにも分布しており、食肉に限らず、これらの動物もサルモネラで汚染されている危険性がある。ネズミによってサルモネラに汚染された食品製造環境が、食品への汚染源となる可能性もある。また、家畜の飼料が本菌で汚染され、家畜・家禽への感染源となる場合もある。

発症菌数は一般的に10^5～10^9/ヒトとされているが、100以下/ヒトでも発症した事例がある。わが国では畜肉や家禽肉、焼き鳥、レバー、生卵、卵焼き、ウナギなどが原因食となることが多いが、チョコレートやココナッツを用いた菓子など水分活性の低い食品が原因となる事例も後を絶たない。欧米諸国では生牛乳やソーセージなどの肉製品による発症例もしばしばみられる。

サルモネラによる汚染の可能性がある食品に関して定性あるいは定量的検査を実施して、食品の安全性を評価する。

❷検査の手順

定性試験は通常25gを前増菌培地であるEEMブイヨン（または緩衝ペプトン水）225mlに接種し、35℃、16～20時間培養後、培養液1mlをハーナのテトラチオン酸塩培地に接種する。43℃、18～22時間培養後、DHL寒天培地で分離培養（35℃、22～26時間培養）する。

定量試験はMPN法により行う。すなわち、試料の10倍希釈液10ml、1mlおよび10倍段階希釈液1mlをEEMブイヨン（または緩衝ペプトン水）3本にそれぞれ接種し、35℃、16～20時間培養後、培養液1mlをハーナのテトラチオン酸塩培地に接種し43℃、18～22時間培養後、DHL寒天培地で分離培養（35℃、22～26時間培養）する。

❸判定基準

DHL寒天平板上のサルモネラ集落は比較的大きな円形の灰白色（乳糖非分解）で中心部が黒変（硫化水素産生）することが特徴である。サイトロバクターやプロテウスなども黒変集落を作るので、次の確認試験により同定する。乳糖非分解の黒変集落をTSI寒天培地とLIM培地に接種して培養する。TSI寒天培地で乳糖・白糖分解性（陰性）、ブドウ糖分解性（陽性）、硫化水素産生性（陽性）を示し、LIM培地でリジン脱炭酸（陽性）と運動性（陽性）、インドール産生性（陰性）であればサルモネラが疑われる。確認のためサルモネラ診断用O血清を用いてスライド凝集反応試験を実施し、凝集が認められた場合はサルモネラと同定する。

❹結果の評価

原材料の生食肉や生鶏卵がサルモネラに汚染されている場合、食品の安全性を確保するために、加熱処理や加熱加工を確実に行うとともに、調理場、加工場の環境汚染にも注意を払う必要がある。加工した食品からサルモネラが検出された場合は食中毒に結びつく可能性があるため、喫食されることのないよう対策を講じる必要がある。

図1 サルモネラの測定手順

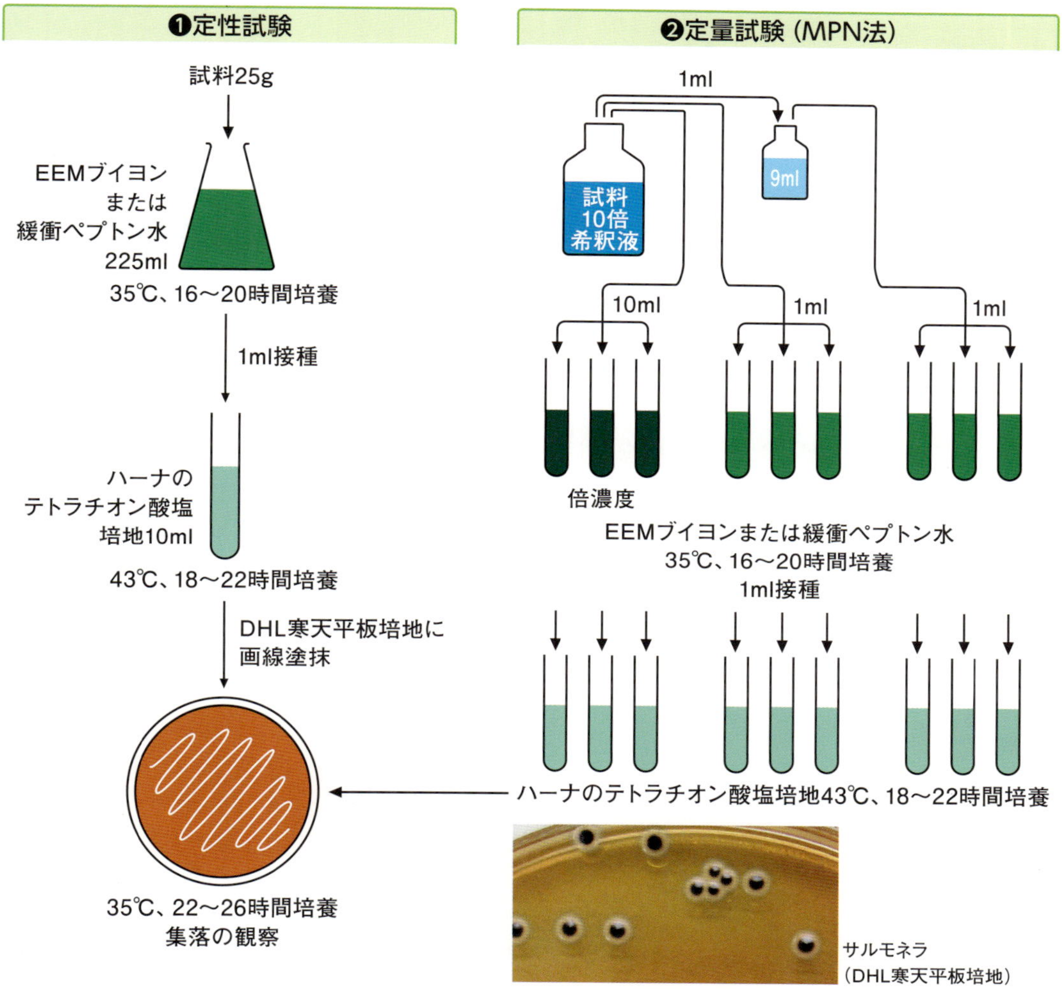
❶定性試験
試料25g
EEMブイヨン
または
緩衝ペプトン水
225ml
35℃、16～20時間培養
1ml接種
ハーナの
テトラチオン酸塩
培地10ml
43℃、18～22時間培養
DHL寒天平板培地に
画線塗抹
35℃、22～26時間培養
集落の観察
❷定量試験（MPN法）
1ml
試料
10倍
希釈液
9ml
10ml
1ml
1ml
倍濃度
EEMブイヨンまたは緩衝ペプトン水
35℃、16～20時間培養
1ml接種
ハーナのテトラチオン酸塩培地43℃、18～22時間培養
サルモネラ
（DHL寒天平板培地）

【スクリーニング試験】

TSI寒天培地

乳糖・白糖分解性（－）、ブドウ糖分解性（＋）、硫化水素産生性（＋）

LIM培地

リジン脱炭酸（＋）、運動性（＋）、インドール産生性（－）

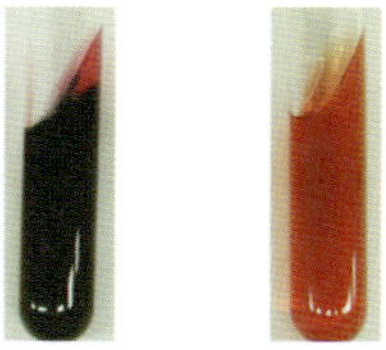

サルモネラ　未接種

（TSI寒天培地）

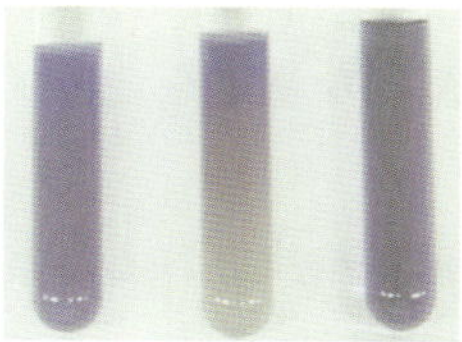

（＋）　（－）　（未接種）

リジン脱炭酸

（LIM培地）

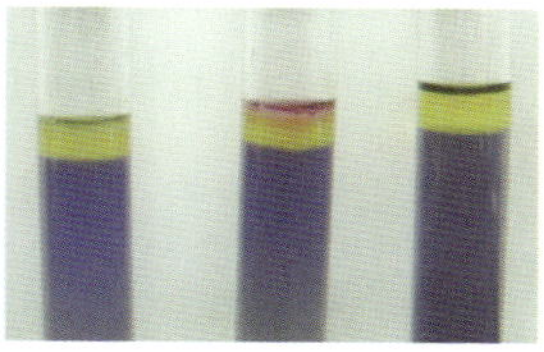

（－）　（＋）　（未接種）

インドール産生性

（コバック試薬添加後LIM培地）

黄色ブドウ球菌

❶ 検査の目的

黄色ブドウ球菌はヒトの手指、鼻咽喉、頭髪、体表などに常在しており、傷口などの化膿の原因菌である。さらに、各種家畜・家禽にも分布し、化膿性疾患の原因菌でもある。また、自然環境に強い抵抗性を持つ細菌であるため河川などにも生存している。そのため、魚介類なども汚染を受けており、ヒトの手指を介した食品はもとより、あらゆる食品が本菌で汚染される可能性がある。

黄色ブドウ球菌は代表的な毒素型食中毒菌で、菌の増殖に伴って食品中に産生されたエンテロトキシンによって食中毒を起こす。食中毒事件において検出される毒素量は原因食品1g中に約1ngであり、その毒素を産生するためには菌数が10^6/g以上増殖する必要があると推定されている。原因食品はヒトの手指を介した食品が多く、主に弁当、おにぎり、生菓子類などである。

しかしながら、黄色ブドウ球菌は特定の食品に限らず、あらゆる食品を汚染する可能性があり、酸性食品や低水分活性の食品以外のほとんどの食品内で増殖できる。したがって、食品の種類に関係なく、原料や調理食品、加工食品を対象に検査を実施して菌の多寡により品質を評価する。

❷ 検査の手順

試料の原液およびその10倍段階希釈液0.1mlずつを卵黄加マンニット食塩寒天培地または(および)Baird-Parker寒天培地に滴下して、コンラージ棒で全面に塗抹後、35℃で2日間培養する。

❸ 判定基準

卵黄加マンニット食塩寒天培地に発育した黄色ブドウ球菌は2～3mmの黄色(まれに白色もある)正円集落で、その周囲に卵黄反応による真珠様の混濁したハローが認められる。マンニットを分解してフェノールレッドが黄色になるため、集落の周りの培地は黄変する。一方、Baird-Parker寒天培地に発育した黄色ブドウ球菌は黒色集落を形成し、その周囲に2～3mmの透明帯が認められる。これらの特徴的な集落数を計測して食品中の菌数を算出する。

日常的な検査では卵黄反応のある特徴的な集落を黄色ブドウ球菌と考えてほとんど差し支えない。

まれに卵黄反応陰性の黄色ブドウ球菌が検出されることがある。この場合にはコアグラーゼの確認試験を実施する。具体的にはウサギ血漿(プラズマ)が凝固するか否かを確認するか、PSラテックス凝集反応用キットを用いて凝集反応の有無を確認する。

❹ 結果の評価

黄色ブドウ球菌はヒトのみならず、自然環境中にも広く分布するため、食品から本菌を完全に排除することは困難であると考えられる。食品から本菌が検出された場合、食品検査とともに従業員の手指あるいは加工場内の環境などを検査し、食品への黄色ブドウ球菌汚染防止を考える。特にヒトの手指による汚染の可能性が高いので、従業員による非衛生的な取扱いがなされたことも考慮する。汚染菌数が多い場合は食品内での本菌の増殖が懸念され、食中毒に結びつく可能性がある。

図1 黄色ブドウ球菌の測定手順

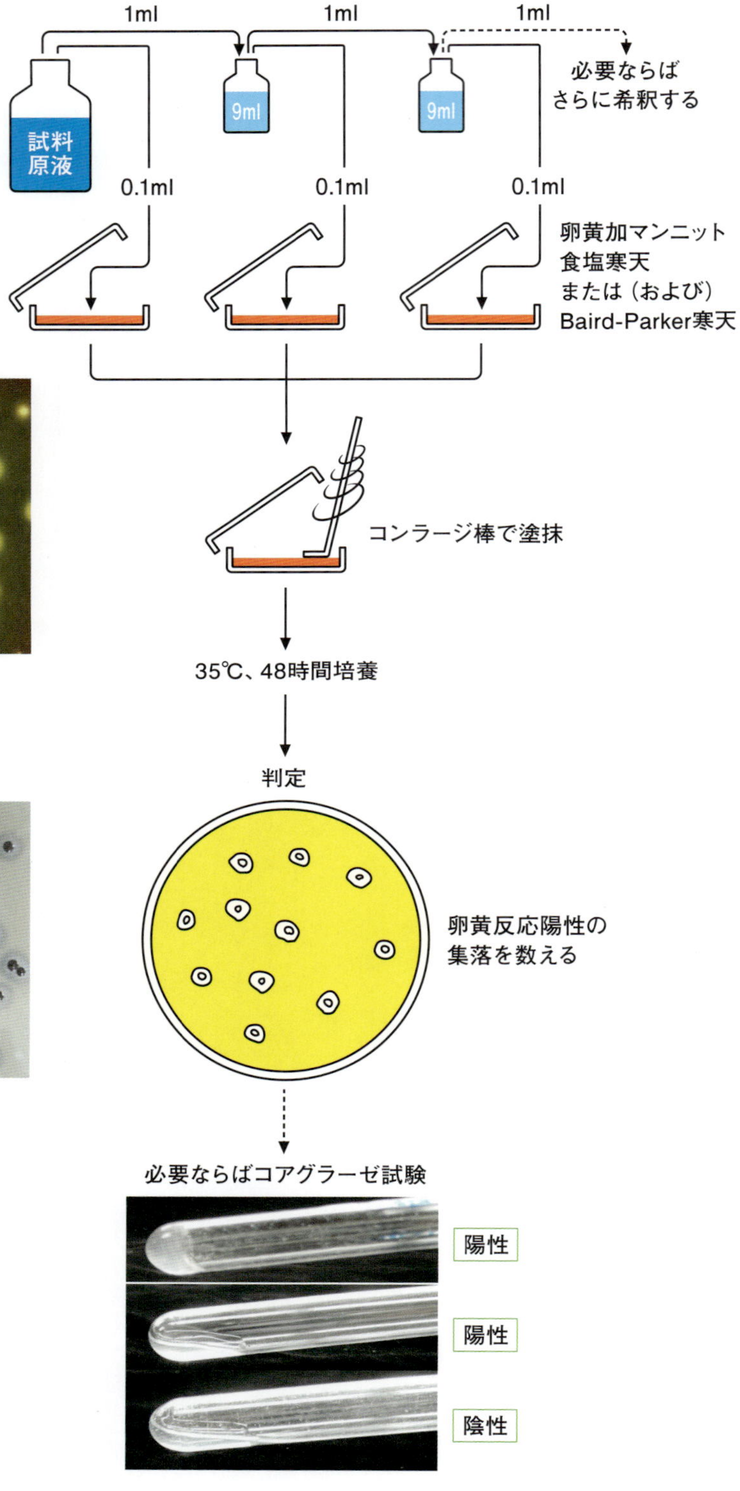
1ml
1ml
1ml
必要ならば
さらに希釈する
試料
原液
9ml
9ml
0.1ml
0.1ml
0.1ml
卵黄加マンニット
食塩寒天
または（および）
Baird-Parker寒天
コンラージ棒で塗抹
35℃、48時間培養
判定
卵黄反応陽性の
集落を数える
必要ならばコアグラーゼ試験
陽性
陽性
陰性

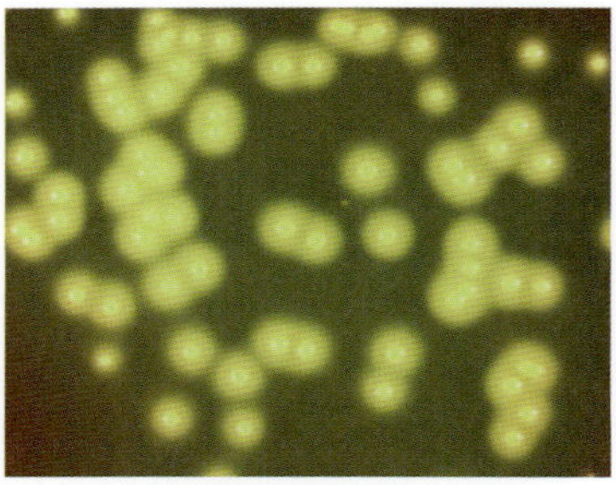

黄色ブドウ球菌
（卵黄加マンニット食塩寒天培地）

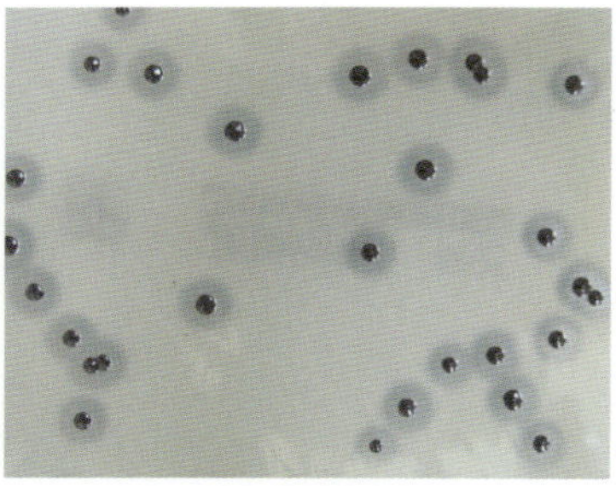

黄色ブドウ球菌
（Baird-Parker寒天培地）

腸管出血性大腸菌

❶検査の目的

大腸菌はヒトや各種動物の腸管内に存在し、通常病原性はないが、一部の大腸菌はヒトに対して病原性があり、これらを総称して病原性大腸菌（下痢原性大腸菌）と呼んでいる。現在、病原性大腸菌は①腸管侵入性大腸菌（EIEC）、②腸管毒素原性大腸菌（ETEC）、③腸管病原性大腸菌（EPEC）、④腸管出血性大腸菌（EHEC）（志賀毒素産生性大腸菌（STEC）あるいはベロ毒素産生性大腸菌（VTEC）ともいう）、⑤腸管凝集接着性大腸菌（EAEC）の5タイプに分類されている。

これらの病原性大腸菌のうち、食品衛生上最も問題になっているのがEHECであり、1999年4月に施行された感染症法（感染症の予防及び感染症の患者に対する医療に関する法律（平成10年法律第114号））では、病原性大腸菌の中で唯一、3類感染症として位置づけられ、血清型O157：H7だけでなく、ベロ毒素産生性のすべての大腸菌について報告が義務づけられている。

国内での分離頻度が多い血清型はO157であるが、その他の血清型の分離頻度も高くなってきており、O157以外のEHECについても注意が必要である。

2012年12月に厚生労働省より、腸管出血性大腸菌O26、O111およびO157の検査法（平成24年12月17日食安監発1217第1号）、腸管出血性大腸菌O103の検査法（平成24年12月18日食安輸発1218第4号）、腸管出血性大腸菌O104の検査法（平成24年12月18日食安輸発1218第5号）が通知され、検査法にはベロ毒素（VT）産生遺伝子検出法によるスクリーニング法が採用されている。

なお、EHEC以外の病原性大腸菌を特異的に増菌する選択増菌培地はなく、一般的には非選択培地を利用する。

以下に、腸管出血性大腸菌O26、O111およびO157の検査法を紹介する。

❷検査の手順

検体25gをmEC培地（225ml）に接種し、42±1℃、22±2時間培養する。増菌培養液から、DNA抽出を行い、抽出したDNAを用いてVT（ベロ毒素）遺伝子検出法（PCR法、LAMP法、Real-Time PCR法および同等の手法等）によりVT遺伝子検出試験を行う。VT遺伝子検出試験が陽性であった場合は、増菌培養液を分離培養法（直接塗抹法および免疫磁気ビーズ法）により平板に画線塗抹し、36±1℃、18～24時間培養する。分離平板培地は血清群O26ではセフィキシム・亜テルル酸カリウム添加ラムノースマッコンキー寒天培地（CT-RMAC）およびO26用酵素基質培地、血清群O111ではセフィキシム・亜テルル酸カリウム添加ソルビトールマッコンキー寒天培地（CT-SMAC）またはセフィキシム・亜テルル酸カリウム添加ソルボースマッコンキー寒天培地（CT-SBMAC）およびO111用酵素基質培地、血清群O157ではセフィキシム・亜テルル酸カリウム添加ソルビトールマッコンキー寒天培地（CT-SMAC）およびO157用酵素基質培地を使用する。

分離平板培地に定型的集落が生育した場合は普通寒天培地等に純培養した後、市販の病原大腸菌免疫血清または抗体を感作したラテックスを使用した凝集試薬を用いて血清型別試験を行う。血清型がO26、O111またはO157と疑われた集落について生化学的性状を確認する。生化学的性状試験にはTSI寒天培地、LIM培地、CLIG培地、各種キット等を使用する。また、VT確認試験（PCR法、逆受身ラテックス凝集反応法またはイムノクロマトグラフィー法等）を行う。

検体が水の場合は3Lをメンブランフィルター（ポアサイズ0.45μm）でろ過し、ろ過後のフィルターをmEC培地15mlに接種し培養する。ろ過が困難な場合は、2倍濃度の増菌培地を等量加えて培養してもよい。

❸ 判定基準

腸管出血性大腸菌O26、O111またはO157が分離されたことをもって、陽性とする。VT遺伝子検出法によって陽性であったが、血清群O26、O111またはO157が分離されなかった場合は陰性と判定する。

❹ 結果の評価

EHECは少量の菌数でも発症するため注意が必要である。腸管出血性大腸菌が検出された食品はヒトや家畜の糞便汚染あるいは使用水からの汚染が考えられる。食品製造時の衛生管理、製品の温度管理を徹底する。また、飲料水や調理用水の殺菌などの衛生管理を徹底することが重要である。

分離平板の一例

腸管出血性大腸菌O157

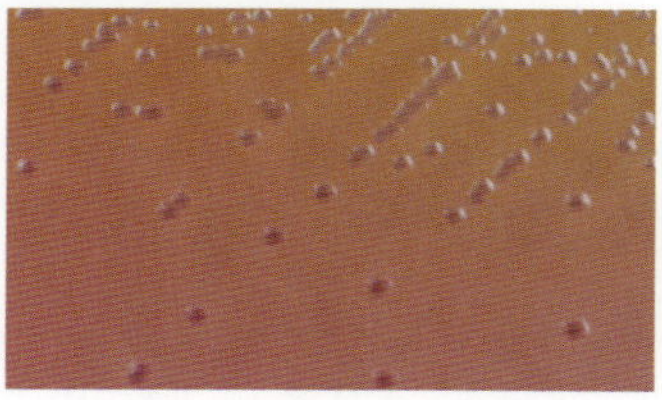

CT-SMAC

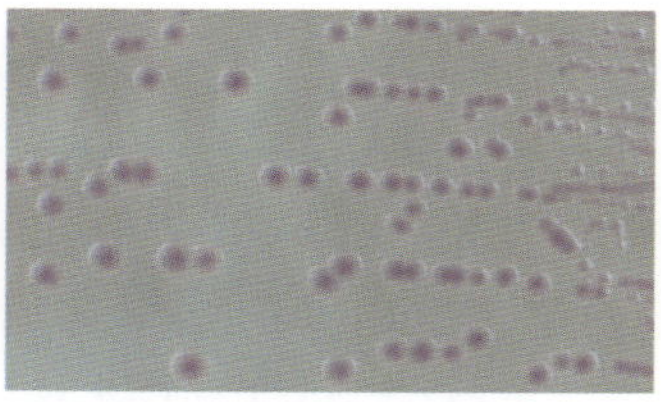

クロモアガー O157TAM

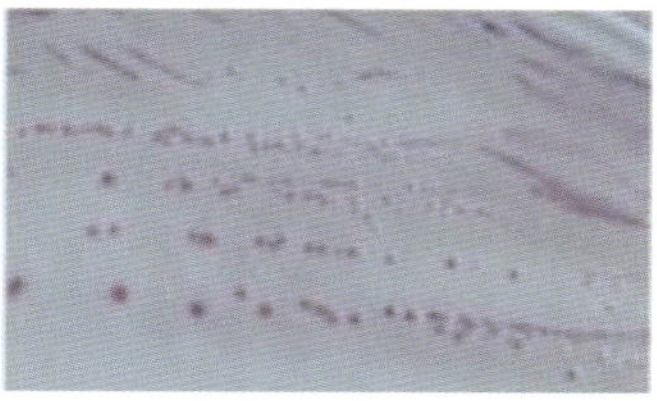

XM-EHEC

図1 食品からの腸管出血性大腸菌O26、O111、O157検査法（厚労省通知）

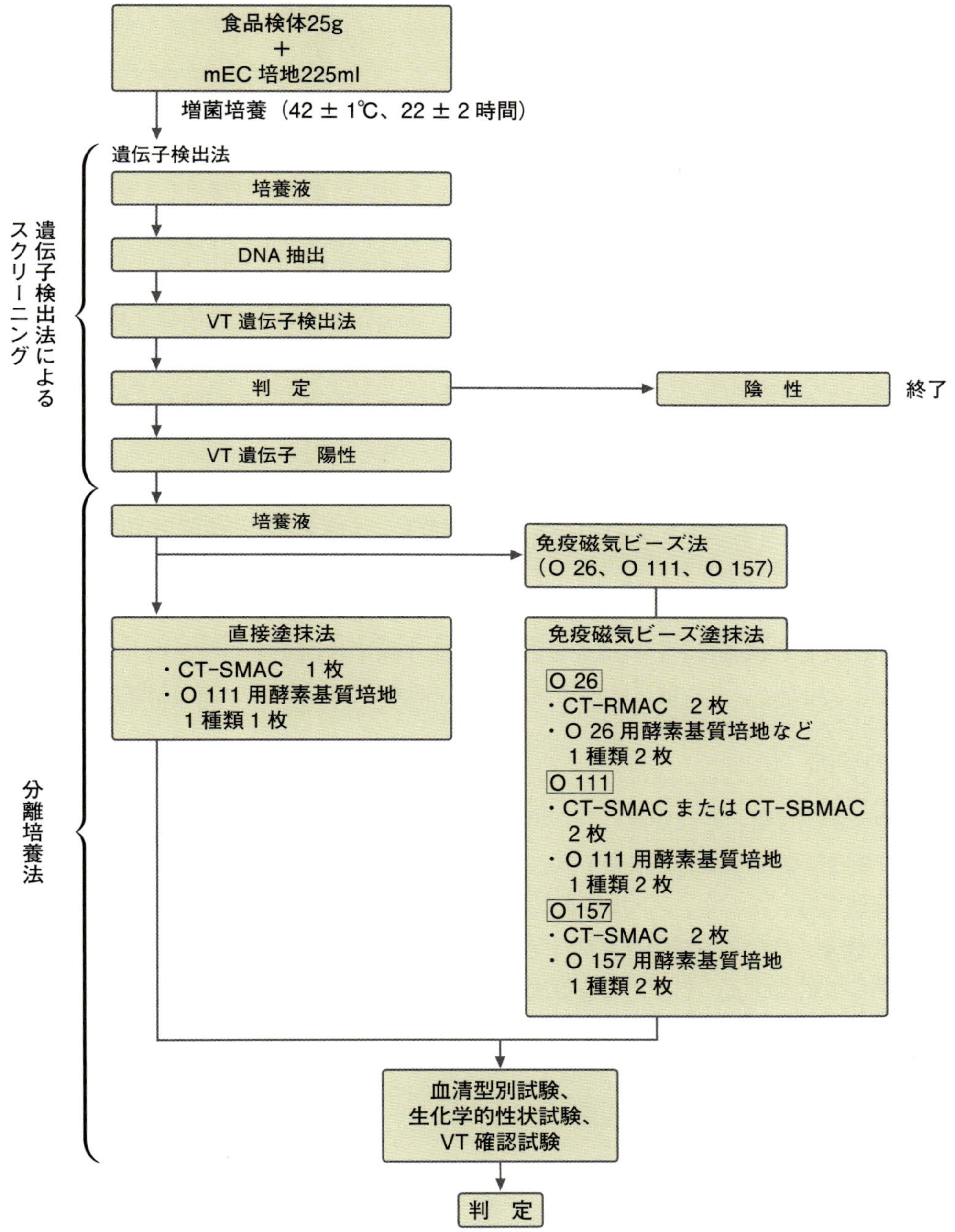
食品検体25g
＋
mEC 培地225ml
増菌培養（42 ± 1℃、22 ± 2 時間）
遺伝子検出法によるスクリーニング
遺伝子検出法
培養液
DNA 抽出
VT 遺伝子検出法
判　定
陰　性
終了
VT 遺伝子　陽性
分離培養法
培養液
免疫磁気ビーズ法
（O 26、O 111、O 157）
直接塗抹法
・CT-SMAC　1 枚
・O 111 用酵素基質培地
1 種類 1 枚
免疫磁気ビーズ塗抹法
O 26
・CT-RMAC　2 枚
・O 26 用酵素基質培地など
1 種類 2 枚
O 111
・CT-SMAC または CT-SBMAC
2 枚
・O 111 用酵素基質培地
1 種類 2 枚
O 157
・CT-SMAC　2 枚
・O 157 用酵素基質培地
1 種類 2 枚
血清型別試験、
生化学的性状試験、
VT 確認試験
判　定

酵素基質培地

O26	CT-Vi RXO26寒天培地、CT-chromID Coli寒天培地、CT-クロモアガーO26/O157培地等
O111	XM-EHEC寒天培地、Vi EHEC培地、CIX寒天培地、クロモアガーSTEC培地等
O157	クロモアガーO157TAM培地、クロモアガーO157培地、BCMO157寒天培地、レインボーアガーO157培地、CT-O157：H7ID寒天培地等

ウェルシュ菌

❶ 検査の目的

ウェルシュ菌（*Clostridium perfringens*）は偏性嫌気性で各種家畜や家禽あるいはヒトの腸管内の常在菌であり、土壌や海泥にも分布しているため、食肉、魚介類あるいは野菜などの多くの食品は本菌に汚染されている可能性がある。さらに、本菌の特徴として耐熱性の芽胞を形成するため、加熱処理によっても完全に死滅しないことがあり、調理食品や加工食品からも本菌が検出され、食品の品質管理上問題の多い細菌でもある。

ただし、動物や食品から検出されるすべてのウェルシュ菌がヒトに食中毒を起こすのではなく、これらに分布する細菌のうち、エンテロトキシン産生性を有する一部のウェルシュ菌が食中毒の原因となる。食品中でウェルシュ菌が増殖できる嫌気的条件が備わった食品、例えばスープ、肉団子、食肉や魚の加熱調理食品が原因食品となる。

なお、本菌はヒトに対して食品1g当たり10^6個以上の菌数で感染し、他の感染型食中毒よりもより大量の菌を必要とする。このため、食中毒時もしくはウェルシュ菌が大量に検出される食品に対しては病原性のあるエンテロトキシン産生性ウェルシュ菌汚染の危険性が高まるため、菌数検査および対象食品のエンテロトキシンの検出が必要となる。ただし、日常行われる食品の品質管理検査においては少量のウェルシュ菌の検出が主体となり、エンテロトキシンも存在しないため、基本的には対象食品に対してエンテロトキシン検出試験は行わない。

❷ 検査の手順

大量のウェルシュ菌の存在が疑われる場合は平板塗抹法で、少量のウェルシュ菌の検出を目的とする場合は増菌培養法で検査する。

平板塗抹法では、カナマイシン加卵黄CW寒天培地に試料原液およびその段階希釈試料液0.1mlを滴下する。次いで、滅菌コンラージ棒で培地表面に均一に塗抹後、36℃で18～20時間嫌気条件下にて培養する。また、増菌培養法では、D-シクロセリンやストレプトマイシンを添加したチオグリコール酸培地の深部に試料原液1mlを接種し45℃で18～20時間培養する。ガスの発生が認められた場合は培養液をカナマイシン加卵黄CW寒天培地に画線分離し、36℃で18～20時間嫌気条件下にて培養する。

❸ 判定基準

ウェルシュ菌はカナマイシン加卵黄CW寒天培地上でやや大きな円形の集落で、その周囲にレシチナーゼの作用により混濁した卵黄反応がみられる。また乳糖を分解するため集落周囲の培地が黄色を呈し、他のレシチナーゼ産生菌と区別できる。

❹結果の評価

ウェルシュ菌は自然界に広く分布し、芽胞を形成することから、食品への汚染を完全に防止することは難しい。原材料や食品からウェルシュ菌が大量に検出された場合、品質の低下を引き起こすだけでなく、ヒトの食中毒の発生に結びつく危険性もある。加熱加工品からウェルシュ菌が大量に検出された場合、不十分な加熱処理や不適当な保管貯蔵が指摘される。

図1 ウェルシュ菌の測定手順

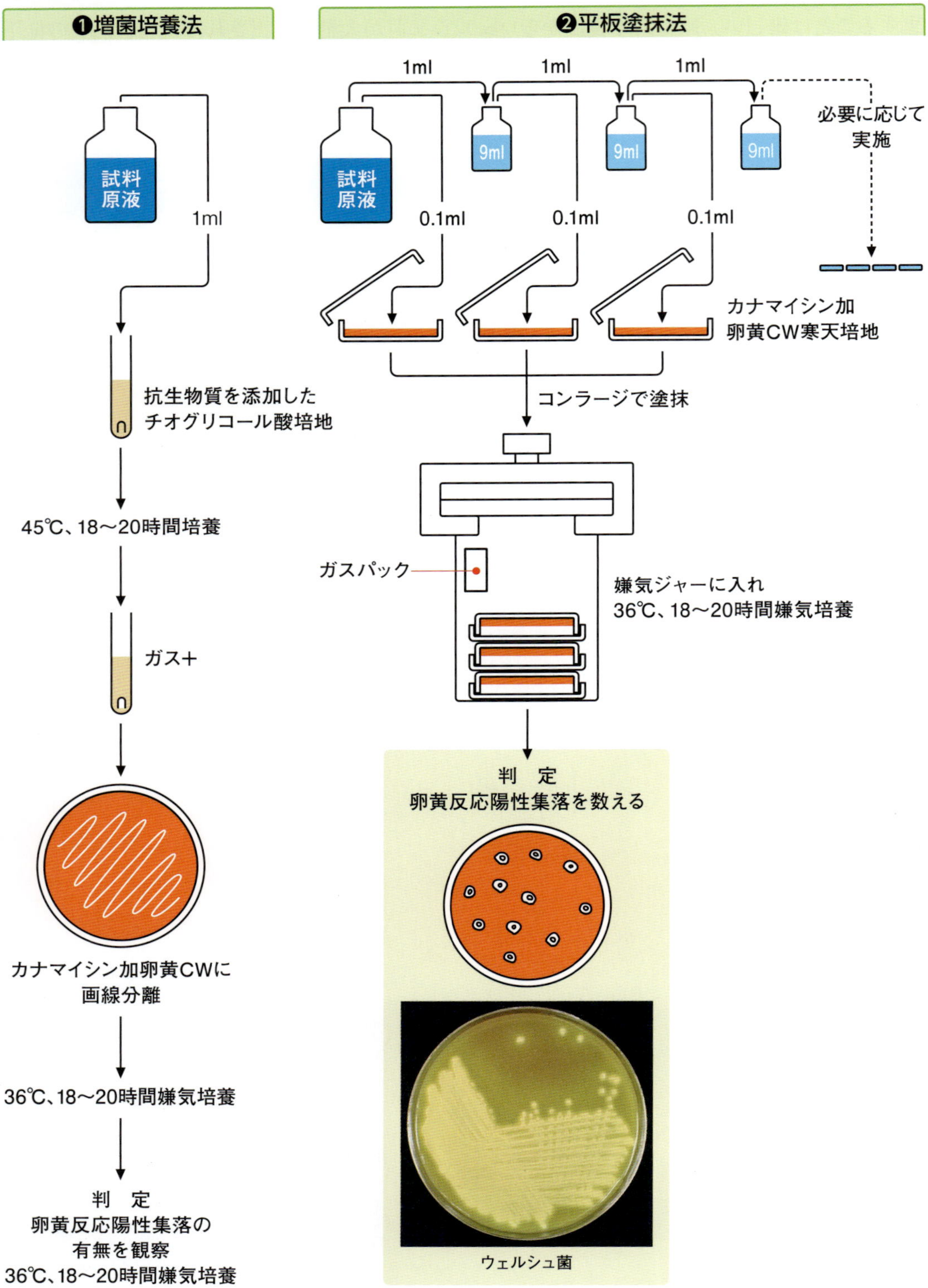
❶増菌培養法
試料原液
1ml
抗生物質を添加した
チオグリコール酸培地
45℃、18～20時間培養
ガス+
カナマイシン加卵黄CWに
画線分離
36℃、18～20時間嫌気培養
判 定
卵黄反応陽性集落の
有無を観察
36℃、18～20時間嫌気培養
❷平板塗抹法
1ml
1ml
1ml
試料原液
9ml
9ml
9ml
必要に応じて
実施
0.1ml
0.1ml
0.1ml
カナマイシン加
卵黄CW寒天培地
コンラージで塗抹
ガスパック
嫌気ジャーに入れ
36℃、18～20時間嫌気培養
判 定
卵黄反応陽性集落を数える
ウェルシュ菌

ボツリヌス菌

❶検査の目的

ボツリヌス菌は河川、湖沼、海、あるいは田畑などの土壌に分布する偏性嫌気性菌である。その分布状況が国ないし地域により著しく異なっている。わが国では北海道、青森、秋田などの地方ではE型ボツリヌス菌が河川や湖あるいは海に分布しているため、これらの地方で捕獲される淡水および海産の魚介類に本菌の汚染が見られる。アメリカでは河川や湖のE型菌汚染のほかに、耕地がA型菌やB型菌で汚染されているため、野菜類、果物、きのこなどの食品にまでボツリヌス菌汚染が広がっている。さらに牧草などを介して家畜が汚染を受け、食肉が本菌によって暴露されている。

食品内でボツリヌス菌が増殖し、産生されたボツリヌス毒素によってヒトが中毒を起こす。原因食品としては缶詰、瓶詰、真空包装食品、ソーセージ、ハム、くん製魚、発酵食品などいずれも嫌気的な条件が備わった長期保存食品である。

このほかに1歳以下の乳児がボツリヌス菌芽胞を摂取すると、腸管内でボツリヌス菌が増殖して中毒を起こす（乳児ボツリヌス症）。本症の主な原因食品は蜂蜜であることが明らかにされている。

ボツリヌス中毒の原因となりやすい原料や加工製品については、ボツリヌス菌の安全性を評価するために本菌の検査を実施することが望ましい。ただし、本菌の検査は煩雑であり、また、感染症法によりボツリヌス菌を所持するためには厚生労働大臣の許可を得る必要があるなどの規制があるので、日常の品質検査はウェルシュ菌やクロストリジウムの検査で十分であろう。

❷検査の手順

食品からの簡易なボツリヌス菌検査法は開発されていない。本菌の検査は菌の分離と毒素の証明がある。ここでは食品の培養液からの毒素の証明による検査法を述べる。食品をそのままあるいは2～5倍希釈の乳剤とし0.3％ブドウ糖・0.2％デンプン加クックドミート培地に接種して30℃、3～7日間嫌気培養する。培養液の一部をとり、遠心によって上澄みと沈渣に分ける。上澄み液を0.2％ゼラチン加リン酸緩衝液で5倍に希釈し、2匹のマウス腹腔内に0.5mlずつ接種する。

❸判定基準

マウスがボツリヌス毒素による特異的症状（腹壁の陥没、後肢や全身の麻痺、呼吸困難）を現したり、死亡した場合は試料中にボツリヌス菌汚染が推察される。これを確認するために毒素の中和試験を実施する。すなわち、各抗毒素血清の混合液と遠心上澄みとを混合して、37℃30分間反応後、マウス腹腔内に接種する。この際、沸騰水中で10分間加熱した上澄みも同時に試験する。抗毒素血清によって特異的に中和された場合、各型抗毒素血清による中和試験によって毒素型を決定する。必要ならば、培養液からのボツリヌス菌の分離培養を行う。

❹結果の評価

ボツリヌス菌が証明された原料は極力使用しないようにする。または製造時に121℃4分間以上の条件で確実に殺菌することが必要である。ボツリヌス菌の増殖が可能な加工食品から本菌が検出された場合は喫食を避ける対策が望まれる。

ボツリヌス菌検査に使用した器具、器材、培地などすべてのものは高圧滅菌する。また、試験室内あるいは他の食品へのボツリヌス菌汚染を完全に防止するとともに実験者が誤って試料や培養液を飲用して中毒を起こさないための万全な安全対策が必要である。

図1 ボツリヌス菌の測定手順

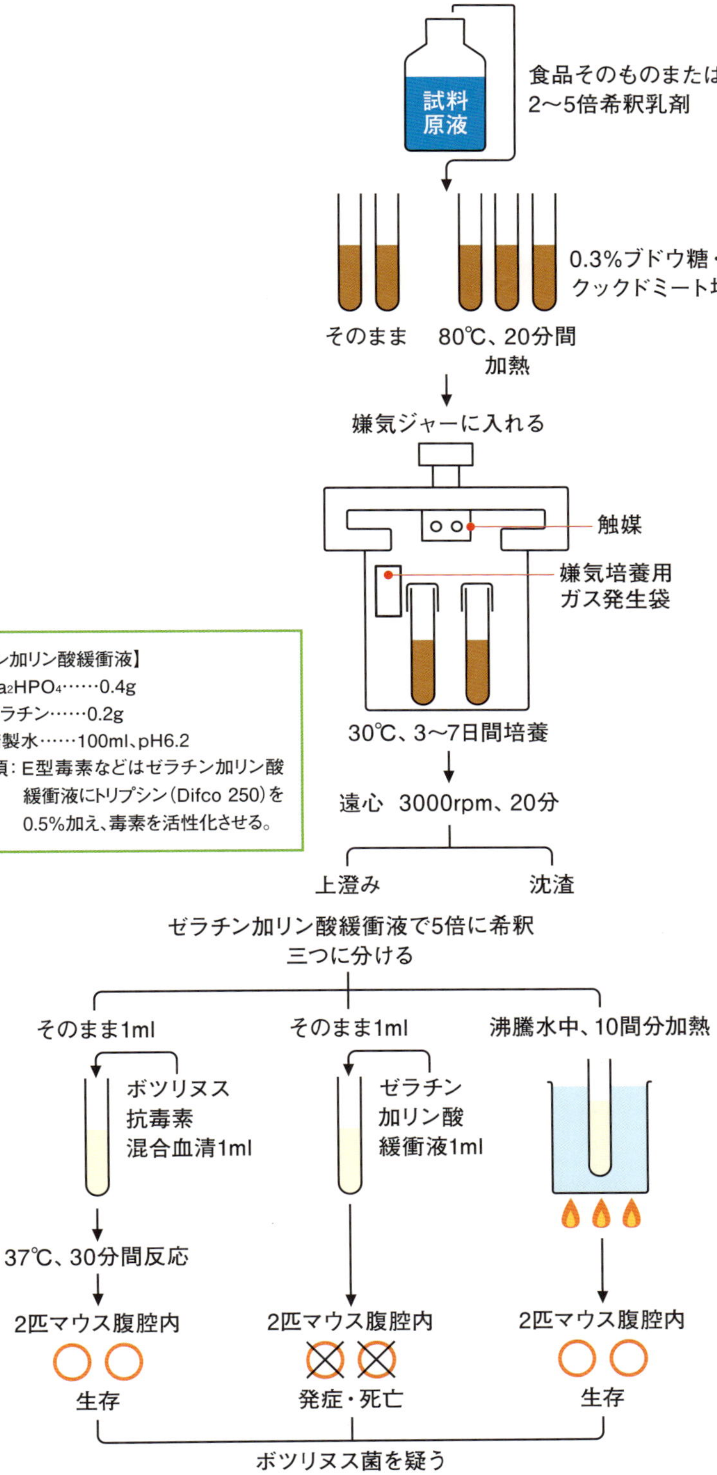
試料
原液
食品そのものまたは
2〜5倍希釈乳剤
0.3%ブドウ糖・0.2%デンプン加
クックドミート培地
そのまま
80℃、20分間
加熱
嫌気ジャーに入れる
触媒
嫌気培養用
ガス発生袋
30℃、3〜7日間培養
遠心 3000rpm、20分
上澄み
沈渣
ゼラチン加リン酸緩衝液で5倍に希釈
三つに分ける
そのまま1ml
そのまま1ml
沸騰水中、10間分加熱
ボツリヌス
抗毒素
混合血清1ml
ゼラチン
加リン酸
緩衝液1ml
37℃、30分間反応
2匹マウス腹腔内
2匹マウス腹腔内
2匹マウス腹腔内
生存
発症・死亡
生存
ボツリヌス菌を疑う

【ゼラチン加リン酸緩衝液】
組成：Na_2HPO_4……0.4g
ゼラチン……0.2g
精製水……100ml、pH6.2
注意事項：E型毒素などはゼラチン加リン酸緩衝液にトリプシン（Difco 250）を0.5%加え、毒素を活性化させる。

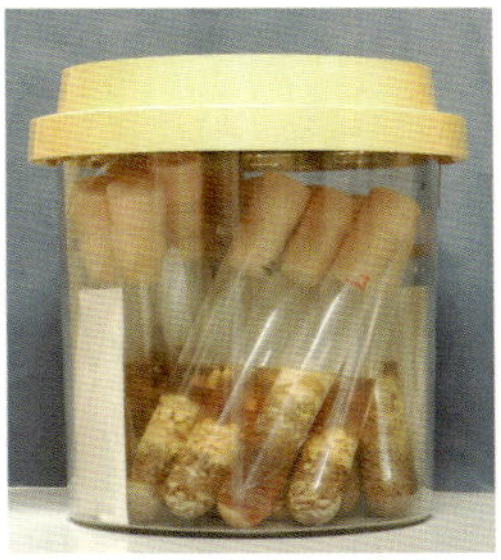

嫌気ジャー

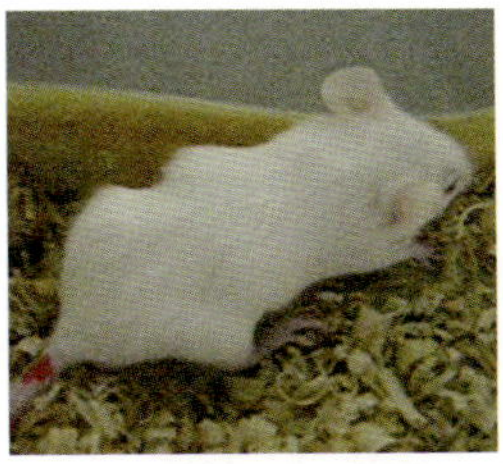

ボツリヌス毒素による特異的症状
（腹壁の陥没）

カンピロバクター

❶検査の目的

カンピロバクターには各種の菌種が含まれているが、ヒトの下痢症や食中毒の原因菌はカンピロバクター・ジェジュニとカンピロバクター・コリ(*Campylobacter jejuni/coli*)である。これらの菌は35℃でも発育するが、42℃でも発育することから高温性カンピロバクターと呼ばれている。本菌で汚染された食品あるいは飲料水を介してヒトに感染する。他の食中毒菌と異なり、1000個程度の少量菌によっても発症し、学校の集団給食や旅館の食事などにより大規模な発生例が多い。原因食品は生牛乳、肉類、肉製品などである。高温性カンピロバクターはニワトリ、ウシ、ブタの腸管内の常在菌で、食肉、特に鶏肉、食肉製品、生牛乳から高率で検出される。そのほかにイヌ、ネコ、小鳥などのペット、ハトなどの野鳥にも広く分布している。

したがって、食肉、肉製品や牛乳などを中心に高温性カンピロバクターの検査を実施し、病原菌汚染の有無を判定する。特に鶏肉では本菌汚染率が高いため、定期的な検査による品質の評価も重要である。

❷検査の手順

定性試験は通常10～25gを増菌培養培地であるPreston培地に接種し、42℃、24～48時間微好気培養する。次にこの培養液の上層部から1白金耳量をmCCDA寒天平板培地に画線塗抹し、42℃、24～48時間微好気培養する。

定量試験はMPN法により行う。すなわち、試料の10倍希釈液10ml、1mlおよび10倍段階希釈液1mlをPreston培地3本にそれぞれ接種し、42℃、24～48時間微好気培養後、培養液の上層部から1白金耳量をmCCDA寒天平板培地に画線塗抹し、42℃、24～48時間微好気培養する。

❸判定基準

mCCDA寒天平板培地上では、直径3mm程度のやや褐色を帯びた扁平集落が観察される。なお、集落が培地表面に拡散して、生育しているか否かの判別が困難な場合もあるため注意が必要である。

スクリーニング試験として、顕微鏡を用いた形態観察、運動性の確認ならびに高温性、微好気性の確認を行う。顕微鏡観察はカンピロバクターを疑う典型的集落を釣菌してスライドガラス上の生理食塩水に混ぜ、カバーガラスをかけて行う。形態はらせん状またはコンマ状で特異ならせん状運動(コルクスクリュー運動)や旋回運動をする。高温性および微好気性の確認は、釣菌した典型集落を3枚の血液寒天培地に画線塗抹し、42℃微好気(生育する)、37℃好気(生育しない)、25℃微好気(生育しない)培養し、生育の有無を確認する。さらに確認が必要な場合はオキシダーゼ試験(陽性)、カタラーゼ試験(陽性)を行うことにより高温性カンピロバクターと推定できる。

❹結果の評価

と場や食鳥処理場のと体から本菌が検出された場合は、解体や処理方法を改善し、と体への本菌汚染を極力減少させるなどの対策を考える。本菌が検出された施設は調理環境や従事者の手指が本菌で汚染される危険性が高く、二次汚染の防止策を講じる必要がある。

図1 カンピロバクターの測定手順

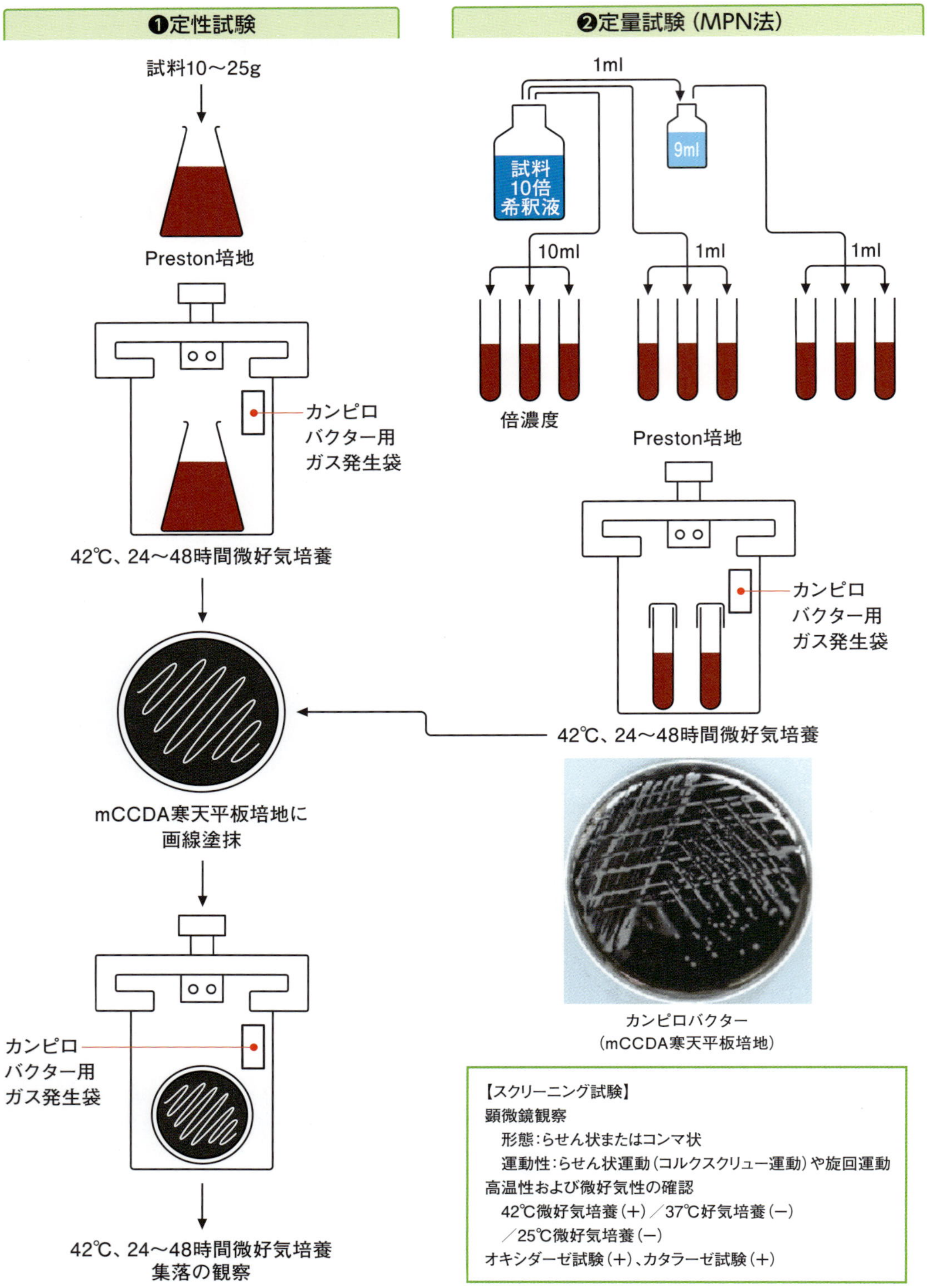
❶定性試験
試料10～25g
Preston培地
カンピロ
バクター用
ガス発生袋
42℃、24～48時間微好気培養
mCCDA寒天平板培地に
画線塗抹
カンピロ
バクター用
ガス発生袋
42℃、24～48時間微好気培養
集落の観察
❷定量試験（MPN法）
1ml
試料
10倍
希釈液
9ml
10ml
1ml
1ml
倍濃度
Preston培地
カンピロ
バクター用
ガス発生袋
42℃、24～48時間微好気培養
カンピロバクター
（mCCDA寒天平板培地）
【スクリーニング試験】
顕微鏡観察
形態：らせん状またはコンマ状
運動性：らせん状運動（コルクスクリュー運動）や旋回運動
高温性および微好気性の確認
42℃微好気培養（＋）／37℃好気培養（－）
／25℃微好気培養（－）
オキシダーゼ試験（＋）、カタラーゼ試験（＋）

リステリア菌

❶検査の目的

リステリア菌（*Listeria monocytogenes*）は他の食中毒菌が増殖できない0～4℃においても増殖可能な低温増殖細菌である。ウシ、ブタなどの健康家畜の腸管内容物や糞からも低率ながら検出され、哺乳動物以外にも鳥類、魚類、昆虫からの分離報告がある。その他、土壌、河川水、下水、汚泥、植物、サイレージなど自然界に広く分布している。

本菌はウシやヒツジに脳炎や流産を引き起こす原因菌として知られていたが、1981年にカナダで食品を媒介したリステリア症によって多数の死者が報告されて以来注目されている。

リステリア症とは、本菌が原因となる感染症の総称で、健常者の感染は稀であるが、基礎疾患のある人や免疫の低下した人、高齢者、乳幼児では髄膜炎、脳炎、敗血症を発症することがあり、重症になると致死率は15～20％に及ぶ。妊婦が感染すると胎盤と通じて胎児に感染し、流産や死産の原因となる。欧米では毎年500人程の死者が報告されているが、わが国での死亡例は報告されていない。国内における本菌による食中毒は、2001年に北海道で発生したナチュラルチーズによる1事例のみである。

本菌の検出事例は、ナチュラルチーズ、食肉加工品、魚介類加工品等からの報告が多く、その多くは加工施設からの二次汚染と考えられている。

❷検査の手順

食品中に存在する本菌の菌数は、ほとんどの場合10以下/gといわれている。そのため、本菌の検査方法としては増菌培養法が一般的である。わが国では乳および乳製品を対象としたIDF（国際酪農連盟）法に準拠した方法が公定法とされている。公定法ではEB培地で30℃、48時間培養後、Oxford寒天培地またはPALCAM寒天培地に画線分離し、30℃、24～48時間培養する。その他の試験方法としてISOやFDAで試験方法が定められている。方法により選択増菌培地や選択分離培地の種類が異なるが、増菌培養→（二次増菌）→選択分離培養→純粋培養→確認試験の手順となる。

なお、現在IDFではISOの試験方法を採用している。

❸判定基準

Oxford寒天培地またはPALCAM寒天培地におけるリステリア属菌の集落は、エスクリンを加水分解するため集落の周辺に黒色のハローを伴う、直径1～2mm程度のオリーブグリーン（中心部が陥没することもある）である。しかし、これらの培地に生育した本菌と他のリステリア属菌の集落形態は共通であり、他のリステリア属菌と本菌を区別することはできない。一方、酵素基質培地では本菌のみがハローを形成するなどの工夫がされているため他のリステリア属菌との鑑別が可能である。次に、選択分離培地に生育した疑わしい集落を1平板当たり5個釣菌し、0.6%酵母エキス加トリプトソイ寒天培地に画線分離し、純粋培養としてHenryの斜光法により観察する。リステリア属菌は真珠様青緑色を呈するので、それらの集落について運動性試験、CAMP試験、糖分解性などの確認試験を行い、属の確認および種の鑑別を行う。

❹結果の評価

本菌は自然界に広く分布することから、流通販売されるすべての食品から完全に排除することは困難である。しかし、加熱調理された食品からの本菌の検出は二次汚染の可能性が疑われる。本菌の基準については国により対応が異なり、低温での増殖が可能であること、リステリア症が重症化すると致死率が高いことから、アメリカではready－to－eat食品から本菌は不検出としている。一方、EU諸国、カナダでは一定数の存在を認めている（100以下/gが多い）。わが国では本菌に関する基準は定められていないが、輸入の生ハム、ナチュラルチーズ等において違反事例もあるため注意が必要である。

図1 リステリア菌（*Listeria monocytogenes*）の検査手順（公定法）

検体 25g
↓
EB 培地 225ml を加えて ストマッキング処理
↓
30℃、48 時間培養
↓
Oxford 寒天培地または PALCAM 寒天培地に 画線分離
↓
30℃、24 ～ 48 時間培養
↓
疑わしい集落 5 個を 0.6%酵母エキス加 トリプトソイ寒天培地に 画線分離
↓
30℃、24 時間培養 （純粋培養）
↓
斜光法による観察
↓
真珠様青緑色を呈する 集落について確認試験

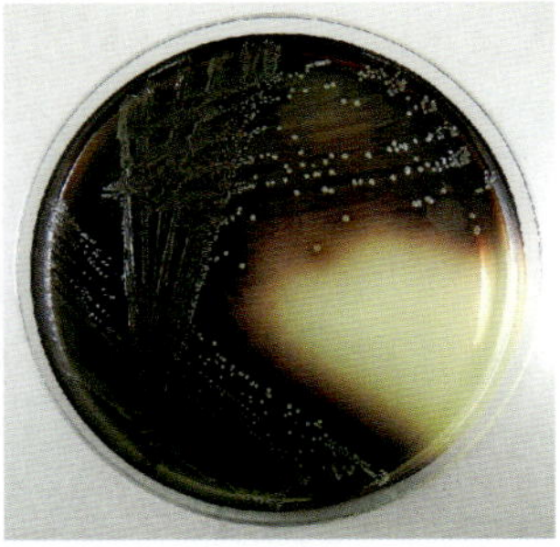

リステリア属菌（Oxford 寒天培地）

図2 リステリア菌（*Listeria monocytogenes*）の検査手順（ISO 11290-1、1996年、2004年改定）

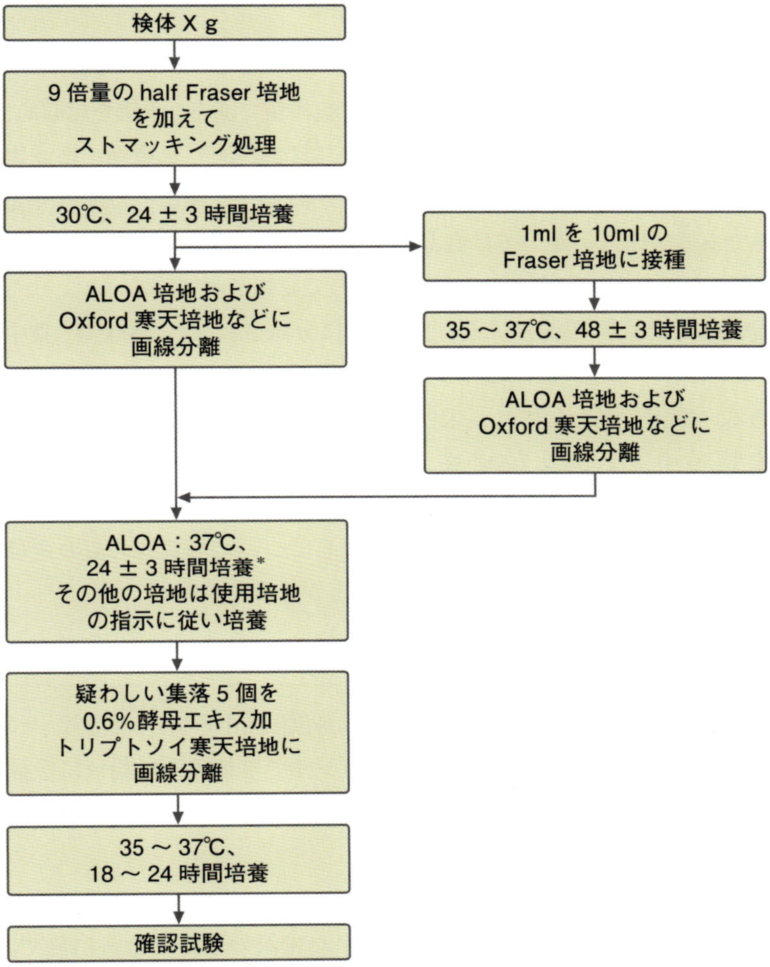
検体 X g
9 倍量の half Fraser 培地
を加えて
ストマッキング処理
30℃、24 ± 3 時間培養
1ml を 10ml の
Fraser 培地に接種
ALOA 培地および
Oxford 寒天培地などに
画線分離
35 ～ 37℃、48 ± 3 時間培養
ALOA 培地および
Oxford 寒天培地などに
画線分離
ALOA：37℃、
24 ± 3 時間培養*
その他の培地は使用培地
の指示に従い培養
疑わしい集落 5 個を
0.6%酵母エキス加
トリプトソイ寒天培地に
画線分離
35 ～ 37℃、
18 ～ 24 時間培養
確認試験

＊：必要があればさらに 24 時間培養する

表1 リステリア属菌の鑑別性状

菌種	β-溶血	CAMP試験		糖分解性		
		S. aureus	*R. equi*	ラムノース	キシロース	マンニット
L. monocytogenes	＋	＋	－	＋	－	－
L. ivanovii	＋	－	＋	－	＋	－
L. innocua	－	－	－	d	－	－
L. welshimeri	－	－	－	d	＋	－
L. seeligeri	＋	＋	－	－	＋	－
L. grayi	－	－	－	d	－	＋

＋：81～100%が陽性、－：10%以下が陽性、d：11～80%が陽性

セレウス菌

❶ 検査の目的

セレウス菌（*Bacillus cereus*）は、通性嫌気性のグラム陽性有芽胞桿菌である。土壌をはじめ、空気、河川水などの自然環境に広く分布しているため、農産物（特に穀類）、水産物、畜産物などから検出される。セレウス菌は芽胞を有するため、耐熱性が高く、煮沸などの加熱で完全に死滅させることは困難である。また、かつては食品の腐敗菌として扱われてきたが、ヒトに食中毒を起こすことが明らかにされ、現在では食中毒菌として認知されている。

セレウス菌食中毒は、臨床症状により「嘔吐型」と「下痢型」に分類される。「嘔吐型」食中毒は、セレウス菌が産生するセレウリドと呼ばれるペプチドが原因とされ、わが国のセレウス菌食中毒事例の大半を占める。原因食品としては、米飯、焼めし、スパゲッティーなど穀物加工品が多い。一方、「下痢型」食中毒は、エンテロトキシンが原因とされており、原因食品は、肉類、野菜、スープ類、バニラソース、プリンなど多岐にわたる。いずれもセレウス菌が食品中で増殖する際に産生される物質によるものであるため、食品についてセレウス菌の定量的検査を実施し、菌数の多寡により衛生学的品質を評価することが必要である。

❷ 検査の手順

一般細菌数用に調製した試料原液およびその10倍段階希釈試料液0.1mlずつを、各2枚ずつの卵黄加NGKG寒天平板上に滴下する。次いで、滅菌コンラージ棒で培地表面に均一に塗抹後30℃で2日間（48時間）培養する。

❸ 判定基準

寒天平板上に発生したセレウス菌集落は、比較的大きく偏平な光沢のない灰色～白色で、周辺にレシチナーゼによる混濁したピンク色のハロー（卵黄反応）が認められる。卵黄反応が不明瞭な場合も見られるが、セレウス菌は寒天平板上で特徴的な集落形状を示すため容易に識別できる。これらの定型的集落数を一般細菌数の要領に準じて計測し、試料1g当たりのセレウス菌数を算定する。寒天平板上に生育した定型的集落はセレウス菌であることが多いため、日常行われる食品の品質管理検査では確認試験は省略して差し支えない。

❹ 結果の評価

セレウス菌は自然界に広く分布するため、農産物などの食品が汚染されている事例が多く見られる。また、芽胞を形成し耐熱性を有するため、食品からセレウス菌を完全に除去することは困難である。しかし、セレウス菌による食中毒は、10^6/g以上に増殖した食品の摂取が原因となることから、通常検出される程度（10～10^3/g）であれば食中毒は成立しない。このことから、食品でのセレウス菌の管理においては、食品中でのセレウス菌の増殖を防ぐことが重要である。検出されたセレウス菌の菌数が多い場合には、多量のセレウス菌を含む原材料の使用、もしくは、調理加工の工程における不適切な状態での滞留による増殖などが推測される。

図1 セレウス菌の測定手順

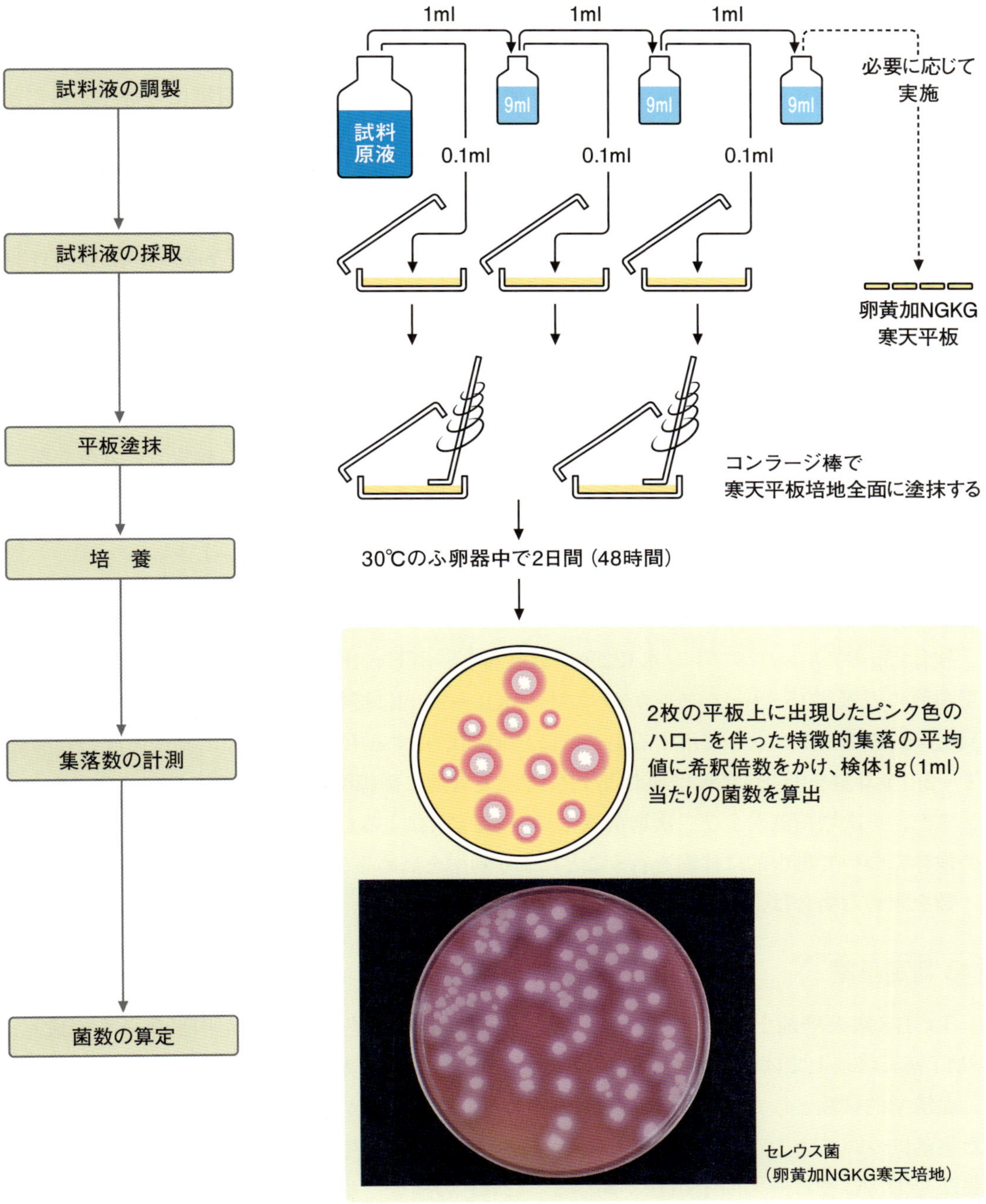
試料液の調製
試料液の採取
平板塗抹
培　養
集落数の計測
菌数の算定
1ml
1ml
1ml
試料原液
9ml
9ml
9ml
0.1ml
0.1ml
0.1ml
必要に応じて実施
卵黄加NGKG寒天平板
コンラージ棒で寒天平板培地全面に塗抹する
30℃のふ卵器中で2日間（48時間）
2枚の平板上に出現したピンク色のハローを伴った特徴的集落の平均値に希釈倍数をかけ、検体1g（1ml）当たりの菌数を算出
セレウス菌
（卵黄加NGKG寒天培地）

コレラ菌(*Vibrio cholerae* O1)、*Vibrio cholerae* O139、non-O1およびnon-O139

❶検査の目的

*Vibrio cholerae*は河川水や汽水域の海水に分布する細菌で、淡水魚やエビ、カニなどの甲殻類あるいは魚介類が本菌で汚染されている。

コレラ菌および*Vibrio cholerae* O139は元来患者や保菌者の腸管内を最も適した住みかとしているが、河川や海水中にもかなり長期間生存でき、一部これらの環境にも常在することが明らかにされてきた。

コレラ菌はO抗原≪1≫を持つビブリオ属の細菌で、本菌の病原因子であるCT(コレラ毒素)を産生する。その他のO抗原を持つものは*Vibrio cholerae* non-O1(ナグビブリオ)と総称された。しかし、近年CT(コレラ毒素)を産生するO抗原≪139≫を持つ*Vibrio cholerae* O139もコレラの原因菌と認定され、コレラ防疫対策の対象となった。

コレラ菌および*Vibrio cholerae* O139、non-O1およびnon-O139の識別は形態や生化学的性状では不可能であり、血清学的にO1およびO139抗血清に凝集するか否かで識別する。

魚介類の微生物学的な安全性は腸炎ビブリオを汚染指標にすることで十分であるが、インド、東南アジア、中近東、南アメリカ、アフリカなどのコレラ流行地から輸入される魚介類についてはコレラ菌、*Vibrio cholerae* O139、non-O1およびnon-O139の検査を実施して、食品の品質管理を行う。

❷検査の手順

検体25gをアルカリペプトン水(225ml)に接種し、37℃、18時間培養する(一次増菌)。一次増菌液の表層部0.5～1mlをアルカリペプトン水10～20mlに接種し、37℃、6～18時間培養する。Monsurのペプトン水を使用する場合には18時間培養する(二次増菌)。二次増菌液の表層部1～2白金耳量をTCBS寒天培地およびPMT寒天培地に画線塗抹し、37℃、一夜培養する。

また、一次増菌液および二次増菌液についてPCRによるCT遺伝子の検査を行えば、陽性の検体について集中的に検索を行うことにより効率を高めることができる。

数を求める場合は、MPN算出法を用いる。

❸判定基準

TCBS寒天培地上では直径約2mmの白糖分解性の黄色で湿潤した円形集落を形成し、PMT寒天培地上では中心部やや褐色のマンノース分解性の黄色集落を形成する。

血清学的試験として、O1およびO139抗血清に凝集するかを判定する。強い凝集が見られた集落については、CT遺伝子をPCR法で検査する。CT産生性試験は、逆受身ラテックス凝集法(RPLA)やビーズELISA法で調べる。これらの検査と並行して生化学的試験として、普通寒天培地、TSI寒天培地、LIM培地、VP半流動培地をそれぞれ最終塩化ナトリウム濃度を1%となるように補正した培地ならびに無塩ペプトン水に接種し、37℃培養する。

❹結果の評価

CT産生のコレラ菌および*Vibrio cholerae* O139が検出された場合は、感染症法に定められる4種病原体等に分類されており、所持、輸入、運搬その他の取扱いについて、法令で定められているので従う。CT非産生菌については特別な措置は必要ない。

Vibrio cholerae non-O1およびnon-O139は河川や海水に常在するので魚介類から本菌を完全に除去することは困難である。本菌が多量に検出された場合は粗雑な取扱いや低温保持が守られていないことなどが推察される。

図1 コレラ菌の測定手順

検体 25g + アルカリペプトン水 225ml
37℃、18 時間培養（一次増菌）

↓ ― CT 遺伝子（PCR 法）

培養液 0.5 ～ 1ml + アルカリペプトン水 10~20ml　37℃、6~18 時間培養
または　（二次増菌）
培養液 0.5 ～ 1ml + Monsur のペプトン水 10~20ml　37℃、18 時間培養

↓ ― CT 遺伝子（PCR 法）

TCBS 寒天培地および PMT 寒天培地　37℃、一夜培養

↓

判　定

TCBS 寒天培地：直径約 2mm の白糖分解性の黄色で湿潤した円形集落

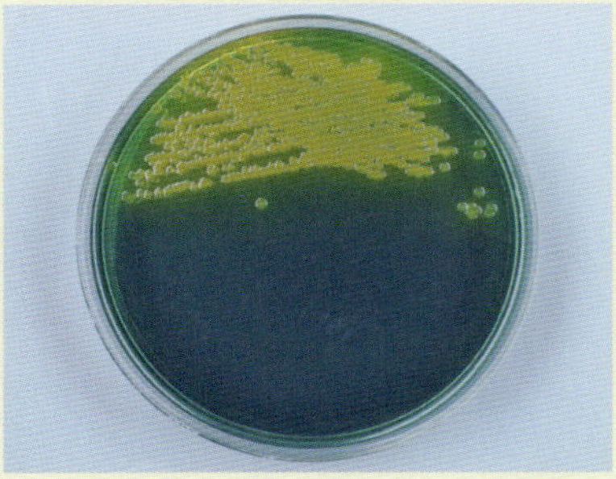

PMT 寒天培地：中心部やや褐色のマンノース分解性の黄色集落

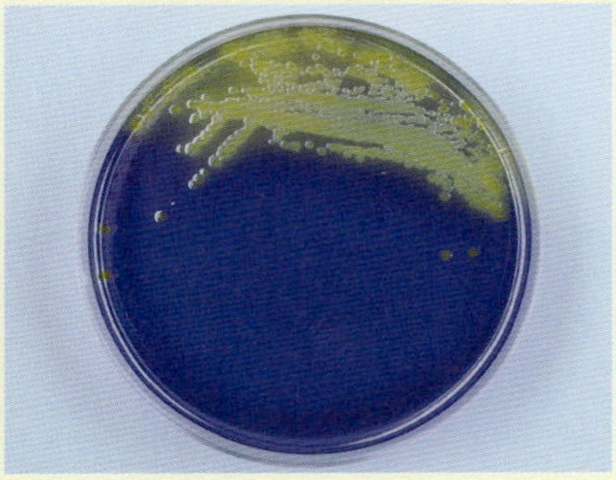

↓

O1 および O139 抗血清による凝集反応

↓

CT 遺伝子（PCR 法）

↓

CT 産生性試験
逆受身ラテックス凝集法（RPLA）
または
ビーズ ELISA 法

生化学的試験
1%NaCl 普通寒天培地：オキシダーゼ陽性
1%NaCl TSI 寒天培地：斜面部黄 / 高層部黄、硫化水素陰性、ガス陰性
1%NaCl LIM 培地：リジン陽性、インドール陽性、運動性陽性
1%NaCl VP 半流動培地：11 ～ 89% が陽性
無塩ペプトン水：生育

食品の真菌汚染

❶検査の目的

「カビ」「酵母」という呼び名はいずれも一部の真菌につけられた俗称である。カビは糸状の細胞（菌糸）を伸ばして成長するもので糸状菌とも呼ばれる。また、酵母は集落の外見が細菌のように湿っているのが特徴で、顕微鏡下で観察すると球形～楕円形のバラバラの細胞が見え、栄養菌糸は通常見られない。

カビの増殖は一般的に細菌より遅いため、通常の生鮮食品では多くの場合、細菌が優先的に増殖し、食品を腐敗させる。一方、カビは細菌に比べて水分活性やpHの低い環境にも耐える特性を持つものが存在するため、乾燥食品、酸性食品、糖分・塩分の高い食品では優先種として増殖することができる。食品に発生するカビは、その集落が肉眼で容易に見えるため、食品苦情の原因となることが多い。また、マイコトキシン（カビ毒）が食品中に生産されている可能性も考えられる。なお、酵母はマイコトキシンを生産するものがないため、一般の検査では属や種を同定する必要はない。

食品に発生したカビを分離・培養・同定することによって食品の安全性や汚染原因を解明する手段とする。

❷検査の手順

❶カビの分離

肉眼または実体顕微鏡による観察で食品上にカビ集落の発生が認められたときは、発生したカビ集落の一部を滅菌した有柄針・白金鉤等で採取し、平板培地に接種して25℃で培養する。なお、培地は検査対象とする食品の特性を十分に考慮して選択する。一般的に用いられるポテトデキストロース寒天培地のほか、菓子類や乾燥食品など水分活性の低い食品で発生しやすい好乾菌の分離にはDG18寒天培地（粉末培地が市販されている）またはM40Y寒天培地などが用いられる。また、細菌の発育を抑制するためクロラムフェニコール（100mg/l）などの熱に安定な抗生物質をオートクレーブ前に添加する。

肉眼または実体顕微鏡による観察でカビの生育が認められない場合は、平板培養法により真菌数を計測する（p.70）。

❷カビの観察と同定

カビの同定は主に肉眼による集落の観察と顕微鏡による形態観察（p.88）によって行われる。主な観察のポイントは以下のとおりである。

①肉眼による観察：集落表面および裏面の色調やビロード状・綿毛状などの構造的特徴、生育速度（集落の直径）、胞子の形成の有無、色素の生成の有無 ②顕微鏡による観察：胞子の形態および色調、胞子の形成方法、胞子形成器官の形態

観察結果の記録のほか、写真撮影または形態を描画しておくことが望ましい。観察結果をもとに図鑑などを用いて検索する。食品からの発生頻度が高く、マイコトキシン生産菌を含む*Aspergillus*属および*Penicillium*属については別項（p.72およびp.75）を参照されたい。

❸結果の評価

同定されたカビが、好湿菌、好乾菌、耐冷菌、耐熱菌、マイコトキシン生産菌等どのような性質のグループに属するか、また自然界での分布や生態を知ることによって汚染源・汚染経路などの解明の手がかりとする。もし、製造工程中の事故と推定されたときは主要原料および製造の中間工程で同種のカビが検出されるかどうかを追跡調査する。

【真菌の命名法】

2011年に開催された国際植物学会議において採択された新命名規約（メルボルン規約）では、これまでの二重命名法（有性世代と無性世代の関係で同じ菌の間で異なる学名が付けられる）が廃止され、2013年より統一命名法（1菌種1学名）に従うことが示されている。そのため、従来用いられていたカビの学名が変更になる場合もあるため注意が必要である。

参考文献
1）　厚生労働省監：食品衛生検査指針 微生物編 2004. 日本食品衛生協会, 2004.

図1 食品のカビ検査の流れ

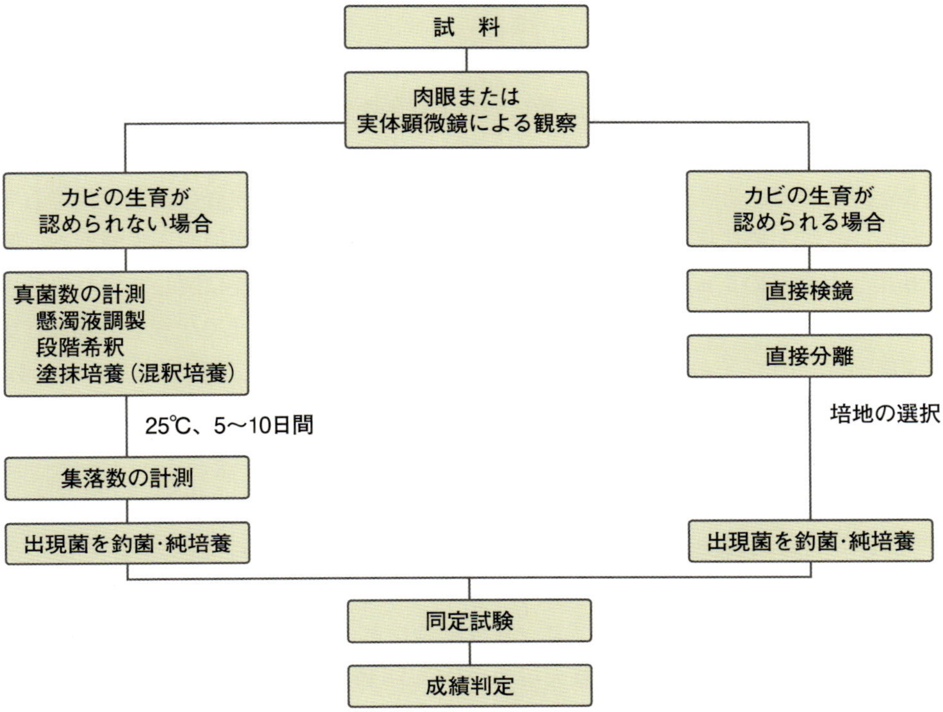
試 料
肉眼または
実体顕微鏡による観察
カビの生育が
認められない場合
真菌数の計測
懸濁液調製
段階希釈
塗抹培養（混釈培養）
25℃、5〜10日間
集落数の計測
出現菌を釣菌・純培養
カビの生育が
認められる場合
直接検鏡
直接分離
培地の選択
出現菌を釣菌・純培養
同定試験
成績判定

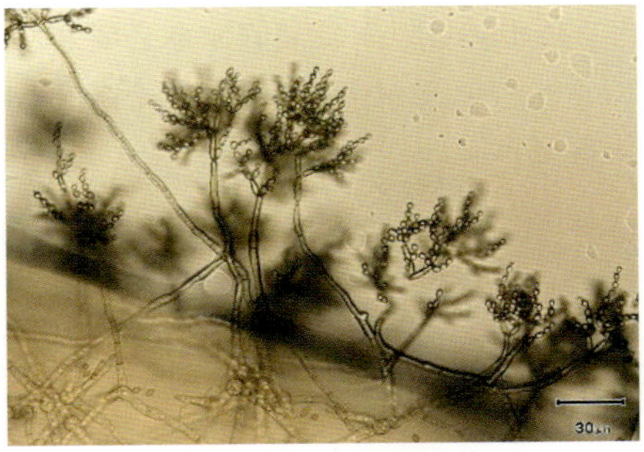

Cladosporium 属の形態
（分生子柄、分生子）

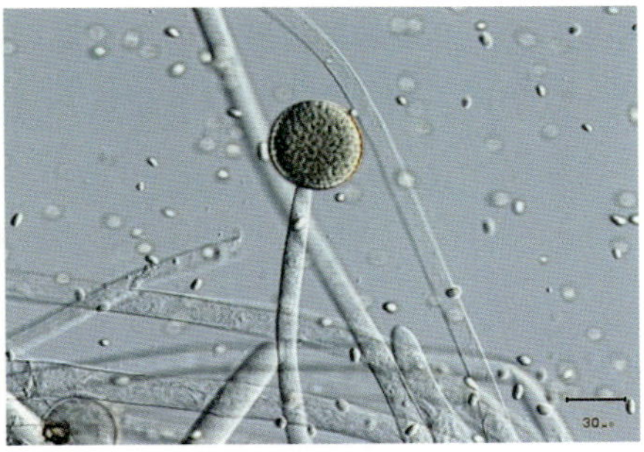

Mucor 属の形態
（胞子嚢、胞子嚢胞子）

真菌数の計測

❶検査の目的

わが国では食品中の真菌（カビ、酵母）数について法的な規格基準はないが、食品の特性に応じて、安全性、保存性，衛生的な取扱いの良否などを細菌検査だけでなく、真菌検査でも評価することが必要である。食品の製造加工や流通面において真菌検査の必要性は増している。すなわち、減塩・減甘味、生味嗜好による保湿、無添加食品の増加や、脱酸素剤・鮮度保持剤を利用した食品のシェルフライフの延伸や低温流通などの普及に関して食品保管中のカビ発生による事故のリスクが増している。つまり、カビは低温でもよく生育し、細菌と比較して生育速度が遅いので、流通期間の長い食品はカビの危害を受ける機会があるからである。

❷検査の手順

通常、試料は10gを無菌的に秤量する。試料原液の調製以下、一般細菌数の検査と同じ手順でよい（図1）。特に真菌検査として注意すべき点を以下に説明する。

培地は細菌抑制のために抗生物質（クロラムフェニコール（100μg/ml）添加が多い）を加えたポテトデキストロース寒天培地、サブロー寒天培地など一般真菌用を用いる。また、好乾性真菌を検査対象とするときはMY20寒天培地かDG-18寒天培地などを用いる。集落形成までに日数を要するので、希釈試料液は混釈よりも塗抹したほうが結果を早めることができる。真菌は熱感受性が高いので混釈時の培地温度に注意し、必ず50℃以下に調整する必要がある。塗抹の場合は寒天平板をよく乾燥させる必要がある。また、集落が広がり集落数の計数が困難な場合は食塩、ローズベンガル、ジクロランなどを培地に加えることが有効である。培養は25℃、５～７日間で、カビの発生が遅いときは10～14日間培養する。

❸判定基準

培養後、原則として一平板に10～100（または150）個の範囲の集落が発生した寒天平板の集落数を計測して、細菌の例に従い当該試料希釈倍数を乗じて検体１g当たりまたは１ml当たりの真菌数とする。10倍希釈でも集落数が10個以下の場合、その集落数を計測し、値を記載しておくことが望ましい。

❹結果の評価

加工食品での目安は原材料や加工工程にもよるが、表１に示すように、保存性の高い食品では100以下/gが多い。加工食品において真菌数が多いということは製造または流通時に二次汚染しているか、あるいは商品が製造後著しく日数を経ていることを示すので、原因を追究し改善をはかる必要がある。なお、発生した集落の同定ができれば原因究明のうえでは大変に役立つ。計測と同時に同定することができない場合は、形状が類似する集落ごとに区別して計測し、代表的な集落を斜面培地上に分離し、後日同定する。特に同一種類の菌が多数発生したときはしばしば何らかの事故があったことを意味するので注意すべきである。食品原料では真菌数が多いことも予測されるので、希釈率を高める必要がある。

図1 真菌数の計測手順

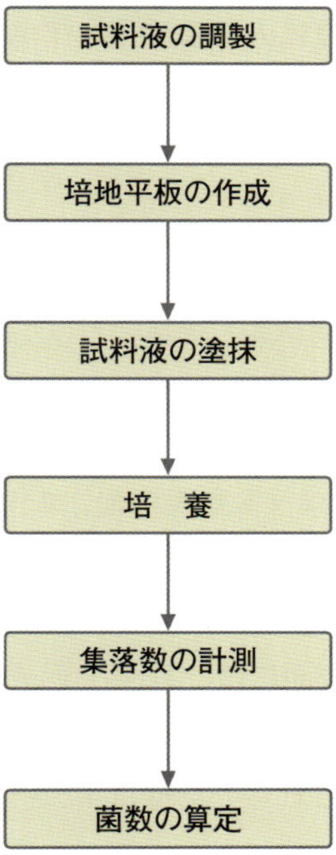
試料液の調製
培地平板の作成
試料液の塗抹
培　養
集落数の計測
菌数の算定

表1 市販流通加工食品の真菌生菌数

食品	流通の温度	カビおよび酵母生菌数*
粉末ミルク	常温	0～10
インスタントコーヒー	常温	0～10
固型スープ	常温	0～10^2
粉末味噌汁	常温	＜10～10^3
味噌汁・即席めん用加薬	常温	10～10^2
しょう油	常温	0
ソース	常温	0
味噌	常温	0～10^3
焼肉のたれ	常温および10℃以下	0～10
ドレッシング	常温および10℃以下	0～10^2
マヨネーズ	常温	0
マーガリン	常温	0
つくだ煮	常温および10℃以下	0～10^2
あん（生あん、原料あん）	常温および10℃以下	＜10～10^4
食パン、菓子パン	常温	0～10^5
香辛料	常温	0～10^2
ゆでめん	常温および10℃以下	0～10^4
ぎょうざ	10℃以下	＜10～10^3
野菜サラダ	10℃以下	＜10～10^4
豆腐（充塡包装）	10℃以下	0
豆腐（簡易包装）	10℃以下	0～10^4
冷凍めん	−20℃	0～10^3
冷凍調理食品	−20℃	0～10^3
冷凍野菜・果実	−20℃	0～10^4

*：gまたはml当たりcfu.

アスペルギルス同定法

❶ 検査の目的

*Aspergillus*属のカビは世界中の土壌、空中、貯蔵穀物、生活環境に広く分布し、苦情食品の原因菌となることも多い。麹菌（*A. oryzae*）のように有用なカビも含まれているが、アフラトキシン、オクラトキシン、ステリグマトシスチン、パツリン、フモニシンなどのマイコトキシン（カビ毒）を生産する菌種がある。さらに、*A. fumigatus*などのように人体に感染しアスペルギルス症を起こす病原菌もある。このような危害性を考えると、種もしくは節（section）までの同定が必要となる。

❷ 同定のための培養・観察

表1に示したような培地で培養した後、マクロ（肉眼）およびミクロ（顕微鏡）観察を行う[1)]。なお、簡易的にはポテトデキストロース寒天培地で代用できる（好乾性の菌種を除く）。集落の色はそれぞれのsectionの特徴となっていて、sectionにより様々な色を呈する。テレオモルフ（有性世代）のある菌種では（図1）、オートミール寒天培地、ポテトキャロット寒天培地、コーンミール寒天培地等の併用が必要である。また、子嚢果の成熟が遅いため、テレオモルフの観察には培養日数が14日～1か月以上必要なことがある。

形態的特徴としては、分生子柄の先端は膨らみ頂嚢になる。頂嚢の表面には、分生子形成細胞であるフィアライドが形成される（単列、uniseriate）。菌種によっては頂嚢の表面にメトレができ、その先端にフィアライドが形成される（複列、biseriate）。これらの形態はアスペルジラと呼ばれ、単列か複列かはsectionの特徴として重要である（表2）。アスペルジラの形態を図2に示す。

❸ 判定基準

種の検索には分類の成書を必要とする[1)～4)]。なお、これまでは国際植物命名規約に基づいてテレオモルフに対する学名の使用に優先権が認められていたが、国際藻類・菌類・植物命名規約への改正によりテレオモルフとアナモルフ（無性世代）の学名が一元化されることになった。2013年以降は、*Aspergillus*をアナモルフとするテレオモルフの菌種について、これまでの*Eurotium*、*Neosartorya*、*Emericella*属菌種は*Aspergillus*属の学名に統一される方向にある。

❹ 結果の評価

テレオモルフを持つ旧学名*Neosartorya*に属するカビは、耐熱性があるため殺菌不十分な場合は加工後も生残し、果実などの缶・瓶詰での事故も報告されている。section *Fumigati*、*Clavati*、*Nidulantes*、*Versicolores*、*Terrei*、*Flavi*、*Circumdati*などに分類される

*Aspergillus*はマイコトキシン生産の可能性があり、多量に食品から分離されたときは該当食品中のマイコトキシン汚染の有無を調べる。

図1 テレオモルフを持つカビ（*Neosartorya*）の生活環（馬場原図）

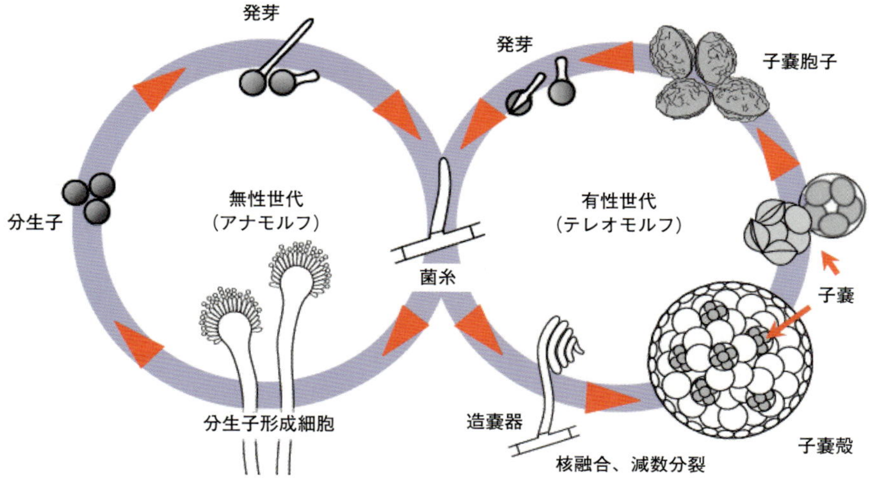
発芽
分生子
無性世代
（アナモルフ）
分生子形成細胞
菌糸
発芽
子嚢胞子
有性世代
（テレオモルフ）
子嚢
造嚢器
核融合、減数分裂
子嚢殻

図2 *Aspergillus*の形態（馬場原図）

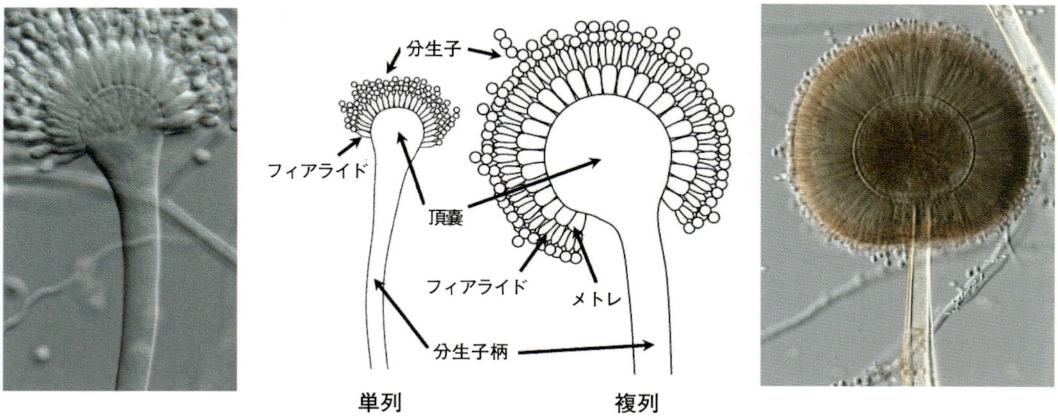
分生子
フィアライド
頂嚢
フィアライド
メトレ
分生子柄
単列
複列

参考文献

1） Klich, M. A. : Identification of common *Aspergillus* species. Centraalbureau voor Schimmelcultures, 2002.

2） Raper, K.B. and Fennell, D. I. : The genus *Aspergillus*. Williams and Wilkins, 1965.

3） Pitt, J. I. and Hocking, A. D. : Fungi and Food Spoilage. 3rd ed. Springer, 2009.

4） Samson, R. A., Houbraken, J., Thrane, U. Frisvad, J.C. and Andersen, B. : CBS Laboratory Manual Series 2 Food and Indoor Fungi. CBS-KNAW Fungal Biodiversity Centre, 2010.

5） Klich, M.A. and Pitt, J.I. : A Laboratory guide to common *Aspergillus* species and their teleomorphs. C.S.I.R.O., Division of Food Processing, 1988.

表1 *Aspergillus* 菌種同定のData sheet作成のための試験項目

培養条件	観察項目
CYA、25℃、7～(14)日間	集落(直径、表・裏面の色調、組織)、時に形態
CYA、37℃、7日間	集落(直径)
MEA、25℃、7～(14)日間	集落(直径、表・裏面の色調、組織)、形態
CY20S*、25℃、7～(14)日間	集落(直径、表・裏面の色調、組織)、形態
M40Y*、25℃、7～(14)日間	集落(直径、表・裏面の色調、組織)、形態

＊：好乾性の菌種に使用する
CYA：ツァペック・酵母エキス寒天培地
MEA：麦芽エキス寒天培地
CY20S：20%スクロース加ツァペック・酵母エキス寒天培地
M40Y：M40Y寒天培地

表2 *Aspergillus* 属の亜属、節（section）とテレオモルフ及びその特徴[4)、5)]

亜属、節(section)	テレオモルフ	アスペルジラ	集落、その他の特徴	代表的な菌種
■*Aspergillus*亜属				
1 *Aspergillus*節	*Eurotium*	単列	灰緑色、黄色～オレンジ、好乾性、黄色の子嚢果を形成	*A. amstelodami*[*1]
2 *Restricti*節	*Eurotium*	単列	灰緑色、好乾性	*A. restrictus*
■*Fumigati*亜属				
3 *Fumigati*節	*Neosartorya*	単列	灰緑色～青緑色	*A. fumigatus*、*A. fischeri*[*2]
4 *Clavati*節	*Neocarpenteles*、*Dichotomomyces*	単列	灰緑色	*A. clavatus*
5 *Cervini*節	―	単列	明るいオレンジ～オレンジグレー	*A. cervinus*
■*Circumdati*亜属		単列／複列		
6 *Circumdati*節	*Neopetromyces*	複列	黄色、淡黄褐色	*A. westerdijkiae*
7 *Nigri*節	―	単列／複列	黒色系	*A. niger*
8 *Flavi*節	*Petromyces*	単列／複列	黄緑色～オリーブブラウン	*A. flavus*
9 *Cremei*節	*Chaetosartorya*	単列／複列	茶色、黄色系、オリーブブラウン、青緑色	*A. wentii*
■*Candidi*亜属				
10 *Candidi*節	―	複列	白色系	*A. candidus*
■*Terrei*亜属				
11 *Terrei*節	―	複列	淡黄褐色～オレンジブラウン	*A. terreus*
12 *Flavipedes*	*Fennellia*	複列	白色～淡黄褐色	*A. flavipes*
■*Nidulantes*亜属		複列		
13 *Nidulantes*節	*Emericella*	複列	緑色	*A. nidulans*[*3]
14 *Versicolores*節		複列	緑色、灰緑色もしくは青緑色	*A. versicolor*
15 *Usti*節	*Emericella*	複列	くすんだ赤色、茶色、オリーブブラウン	*A. ustus*
16 *Sparsi*節		複列	淡灰色～オリーブ色を帯びた淡黄褐色	*A. sparsus*
■*Warcupi*亜属				
17 *Warcupi*節	*Warcupiella*	単列	白色～オリーブ	*A. spinulosus*[*4]
18 *Zonati*節	*Penicilliopsis*	複列	明るい黄色～淡褐色オリーブ	*A. zonatus*
■*Ornati*亜属				
19 *Ornati*節	*Sclerocleista*	単列	灰色、黄緑色～オリーブブラウン	*A. ornatulus*[*5]

＊1：旧学名*Eurotium amstelodami*
＊2：旧学名*Neosartorya fischeri*
＊3：旧学名*Emericella nidulans*
＊4：旧学名*Warcupiella spinulosa*
＊5：旧学名*Sclerocleista ornata*

ペニシリウム同定法

❶検査の目的

*Aspergillus*とともに広く食品に発生するが、大部分の種が低温にも発育できるところから、低温流通のチルド食品・冷凍食品からしばしば分離され、また冷蔵庫内での保管中に発生してくることも多い。*Aspergillus*が気温30℃以上でもよく生育するのに対して、*Penicillium*は30℃に達するとほとんど生育が停止する。*Aspergillus*のように人体の病原菌となる機会は少ないが、マイコトキシン生産菌もあり、種が多く形態的な特徴が微妙なため、分類同定は*Aspergillus*以上に難しいが、食品から検出される主要種について正しく同定する必要がある。

❷同定のための培養・観察

表1に示した培地で培養した後、マクロ（肉眼）およびミクロ（顕微鏡）観察を行う[1)、2)]。集落表面の色調は、ときに白色または褐色となることもあるが、ほとんどの種が緑色になる。また、ペニシリを構成する分生子形成細胞（分生子柄、ラミ、メトレ、フィアライド）の形態は図1、図2のようになる。なお、テレオモルフ（有性世代）のある菌種では、オートミール寒天培地、ポテトキャロット寒天培地、コーンミール寒天培地等の併用が必要である。また、子嚢果の成熟が遅いため、テレオモルフの観察には培養日数が14日間～1か月以上必要なことがある。

❸判定基準

種の検索には分類の成書を必要とする[1)～4)]。*Penicillium*属の分類にはPitt（1979、2000）のモノグラフ[2)、3)]が基本になってきたが、その後、SamsonとFrisvadが*Penicillium*亜属について代謝産物や遺伝子の解析を導入した新しい分類システムを発表した[5)]。さらに2011年に*Aspergillus*、*Penicillium*属とその関連菌種について分子系統学的検討がなされ*Penicillium*属についての新しい分類システムが提案された（表2）。また、これまでは国際植物命名規約に基づいてテレオモルフに対する学名の使用に優先権が認められていたが、国際藻類・菌類・植物命名規約への改正によりテレオモルフとアナモルフ（無性世代）の学名が一元化されることになった。2013年以降は、*Penicillium*をアナモルフとするテレオモルフの菌種について、これまでの*Eupenicillium*属菌種は*Penicillium*属の学名に統一されることになった。一方、*Talaromyces*属の場合は*Biverticillium*亜属の*Penicillium*属菌種をすべて*Talaromyces*属とする提案が採用されたためにそのまま使用されることになった。

❹結果の評価

テレオモルフを持つ*Penicillium*（旧学名*Eupenicillium*）および*Talaromyces*は、ともに耐熱性があるため殺菌不十分な場合は加工後も生残し、果実などの缶・瓶詰での事故も報告されている。

図1 *Penicillium* の形態（馬場原図）

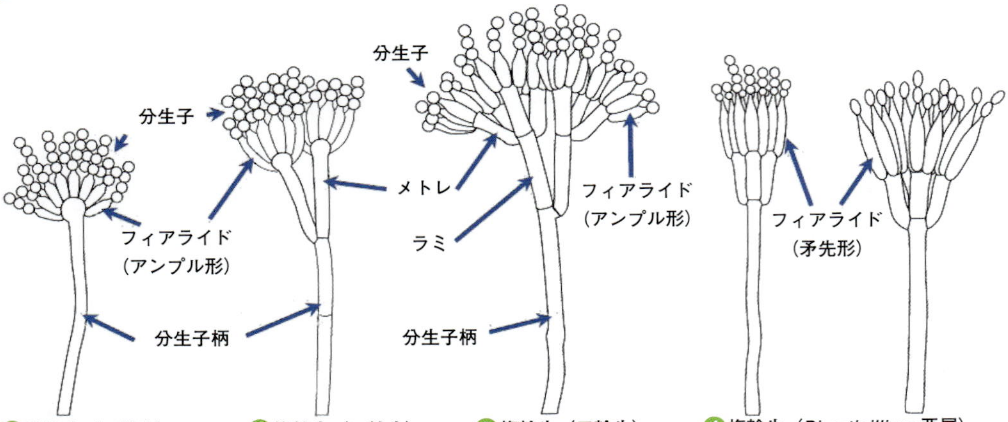
分生子
分生子
分生子
メトレ
フィアライド
（アンプル形）
フィアライド
（アンプル形）
ラミ
フィアライド
（矛先形）
分生子柄
分生子柄

❶単輪生（一輪生）　❷複輪生（二輪生）　❸複輪生（三輪生）　❹複輪生（*Biverticillium* 亜属）

図2 *Penicillium* の形態

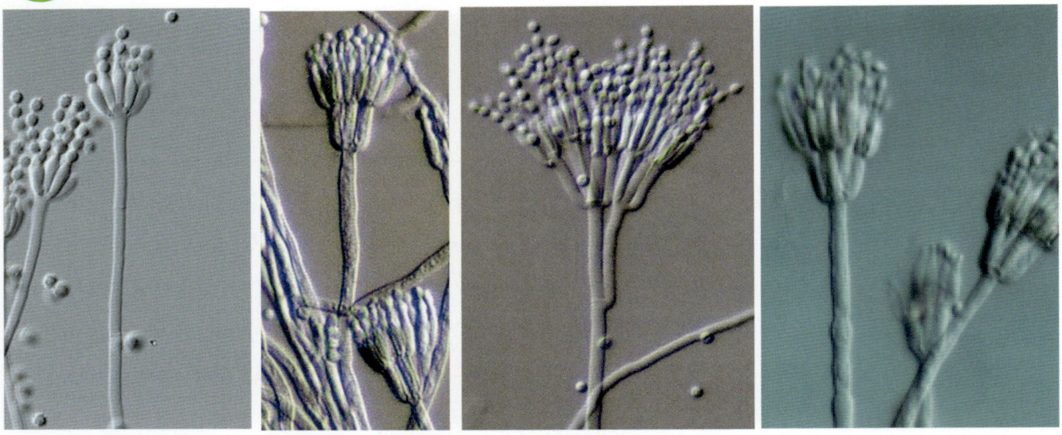

❶単輪生（一輪生）　❷複輪生（二輪生）　❸複輪生（三輪生）　❹複輪生（*Biverticillium*亜属）

表1 *Penicillium*菌種同定のData sheet作成のための試験項目

培養条件	観察項目
CYA、25℃、7日間	集落（直径、表・裏面の色調、組織、Ehrlich反応）
CYA、30℃、7日間	集落（直径）
CYA、37℃、7日間	発育の有無（集落の直径）
MEA、25℃、7日間	集落（直径、表面の色調、組織）、形態（分生子の大きさ等）
YES、25℃、7日間	集落（直径、裏面の色調、分生子形成レベル）
CREA、25℃、7～10（14）日間	集落（直径、分生子形成レベル、酸の産生）

CYA：ツァペック・酵母エキス寒天培地
MEA：麦芽エキス寒天培地
YES：酵母エキス・スクロース寒天培地
CREA：クレアチン・スクロース寒天培地

表2 *Penicillium*属分類システム（新、旧）の比較

Pitt（1979、2000）	Houbraken、Samson（2011）[6]
Trichocomaceae（科） *Eupenicillium*（テレオモルフ） *Penicillium*（アナモルフ） *Aspergilloides*（亜属）図1❶* *Furcatum*（亜属）図1❷ *Penicillium*（亜属）図1❸	Aspergillaceae（科） *Penicillium*（テレオモルフ、アナモルフ）
Talaromyces（テレオモルフ） *Penicillium*（アナモルフ） *Biverticillium*（亜属）図1❹	Trichocomaceae（科） *Talaromyces*（テレオモルフ、アナモルフ）

＊：ペニシリ（分生子形成細胞の形態）

参考文献
1) Samson, R. A., Houbraken, J., Thrane, U. Frisvad, J.C. and Andersen, B. : CBS Laboratory Manual Series 2 Food and Indoor Fungi. CBS-KNAW Fungal Biodiversity Centre, 2010.
2) Pitt, J.I. : A laboratory guide to common *Penicillium* species. Food Science Australia, 2000.
3) Pitt, J.I. : The genus *Penicillium* and its teleomorphic states, *Eupenicillium* and *Talaromyces*. Academic Press, 1979.
4) Pitt, J.I. and Hocking, A.D. : Fungi and Food Spoilage. 3rd ed. Springer, 2009.
5) Samson, R.A. and Frisvad, J.C. : Stud. Mycol. Vol. 49, pp.1-257, 2004.
6) Houbraken, J. and Samson, R.A. : Stud. Mycol. Vol. 70, pp.1-51, 2011.

主なマイコトキシン生産菌

❶ 検査の目的

マイコトキシン（カビ毒）とは、カビの二次代謝産物の中で食品や飼料を汚染し、ヒトや家畜に発がん性、変異原性、腎・肝障害性などの毒性を示す化学物質の総称である。マイコトキシンは比較的熱に強く、通常の加工等では十分に減少しないことから、カビの生存とは全く無関係な場合においてもマイコトキシン汚染の危害がもたらされるおそれがある。主なマイコトキシンについて表1に示す。

わが国においては、食品で総アフラトキシン［全食品、基準値10μg／kg］、デオキシニバレノール［玄麦、暫定基準値1.1ppm（1.1mg／kgに相当）］、パツリン［りんごジュースおよび原料用りんご果汁、基準値50ppb（50μg／kgに相当）］で基準値が設定されている。ここでは主にアフラトキシン生産菌およびデオキシニバレノールを含むトリコテセン系マイコトキシン生産菌について述べる。

❷ アフラトキシン生産菌

アフラトキシンはヒトや動物に対して強い毒性を示し、特に発がん性においては天然物質中で最強である。世界中の多くの食料・飼料でアフラトキシン生産菌が分離されており、高温多湿である熱帯地域を中心に、ピーナッツやピスタチオ等のナッツ類、トウモロコシ等の穀類、ナツメグや唐辛子等の香辛料など、食品中のアフラトキシン自然汚染報告は数多い。主な生産菌は*Aspergillus flavus*や*A. parasiticus*等で、それらは*Aspergillus*属*Circumdati*亜属*Flavi*節に属する。その特徴としては、集落が黄緑色～オリーブ褐色となり、同一集落内に2列のアスペルジラ（フィアライドとメトレを形成）と1列のアスペルジラ（フィアライドのみ形成）が混在し、分生子柄は粗面となる。

アフラトキシン生産菌はその系統により生産性が異なり、アフラトキシンB群（B_1、B_2）を生産する*A. flavus*については菌株の10～30%が、アフラトキシンBおよびG群（B_1、B_2、G_1、G_2）を生産する*A. parasiticus*については菌株の70～90%が生産性を示すといわれている。分離された菌株がアフラトキシン生産性を示すか否かを厳密に検査するには、純粋分離した菌株について、酵母エキス・スクロース（YES）液体培地で培養を行い、その培養液について化学分析を実施し確認する必要がある。アフラトキシン生産性の簡易的な試験としては、YES寒天培地で培養（25℃、4～6日間）した平板を倒置し、培養シャーレのふたにアンモニア水を少し注入して集落裏面の寒天が赤変するか否かで判定する方法が知られている[1)]。同様に、アフラトキシン生産菌の検出法としては0.3～3%メチルβ-シクロデキストリンを添加したYES寒天培地で、集落周辺部に強い輝青色～青緑色の蛍光を観察することにより判別する方法も知られている[2)、3)]。また、*A. flavus*や*A. parasiticus*の選択培地としてはAFPA培地があり、集落裏面が黄色～橙色に発色することで判別することが可能である。

❸トリコテセン系マイコトキシン生産菌

デオキシニバレノールを含むトリコテセン系マイコトキシンは、毒性においてはアフラトキシンと比較すると弱いが、麦やトウモロコシ等の穀類で広く汚染が見られる。トリコテセン系マイコトキシンにはデオキシニバレノールのほかにニバレノール、フザレノン-X、T-2トキシン、HT-2トキシンなどがある。

主な生産菌は*Fusarium*属の多くの種であり、本属は土壌中に広く分布する。赤カビ病菌を含む各種の栽培植物の植物病原菌であり、トリコテセン系マイコトキシンは主として圃場で栽培植物の収穫前に生産される。*Fusarium*属は、集落が白色、黄色、ピンク色、赤色、紫色等を呈し、形態はフィアライドから1～数個の隔壁を有する紡錘形～鎌形の湾曲した大型分生子および洋ナシ形～紡錘形の小型分生子の2種類を形成するのが特徴である。種によっては大型分生子のみを形成するものもある。大型分生子の形成にはカーネーションリーフ寒天培地（CLA）を用い、照明下での培養が必要になることが多い。

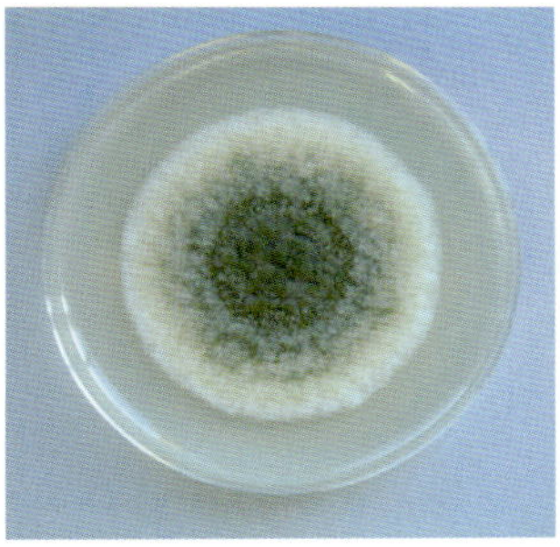

Aspergillus parasiticus の集落

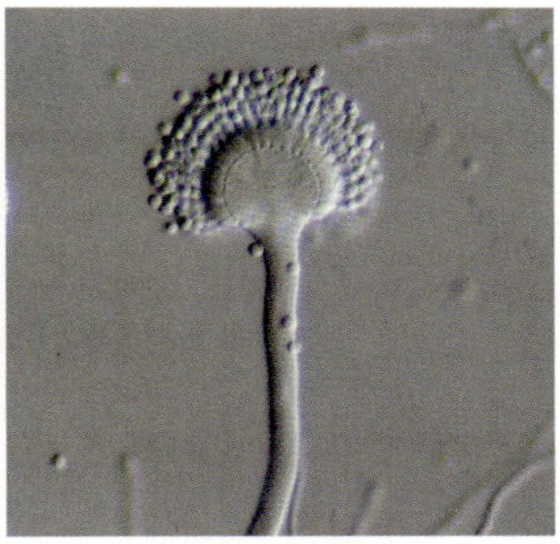

Aspergillus parasiticus の形態

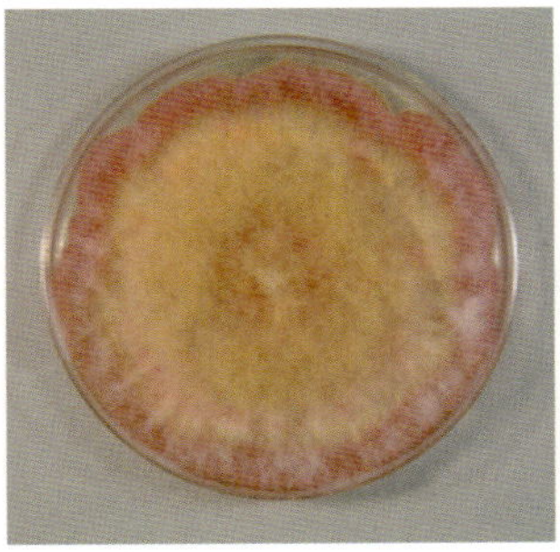

Fusarium 属の集落

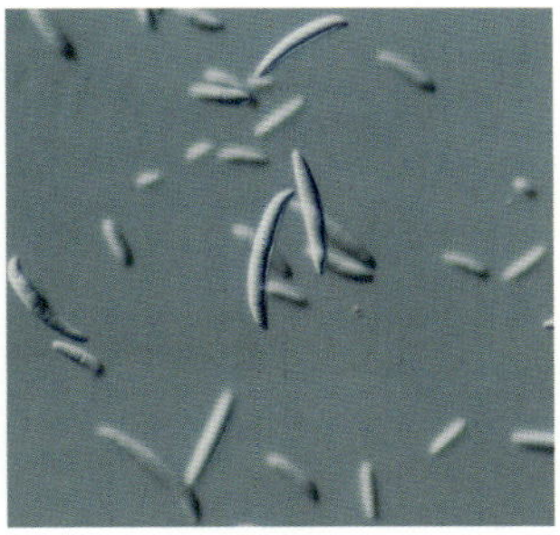

Fusarium 属の形態（大型分生子）

表1 主なマイコトキシン、生産菌およびその障害・発がん性評価と自然汚染

マイコトキシン	主な生産菌	主な障害、発がん性評価	主な汚染食品
アフラトキシン	*A. flavus* *A. minisclerotigenes* *A. nomius*、*A. parasiticus* *A. parvisclerotigenus*	肝がん、肝障害、出血 (腸管、腎臓) 1 (B_1) 2B (M_1)	種実類、コメ、トウモロコシ、ハトムギ、香辛料、コーヒー豆、油脂原料、キャッサバ, ソバ、牛乳、ナチュラルチーズ
シクロピアゾン酸	*A. flavus*、*Penicillium* spp.	肝障害、消化器系障害	トウモロコシ、種実類、チーズ
シトレオビリジン	*P. citreonigrum* *P. ochrosalmoneum*	上向性麻痺、痙攣	コメ、トウモロコシ
シトリニン	*P. citrinum*、*P. expansum* *P. verrucosum*	腎障害 (尿細管の壊死) 3	コメ、ムギ、トウモロコシ、食肉、チーズ
ルテオスカイリン、シクロクロロチン	*Talaromyces islandicus*	肝がん、肝障害 3	コメ
ルグロシン	*P. rugulosum* *Talaromyces variabile*	肝障害 3	コメ
オクラトキシンA	*A. ochraceus*、*A. carbonarius* *A. niger*、*A. tubingensis* *A. steynii*、*A. westerdijkiae* *P. verrucosum*	腎がん、 腎障害 (尿細管の壊死)、 肝障害、腸炎 2B	ムギ、トウモロコシ、マメ類、種実類、香辛料、コーヒー豆、ココア、食肉、食肉加工品、チーズ、ワイン、その他の飲料
パツリン	*A. clavatus* *P. expansum* *P. griseofulvum* *Byssochlamys nivea*	浮腫 (脳、肺)、出血、 毛細血管障害、痙攣、 運動神経麻痺、肉腫 3	リンゴ、リンゴ果汁、 その他の果実・果汁、 食肉、食肉加工品
ペニシリン酸	*Aspergillus* spp. *Penicillium* spp.	肝障害、腎障害、 血管拡張、肉腫、出血 3	コメ、ムギ、トウモロコシ
ステリグマトシスチン	*A. versicolor* *A. nidulans*	肝がん、肝障害 2B	コメ、ムギ、トウモロコシ、コーヒー豆、チーズ
トリコテセン類	*F. graminearum*、*F. culmorum* *F. sporotrichioides* *Fusarium* spp. *Trichothecium roseum*	消化器系障害 (嘔吐、下痢)、出血、皮膚炎、血液障害 3	コメ、ムギ、トウモロコシ、穀類加工品、マメ類、ハトムギ、麦芽、麦茶、ベビーフード、メロン、トマト
ゼアラレノン	*F. graminearum* *F. culmorum*	エストロゲン様作用、 精巣萎縮、卵巣萎縮、 乳房腺肥大、流産	ムギ、ムギ加工品、 トウモロコシ、 トウモロコシ加工品、ハトムギ
フモニシンB	*F. verticillioides* *F. fujikuroi* *F. proliferatum* *A. niger* *A. awamori*	白質脳軟化症、肺浮腫、肝障害、肝がん 2B	トウモロコシ、 トウモロコシ加工品、 ブドウ、イチジク、ワイン

A：*Aspergillus*、*F*：*Fusarium*、*P*：*Penicillium*の略。
発がん性の評価は国際がん研究機関 (IARC、1993) による。
1：ヒト、動物とも十分な証拠がある、2B：動物で十分な証拠がある、3：動物で部分的な証拠または不十分な証拠がある。
資料：日本食品分析センター「食品中のカビの観察と同定セミナー　耐熱性菌類とマイコトキシン産生菌類」より抜粋

参考文献
1）　M. Saito and S. Machida : Mycoscience. Vol. 40, p.205, 1999.
2）　C. A. Fente et al. : Appl. Environ. Microbiol. Vol. 67, p.4858, 2001.
3）　J. Jaimez et al. : J.Food Protect. Vol. 66, p.311, 2003.
4）　細貝祐太郎・松本昌雄監，宇田川俊一ほか：食品安全性セミナー5 マイコトキシン，pp.73-99，中央法規出版，2002.
5）　宇田川俊一編：食品のカビⅠ 基礎編 食品のカビ汚染と危害，幸書房，2004.

ミクロフローラ（菌叢）の解析法

❶検査の目的

使用する原材料、食品製造の過程等によって個々の食品にはそれぞれの微生物叢が形成される。それぞれの食品にどんな微生物がどれくらい存在しているかを知ることは、その食品の微生物制御の手段を考えるうえでも重要な情報となる。

また、その食品の微生物叢を調べることは、微生物制御のみならず賞味期限や消費期限などを考察するための情報ともなることから、微生物叢の解析は総合的な微生物管理の面から極めて有効な手法となっている。

❷検査の手順

ここでは、基本的なミクロフローラ解析法の手技を解説する。

それぞれの食品には、好気性細菌、通性嫌気性菌、嫌気性菌が存在している可能性もある。これらの細菌を1種類の培地で検出することは不可能なので、様々な培地や培養条件を用いてそこに存在する微生物を何とか検出しようと試みる（表1）。また、好気性細菌にも様々な属や種類が存在するので、一つの培地上に生育した異なる細菌をとらえる必要が出てくる。したがって、通常の菌数測定で用いる混釈培養法は適しておらず、ミクロフローラ解析では塗抹培養法が用いられることになる。寒天平板培地上に生育した集落（コロニー）の形状（色、形、大きさなど）を観察し、グルーピングして集落数をカウントする。さらに、それぞれのグループの微生物についてグラム染色性や生理学的性状試験を行い、それぞれのグループの細菌がどのような菌群に属する細菌なのかを同定する。

このような操作を行うことでその食品に存在する微生物の概略を理解することができる。

なお、これほどの試験を行ってもなお検出できない微生物も存在していることを忘れてはならない。微生物試験は人工培地を使用して行うものであることを常に意識し、もしかしたら検出できていない微生物も存在しているかもしれないことを考慮すべきである。

次に、寒天培地上に生育した微生物について観察を行い、どの菌群に属する微生物かを決定することになる（図1、図2）。カビや酵母は顕微鏡による形態観察で比較的容易にその菌群を決定することができるが、細菌についてはさらに生理学的性状試験を行い菌群（分類群）を決定することになる。たとえば、同じグラム陰性菌であっても非発酵性グラム陰性菌（*Pseudomonas*など）と腸内細菌（*Enterobacter*など）では制御の手法に相違があるので、その鑑別は重要な作業となる。

上記の作業（同定作業）を行うことにより、グルーピングした集落の分類群が判明し、それぞれのグループの集落数とあわせてその食品のミクロフローラが決定される。

ミクロフローラの解析は食品微生物を理解するうえで非常に有用な試験である。ミクロフローラの解析は、それぞれの食品の特性（成分、pH、保管条件など）を考慮して初めて試験設計できるものであり、食品微生物学の王道ともいえる。食品製造のレシピや製造工程を決めていくためにも、まずはその食品のミクロフローラを解析することが必要なのだと考える。

図１　細菌の簡易的分類群決定法（グラム陽性菌）

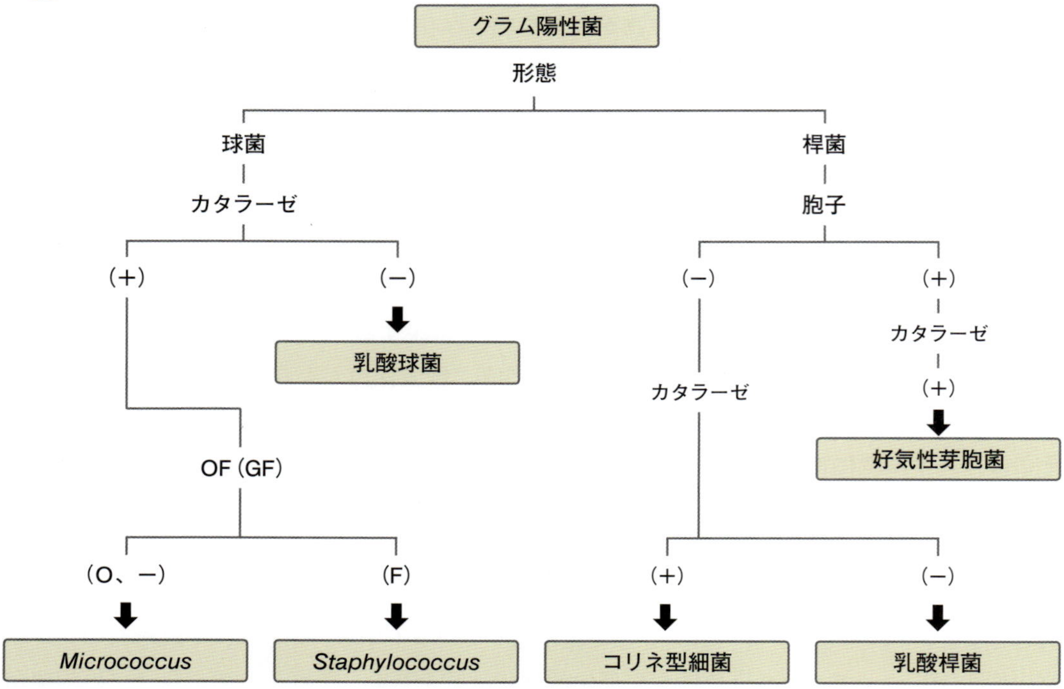
グラム陽性菌
形態
球菌
カタラーゼ
(+)
(−)
乳酸球菌
OF (GF)
(O、−)
(F)
Micrococcus
Staphylococcus
桿菌
胞子
(−)
(+)
カタラーゼ
(+)
好気性芽胞菌
カタラーゼ
(+)
(−)
コリネ型細菌
乳酸桿菌

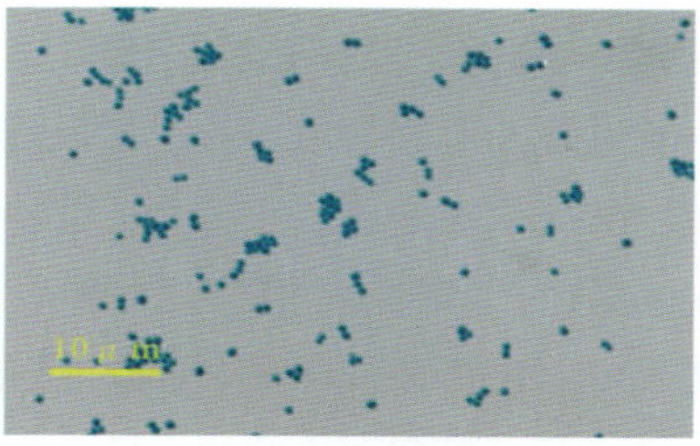
10 μm
グラム陽性球菌

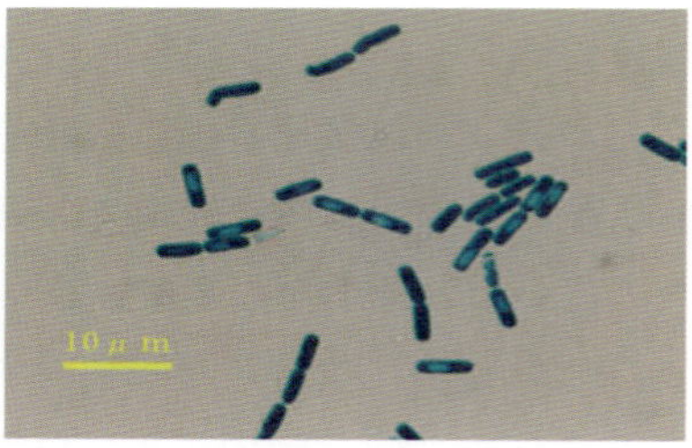
10 μm
グラム陽性桿菌（好気性芽胞菌）

図2 細菌の簡易的分類群決定法（グラム陰性菌）

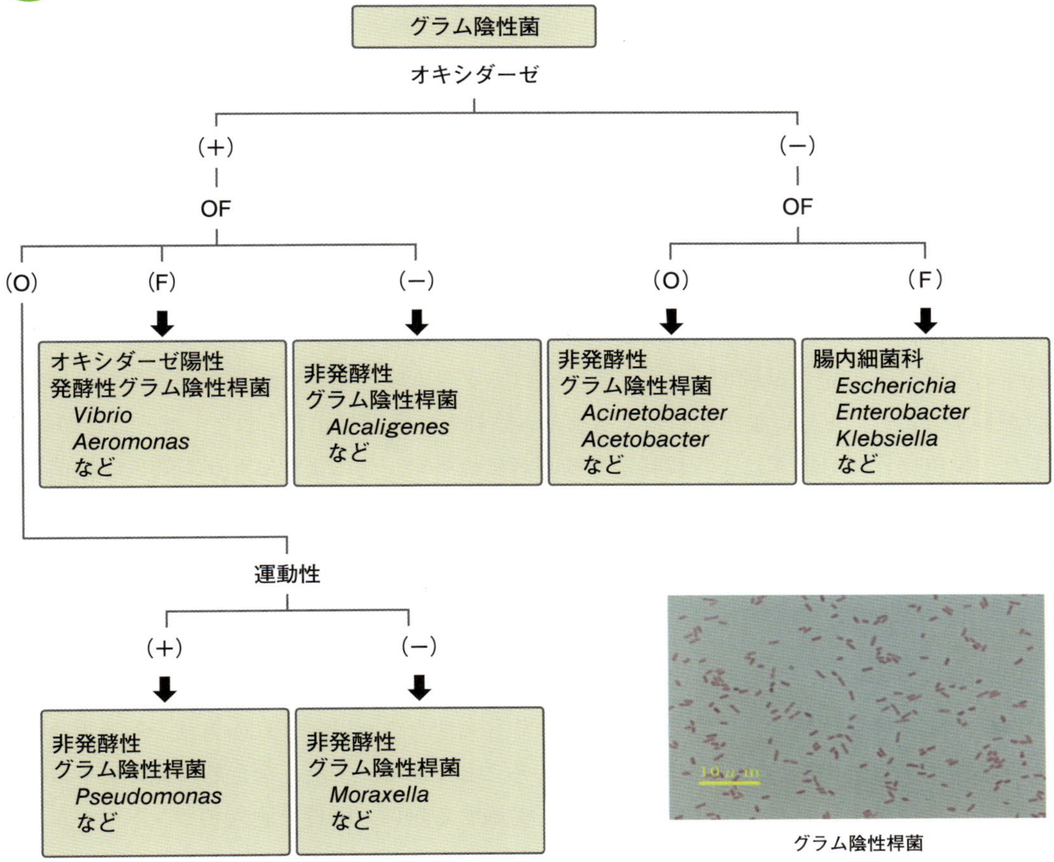
グラム陰性菌
オキシダーゼ
(+)
OF
(O)
(F)
(−)
オキシダーゼ陽性
発酵性グラム陰性桿菌
Vibrio
Aeromonas
など
非発酵性
グラム陰性桿菌
Alcaligenes
など
(−)
OF
(O)
(F)
非発酵性
グラム陰性桿菌
Acinetobacter
Acetobacter
など
腸内細菌科
Escherichia
Enterobacter
Klebsiella
など
運動性
(+)
(−)
非発酵性
グラム陰性桿菌
Pseudomonas
など
非発酵性
グラム陰性桿菌
Moraxella
など
10μm

グラム陰性桿菌

表1 ミクロフローラ解析に使用する培地の一例

培地	ターゲット	備考
トリプトソイ寒天	好気性、通性嫌気性細菌	非選択性培地
DHL寒天	腸内細菌	胆汁によるグラム陽性菌の排除
MRS寒天	乳酸菌	嫌気培養による選択
ゲンタマイシン加GAM	嫌気性菌	偏性嫌気性菌以外も生育するので確認試験は必須
ポテトデキストロース寒天	真菌（カビ、酵母）	抗細菌剤の添加が必要

サンプル中に真菌の存在が予想される場合は、ポテトデキストロース寒天培地以外の培地に抗真菌剤（シクロヘキシミドなど）を添加する。

特殊な微生物が存在することが予想される場合は、それぞれのターゲットに適した培地を加えて試験することもある。

グラム鑑別法

❶検査の目的と概要

グラム染色とは1884年にデンマークの科学者Christian Hansen Gramにより経験的に発見された方法である。これは細菌をある種の塩基性色素で染めたとき、ある種の細菌（グラム陰性菌）はエタノールのような有機溶媒で容易に脱色されるが、グラム陽性菌は脱色化に抵抗することに基づく方法である。脱色されるか否かは細胞壁の構造の違いを反映し、グラム染色性は現在でも最も重要で基本的な細菌分類学の指標の一つとなっている。

しかし、グラム染色は被検菌の培養条件や実施者の操作技術により容易に陽性・陰性が逆転する非常に不安定な試験でもある。たとえば、グラム陽性菌といわれている菌でも培養時間が長すぎると、正しい染色を行ってもグラム陰性という結果が得られてしまうことがある。また、脱色操作のし過ぎによる誤判定も初心者には多い。このようにグラム染色は細菌分類上基本的な操作であるにもかかわらず、その決定には熟練が必要とされる厄介な試験である。以上のような理由から、グラム染色性を決定するための染色液の改良や簡易法の開発が色々なされてきた。

❷検査の手順

グラム染色性を試験するに当たって、何よりも大切なことはいずれの方法を行うときにも新鮮培養菌（通常の細菌なら1夜培養）を用いることである。また、総合的に見てグラム染色の結果だけがおかしいときは再度染色操作を実施する際に、陽性・陰性のコントロールを置くことも必要である。

ここでは市販の染色キットによる方法と、「劉氏の方法」といわれる染色によらない簡易法を紹介する。

❶市販の染色キットによるグラム染色法（図1参照）

① スライドガラスへの塗抹（菌量を少なくすることが大切）
② 加温乾燥または自然乾燥
③ 火炎固定（足りないとスライドガラスから細胞が剝離してしまう。また、やりすぎると細胞が焦げてしまう）
④ 染色液A（ビクトリアブルー）で1分間染色
⑤ 水洗
⑥ 脱色液で染色液Aが溶け出さなくなるまで脱色（ただし、長時間行うとグラム陽性菌でも脱色されてしまうので既知の菌株での練習が必要）
⑦ 水洗
⑧ 染色液Bで1分間対比染色

⑨　水洗

以上が染色キットを用いたグラム染色であるが、⑧以降の操作は省略したほうがグラム染色性の判定は容易になることもある。それはグラム陰性菌が完全に脱色されなかった場合、対比染色を行うことにより逆に陽性と誤判定されるおそれがあるからである。

初心者はグラム染色性が既知である大腸菌やブドウ球菌を同時に行い、対照としたほうが判定を誤ることが少ない。

❷劉氏の方法（図2参照）

本法は染色によらないグラム染色性の判定方法である。その機構は、アルカリ液で被検菌が溶菌されるか否かである。細胞壁の薄いグラム陰性菌はアルカリ液で容易に溶菌され、細胞内のＤＮＡが溶出してくる。ＤＮＡは非常に粘性の高い物質であるため、その液性の変化で判定を行う。

この方法は染色技術の熟練を必要としないことから、誰でも同じ結果を得られる利点があるが、グラム陽性菌の中にもアルカリ液で溶菌してしまうものが多くあるので、あくまで補助的なグラム染色判定法と認識しておくほうが無難である。

以下に手順を示す。

①　スライドガラス上に3%水酸化カリウム水溶液を１滴置く

②　これに新鮮培養菌１白金耳量をよくかき混ぜる

③　かき混ぜているうちに粘性を帯び、白金耳を持ち上げたときに糸を引くようになるものをグラム陰性菌、サラサラのままで均等に白濁するものをグラム陽性菌と判定する。

参考文献
1)　Ryu, E. : Kitasato Arch Exp Med. Vol. 17, p.58, 1940.

図1 市販の染色キットによるグラム染色法

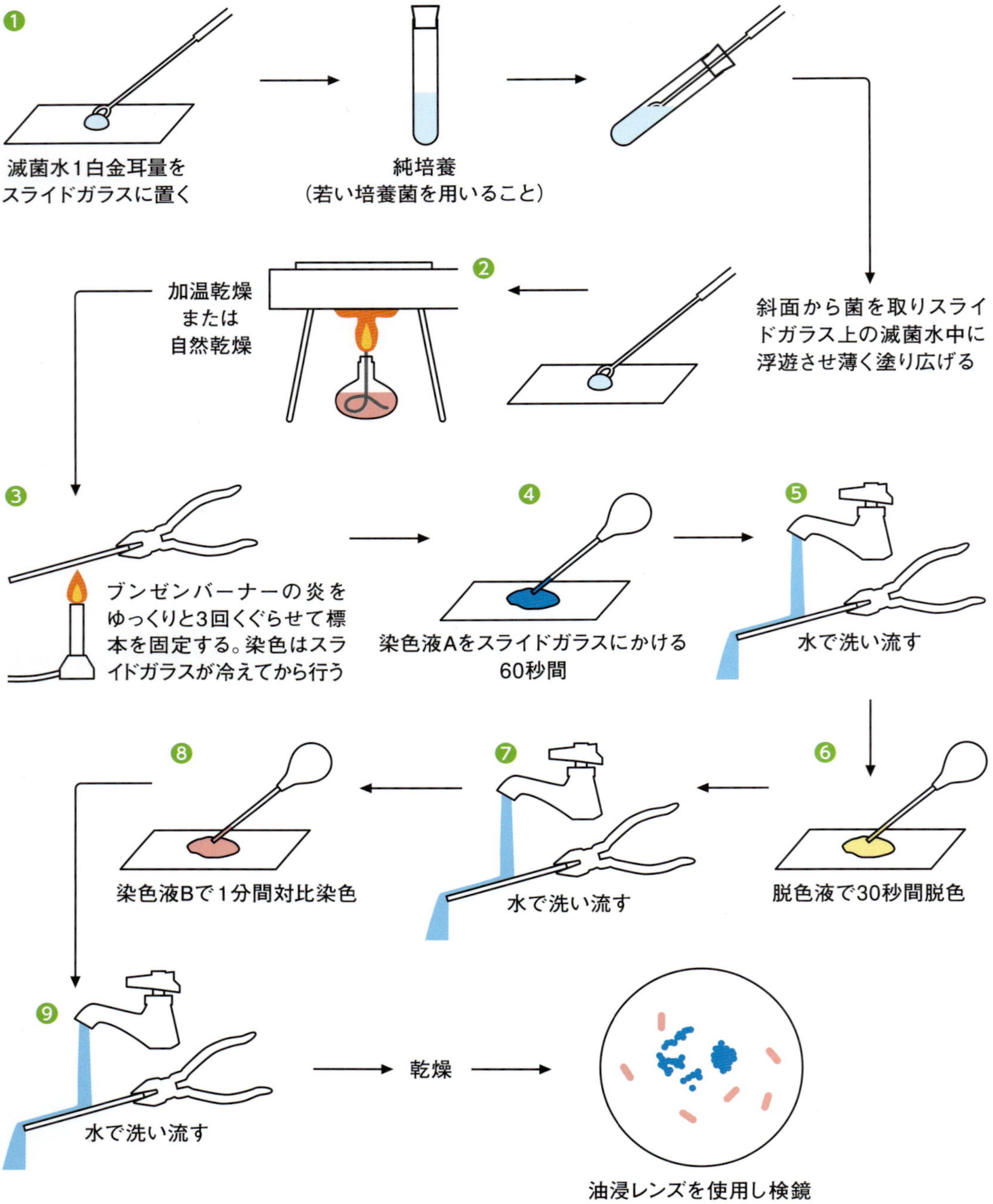
❶
滅菌水1白金耳量を
スライドガラスに置く
純培養
（若い培養菌を用いること）
斜面から菌を取りスライドガラス上の滅菌水中に浮遊させ薄く塗り広げる
❷
加温乾燥
または
自然乾燥
❸
ブンゼンバーナーの炎をゆっくりと3回くぐらせて標本を固定する。染色はスライドガラスが冷えてから行う
❹
染色液Aをスライドガラスにかける
60秒間
❺
水で洗い流す
❻
脱色液で30秒間脱色
❼
水で洗い流す
❽
染色液Bで1分間対比染色
❾
水で洗い流す
乾燥
油浸レンズを使用し検鏡

図2 劉氏の方法

❶ スライドガラス上に3%水酸化カリウム水溶液を1滴置く

❷ これに新鮮培養菌1白金耳量をよくかき混ぜる

❸ かき混ぜているうちに粘性を帯び、白金耳を持ち上げたときに糸を引くようになるものをグラム陰性菌、サラサラのままで均等に白濁するものをグラム陽性菌と判定する。

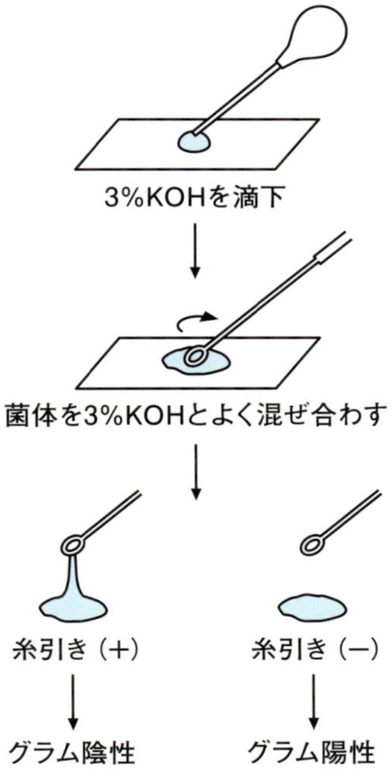

3%KOHを滴下
菌体を3%KOHとよく混ぜ合わす
糸引き（+）
糸引き（−）
グラム陰性
グラム陽性

形態の観察

❶検査の目的

検出された微生物について同定を行う場合、形態的な情報はその第一歩となる。また、近年は遺伝学的情報による分類・同定が主流になりつつあるが、カビでは形態観察により属レベルの同定は可能であることも多いことから、形態観察は特に重要となる。ここでは細菌とカビの形態観察の概要を述べる。

❷細菌の観察

細菌の形態は真菌（特にカビ）の形態ほど分化していないため、桿菌や球菌などの特徴しか見られないが、食品衛生における重要な細菌である芽胞菌では耐熱性の芽胞の形成の有無とその形態的特徴を観察することは同定のための有用な情報となる。

細菌の多くは直径が約1μm程度で、長さも1～5μmと非常に小さいため、高倍率の顕微鏡観察が必要となる。簡易的な観察なら400倍（対物×40、接眼×10）でもよいが、詳細な観察のためには油浸レンズ（対物×100）を用いた1000倍での観察が必須となる。また、通常はグラム染色などを行い、細胞に色をつけてみることが多いが、芽胞の観察では染色をせずに位相差顕微鏡で観察したほうがわかりやすい。

芽胞菌の場合、形成された芽胞の細胞内での位置、形状（円形か楕円形かなど）、芽胞の周囲（胞子嚢という）が膨らんでいるか否かも重要な情報となる。

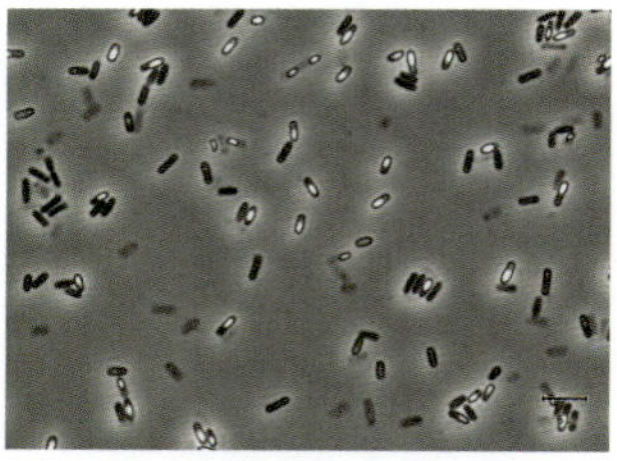
位相差顕微鏡で観察した芽胞菌の一例

また、多形性桿菌とは培養時間が短いときは長い桿菌（時には菌糸状）であるが、培養が長くなると球菌状に形態が変化するタイプの細菌であり、一般にはコリネ型細菌と呼ばれている。

❸カビの観察

カビは属による形態的特徴が細菌と比べて顕著であり、特に分生子形成様式を観察することで属の同定が可能となることが多い。このため、カビの観察においては分生子形成に適した条件で培養を行うことが重要となる。ポテトデキストロース寒天培地やポテトキャロット寒天培地を用い、25℃での培養が一般的である。好乾性のカビではM40Y、CY20Sなどの培地が使用される。

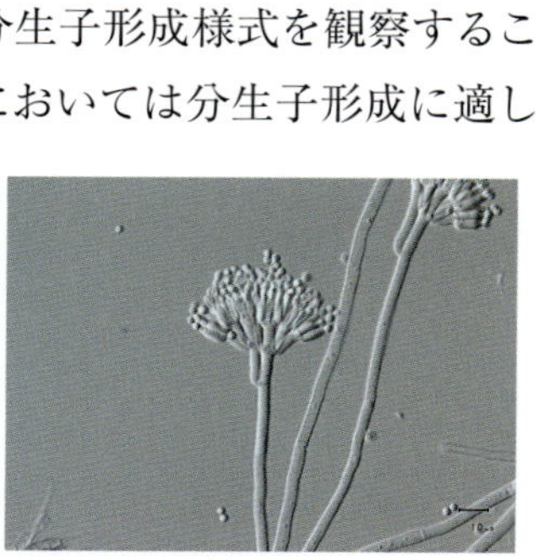
微分干渉顕微鏡で観察した *Penicillium* 属の分生子形成様式の一例

カビの菌糸は幅約2～10μmであり、細菌よりも大きい。顕微鏡下での観察はまず100～200倍（対物×10～20、接眼×10）で行い、より詳細な観察を400倍（対物×40、接眼×10）で行う。

油浸レンズ（対物×100）は分生子の詳細な観察を必要とする際に用いる。カビの観察は通常の光学顕微鏡で十分可能であるが、微分干渉顕微鏡を用いると像が立体的となり、観察しやすい。

図1 細菌の形態

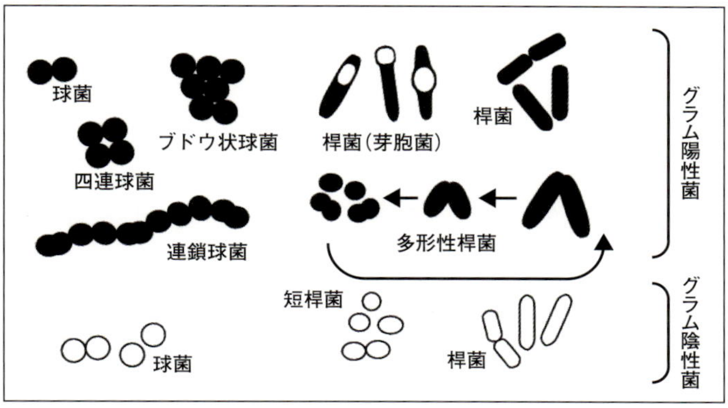
球菌
ブドウ状球菌
四連球菌
連鎖球菌
桿菌（芽胞菌）
桿菌
多形性桿菌
グラム陽性菌
短桿菌
球菌
桿菌
グラム陰性菌

図2 カビのスライド標本の作成

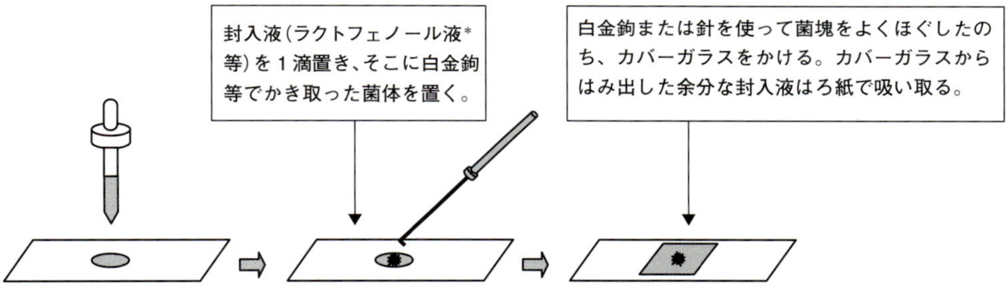
封入液（ラクトフェノール液*等）を１滴置き、そこに白金鉤等でかき取った菌体を置く。
白金鉤または針を使って菌塊をよくほぐしたのち、カバーガラスをかける。カバーガラスからはみ出した余分な封入液はろ紙で吸い取る。

＊：ラクトフェノール液の組成：フェノール20g、乳酸20g、グリセリン40g、蒸留水20ml

図3 カビの分生子形成様式（宇田川原図）

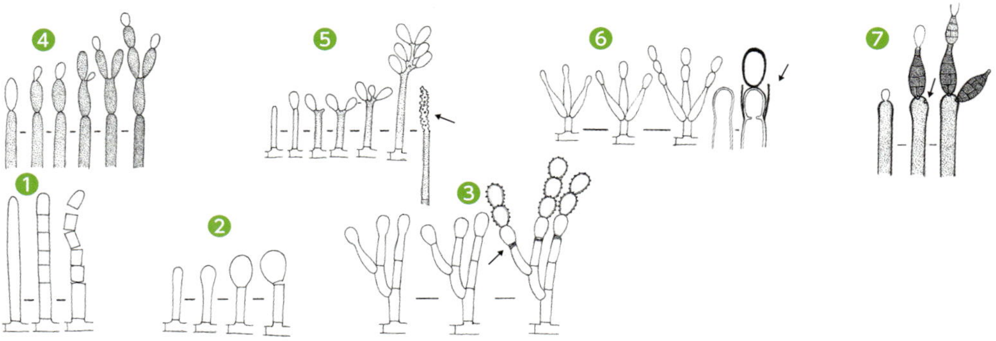
❹
❺
❻
❼
❶
❷
❸

❶分節型分生子、❷アレウロ型分生子、❸環紋型分生子［矢印は環紋］、❹出芽型分生子、❺シンポジオ型分生子［矢印はジグザグ状の分離痕］、❻フィアロ型分生子［矢印はカラー（襟）］、❼トレト（ポロ）型分生子［矢印は分生子が形成されてくる孔］

ブドウ球菌エンテロトキシンの簡易検査法（RPLA法）

❶ 検査の目的

ブドウ球菌エンテロトキシン（Staphylococcal enterotoxins：SE）は黄色ブドウ球菌が食品中で増殖する過程で産生する菌体外毒素である。黄色ブドウ球菌による食中毒は、喫食時に食品とともに本毒素を摂取することによって悪心、嘔吐などの症状を呈する典型的な毒素型食中毒である。本毒素はタンパク毒素であるが、耐熱性があり非常に安定で通常の加熱殺菌では失活しない。そのため、加熱殺菌（または調理）によってブドウ球菌が死滅しても産生された毒素は食品中に残存する。したがって、食品中に含まれる本毒素の有無や食品（原料を含む）から分離された黄色ブドウ球菌の毒素産生性を調べることは、食品の安全性を評価するための有効な手段となる。

従来、本毒素は抗原性の違いからSEA～SEEの5型に分類されていた。しかし、近年では多数の新型SEの存在が明らかになっている。ブドウ球菌による食中毒はSEA単独またはSEAと他型の複合型によるものが多い。

❷ 検査の手順および判定基準

本毒素の簡易検査法には逆受身ラテックス凝集反応法（RPLA法）と酵素抗体法（ELISA法）があり、各社から検査キットが市販されている。検査手順および判定方法はキットの取扱説明書に従い行う。いずれも定性試験用のキットであり、製品によって毒素型の判別可否や検出感度が異なる。本毒素の測定においては、食品成分の影響により毒素の抽出不足や非特異的な反応が起こる場合があるため、陰性対照と同時に陽性対照についても検査が必要である。次頁にRPLA法について紹介する。

なお、現在市販されているキットで検出可能な毒素型はSEA～SEEである。

❸ 結果の評価

本毒素は黄色ブドウ球菌が増殖する際に産生されるものであり、食中毒を起こす最少毒素量は一般に100ng/ヒトといわれている。食品から本毒素が検出された場合、当該食品は黄色ブドウ球菌が増殖可能な環境下に一定時間暴露されたことを意味する。また、分離菌株に本毒素の産生性が認められた場合、分離元の食品の取扱いが悪ければ食中毒の発生につながる可能性がある。本毒素は通常の加熱調理では失活しないため、黄色ブドウ球菌を食品に付着させないことが大切であるが、増殖する機会を与えないように管理することも重要である。

図1 RPLA 法によるブドウ球菌エンテロトキシンの測定手順

❶食品からのエンテロトキシン抽出の一例（食品によって前処理法が異なる）

食品 1g
↓ ＋滅菌生理食塩水 9ml
ホモジナイズ
↓
遠心分離
↓ 3000rpm、20 分間
上澄み（毒素液）

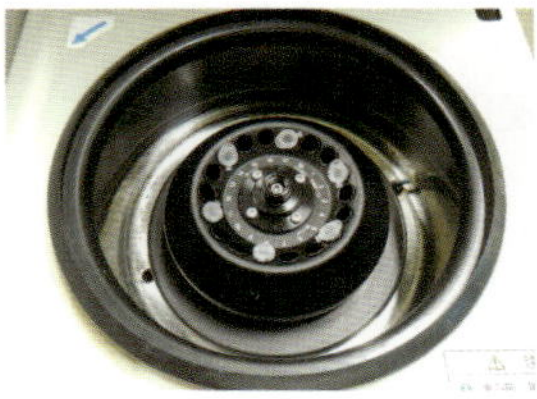

遠心分離

❷菌株からのエンテロトキシン抽出

菌　株
↓
HI（ハートインフュージョン）液体培地
↓
37℃、18 ～ 20 時間振とう培養
↓
遠心分離
↓ 3000rpm、20 分間
上澄み（毒素液）

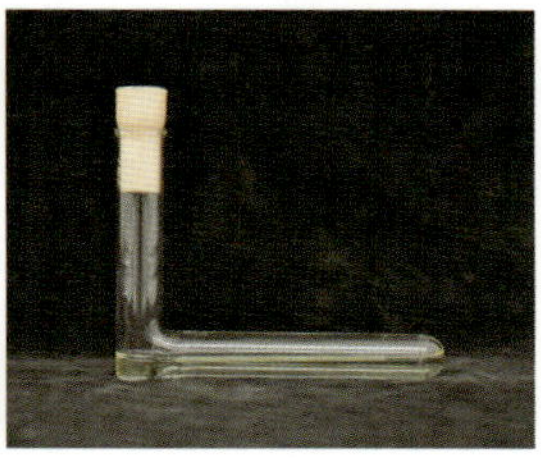

L 字管

❸エンテロトックスー F【デンカ生研】の手法

1. 6系列（A、B、C、D、Eおよび対照）に希釈液*を100μl入れる。
2. 感作ラテックス抗A、抗B、抗C、抗D、抗Eおよび対照ラテックスをそれぞれの系列に1滴（約25μl）ずつ滴下する。
3. マイクロミキサーで混和
4. 室温で18～20時間静置
5. 判定

＊：食品は2倍、4倍、8倍……と希釈系列を作製、菌株は10倍段階希釈液を調製する。

ラテックス沈降像の判定は、次の模式図の基準に従って行う。

判定像

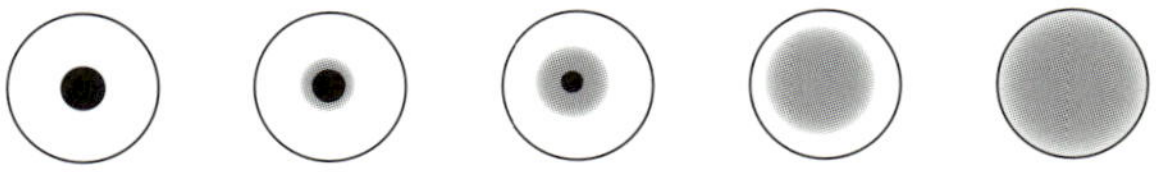

（－）　（±）　（＋）　（＋＋）　（＋＋＋）

（＋）以上を陽性とする。

対照ラテックスが（＋）以上の凝集を示した場合は非特異凝集とみなし、感作ラテックスと希釈液のみのウェルが（＋）以上の凝集を示した場合は、ラテックスの自然凝集とみなす。

詳細は取扱説明書を参照。

ブドウ球菌エンテロトキシンの簡易検査法（バイダス法）

本方法は、仏国ビオメリュー社が開発製造した自動免疫蛍光測定装置バイダスとその専用試薬（ストリップおよびスパー）を用いて被検試料中のブドウ球菌エンテロトキシンを自動で測定する方法である（図1）。原理は、エンテロトキシンを抗原として反応する一次抗体および酵素標識した二次抗体との反応による免疫サンドイッチ法である。

現在、バイダスを用いた黄色ブドウ球菌エンテロトキシン試薬には、スタフエンテロトキシン2（SET-2）試薬がある。

SET-2は、A、B、C1、C2、C3、D、Eの毒素型を検出することができる。各毒素型の最小検出感度を表1に示したが、キットとしては、0.25ng/mlを保証した試験法である。

操作手順は非常に簡単で、前処理した試料（表2）をSET-2試薬に充填した後、バイダスで測定する（図2）。

① 前処理した試料0.5 mlをバイダスストリップのサンプルカップに分注する（図2❶）。
② バイダスにスパーおよび①で試料を分注したストリップをセットする（図2❷）。
③ スタートボタンを押し測定を開始する（図2❸）。
④ 約70分後、測定結果（陽性（Positive）または陰性（Negative））が表示される（図2❹）。

バイダス法は、機器による自動判定のため、イムノクロマトグラフィーや、ラテックス凝集法のような目視判定による手法よりも判定が簡便であり、かつ客観性に優れるといった特長がある。また、SET-2は、酵素標識した二次抗体を低分子化（Fcフラグメント除去によるFabフラグメント化）しており、試料中に含まれる夾雑物質の影響を抑制し、特異性を飛躍的に向上させている。

図1 バイダスの構成

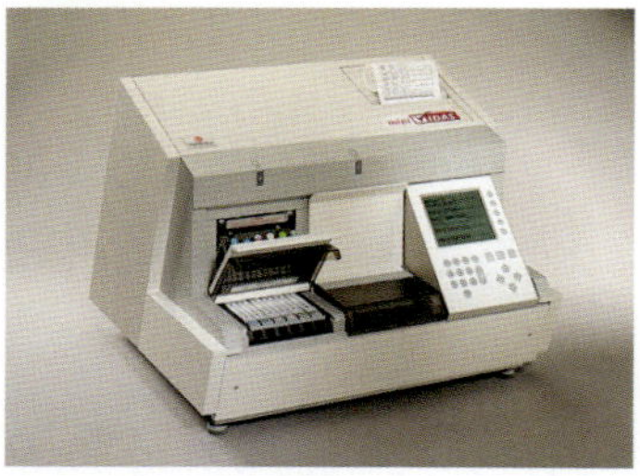

バイダス機器
（ミニバイダス：12検体同時処理用）

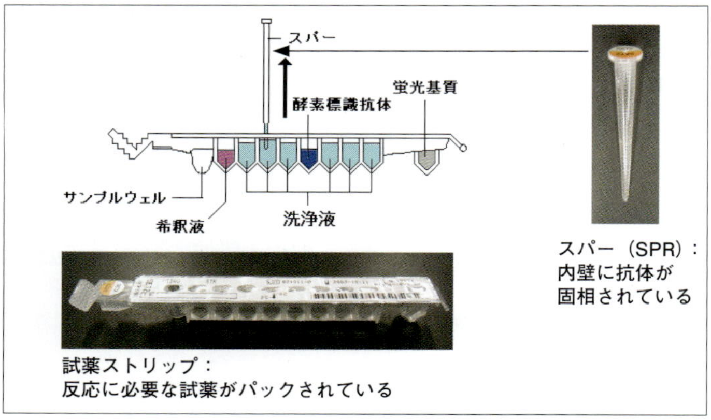
スパー
蛍光基質
酵素標識抗体
サンプルウェル
希釈液
洗浄液
スパー（SPR）：
内壁に抗体が
固相されている
試薬ストリップ：
反応に必要な試薬がパックされている

バイダス試薬

図2 バイダス法（SET-2）による黄色ブドウ球菌エンテロトキシンの検出

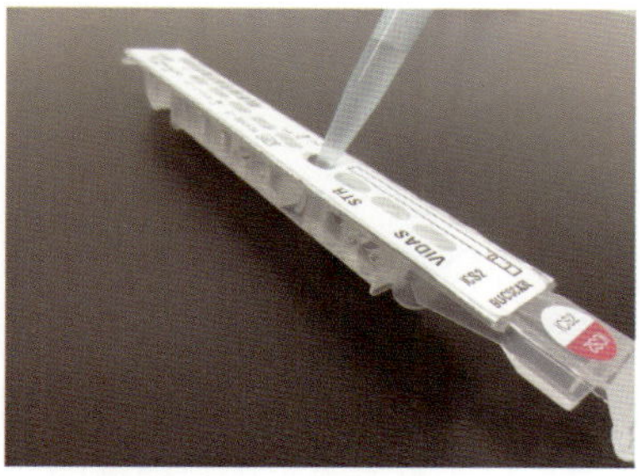

❶試薬ストリップのサンプルカップに試料 0.5ml を分注する。

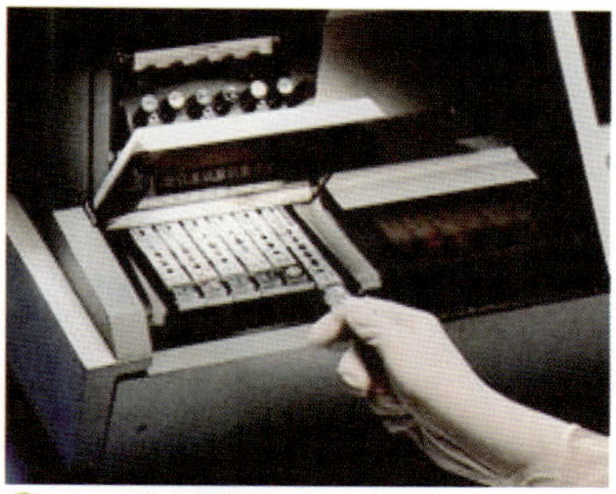

❷バイダス機器に❶の試薬ストリップおよびスパーをセットする。

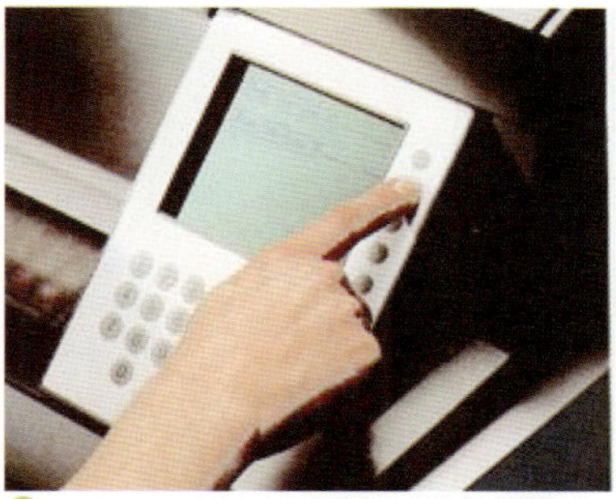

❸スタートボタンを押し測定を開始（所要時間約 70 分）

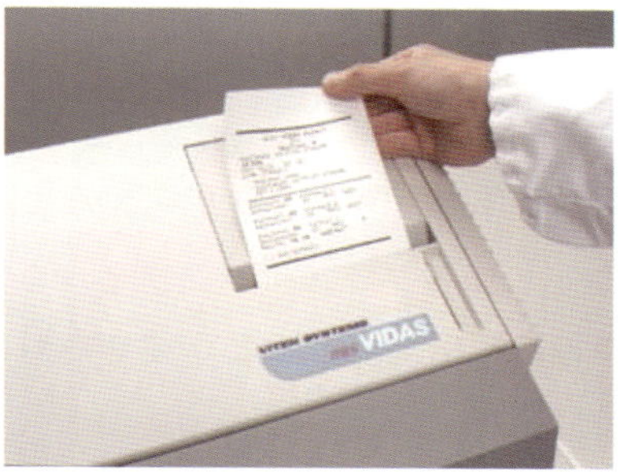
VIDAS

❹測定結果が自動的に印刷される（ミニバイダスの場合）

表1 各毒素タイプの最小検出感度

毒素型	最小検出感度（ng/ml）
A	0.05
B	0.05
C2	0.05
D	0.1
E	0.05

表2 バイダス法（SET-2）による黄色ブドウ球菌エンテロトキシン検出の前処理

通常の測定方法（固形食品）
1　食品25g＋抽出緩衝溶液25ml（38±2℃）→よくホモジナイズし、18～25℃で15分間静置する。 2　3000～5000gで15分間、18～25℃で遠心分離する。 3　上清（場合によってはペーパーフィルターなどで食品残渣物を除去する）を採取する。 4　1N NaOHでpH7.5～8.0に調整する。 5　VIDAS SET-2で測定する。（500μl、70分間）
通常の測定方法（液体食品）
1　食品数mlを1N NaOHでpH7.5～8.0に調整する。 場合によってはペーパーフィルターなどで食品残渣物を除去する。 2　VIDAS SET-2で測定する。（500μl、70分間）

簡易迅速検査法（3M™ペトリフィルム培地）

本方法は、米国スリーエム社が開発製造したペトリフィルム™プレートと称されるフィルム状の乾式培地を用いて検体中の各種微生物数を迅速・簡易に測定する方法である。ペトリ皿や培地の用意が不要であるとともに、フィルム状のため、少ないスペースで保管、培養が可能であり、使用後の廃棄も容易に行える。また、本プレートに加えられた指示薬や酵素基質などによって集落が着色し、識別・計数しやすいように工夫されている。

現在、ペトリフィルムプレートには主に表1に示す製品があり、いずれも海外の専門機関によって国際的な公定法・標準法との同等性が評価・認証されており、海外では公定法・標準法の代替法として広く使用されている。また、国内公定法との相関も良好である（図1）。

❶基本構造

各ペトリフィルムプレートの基本構造は類似しており、図2に示すように二種類に大別される。上部のプラスチックフィルムに指示薬と冷水可溶性ゲルが塗布されており、下部のフィルムには培地成分などが塗布されている。

❷操作手順

ペトリフィルムプレートの基本的な操作手順は、「接種」→「培養」→「測定」の三つのステップからなる（図3）。以下に操作手順の概要を示す。

① 上部フィルムを持ち上げ、下部フィルムの中央部に試料液1 mlを接種する。

② 接種後、上部のフィルムをかぶせて、接種した部分をプラスチック製のスプレッダーで上部フィルムの上から押さえて20cm²に広げる。この操作により接種試料液は円形にしかも均一に広がる。

③ 約1分でゲル化剤が凝固するので、凝固したら倒置することなく、恒温器に入れて指定の温度および時間で培養する。なお、プレートは20枚まで積み重ねることができる。

④ 所定の時間培養後、ペトリフィルムプレートを取り出し、集落数を数え、検体1mlあるいは1g当たりの菌数を求める（図4）。なお、ペトリフィルム専用のプレートリーダー（自動測定器）を用いると、迅速に集落を計数することができる。

❸ペトリフィルム培地の応用

ペトリフィルム培地は、食品製造ライン、器具類などの付着菌数や食品製造環境の落下菌数の測定にも応用できる。測定手順としては、ペトリフィルムプレートにあらかじめ滅菌希釈水等1mlを注加し、完全にゲル化されるまで約30分から60分待ち、接触（スタンプ）あるいは一定時間、プレートを開けることによって実施が可能である。

また、MRSブロスとACプレート（生菌数用）を組み合わせることにより、食品中の乳酸菌数の測定が可能であり、測定された乳酸菌のガス産生性も合わせて確認することができる。

表1 国際的な公定法・標準法との同等性評価・認証例

Petrifilm Plate	対象菌種	AOAC OMA	AOAC PTM	AFNOR	NordVal
AC Plate	好気生菌（生菌数）	●		●	●
CC Plate	大腸菌群数	●		●	●
RCC Plate	大腸菌群数迅速測定	●		●	−
HSCC Plate	高感度大腸菌群数測定	●		●	−
EC Plate	*E. coli*および大腸菌群数測定	●		−	●
SEC Plate	*E. coli*数測定用	−		●	●
EB Plate	腸内細菌群数測定	●		●	●
STX Plate	黄色ブドウ球菌数測定用	●		●	●
EL Plate	リステリア環境測定用	−	●	−	−
YM Plate	カビ・酵母数測定用	●		−	●

図1 国内公定法との相関事例

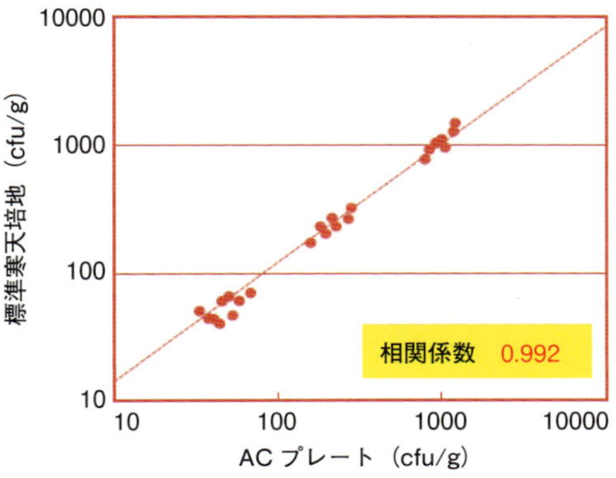

標準寒天培地（cfu/g）
10000
1000
100
10
相関係数 0.992
10
100
1000
10000
AC プレート（cfu/g）

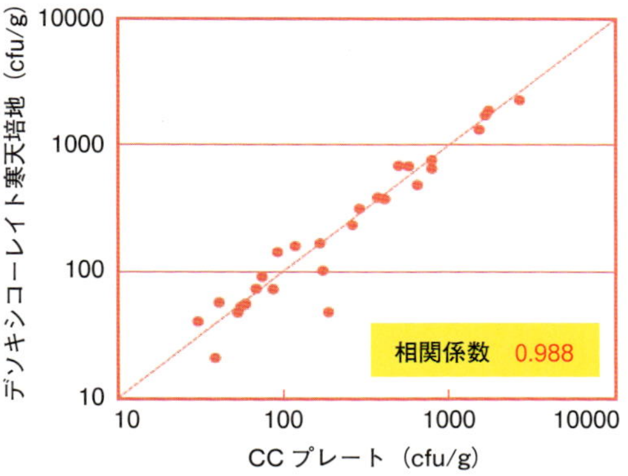

デソキシコーレイト寒天培地（cfu/g）
10000
1000
100
10
相関係数 0.988
10
100
1000
10000
CC プレート（cfu/g）

図2 ペトリフィルムプレートの基本構造

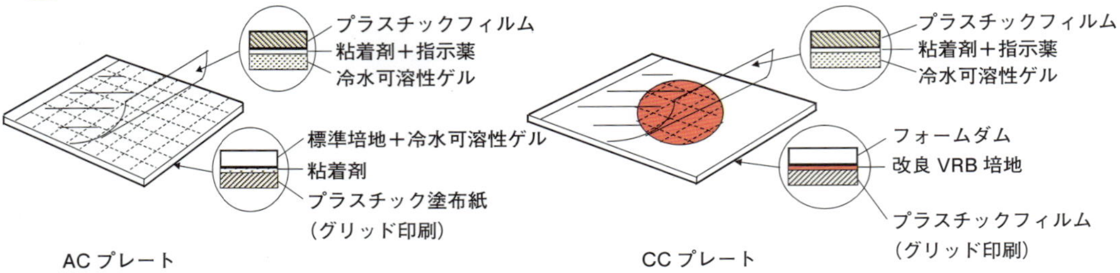
プラスチックフィルム
粘着剤＋指示薬
冷水可溶性ゲル
標準培地＋冷水可溶性ゲル
粘着剤
プラスチック塗布紙
（グリッド印刷）
AC プレート
プラスチックフィルム
粘着剤＋指示薬
冷水可溶性ゲル
フォームダム
改良 VRB 培地
プラスチックフィルム
（グリッド印刷）
CC プレート

図3 ペトリフィルムプレートの基本的な操作手順

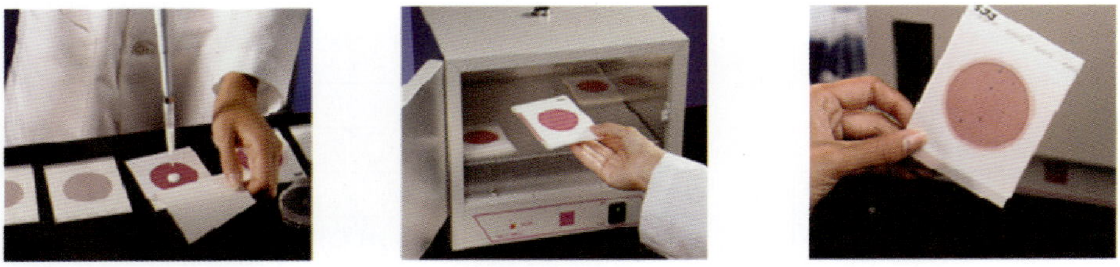

接 種 → 培 養 → 測 定

図4 主なペトリフィルムプレートの集落所見

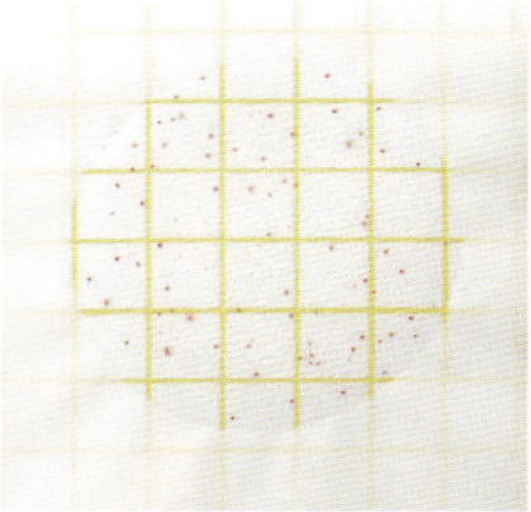

AC プレート
（生菌数用）
TTC 指示薬による赤色の集落

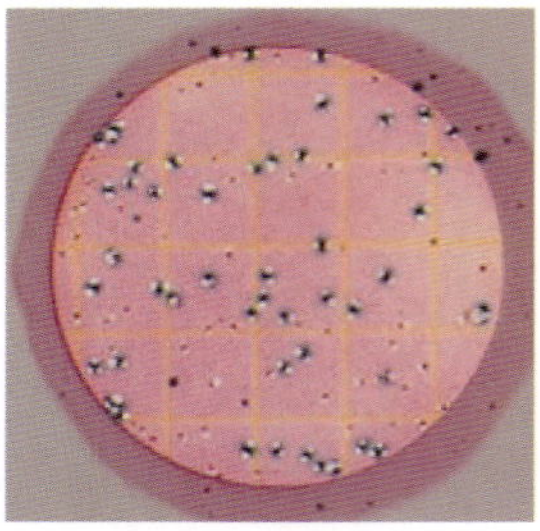

EC プレート
（*E. coli* および大腸菌群数用）
気泡を伴う酵素基質による青色の集落（*E. coli*）および気泡を伴う TTC 指示薬による赤色の集落（*E. coli* 以外の大腸菌群）

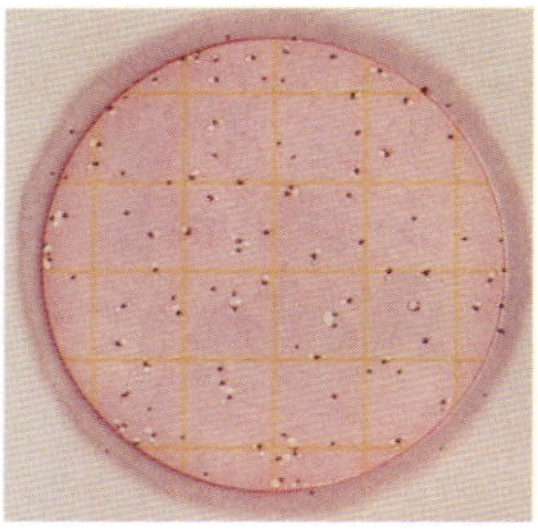

CC プレート
（大腸菌群数用）
気泡を伴う赤色の集落

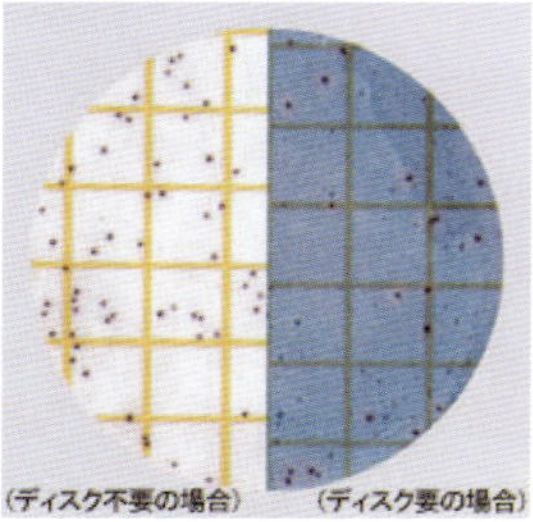
（ディスク不要の場合）
（ディスク要の場合）

STX プレート
（黄色ブドウ球菌数用）
酵素基質による赤紫色の集落。疑わしい集落については、確認用ディスクを装着し、ピンクゾーンが出現するかを確認

簡易迅速検査法（テンポ（自動化MPN）法）

本方法は、仏国ビオメリュー社が開発製造したテンポ機器（テンポフィラーおよびテンポリーダー）および専用の各種培地と培養カード（テンポカード）を用いて被検試料中の微生物数を自動で測定する方法である（図1、図2）。測定原理はＭＰＮ法（最確数法）であり、現在、テンポの測定可能項目として一般細菌数、大腸菌群、大腸菌、黄色ブドウ球菌、腸内細菌科菌群、乳酸菌、真菌がある。

テンポ法による試験の手順は次のとおりである（図4）。

① テンポフィラーを用いて、試料の懸濁液1ml（または0.1ml）と滅菌水3ml（または3.9ml）で溶解した培地を混合した後にテンポカードに分注する（図4❶～❹）。テンポカードには、2.25μl、22.5μl、225μlという10倍ずつ3段階の容量のウェルが各16個ずつ存在しており、各ウェルに試料と培地の混合液が均等に分注される（図3）。

② 分注後、テンポカードをインキュベーター中で所定の温度および時間培養する（図4❺）。

③ 培養後のテンポカードを、テンポリーダーを用いて各ウェルにおける微生物の生育の有無を測定する（図4❻）。テンポカードの各ウェルの中で微生物が生育すると、培地に含まれる蛍光物質のシグナルが変化するため、シグナル変化のあるウェルが陽性と判定される。3段階の各容量における陽性数から、コンピューターに内蔵された最確数表により被検試料中の微生物数が自動的に算出されコンピューターモニター上に表示される（図4❼）。

シャーレを用いる必要はなく、また専用の各種培地と培養カードは滅菌された状態で供給されるため、通常の培養法で必要な平板もしくは混釈用に寒天培地を溶解、滅菌、分注する作業も不要である。試験に用いる培地および培養カードはすべてバーコードで管理されているため、検体番号や希釈率をシャーレや試験管に記入する作業を必要としない。測定は自動機を用いて行うため、コロニー数の計測および希釈率を乗じるなどの算出作業も不要である。

テンポ法は従来の平板培養法（混釈培養法を含む）と高い相関性を示す。一般細菌数検査において、各種食品について、標準寒天培地を用いた平板培養法との比較を各種食品について実施した結果、高い相関係数が認められた（図5）。

なお、テンポ法は各種食品検体に加え、環境モニタリング検体（拭取検体）にも適用が可能である。この場合、スワブによる拭き取り後の懸濁液を用いて上述の試験手順に沿うことができる。

図1 テンポ装置

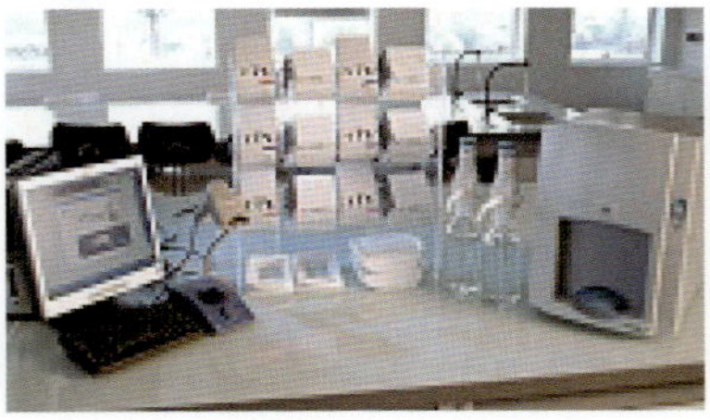

テンポフィラー

無線による
データ交換

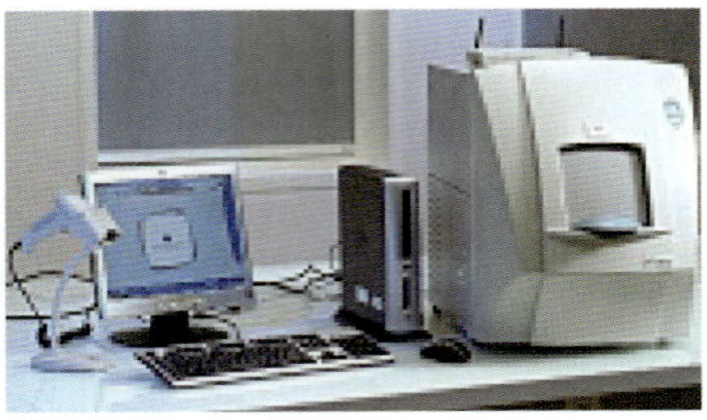

テンポリーダー

図2 ボトル培地（左）とテンポカード（右）

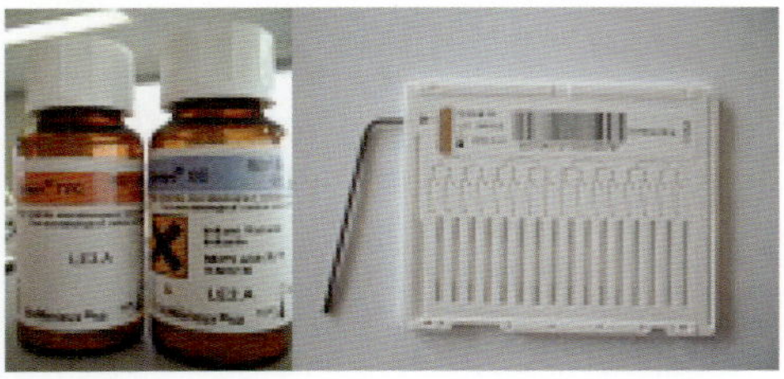

図3 テンポカード（16 ウェル× 3 段）

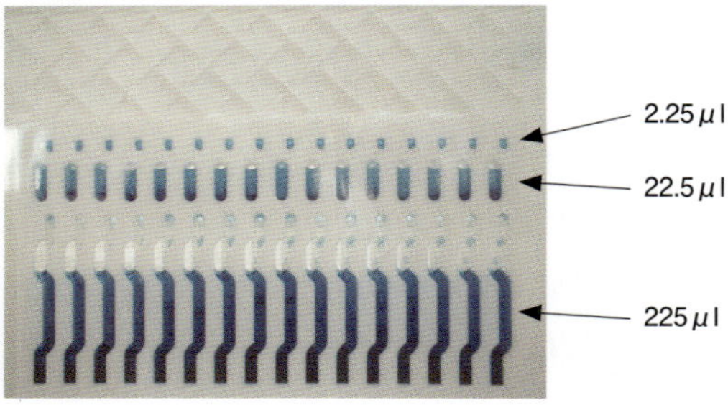
2.25 μl
22.5 μl
225 μl

図4 操作手順

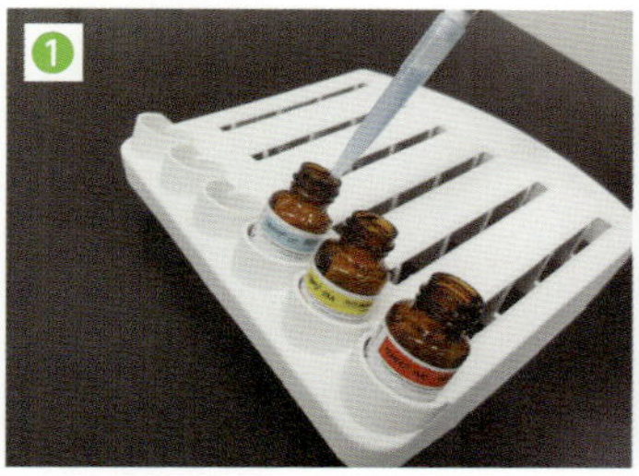

❶ 滅菌水 3ml（または 3.9ml）を加えたボトル培地に、試料の懸濁液 1ml（または 0.1ml）を加え、ボルテックスで均一に溶解する。

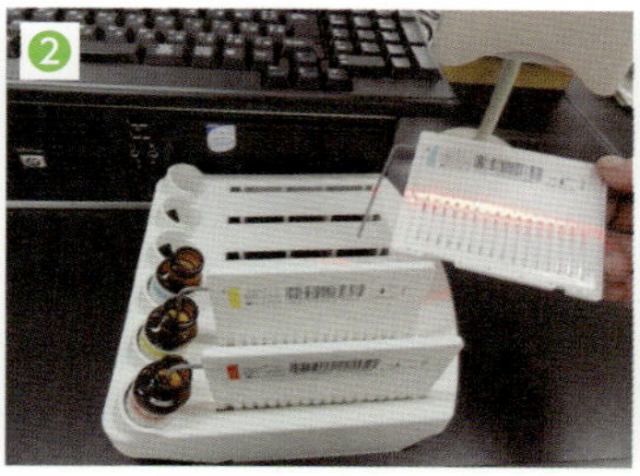

❷ フィラー用の PC に接続のバーコードリーダーでテンポカードのバーコードを読取る。

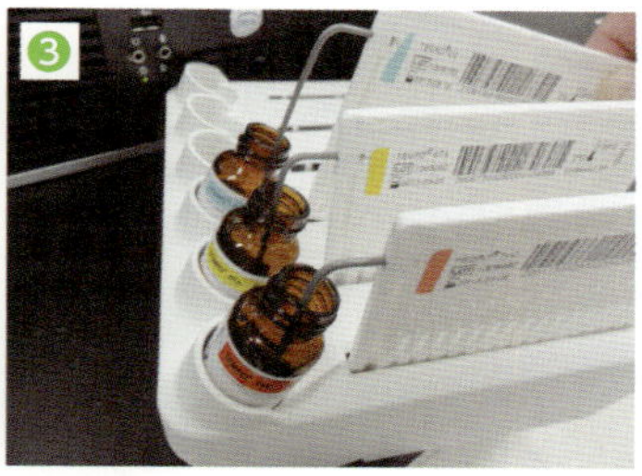

❸ ボトルとカードを組合せ、テンポフィラートレイにセットする。（6 テスト）

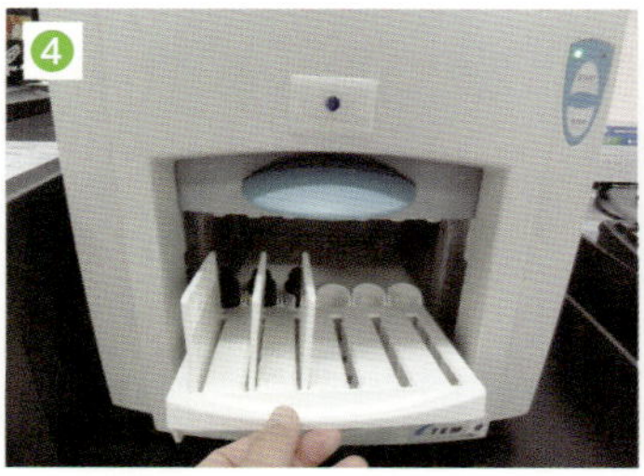

❹ テンポフィラーへ❸のトレイを入れ、スタートボタンを押し、培地と試料の混合液をテンポカードへ分注する。（6 枚／3 分）

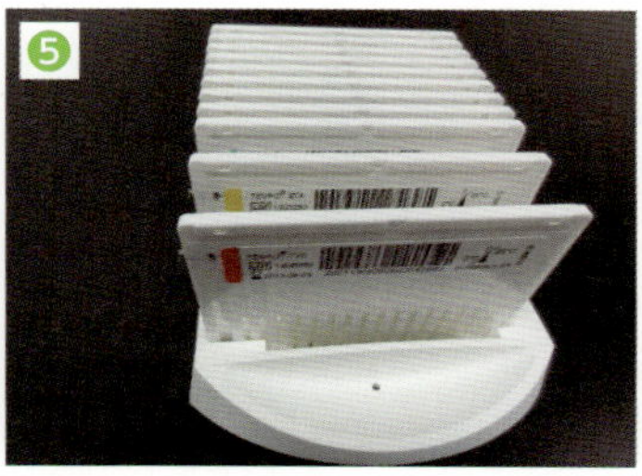

❺ 培地と試料の混合液が充填されたテンポカードをテンポリーダートレイに充填し、恒温器で静置培養する。

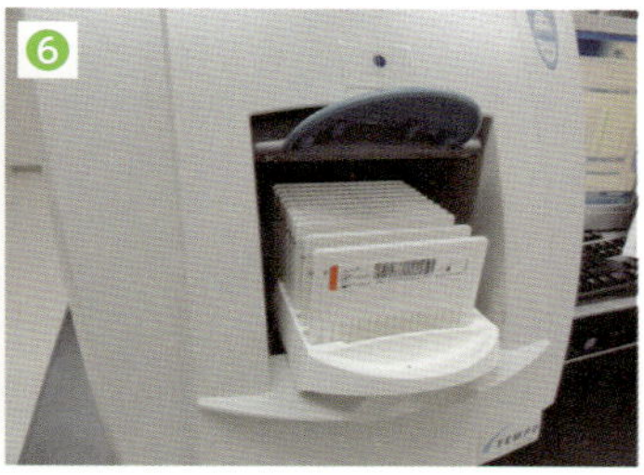

❻ 培養終了後、テンポカードをテンポリーダートレイに入れたままテンポリーダーに入れ、スタートボタンを押し、微生物数を測定する。（20 枚／70 秒）

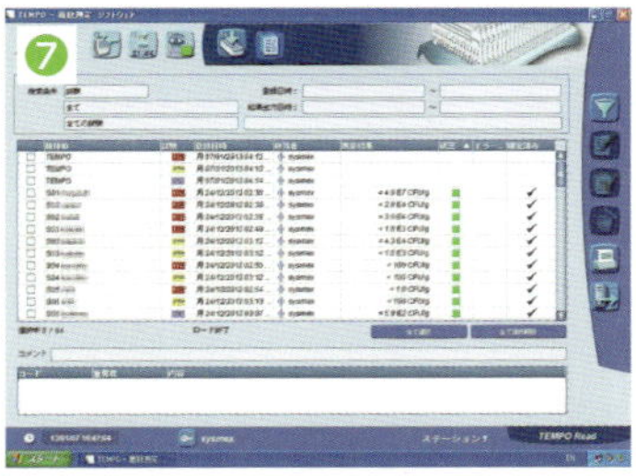

❼ テンポリーダー付属の PC に結果が表示される。

図5 通常の平板培養法との相関（一般細菌数）

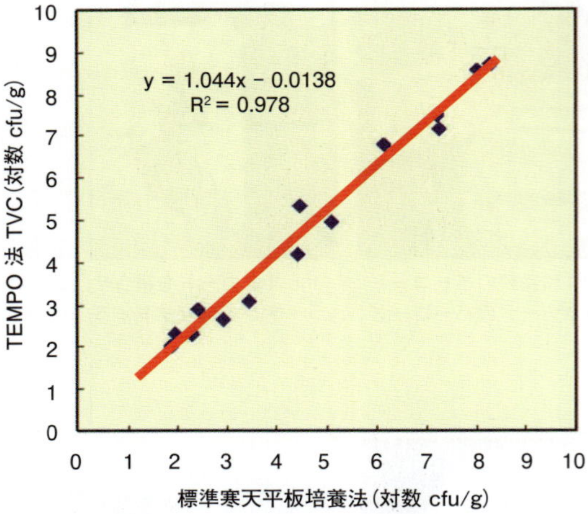
y = 1.044x − 0.0138
R² = 0.978
TEMPO法 TVC（対数 cfu/g）
標準寒天平板培養法（対数 cfu/g）
0
1
2
3
4
5
6
7
8
9
10

化学物質検査法

Ⅳ 化学物質検査法

- 自然毒
- 発がん物質、マイコトキシン
- 農薬
- 有害化学物質
- 有害元素
- 異物
- 腐敗・変敗
- 食品添加物
- 洗浄剤
- 容器包装
- 水質
- その他

化学分析における検体の採取および調製の留意点

化学分析では対象項目、検体によって特性、安定性などが異なるため、各物質の特徴をよく理解し、適切なサンプリング、調製、保存方法を選択する必要がある。

ここでは、一般的に留意すべき事項をあげ、具体的な方法が記載されている書籍、公定法等を紹介する。

❶サンプリング

試料全体（ロット：同条件で製造または収穫等したもののあつまり）はある一定の不均一さを持っている。対象ロットが大きい場合、分析のためにそれを代表する一部を採取する必要がある。試料の代表性を確保しつつ、採取（抜取り）する方法がサンプリングである。サンプリングは対象項目や試料の形状、またはロットの大きさと採取量などによって適切な方法を選択する必要がある。

❷保管、輸送

分析はサンプリング後、変質しない程度の短時間に実施することが理想であるが、保管、輸送に時間を要する場合は、対象検体や対象項目が変性、揮発等しないように適切な方法で行う必要がある。保管により変敗する食品であれば、冷蔵するのが一般的だが、常温で検体、対象項目ともに安定で変質しない場合は常温でも差し支えない。ただし、対象検体が乾燥、吸湿、揮発するものは密閉容器を使用するなどの注意が必要になる。

❸調製

調製はサンプリングした検体を分析対象や分析方法に適した状態にするために行う。主に均一化する作業となるが、その方法は検体の性質や検査項目により選択する必要がある。以下に注意するべき事項を述べる。

❶分析部位

農作物や魚介類などの天然物など可食部や廃棄部分がある場合は、分析部位を明確にする必要がある。公定法では農薬等を分析する場合の分析部位が決められている。

❷均一化

均一化は検体を粉砕機、攪拌機、ブレンダー等の器具を使用して均一にすることである。水分の多い検体などで、攪拌、粉砕することで水分が分離するものもあり、その場合は分離しない程度に細分化する必要がある。また、検体が複数の部位でできており、粉砕のしやすさが異なる場合などは、あらかじめ細分化しにくい部位を別に細分化してから混合し粉砕するなどの工夫が必要になる。サンプリングした全体を均一化することが難しい粒状の検体や対称形の検体に対しては、全体の部位比率を維持しながら一部を採取する「縮分」も採用することができる。縮分は検体により方法が異なるため適切な方法を選択する。

いずれの場合も分析時の試料採取量に応じた均一化の程度を選択することが重要である。すなわち1回の試料採取量が少ない場合は、調製済みの試料のどこから採取しても代表的な試料が採取できる程度に均一（微小）にする必要があり、逆に試料採取量が多い場合は、均一化の程度が比較的低くてもよい場合もある。均一化が難しい検体に対しては試料採取量を増やして代表性を高めるなどの対応をすることもできる。

❸変質、汚染防止

目的検査物質が容器や調製器具の材質に含まれている場合、保存、調製することでかえって汚染してしまう場合もある。これを避けるためには、あらかじめ使用する容器、器具の材質を把握し、汚染のない器具等を使用する必要がある。

参考資料

[サンプリングについて]

「サンプリングに関する一般ガイドライン」
（GENERAL GUIDELINES ON SAMPLING, CAC/GL 50-2004, CODEX委員会）

「残留農薬の最大残留基準値（MRL）への適合を判定するための推奨サンプリング法」
（RECOMMENDED METHODS OF SAMPLING FOR THE DETERMINATION OF PESTICIDE RESIDUES FOR COMPLIANCE WITH MRLS, CAC/GL 33-1999, CODEX委員会）

「分析及びサンプリングにおける推奨方法」
（RECOMMENDED METHODS OF ANALYSIS AND SAMPLING, CODEX STAN 234-19991, CODEX委員会）

「登録検査機関における許可試験の業務管理について」
（平成16年2月6日食安発第0206003号）

「輸入食品の検体採取要領」
（平成17年5月23日 食品衛生登録機関協会）

「サンプルサイズの決め方」
（永田靖，朝倉書店，2003.）

[調製について]

「食品、添加物等の規格基準 第1食品 A食品一般の成分規格」
（昭和34年12月28日厚生省告示第370号）

「五訂増補 日本食品標準成分表分析マニュアル」
（文部科学省科学技術・学術審議会資源調査分科会食品成分委員会）

「緊急時における食品の放射能測定マニュアルの送付について」
（平成10年12月2日衛検223号）

「食品衛生検査指針 理化学編 2005」
（厚生労働省監，日本食品衛生協会，2005.）

「衛生試験法・注解 2010」
（日本薬学会編，金原出版，2010.）

青酸（シアン）およびその配糖体

❶検査の目的

一部の豆類、種実類にはシアン配糖体が含まれており、酵素による自己分解により有毒な遊離シアンを生成することが知られている。また、青酸が野菜や果物に対して植物防疫のためのくん蒸処理に使われている。

梅、ビターアーモンドなどに含まれるシアン配糖体であるアミグダリンはアーモンドエムルシン中のβ-グルコシダーゼに、バター豆、亜麻、キャッサバなどに含まれるリナマリンはリナマラーゼ中のβ-D-グルコシダーゼにより分解され遊離シアンを生成する。シアン配糖体由来のシアンを測定する場合は、その種類に応じて酵素を替えるか、混合する必要がある。

食品衛生法の成分規格では、えんどう、小豆、そら豆、大豆、らっかせいについて遊離シアンの定性試験法で検出してはならないと定めている。サルタニ豆、サルタピア豆、バター豆、ペギア豆、ホワイト豆およびライマ豆にあっては、遊離シアン定量試験法でHCNとして500mg/kgの規制値が定められている。また、これらの豆を使用した加工食品である生あんの成分規格として、遊離シアンの定性試験法で検出してはならないと定められている。タピオカでん粉、亜麻の実、杏子の種子、梅の種子、ビターアーモンドについては、シアン配糖体をリナマラーゼにより酵素分解させる定量方法によりHCNとして10mg/kg以下であることとされている。

❷検査の手順

本法は試料中のシアン配糖体をリナマラーゼにより酵素分解させた後、水蒸気蒸留により遊離シアンを捕集し、クロラミンTと反応した塩化シアンをピリジンカルボン酸－ピラゾロン溶液で発色させて吸光光度法により定量する方法である（平成14年食基発第1121001号・食監発第1121001号）。

試薬

① クエン酸溶液：クエン酸128.1gおよび水酸化ナトリウム64.4gを水に溶解させて1Lとし、用時10倍に希釈してクエン酸溶液および水酸化ナトリウム溶液でpH5.9に調整。

② リン酸緩衝液：リン酸二水素カリウム17.0gおよびリン酸水素二ナトリウム（12水塩）36.0gを水に溶かして1Lとする。

③ 酵素溶液：リナマラーゼをクエン酸緩衝液に溶解し、10ユニット/mlとする。

④ クロラミンT溶液：用時、クロラミンT1.25gを水に溶かして100mlとする。

⑤ ピリジンカルボン酸－ピラゾロン溶液：1-フェニル-3-メチル-5-ピラゾロン0.3gジメチルホルムアミド20mlに溶かし、これに4-ピリジンカルボン酸1.5gを1mol/L水酸化ナトリウム20mlに溶かし、塩酸（1+10）でpH7とした溶液を加え、水を加えて100mlとする。

⑥ シアン標準溶液：シアン化カリウム25.04mgを0.33％水酸化カリウム溶液に溶解し100ml

とする。これを水で10倍に希釈し、その後0.033 %水酸化カリウム溶液で順次希釈する。

装置

分光光度計

図1 シアン化水素の測定手順

試料15g（水蒸気蒸留容器）
↓ ＋クエン酸緩衝液200ml ＋酵素溶液2ml
40℃水浴中4時間
↓ ＋水100ml
水蒸気蒸留＊1（受器）1%水酸化カリウム溶液5ml
↓
留出（150ml になるまで）
↓
留出液10ml
↓ ＋リン酸緩衝液2ml ＋クロラミンＴ溶液1ml
放置（20～25℃、5分）
↓ ＋ピリジンカルボン酸－ピラゾロン溶液5ml ＊2
加温（40℃、40分）
↓
吸光度測定＊3（640nm）

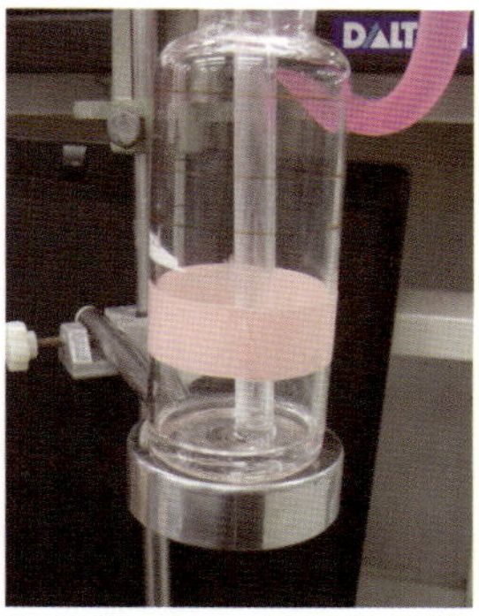

蒸留中の受器

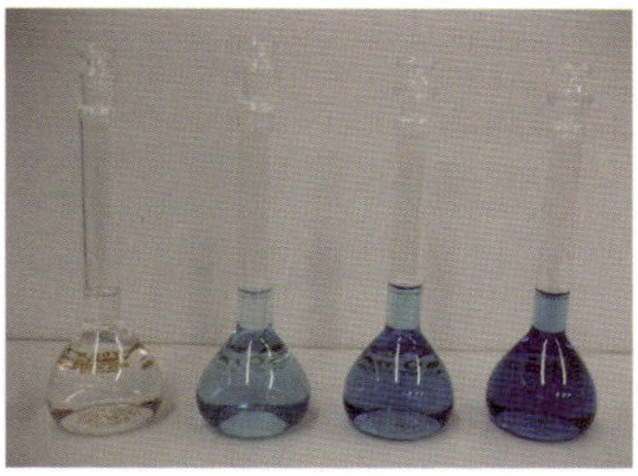

シアン標準液

＊1：水蒸気蒸留の留出口を受器の1%水酸化カリウム溶液に浸漬させておく。
＊2：ピリジン－ピラゾロン溶液を用いてもよい。
＊3：別にシアン標準溶液を希釈し、シアンとして0、2、5 μgについて、留出液から同様に操作し、検量線を作成してシアン含有量（HCNとして）を算出する。

参考文献
1） 日本薬学会編：衛生試験法・注解 2010. p.267, 金原出版, 2010.
2） 厚生労働省監：食品衛生検査指針 理化学編 2005. p.707, 日本食品衛生協会, 2005.

ベンゾ〔a〕ピレン

❶検査の目的

ベンゾ〔a〕ピレンは多環芳香族炭化水素の一つで、動物実験で発がん性を示す最も発がん性の強いものの一つである。これらは石油や石炭タールに含まれ、有機物の燃焼および高温分解で生成する。

したがって自動車等、内燃機関の排ガス中にも含有され、大気汚染、産業廃水等による海、河川、土壌などの汚染も問題となる。また、食品加工時の加熱処理によって微量に生成され、加工食品中から検出されたり、生鮮食品からも極微量検出されることがある。

多環芳香族炭化水素の中でもベンゾ〔a〕ピレンは発がん性が強いという点や、また他の発がん性多環芳香族炭化水素含有量の指標となることなどから、分析する意味が大きい。

❷検査の手順

食品中のベンゾ〔a〕ピレンについては、上述したように食品そのものに含有されている場合と、食品の加工および調理の過程で生成する場合があるが、いずれにしてもその含有量は極めて微量である。したがってそれを測定する手法としては精度、感度および選択性の点で優れている蛍光検出による高速液体クロマトグラフィーが適していると考えられる。本法は試料中の脂質を水酸化カリウム含有エタノール溶液でケン化後、ヘキサンを用いてベンゾ〔a〕ピレンを抽出し、シリカゲルカラムクロマトグラフィーで精製した後、オクタデシルシリル化シリカゲルを充填剤としたカラムを用い、液体クロマトグラフィーで定量する方法である（図1）。

試液

① ベンゾ〔a〕ピレン5.0mgをアセトニトリルに溶かして100mlとする。この標準原液をさらにアセトニトリルで適宜一定量に希釈して標準溶液とする。

② 溶媒類：本法による測定条件で測定を妨害する蛍光を認めないもの。

③ シリカゲルミニカラム：あらかじめシリカゲル1gを充填したカートリッジカラムで、使用する前にはヘキサン20mlでコンディショニングしたもの。

④ カラム充填剤：オクタデシルシリル化した粒子径5～10μmのシリカゲルで、ベンゾ〔a〕ピレンとその同族体（ベンゾ〔e〕ピレン、ベンゾ〔k〕フルオランテン、ベンゾ〔b〕フルオランテンおよびペリレン等）が十分分離できるもの。

測定に際しての注意

シリカゲルミニカラムのロット、試料の種類等によりシリカゲルカラムからのベンゾ〔a〕ピレンの溶出パターンが異なる場合がある。そのため、あらかじめカラムの溶出パターンを確認しておくことが必要である。

❸判定基準

食品衛生法上、特に定められた規制値はない。食品別の信頼できる含有実態データは少ないが、比較的高い濃度の検出例としては、鰹節(11.8ng/g)、サラミソーセージ(0.47ng/g)、ベーコン(0.3ng/g)、茶葉類(1.12ng/g〜9.91ng/g)等がある。検査を行った結果、ベンゾ〔a〕ピレンが検出された場合は、過去の報告または検出例を参考として汚染の状況を判断する必要がある。

❹結果の評価

本法は他の多環芳香族炭化水素との相互分離度が高く、さらに蛍光検出による高選択性から食品試料に由来する妨害物質の影響が非常に少ないことが長所である。なお、通常の検量線はベンゾ〔a〕ピレン濃度が10〜100ng/mlの範囲で作成するが、検出器の感度は使用機種によっても異なるため、適宜変更するとよい。

参考文献
1) 日本薬学会編：衛生試験法・注解 2010. pp.529-530, 金原出版, 2010.

図1 ベンゾ〔a〕ピレンの測定手順

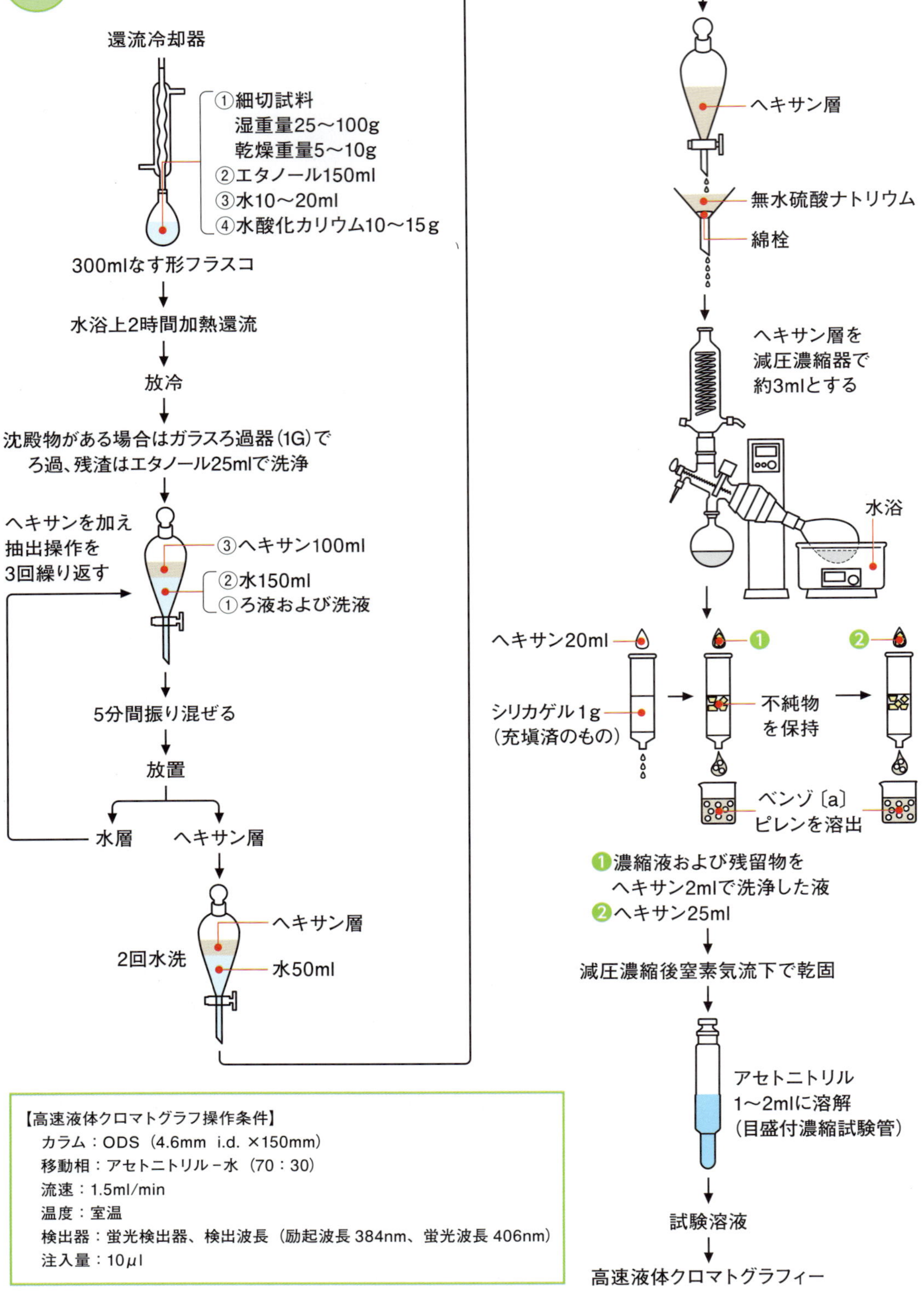
還流冷却器
①細切試料
湿重量25～100g
乾燥重量5～10g
②エタノール150ml
③水10～20ml
④水酸化カリウム10～15g
300mlなす形フラスコ
水浴上2時間加熱還流
放冷
沈殿物がある場合はガラスろ過器（1G）で
ろ過、残渣はエタノール25mlで洗浄
ヘキサンを加え
抽出操作を
3回繰り返す
③ヘキサン100ml
②水150ml
①ろ液および洗液
5分間振り混ぜる
放置
水層
ヘキサン層
ヘキサン層
2回水洗
水50ml
ヘキサン層
無水硫酸ナトリウム
綿栓
ヘキサン層を
減圧濃縮器で
約3mlとする
水浴
ヘキサン20ml
シリカゲル1g
（充塡済のもの）
不純物
を保持
ベンゾ〔a〕
ピレンを溶出
①濃縮液および残留物を
ヘキサン2mlで洗浄した液
②ヘキサン25ml
減圧濃縮後窒素気流下で乾固
アセトニトリル
1～2mlに溶解
（目盛付濃縮試験管）
試験溶液
高速液体クロマトグラフィー

【高速液体クロマトグラフ操作条件】
- カラム：ODS（4.6mm i.d. ×150mm）
- 移動相：アセトニトリル－水（70：30）
- 流速：1.5ml/min
- 温度：室温
- 検出器：蛍光検出器、検出波長（励起波長 384nm、蛍光波長 406nm）
- 注入量：10μl

N-ニトロソアミン

❶検査の目的

N-ニトロソアミン（N-ニトロソ化合物）は、ジアルキルタイプとアミドタイプに大別され、前者が揮発性N-ニトロソアミン（volatile N-ニトロソアミン）、後者が不揮発性N-ニトロソアミン（non volatile N-ニトロソアミン）と呼ばれている。N-ニトロソ基（>N－N＝O）を有する化合物の総称であるが本書では前者を対象物質とする。これらN-ニトロソアミンには発がん性を有するものがあり、IARC（国際がん研究機関）はN-ニトロソジメチルアミン（NDMA）およびN-ニトロソジエチルアミン（NDEA）をグループ２A（ヒトに対しておそらく発がん性がある）に分類し、N-ニトロソジブチルアミン（NDBA）およびN-ニトロソジプロピルアミン（NDPA）等をグループ２B（ヒトに対して発がん性があるかもしれない）に分類している。

酸性条件下でアミンと亜硝酸からN-ニトロソアミンが生成し、その生成量は、アミン濃度に比例し、亜硝酸濃度の二乗に比例する。野菜類を咀嚼すると、その中に含まれる硝酸塩とだ液が混合し、口腔内の細菌によって硝酸が還元され亜硝酸となる。したがって野菜類と魚類を同時に摂取することにより、N-ニトロソアミンが生成されると考えられるが、アミン類のニトロソ化反応は、アスコルビン酸やトコフェロール、アミノ酸などの種々の還元物質により精製が抑制されるため、通常の食生活では問題とならない。しかし市販の加工食品などから微量のN-ニトロソアミンが検出されることがあり、測定意義もそれらに由来する。ここではNDMA、NDEA、NDBA、NDPAについて記す。

❷検査の手順

蒸留により抽出し、留液をジクロロメタンに転溶、濃縮後ガスクロマトグラフ－高分解能質量分析計で測定し、内標準物質を用いて同定・定量を行う[1)]。標準溶液は0.01～0.2μg/mlを作成し、内標準溶液は重水素体を用いる。NDMAは分解を起こしやすく、光、熱および濃縮ロスに注意する必要がある。また、使用する精製水等から検出する場合があるので、事前に確認する必要がある。

❸判定基準

食品衛生法ではN-ニトロソアミンについて特に規定はない。

NDMAは2009年に水質基準要検討項目に設定された（目標値0.0001mg/l）。

❹結果の評価

本方法の定量下限は0.01mg/kgである。測定機器としてガスクロマトグラフ-高分解能質量分析計（GC-HR/MS）を紹介するが、ガスクロマトグラフ-熱エネルギー分析計（GC-TEA）を用いた規格（次頁参考情報参照）が多い。他にLC-MS/MSやGC-MSを使用する場合もある。

参考情報

ヨーロッパでは欧州指令93/11/EECにおいて、ゴム製ほ乳用乳首およびおしゃぶりからの*N*−ニトロソアミン溶出量を0.01mg/kg以下としている。

米国では米国材料試験協会の推奨基準で含有量を合計0.02mg/kg以下と定めている。

引用文献

1) 環境庁環境保健部保健調査室「平成2年度 化学物質分析法開発調査報告書」*N*-ニトロソ化合物，pp.123-137，平成3年6月

図1 NDMA、NDEA、NDBA、NDPA の測定手順

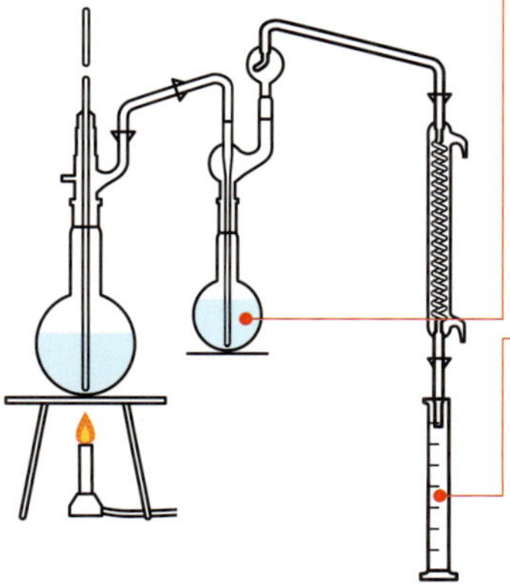

試料秤量（5g）
↓ 水酸化バリウム20g
塩化ナトリウム20g
精製水100～130ml
1%スルファミン酸アンモニウム－0.5 mol/l硫酸溶液15ml
消泡剤 適宜

水蒸気蒸留（1～1.5時間）
↓ ジクロロメタン100ml
留液250～300ml

転　溶
↓ ジクロロメタン100ml×2回
塩化ナトリウム20g
振とう10分間

ジクロロメタン層分取
↓
脱水ろ過および濃縮
↓
定　容（5ml）
↓ 内標準溶液添加

ガスクロマトグラフ－高分解能質量分析法

【ガスクロマトグラフ－高分解能質量分析計操作条件】

ガスクロマトグラフ部
- カラム：ポリエチレングリコール
  キャピラリーカラム
  φ0.25mm×30m×0.25μm
- カラム温度：40℃（3 分保持）→（2℃／ min 昇温）
  →80℃→（15℃／ min 昇温）→220℃（5 分保持）
- 抽入口温度：240℃
- キャリアーガス：ヘリウム 1ml/min
- 注入量：1μl

質量分析計部
- 測定法：ロックマス方式
  選択イオンモニタリング（SIM）
- イオン化法：EI
- 質量分解能：10,000
- イオン化エネルギー：30 ～ 40eV
- イオン化電流：500μA
- 加速電圧：～ 8kV
- 定量イオン（確認イオン）：NDMA 74.0480
  NDEA 102.0793
  NDPA 130.1106(101.0715)
  NDBA 158.1419(116.0950)

【クロマトグラム例】

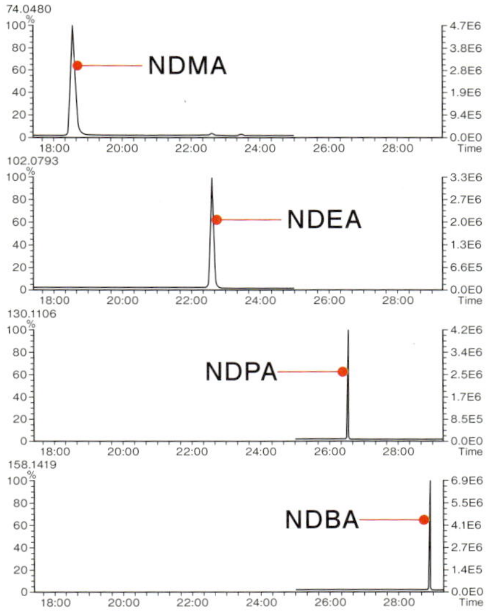
74.0480
NDMA
102.0793
NDEA
130.1106
NDPA
158.1419
NDBA
18:00
20:00
22:00
24:00
26:00
28:00
Time

総アフラトキシン

❶ 検査の目的

アフラトキシンは*Aspergillus flavus*や*A. parasiticus*等が産生するカビ毒(mycotoxin)である。アフラトキシンにはいくつかの種類が存在するが、主要なものには、アフラトキシンB_1、B_2、G_1、G_2や代謝物のM_1、M_2が知られている。アフラトキシンは動物やヒトへの毒性が強く、特に発がん性は天然物質では最強といわれている。また、アフラトキシンは多くの食品等からの検出事例もあり、食品衛生上検査の実施が必要とされる。

❷ 検査の手順

ここではイムノアフィニティカラムで精製を行い、蛍光検出器付高速液体クロマトグラフによって測定する試験法を示す(図1)。本法は、香辛料(とうがらし、パプリカ等)や加工食品中のアフラトキシンB_1、B_2、G_1、G_2に適用できる。

試験溶液

① 抽出

均質化した試料に塩化ナトリウムと水およびメタノール混液を加え、ホモジナイズした後、ろ過する。一部のろ液を採り、水で定容して混合した後ろ過する。

② 精製

抽出液の一部をイムノアフィニティカラムに注入して流出し、さらに水を注入しこれまでの流出液は捨てる。次いでアセトニトリルを注入し、溶出液として採取する。

③ 誘導体化

溶出液を窒素気流下で濃縮乾固し、トリフルオロ酢酸を加え、密栓して激しく攪拌する。暗所で放置し、アセトニトリルおよび水混液を加えて混合し、試験溶液とする。

標準溶液

アフラトキシンB_1、B_2、G_1、G_2標準品の各0.5～10μg/lアセトニトリル混合溶液を数点調製し、それぞれ1.0mlを採り試験溶液と同様に誘導体化する。

標準溶液および試験溶液を高速液体クロマトグラフ(蛍光検出器)に注入する。

主な試薬および試液

水、メタノール、アセトニトリル:高速液体クロマトグラフ用に製造されたもの。

生理的リン酸緩衝液(PBS):市販錠剤を水で希釈したもの。

イムノアフィニティカラム:アフラトキシン特異抗体を結合させた樹脂を充填したカラム(市販品がある。)

ろ紙:粒子保持能1～2.5または7～25μmのセルロース繊維製

ガラス繊維性ろ紙:粒子保持能1～1.5μmホウケイ酸ガラス繊維製

❸ 判定基準

わが国の食品中のアフラトキシンについては、2011（平成23）年10月1日から総アフラトキシン（アフラトキシンB_1、B_2、G_1、G_2の総和）が10μg/kgを超えて検出する場合、食品衛生法第6条第2号違反となることに変更された。

❹ 結果の評価

本法による定量下限はアフラトキシンB_1、B_2、G_1、G_2各々で1.0μg/kgである。

参考文献
1） 細貝祐太郎・松本昌雄監，宇田川俊一ほか：食品安全性セミナー5 マイコトキシン．pp.73-99，中央法規出版，2002.
2） 「総アフラトキシンの試験法について」（平成23年8月16日食安発0816第1号）別添「総アフラトキシンの試験法」
3） 「アフラトキシンを含有する食品の取扱いについて」（平成23年3月31日食安発0331第5号）

図1 アフラトキシンの検査手順

抽　出
均質化後の試料 50.0g
塩化ナトリウム 5g
水：メタノール＝1：4　200ml

↓ ホモジナイズ5分
（30分間振とうしてもよい）
ろ過（遠心分離してもよい）

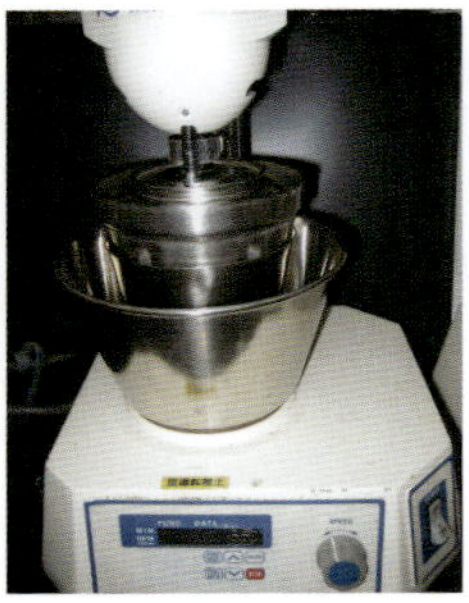

ろ液 10.0ml
水で 50mlに定容

↓ ガラス繊維ろ紙で
ろ過

精　製
イムノアフィニティカラム
あらかじめPBSで
コンディショニング
抽出液 10.0ml、水 10ml注入
（流出液は捨てる）
アセトニトリル 3ml溶出

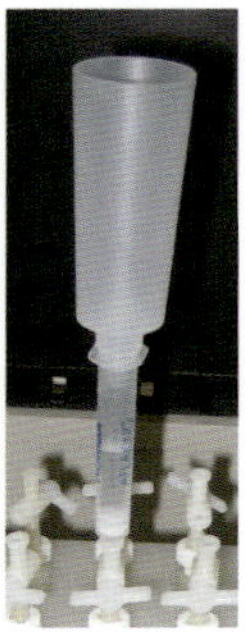

約1～2滴/秒の流速

↓ 溶出液を窒素気流下で乾固
45℃以下
シラン処理した容器

誘導体化
トリフルオロ酢酸 0.1ml

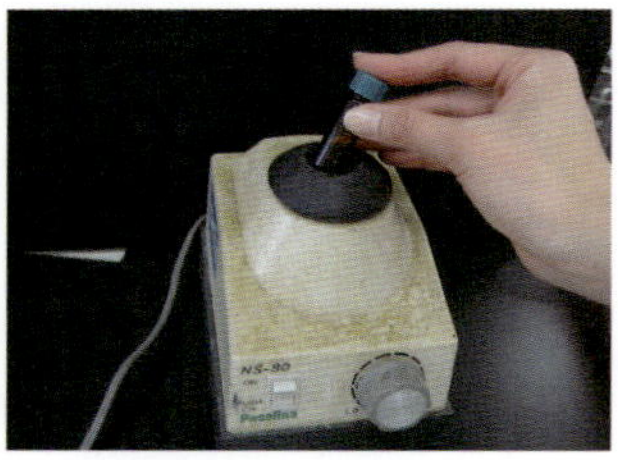

↓ 密栓
攪拌
15分暗所で放置

アセトニトリル：水＝1：9
0.9ml

↓

高速液体クロマトグラフィー
（蛍光検出器）

【高速液体クロマトグラフ操作条件】
検出器：蛍光検出器（励起波長365nm、蛍光波長450nm）
カラム：オクタデシルシリル化シリカゲル 内径4.6mm、長さ150mm（または250mm）、粒径3～5μm
カラム温度：40℃
移動相：アセトニトリル、水およびメタノール（1：6：3）混液
流速：1.0 ml/min

デオキシニバレノール

❶検査の目的

デオキシニバレノール（DON）は麦類の赤カビ病中毒の原因物質の主要カビ毒であり、中毒症状としては吐き気、嘔吐、胃腸障害、めまい、下痢、頭痛等が現れる。赤カビ病は*Fusarium*属のカビ（赤カビ）の汚染によるもので、菌体そのものではなく、カビが赤色の代謝産物を産生することにより、麦が赤色に染まる。DONの汚染は大麦、小麦といった麦類や、とうもろこしなどの穀類を中心に汚染が報告されている。毒性試験では、主に嘔吐などが認められているが、遺伝毒性および発がん性があるとは判断されず、食品安全委員会によって耐容一日摂取量（TDI）1μg/kg体重/日が設定されている。また、DONだけでなく、DONのアセチル体やトリコテセンというDONと共通する構造を有するニバレノール、T-2トキシン、HT-2トキシンなどの各種カビ毒との複合汚染のリスクも知られている。ここではわが国の小麦の通知法である高速液体クロマトグラフ（HPLC）法を示す。

❷検査の手順

試験溶液の調製

粉砕した試料を三角フラスコに量りとる。これに、アセトニトリルおよび水の混液（85：15）を加え、振とう機で振り混ぜて抽出した液をガラス繊維ろ紙で吸引ろ過する。多機能ミニカラムにこの液の一部を注入して溶出させる。DONの溶出する分画（約5ml）を試験管に採り、このうち4.0mlを正確に採った後、溶媒を留去する。得られた残留物にアセトニトリル、水およびメタノールの混液（5：90：5）を加えて溶解し、遠心分離した上澄み液を試験溶液とする。

定性試験・定量試験

DON標準品をアセトニトリルに溶解し、適宜希釈して調製した標準溶液と試験溶液をUV検出器付HPLCに注入し、試験結果が標準品と一致している場合は、ピーク高（または面積）法によりDONの定量を行う。

確認試験

定性試験と同様の操作条件で液体クロマトグラフ-質量分析計（LC-MS）を用いて試験を行う。必要に応じ定量試験も行う。

❸判定基準

国内において、食品では玄麦で1.1ppmの暫定基準がある。また、食品以外では、飼料については1ppm（ただし生後4か月以上の牛用飼料は4ppm）の暫定基準、ペットフードでは犬用が2μg/g、猫用が1μg/gの基準が設定されている。

❹結果の評価

検出限界は0.1mg/kgである。

参考文献
1）「デオキシニバレノールの試験法について」(平成15年7月17日食安発第0717001号)
2）厚生労働省監：食品衛生検査指針 理化学編 2005．pp.585-590，日本食品衛生協会，2005.
3）農林水産消費安全技術センター 飼料分析基準研究会編著：飼料分析法・解説 2009 Ⅰ．pp.231-235，日本科学飼料協会，2010.

図1 DONの測定手順

試料50 g（1000μmの標準網ふるいを通るように粉砕した試料）

↓ ＋ アセトニトリル－水（85：15）200ml

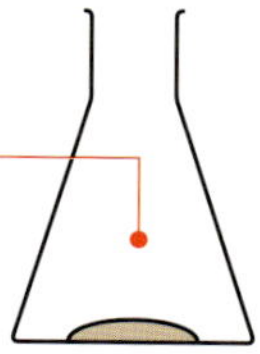

30分間振り混ぜる

↓

吸引ろ過（ガラス繊維ろ紙）

↓

ろ液10ml

↓

多機能ミニカラム[*1]による精製（1.0ml/min以下の流速で流出）

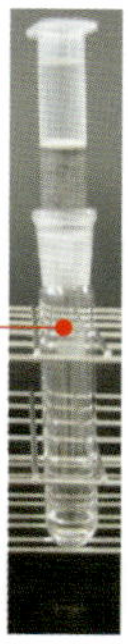

↓

流出液（DONが流出する分画約5ml）のうち4ml

↓

減圧濃縮乾固（45℃以下）

↓ ＋ アセトニトリル、水－メタノールの混液（5：90：5）1.0ml

遠心分離（10000rpm、5分間）

↓

上澄み液

↓

高速液体クロマトグラフィー[*2]

【高速液体クロマトグラフ操作条件】
- カラム：内径4～4.6mm、長さ250mmのODS（粒径5μm）カラム
- 測定波長：220nm
- 移動相：アセトニトリル、水およびメタノールの混液（5：90：5）
- 流速：1.0ml/min
- カラム温度：40℃
- 注入量：10μl

＊1：多機能ミニカラム精製について
内径12～13mmのポリエチレン製のカラム管に、充填剤（逆相樹脂、イオン交換樹脂、活性炭）約2.5gを充填したもの。ここでは、シリンジ式を使用しているが、他に押し出し式もある。後者のほうが操作は簡便だが、シリンジ式のほうが精製効果は高い。

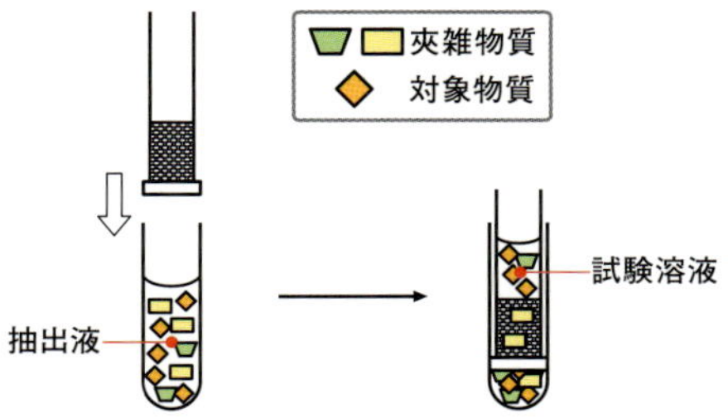
押し出し式
夾雑物質
対象物質
抽出液
試験溶液

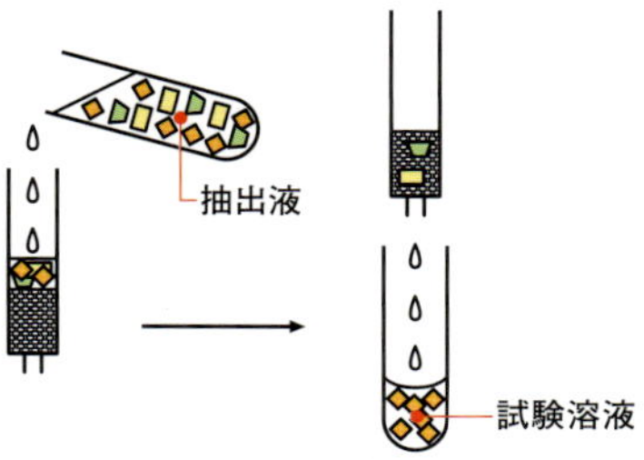
シリンジ式
抽出液
試験溶液

＊2：DONが検出された場合は、同様の条件でLC-MSによる確認を行う。なお、LC-MSはHPLCよりも感度がよいことから、本法とほぼ同様の前処理操作を行う飼料の分析法では、LC-MSを使うことにより0.05mg/kg程度の定量下限が得られる。

残留農薬GC-MS一斉試験法（農産物）

❶ 検査の目的

農薬等のポジティブリスト制度が導入され、多数の残留基準が設定され、残留基準が設定されていないものについてはいわゆる一律基準（0.01ppm）で規制されることになった。輸入食品等は農薬等の使用履歴が不明な場合が多く、残留実態が把握しにくい。また、国内産農作物の場合でも農薬のドリフト等により、使用外の残留が認められる場合もある。そのような場合、一度に多数の農薬等を測定対象にした一斉試験法は非常に有効な検査手段といえる。平成17年11月29日食安発第1129002号による改正で、「GC/MSによる農薬等の一斉試験法（農産物）」「LC/MSによる農薬等の一斉試験法Ⅰ（農産物）」「LC/MSによる農薬等の一斉試験法Ⅱ（農産物）」および「GC/MSによる農薬等の一斉試験法（畜水産物）」が通知されている。さらに平成18年10月3日食安発第1003001号で「LC/MSによる農薬等の一斉試験法（畜水産物）」が追加された。このうち、本書では農産物を対象とした一斉試験法について紹介する。

❷ 検査の手順

「食品に残留する農薬、飼料添加物又は動物用医薬品の成分である物質の試験法」（平成17年1月24日食安発第0124001号）の別添「GC/MSによる農薬等の一斉試験法（農産物）」に従う。

農薬等を試料からアセトニトリルで抽出し、塩析を行った後、果実、野菜等についてはそのまま、穀類、豆類および種実類についてはオクタデシルシリル化シリカゲルミニカラムで精製後、グラファイトカーボン／アミノプロピルシリル化シリカゲル積層ミニカラムで精製し、GC-MSで定性、定量を行う。

試料の採取・処理方法

農産物の採取部位については、食品衛生法に基づく「食品、添加物等の規格基準」で食品一般の成分規格の検体の項に記載されている。表1は主な農産物の採取部位である。農作物の調製方法については「食品に残留する農薬、飼料添加物又は動物用医薬品の成分である物質の試験法」の別添第1章総則に下記のように記載がある。

・穀類、豆類および種実類の場合は、検体を425μmの標準網ふるいを通るように粉砕する。
・果実、野菜およびハーブの場合は、検体約1kgを精密に量り、必要に応じて適量の水を量って加え、細切均一化する。
・茶およびホップの場合は、検体を425μmの標準網ふるいを通るように粉砕し、抹茶以外の茶の場合は均一化する。
・スパイスの場合は、その形状に応じて、種実類または果実の場合に準ずる。

装置

ガスクロマトグラフ－質量分析計（GC-MS）またはガスクロマトグラフ－タンデム型質量分析計（GC-MS/MS）

試薬

① 農薬標準品：試薬メーカーが市販している標準品を用いる。

② GC－MS用農薬標準溶液：各農薬標準品についてアセトン溶液を調製する。各農薬のアセトン溶液を混合した後、アセトンおよび*n*-ヘキサン（1：1）混液で希釈し、検量線用混合標準溶液を数点調製する。試薬メーカーが市販している混合標準溶液を用いてもよい。

③ 溶媒等：残留農薬試験用を用いる。

④ グラファイトカーボン／アミノプロピルシリル化シリカゲル積層ミニカラム（500mg/500mg）：ENVI-Carb/LC-NH2、Inertsep GC/NH2等

⑤ オクタデシルシリル化シリカゲルミニカラム（1000mg）：Sep-Pak C18、Bond Elut C18等

定性、定量

適用農薬は表2に示した。

混合標準溶液それぞれ2μlをGC-MSに注入し、ピーク高法またはピーク面積法で検量線を作成する。

機器の感度に応じて定容量を適宜変更する。

GC-MS測定条件

カラム：5％フェニル－メチルシリコン　内径0.25mm、長さ30m、膜厚0.25μm

カラム温度：50℃（1分）－25℃/分－125℃（0分）－10℃/分－300℃（10分）

注入口温度：250℃

キャリヤーガス：ヘリウム

イオン化モード（電圧）：EI（70eV）

❸ 判定基準

食品衛生法に基づく食品一般の成分規格で各農作物の基準値が設定されている。基準値が設定されていない農薬等についてはいわゆる一律基準（0.01ppm）で規制される。

❹ 結果の評価

すべての食品において表2の適用農薬が分析できるわけではない。分析を行う食品において妥当性確認を行い、妥当性評価ガイドラインの基準に適合しなければならない。また、カルボフラン等では規制対象になっている物質すべて（たとえば代謝物や抱合体）に対し、適用できるわけではなく、この試験のみで規格基準に適合しているかどうかを判定できない場合がある。

一斉試験法は試料によっては精製が不十分である場合があり、マトリックスの影響で添加回収試験での回収率が100％を大きく超える場合がある。そのような場合、機器の感度に余裕があれば、希釈する、あるいは精製を追加する等が必要な場合がある。

定量限界

各農薬の基準値の10分の1程度を目標にする。一律基準を考慮し、0.01ppm以下が望ましい。

表1 農産物の調製部位

農産物	調製部位
小麦およびライ麦	玄麦
米	玄米
とうもろこし	外皮、ひげおよびしんを除いた種子
えんどう、小豆類、そら豆および大豆	豆
らっかせい	殻を除去したもの
あんず、うめ、おうとう、すももおよびネクタリン	果梗および種子を除去したもの
もも	果皮および種子を除去したもの
オレンジ、グレープフルーツ、なつみかんの果実全体、ライムおよびレモン	果実全体
なつみかんおよびみかん	外果皮を除去したもの
なつみかんの外果皮	へたを除去したもの
西洋なし、日本なし、マルメロおよびりんご	花おち、しんおよび果梗の基部を除去したもの
パイナップル	冠芽を除去したもの
バナナ	果柄部を除去したもの
いちご、クランベリー、ハックルベリー、ブラックベリーおよびブルーベリー	へたを除去したもの
かき	へたおよび種子を除去したもの
すいか、まくわうりおよびメロン類果実	果皮を除去したもの
ぶどう	果梗を除去したもの
かぶ類の根およびだいこん類の根	泥を水で軽く洗い落としたもの
カリフラワーおよびブロッコリー	葉を除去したもの
キャベツおよびはくさい	外側変質葉およびしんを除去したもの4個をそれぞれ4等分し、各々から1等分を集めたもの
かんしょ、さといも類、ばれいしょ、やまいも	泥を水で軽く洗い落としたもの
かぼちゃ、きゅうりおよびしろうり	つるを除去したもの
ごぼうおよびサルシフィー	葉部を除去し、泥を水で軽く洗い落とし、細切した後、肉挽き器を用いて擦り砕いたもの
レタス	外側変質葉およびしんを除去したもの
にんじんおよびパースニップ	泥を水で軽く洗い落としたもの
トマト、なすおよびピーマン	へたを除去したもの
たまねぎ、にんにく、ねぎおよびわけぎ	外皮およびひげ根を除去したもの
えだまめ、未成熟いんげんおよび未成熟えんどう	花梗を除去したもの
ほうれんそう	赤色根部を含み、ひげ根および変質葉を除去したもの
カカオ豆およびコーヒー豆	豆
茶	茶
その他のスパイスおよびその他のハーブ	可食部

表2 残留農薬 GC-MS 一斉試験法の適用農薬

BHC（α-BHC、β-BHC、γ-BHC（リンデン）、δ-BHC）		DDT（o,p'-DDT、p,p'-DDD、p,p'-DDE、p,p'-DDT）		EPN
TCMTB	XMC	アクリナトリン	アザコナゾール	アジンホスメチル
アセタミプリド	アセトクロール	アトラジン	アニロホス	アメトリン
アラクロール	アラマイト	アルドリン	イサゾホス	イソキサジフェンエチル
イソキサチオン	イソフェンホス	イソプロカルブ	イソプロチオラン	イプロベンホス
イマザメタベンズメチルエステル		イミベンコナゾール	ウニコナゾールP	エスプロカルブ
エタルフルラリン	エチオン	エディフェンホス	エトキサゾール	エトフェンプロックス
エトフメセート	エトプロホス	エトリムホス	エポキシコナゾール	エンドリン
エンドスルファン（α-エンドスルファン、β-エンドスルファン、エンドスルファンスルファート）				オキサジアゾン
オキサジキシル	オキシフルオルフェン	オメトエート	オリザリン	カズサホス
カフェンストロール	カルフェントラゾンエチル	カルボキシン	カルボフラン	カルボフラン（分解物）
キナルホス	キノキシフェン	キノクラミン	キントゼン	cis-クロルデン
クレソキシムメチル	クロゾリネート	クロマゾン	クロルエトキシホス	クロルタールジメチル
trans-クロルデン	クロルピリホス	クロルピリホスメチル	クロルフェナピル	クロルベンジレート
クロルフェンソン	クロルフェンビンホス	クロルブファム	クロルプロファム	クロルベンシド
クロロネブ	シアナジン	シアノホス	ジエトフェンカルブ	ジオキサチオン
ジクロシメット	ジクロトホス	ジクロフェンチオン	ジクロホップメチル	ジクロラン
1,1-ジクロロ-2,2-ビス（4-エチルフェニル）エタン		ジコホール	ジコホール分解物（4,4'-ジクロロベンゾフェノン）	
ジスルホトン	ジスルホトンスルホン体	シニドンエチル	シハロトリン	シハロホップブチル
ジフェナミド	ジフェノコナゾール	シフルトリン	ジフルフェニカン	シプロコナゾール
シペルメトリン	シマジン	ジメタメトリン	ジメチルビンホス	ジメテナミド
ジメトエート	シメトリン	ジメピペレート	スピロキサミン	スピロジクロフェン
ゾキサミド	ゾキサミド（分解物）	ターバシル	ダイアジノン	ダイアレート
チオベンカルブ	チオメトン	チフルザミド	ディルドリン	テクナゼン
テトラクロルビンホス	テトラコナゾール	テトラジホン	テニルクロール	テブコナゾール
テブフェンピラド	テフルトリン	デメトン-S-メチル	デルタメトリン	テルブトリン
テルブホス	デルタメトリン	トリアジメノール	トリアジメホン	トリアゾホス
トリアレート	トリシクラゾール	トリデモルフ	トリブホス	トリフルラリン
トリフロキシストロビン	トルクロホスメチル	トルフェンピラド	2-（1-ナフチル）アセタミド	
ナプロパミド	ニトロタールイソプロピル		ノルフルラゾン	パクロブトラゾール
パラチオン	パラチオンメチル	ハルフェンプロックス	ピコリナフェン	ビテルタノール
ビフェノックス	ビフェントリン	ピペロニルブトキシド	ピペロホス	ピラクロホス
ピラゾホス	ピラフルフェンエチル	ピリダフェンチオン	ピリダベン	ピリフェノックス
ピリブチカルブ	ピリプロキシフェン	ピリミノバックメチル	ピリミホスメチル	ピリメタニル
ピロキロン	ピレトリン（ピレトリンI、ピレトリンII）		ビンクロゾリン	フィプロニル
フェナミホス	フェナリモル	フェニトロチオン	フェノキサニル	フェノチオカルブ
フェノトリン	フェンアミドン	フェンクロルホス	フェンスルホチオン	フェンチオン
フェントエート	フェンバレレート	フェンブコナゾール	フェンプロパトリン	フェンプロピモルフ
フサライド	ブタクロール	ブタミホス	ブピリメート	ブプロフェジン
フラムプロップメチル	フリラゾール	フルアクリピリム	フルキンコナゾール	フルジオキソニル
フルシトリネート	フルチアセットメチル	フルトラニル	フルトリアホール	フルバリネート
フルフェンピルエチル	フルミオキサジン	フルミクロラックペンチル		フルリドン
プレチラクロール	プロシミドン	プロチオホス	プロパクロール	プロパジン
プロパニル	プロパホス	プロパルギット	プロピコナゾール	プロピザミド
プロヒドロジャスモン	プロフェノホス	プロポキスル	ブロマシル	プロメトリン
ブロモブチド	ブロモプロピレート	ブロモホス	ブロモホスエチル	ヘキサコナゾール
ヘキサジノン	ベナラキシル	ベノキサコル	ヘプタクロル	ヘプタクロルエポキシド
ペルメトリン	ペンコナゾール	ペンディメタリン	ベンフルラリン	ベンフレセート
ホサロン	ホスチアゼート	ホスファミドン	ホスメット	ホルモチオン
ホレート	マラチオン	ミクロブタニル	メカルバム	メタラキシル
メフェノキサム	メチダチオン	メトキシクロル	メトプレン	メトミノストロビン
メトラクロール	メビンホス	メフェナセット	メフェンピルジエチル	メプロニル
モノクロトホス	リンデン（γ-BHC）	レスメトリン	レナシル	

図1　残留農薬GC－MS一斉試験法（農産物）の測定手順

試料の採取

↓

穀類、豆類、種実類：試料10.0 gに水20mlを加え、15分間放置
茶、ホップ：試料5.00gに水20mlを加え、15分間放置
野菜、果実：試料20.0g

↓

抽　出

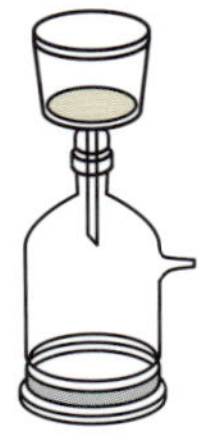

↓

アセトニトリル50mlを加えホモジナイズ（1回目）
吸引ろ過
ろ紙上の残留物にアセトニトリル20mlを加えホモジナイズ（2回目）
吸引ろ過

↓

定　容

↓

ろ液を合わせ、アセトニトリルで100mlに定容

↓

塩　析

↓

抽出液20mlを50ml容試験管に取り、塩化ナトリウム10gおよび
0.5mol/lリン酸緩衝液（pH7.0）20mlを加える
振とう10分間
野菜、果実：アセトニトリル層を無水硫酸ナトリウムで脱水後、濃縮・乾固

↓

オクタデシルシリル化シリカゲルミニカラム（穀類、豆類、種実類のみ）

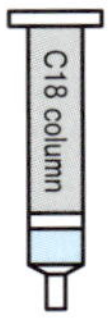
C18 column

↓

アセトニトリル10mlでカラムを予備洗浄
塩析後の全アセトニトリル層およびアセトニトリル2mlを注入
全溶出液に無水硫酸ナトリウムを加え、脱水後、濃縮・乾固

↓

グラファイトカーボン／アミノプロピルシリル化シリカゲル積層ミニカラム

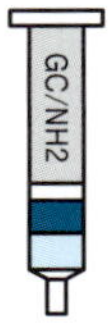
GC/NH2

↓

アセトニトリルおよびトルエン（3：1）混液10mlでカラムを予備洗浄
濃縮残留物をアセトニトリルおよびトルエン（3：1）混液2mlに溶解し、注入
アセトニトリルおよびトルエン（3：1）混液20mlで溶出
全溶出液を減圧濃縮・乾固

↓

定　容

↓

アセトンおよび*n*-ヘキサン（1：1）混液に溶解し、1mlに定容

↓

GC－MS（/MS）

参考文献

1）「食品に残留する農薬、飼料添加物又は動物用医薬品の成分である物質の試験法について」（平成17年1月24日食安発第0124001号）
2）「食品に残留する農薬、飼料添加物又は動物用医薬品の成分である物質の試験法について」（平成17年1月24日食安発第0124001号）別添「GC／MSによる農薬等の一斉試験法（農産物）」

残留農薬LC-MS一斉試験法Ⅰ（農産物）

❶検査の目的

「残留農薬GC-MS一斉試験法（農産物）」の項と同じ。

❷検査の手順

「食品に残留する農薬、飼料添加物又は動物用医薬品の成分である物質の試験法」（平成17年1月24日食安発第0124001号）の別添「LC/MSによる農薬等の一斉試験法Ⅰ（農産物）」に従う。

農薬等を試料からアセトニトリルで抽出し、塩析を行った後、果実、野菜等についてはそのまま、穀類、豆類および種実類についてはオクタデシルシリル化シリカゲルミニカラムで精製後、グラファイトカーボン／アミノプロピルシリル化シリカゲル積層ミニカラムで精製し、LC-MSで定性、定量を行う。残留農薬GC-MS一斉試験法（農産物）と前処理は共通。

試料の採取・処理方法

「残留農薬GC-MS一斉試験法（農産物）」の項と同じ。

装置

液体クロマトグラフ－質量分析計（LC-MS）または液体クロマトグラフ－タンデム型質量分析計（LC-MS/MS）

試薬

① LC-MS用農薬標準溶液：各農薬標準品についてアセトニトリル溶液を調製する。各農薬のアセトニトリル溶液を混合した後、メタノールで希釈し、検量線用混合標準溶液を数点調製する。

② その他：「残留農薬GC-MS一斉試験法（農産物）」の項と同じ。

定性、定量

適用農薬を表1に示した。

混合標準溶液それぞれ5μlをLC-MSに注入し、ピーク高法またはピーク面積法で検量線を作成する。

機器の感度に応じて定容量を適宜変更する。

LC-MS測定条件

カラム：オクタデシルシリル化シリカゲル（粒径3～3.5μm）　内径2～2.1mm、長さ150mm

カラム温度：40℃

移動相：A液およびB液について表2の濃度勾配で送液する。

移動相流量：0.20ml/分

❸判定基準および結果の評価

「残留農薬GC-MS一斉試験法（農産物）」の項と同じ。

表1 残留農薬LC-MS一斉試験法Ⅰ（農産物）の適用農薬

アザフェニジン	アザメチホス	アシベンゾラルSメチル	アジンホスメチル	アゾキシストロビン
アニロホス	アベルメクチンB1a	アラマイト	アルジカルブ	アルドキシカルブ
イソキサフルトール	イプロジオン	イプロバリカルブ	イマザリル	イミダクロプリド
インダノファン	インドキサカルブ	エポキシコナゾール	オキサジクロメホン	オキサミル
オキシカルボキシン	オリザリン	カルバリル	カルプロパミド	カルボフラン
キザロホップ-p-テフリル	キザロホップエチル	クミルロン	クロキントセットメキシル	クロチアニジン
クロフェンテジン	クロマフェノジド	クロメプロップ	クロリダゾン	クロロクスロン
シアゾファミド	ジウロン	シクロエート	シクロプロトリン	シフルフェナミド
ジフルベンズロン	シプロジニル	シメコナゾール	ジメチリモール	ジメトモルフ
シラフルオフェン	スピノシンA	スピノシンD	ダイアレート	ダイムロン
チアクロプリド	チアベンダゾール	チアメトキサム	チオジカルブ	テトラクロルビンホス
テブチウロン	テブフェノジド	テフルベンズロン	トラルコキシジム	トリチコナゾール
トリデモルフ	トリフルムロン	ナプロアニリド	ノバルロン	ピラクロストロビン
ピラゾリネート	ピリフタリド	ピリミカルブ	フェノキサプロップエチル	フェノキシカルブ
フェノブカルブ	フェリムゾン	フェンアミドン	フェンピロキシメート	フェンメディファム
ブタフェナシル	フラチオカルブ	フラメトピル	フルフェナセット	フルフェノクスロン
フルリドン	プロパキザホップ	ヘキサフルムロン	ヘキシチアゾクス	ペンシクロン
ベンゾフェナップ	ベンダイオカルブ	ペントキサゾン	ボスカリド	ミルベメクチンA3
ミルベメクチンA4	メソミル	メタベンズチアズロン	メチオカルブ	メトキシフェノジド
メパニピリム	モノリニュロン	ラクトフェン	リニュロン	ルフェヌロン

表2 移動相

時間（分）	A液（%）	B液（%）
0	85	15
1	60	40
3.5	60	40
6	50	50
8	45	55
17.5	5	95
30	5	95
30	85	15

A液：5mmol/l酢酸アンモニウム水溶液
B液：5mmol/l酢酸アンモニウムメタノール溶液

図1 残留農薬 LC-MS 一斉試験法Ⅰ（農産物）の測定手順

試料の採取

↓ 「残留農薬 GC-MS 一斉試験法（農産物）」の項と同じ

抽　出

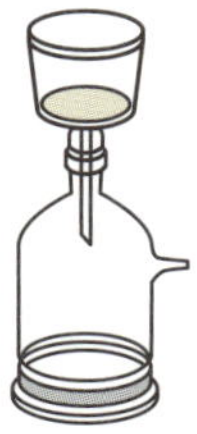

↓ 「残留農薬 GC-MS 一斉試験法（農産物）」の項と同じ

定　容

↓ 「残留農薬 GC-MS 一斉試験法（農産物）」の項と同じ

塩　析

↓ 「残留農薬 GC-MS 一斉試験法（農産物）」の項と同じ

オクタデシルシリル化シリカゲルミニカラム（穀類、豆類、種実類のみ）

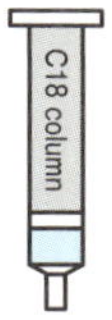
C18 column

↓ 「残留農薬 GC-MS 一斉試験法（農産物）」の項と同じ

グラファイトカーボン／アミノプロピルシリル化シリカゲル積層ミニカラム

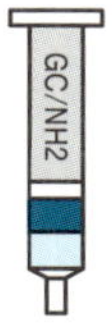
GC/NH2

↓ 「残留農薬 GC-MS 一斉試験法（農産物）」の項と同じ

定　容

↓ メタノールに溶解し、4ml に定容

LC-MS（/MS）

参考文献
1)　「食品に残留する農薬、飼料添加物又は動物用医薬品の成分である物質の試験法について」（平成17年1月24日食安発第0124001号）
2)　「食品に残留する農薬、飼料添加物又は動物用医薬品の成分である物質の試験法について」（平成17年1月24日食安発第0124001号）別添「LC/MSによる農薬等の一斉試験法Ⅰ（農産物）」

残留農薬LC-MS一斉試験法Ⅱ（農産物）

❶検査の目的

「残留農薬GC-MS一斉試験法（農産物）」の項と同じ。

❷検査の手順

「食品に残留する農薬、飼料添加物又は動物用医薬品の成分である物質の試験法」（平成17年1月24日食安発第0124001号）の別添「LC/MSによる農薬等の一斉試験法Ⅱ（農産物）」に従う。本法は酸性物質を対象とした試験法である。

農薬等を試料からアセトニトリルで抽出し、塩析を行った後、オクタデシルシリル化シリカゲルミニカラムおよびシリカゲルミニカラムで精製し、LC-MSで定性、定量を行う。

試料の採取・処理方法

「残留農薬GC-MS一斉試験法（農産物）」の項と同じ。

装置

液体クロマトグラフ－質量分析計（LC-MS）または液体クロマトグラフ－タンデム型質量分析計（LC-MS/MS）

試薬

① オクタデシルシリル化シリカゲルミニカラム（1000mg）：Sep-Pak C18、Bond Elut C18等

② シリカゲルミニカラム（500mg）：Sep-Pak Silica、Bond Elut SI等

③ その他：「残留農薬LC-MS一斉試験法Ⅰ（農産物）」の項と同じ。

定性、定量

適用農薬を表1に示した。

その他：「残留農薬LC-MS一斉試験法Ⅰ（農産物）」の項と同じ。

LC-MS測定条件

「残留農薬LC-MS一斉試験法Ⅰ（農産物）」の項と同じ。

❸判定基準および結果の評価

「残留農薬GC-MS一斉試験法（農産物）」の項と同じ。

表1 残留農薬 LC-MS 一斉試験法Ⅱ（農産物）の適用農薬

2,4-D	MCPA	MCPB	アイオキシニル	アシフルオルフェン
アジムスルフロン	イオドスルフロンメチル	イマザキン	イマゾスルフロン	エタメツルフロンメチル
エトキシスルフロン	クロジナホップ酸	クロフェンセット	クロプロップ	クロランスラムメチル
クロリムロンエチル	クロルスルフロン	4-クロロフェノキシ酢酸	シクラニリド	ジクロスラム
シクロスルファムロン	ジクロメジン	ジクロルプロップ	シノスルフロン	ジベレリン
スルフェントラゾン	スルホスルフロン	チジアズロン	チフェンスルフロンメチル	トリアスルフロン
トリクロピル	トリフルスルフロンメチル	トリフロキシスルフロン	トリベヌロンメチル	ナプタラム
1-ナフタレン酢酸	ハロキシホップ	ハロスルフロンメチル	ピラゾスルフロンエチル	フェンヘキサミド
フラザスルフロン	プリミスルフロンメチル	フルアジホップ	フルメツラム	フルロキシピル
プロスルフロン	プロポキシカルバゾンNa塩	ブロモキシニル	フロラスラム	ペノキススラム
ベンスルフロンメチル	ホメサフェン	ホラムスルフロン	ホルクロルフェニュロン	メコプロップ
メソスルフロンメチル	メトスラム	メトスルフロンメチル		

図1　残留農薬LC-MS一斉試験法Ⅱ（農産物）の測定手順

試料の採取

↓ 「残留農薬GC-MS一斉試験法（農産物）」の項と同じ

抽　出

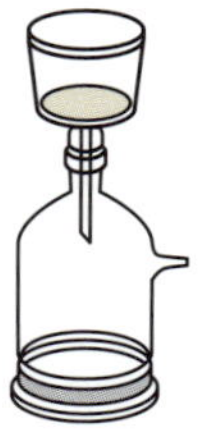

↓ 「残留農薬GC-MS一斉試験法（農産物）」の項と同じ

定　容

↓ 「残留農薬GC-MS一斉試験法（農産物）」の項と同じ

塩　析

↓ 抽出液20ml に塩化ナトリウム10g および0.01mol/l 塩酸20ml を加える
振とう15分間
静置後、水層を廃棄

オクタデシルシリル化シリカゲルミニカラム

↓ アセトニトリル10ml でカラムを予備洗浄
全アセトニトリル層およびアセトニトリル2ml を注入
全溶出液に無水硫酸ナトリウムを加え、脱水後、濃縮・乾固

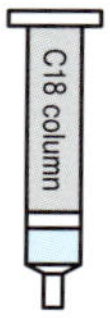
C18 column

シリカゲルミニカラム

↓ メタノール、アセトンおよび *n-* ヘキサン各10ml でカラムを予備洗浄
濃縮残留物をアセトン、トリエチルアミンおよび *n-* ヘキサン（20：0.5：80）混液2ml に溶解し、注入
アセトン、トリエチルアミンおよび *n-* ヘキサン（20：0.5：80）混液10ml で洗浄
アセトンおよびメタノール（1：1）2ml で容器洗浄し、注入し、さらにアセトンおよびメタノール（1：1）18ml を注入
全溶出液を減圧濃縮・乾固

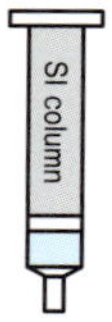
SI column

定　容

↓ メタノールに溶解し、4ml に定容

LC-MS（/MS）

参考文献
1）「食品に残留する農薬、飼料添加物又は動物用医薬品の成分である物質の試験法について」（平成17年1月24日食安発第0124001号）
2）「食品に残留する農薬、飼料添加物又は動物用医薬品の成分である物質の試験法について」（平成17年1月24日食安発第0124001号）別添「LC/MSによる農薬等の一斉試験法Ⅱ（農産物）」

メタノール

❶ 検査の目的

メタノールは、各種化学物質の合成原料、溶剤として広く用いられているが、過去には中毒例も多く報告されるなど毒性が強く、食品衛生上問題となる有害化学物質である。国内におけるメタノール中毒は、メタノールを含む密造酒の飲用による失明や死亡事故が第二次世界大戦中および戦後の一時期多発している。このため1946(昭和21)年から1954(昭和29)年にかけて有毒飲食物等取締令で酒精飲料中のメタノール含有量が規制されていたが、現在は、酒精飲料において0.1mg/cm^3以上含まれるものおよび製菓原材料用等種類では0.5mg/cm^3以上含まれるものは食品衛生法第6条第2号違反に該当するとされている。

酒類中のメタノールは発酵により微量生成するほか、蒸留酒の蒸留過程においても分解物として生成される。また、海外では近年でも密造酒等によるメタノール中毒事件が報告されている。

❷ 検査の手順

本法は、酒精飲料等の液体試料は水で希釈した溶液を、その他の食品試料は水を加えて蒸留した留液を、またはアセトニトリルを用いて抽出した溶液を、水素炎イオン化検出器(FID)を備えたガスクロマトグラフィーにより定量する方法である。なお、本法はメタノールとともにエタノールの同時定量も可能である。

試薬

メタノール標準溶液：メタノール(特級)約0.5gを精密に量り、水を加えて50mlとする(この液1mlはメタノール10mgを含む)。この液を水を用いて適宜希釈し、1.0～100μg/mlのメタノール標準溶液を調製する。アセトニトリル抽出法には水の代わりにアセトニトリルを用いて希釈調製したメタノール標準溶液を用いる。

測定に際しての注意

食品中に含まれるメチルエステル等は、水の存在により加水分解してメタノールを生成することがある。したがって、メタノールが検出された場合、分析に際して新たに生成したものでないことを確認する必要がある。たとえば、蒸留法で検出した場合、より温和な分析条件と考えられる水希釈法またはアセトニトリル抽出法で定量値が変わらないことを確認する。また、メタノールの生成にはガスクロマトグラフの注入口温度が影響することもあり、注入口温度を変化させることにより、その影響の有無を確認することができる。

❸ 結果の評価

本法では5 μg/gの検出限界で定性、定量が可能である。

検出例[1)]

フルーツジュース：12～640 μg/ml

発酵飲料：～1500 μg/ml

参考文献

1) 環境保健クライテリア No.196 日本語抄訳（国立医薬品食品衛生研究所安全情報部）

2) 厚生労働省監：食品衛生検査指針 理化学編 2005．pp.484-487，日本食品衛生協会，2005.

図1 メタノールの測定手順

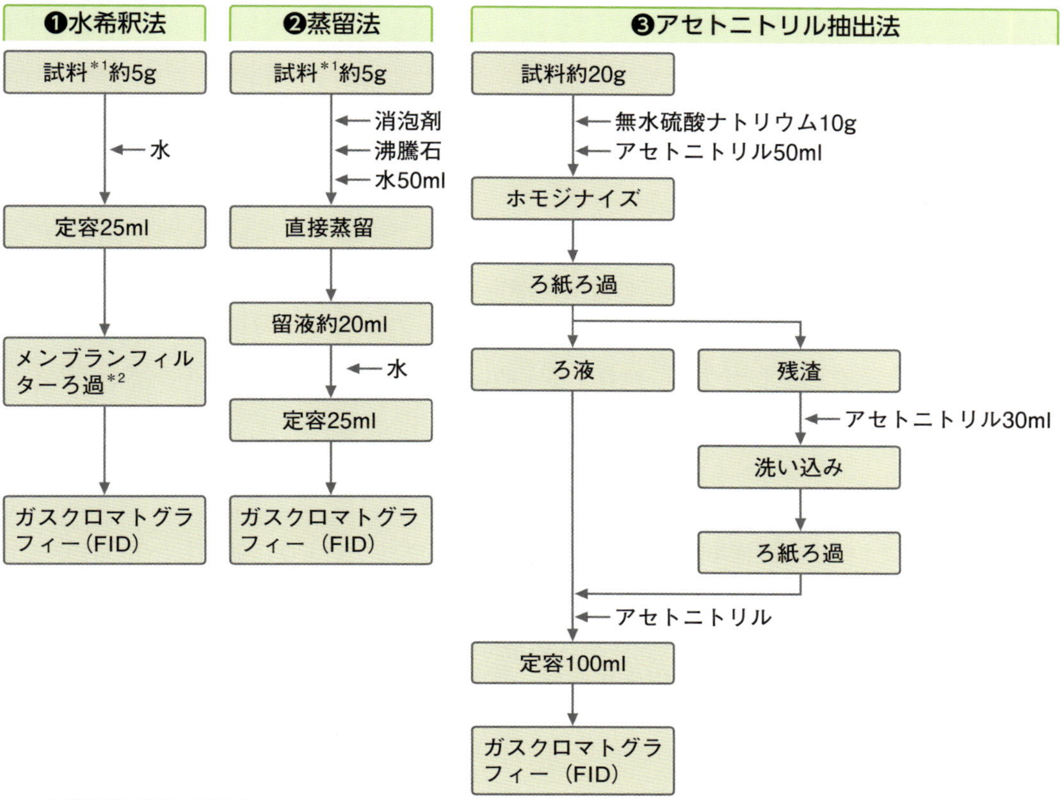

❶水希釈法
試料*1約5g
水
定容25ml
メンブランフィルターろ過*2
ガスクロマトグラフィー（FID）
❷蒸留法
試料*1約5g
消泡剤
沸騰石
水50ml
直接蒸留
留液約20ml
水
定容25ml
ガスクロマトグラフィー（FID）
❸アセトニトリル抽出法
試料約20g
無水硫酸ナトリウム10g
アセトニトリル50ml
ホモジナイズ
ろ紙ろ過
ろ液
残渣
アセトニトリル30ml
洗い込み
ろ紙ろ過
アセトニトリル
定容100ml
ガスクロマトグラフィー（FID）

＊1：酒精飲料は容量で採取する

＊2：浮遊物がある場合に実施

【ガスクロマトグラフ操作条件】

検出器：水素炎イオン化検出器（FID）

カラム：Gaskuropack55、80～100mesh、ϕ3.2mm×3.1m

温度：試料注入口および検出器250℃、カラム130℃

ガス流量：窒素（キャリヤーガス）25.0ml/min

ガス圧力：水素60kPa、空気50kPa

注入量：2μl

【クロマトグラム例】

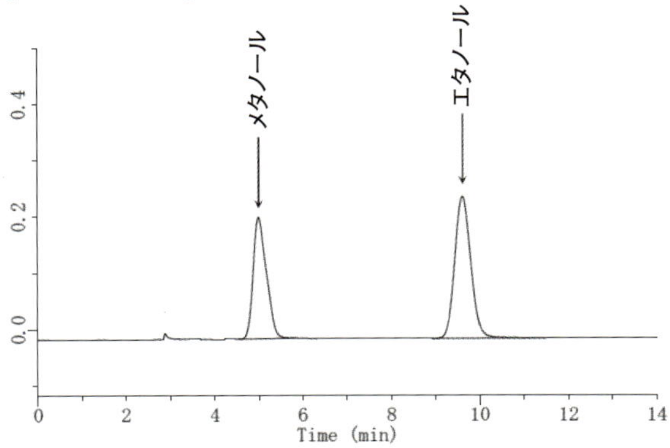

メタノール
エタノール
0.0
0.2
0.4
0
2
4
6
8
10
12
14
Time (min)

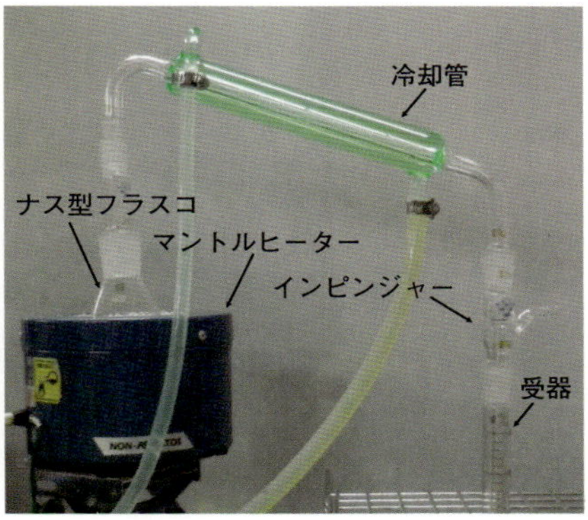

冷却管
ナス型フラスコ
マントルヒーター
インピンジャー
受器

蒸留装置の一例

ホウ酸

❶検査の目的

ホウ素は地殻構成物であるが、植物の必須元素であり、海洋中にもホウ酸として存在している。そのため食品にも含まれているが、寒天の原藻となるテングサには特異的にホウ素が多く、ホウ酸として1g/kg含有した報告がある。

食品衛生法では、防腐剤としてホウ酸およびその塩類の添加を禁じており、寒天についてはホウ酸（H_3BO_3）として1g/kg以下の規制値が定められている。寒天は低カロリーで食物繊維が豊富なため、食品として見直されている。

ホウ酸はホウ素を測定しホウ酸に換算するため、測定により得られた結果は食品に存在するものと添加したホウ酸の合計値となる。

❷検査の手順

試料に炭酸ナトリウム溶液を加えアルカリ性化で揮散させないように加熱し、500℃で完全に有機物を分解する。残渣に硝酸溶液を加えて溶解し、定容したものを試験溶液として、誘導結合プラズマ発光分光光度計（ICP発光分光光度計）にてホウ素の発光強度を測定し、ホウ酸を定量する（「食品、添加物等の規格基準の一部を改正する件について」（平成20年10月21日食安発第1021001号））。

試薬

① 硝酸：金属分析用（プラスチック容器に入ったもの）

② 1％炭酸ナトリウム溶液：炭酸ナトリウム（JIS K8625）1gに水を加えて溶解し、100mlに定容する。

③ ホウ素標準原液（1000mg/L）：ホウ酸（特級）5.715gに水を加えて溶解し、1Lにする。

④ ホウ素標準溶液：ホウ素標準原液を順次0.1mol/L硝酸で希釈して調製する。

⑤ イットリウム（1mg/ml）溶液：硝酸イットリウム（特級）0.773gをビーカーに採り、硝酸5mlを加えて加熱溶解し、冷後、250mlのメスフラスコに移す。ビーカーを水で洗い、洗液をメスフラスコに合わせ、水を加えて250mlとする。

⑥ 内部標準溶液：イットリウム（1mg/ml）溶液10mlを採り、0.1mol/L硝酸を加えて100mlとする。

装置

電気炉

誘導結合プラズマ発光分光光度計（ICP発光分光光度計）

❸結果の評価

添加回収率：寒天98～101％

併行精度：寒天（107mg/kg）1.9%、ほうれんそう（41mg/kg）2.2%（n＝3）
室間再現精度：寒天14.3%、ほうれんそう12.7%（5機関）

図1 ホウ酸の測定手順

試料1～2g*1

↓ ＋1%炭酸ナトリウム溶液5ml

予備灰化*2
ホットプレート

↓

電気炉
500℃ 1晩

↓ ＋水10ml

加温
懸濁・溶解

↓ ＋1mol/L 硝酸5ml
＋水

定容100ml*3

↓

10ml 分取*3

↓ ＋内部標準溶液500μl
＋0.1mol/L 硝酸

定容50ml*3

↓

ICP 発光分光光度計測定*4
（測定波長*5
B：249.773nm、
Y：371.029 nm）

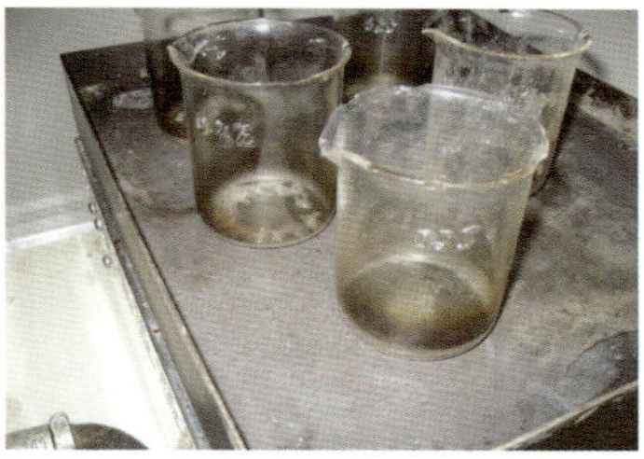

灰化中の試料

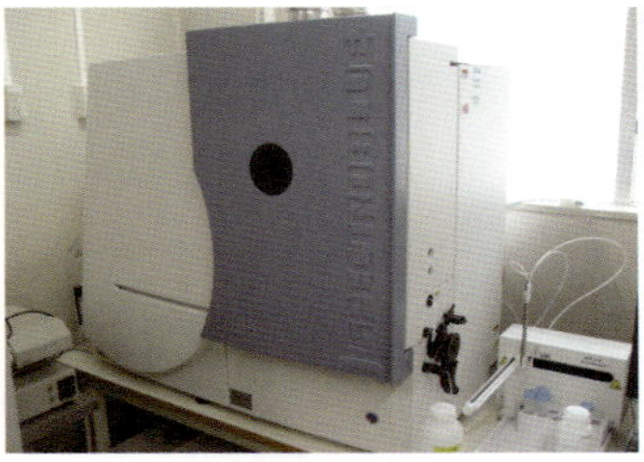

ICP 発光分光光度計

＊1：試料をよく粉砕した後、石英ビーカーまたは白金皿に採取する。ガラス製容器はホウ素を含むため使用しない。
＊2：時々灰を石英棒で崩しながら煙が出なくなるまで加熱する。
＊3：プラスチック製の器具を使用する。
＊4：0.1～1μg/mlのホウ素標準溶液を使用し検量線を作成する。メモリー効果があるため十分に洗浄時間を取りながら測定する。
＊5：ホウ素とイットリウムの強度比から濃度を算出する。

参考文献

1) 長岡（浜野）恵・松田りえ子・米谷民雄：寒天中ホウ酸のICP-AESおよびICP-MSによる試験法の開発とその評価．食品衛生学雑誌，49巻5号，p.333，2008.

ジエチレングリコール

❶ 検査の目的

ジエチレングリコールは無色の液体で、不凍液や溶剤として用いられているが、食品添加物としての使用は認められていない。1985年に豪州産ワインへの混入が判明し、社会的問題に発展した。その際、厚生省（当時）は豪州産ワインの緊急監視と指導を通達した。

❷ 検査の手順

ここではワイン中のジエチレングリコールの試験法として、アルミナカラムによる精製を用いた試験法を示す（図1）。

試験溶液

試料を採取し減圧濃縮して水分を留去する。残留物にメタノールを加えて溶解し、アルミナカラムに負荷した後、メタノールでジエチレングリコールを溶出させる。溶出液を減圧濃縮し、メタノールを加えて定容し試験溶液とする。

標準溶液

ジエチレングリコール100mgをメタノール100.0mlに溶解し、この液5mlを採りメタノールで100mlに定容する。さらにこの液をメタノールで適宜希釈して検量線用標準溶液とする。

定量

標準溶液および試験溶液をガスクロマトグラフ［水素炎イオン化検出器（FID）］に注入する。

なお、測定カラムはパックドカラムおよびキャピラリーカラムが使用可能で、さらにガスクロマトグラフ-質量分析による確認も可能である。

試薬

① メタノール

② アルミナカラム：アルミナ（中性、活性度Ⅰ）15gを内径20mm、長さ300mmのガラスカラムに乾式法で充填したもの。アルミナのロットごとに、メタノールによるジエチレングリコールの溶出条件をあらかじめ確認しておく。

❸ 判定基準

本法による定量下限は5ppmである。

❹ 結果の評価

40ppm相当のジエチレングリコール添加回収試験による回収率は、85～88.5%である。

参考文献

1） 厚生労働省監：食品衛生検査指針 理化学編 2005. pp.481-484, 日本食品衛生協会, 2005.

図1 ジエチレングリコールの検査手順

試料 5ml

↓

減圧濃縮 — 40℃で水分留去

↓

メタノール溶解 — メタノール10mlに溶解する

↓

アルミナカラム精製

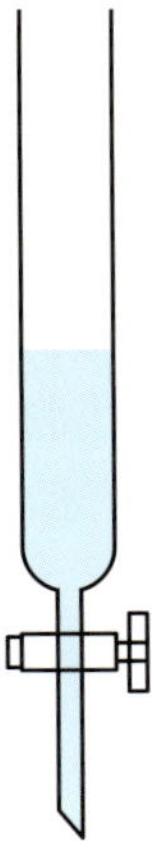

アルミナ（中性、活性度Ⅰ）15g
乾式充填
溶解液10mlを負荷
メタノール30ml* で溶出
（このうちの少量で溶解液容器を洗いこむ）

*：使用するアルミナのロットごとに、あらかじめジエチレングリコールの溶出画分を確認し、適宜変更して使用する

↓

減圧濃縮 — 40℃で約1mlまで濃縮

↓

メタノール定容 — メタノールで5mlに定容

↓

ガスクロマトグラフィー（FID）

【ガスクロマトグラフ操作条件】

カラム：20%PEG20M、Chromosorb W（AW－DMCS）、80～100mesh ガラス管（内径 3mm、長さ 1.5m）
カラム温度：205℃
注入口、検出器温度：250℃
キャリヤーガス：窒素
流速：40ml/min
検出器：水素炎イオン化検出器（FID）
注入量：4μl

ホルムアルデヒド

❶ 検査の目的

ホルムアルデヒドは刺激臭のある無色の液体で、約37％の水溶液をホルマリンと称し、養殖魚（トラフグ等）に対する駆虫剤、医薬品、合成樹脂原料、接着剤塗料などの原料として多方面で使用されている。希薄な溶液でも殺菌・防腐作用があるため、食品衛生法ではその毒性を考慮してホルムアルデヒドまたはこれを含む化合物を食品添加物として使用することを禁止し、合成樹脂製食器等についても所定の試験法で検出してはならない規定を設けている。一方で人為的に使用していなくても燻製品、水産加工品、乾ししいたけ等から天然由来のホルムアルデヒドが検出される場合がある。これらの食品からは数百ppmの濃度で検出されるが、人体への健康被害のおそれがない程度の量であるとされ、その規制の対象とはならない（「食品、添加物等の規格基準の一部改正について」（昭和45年10月2日環食第429号））。

❷ 検査の手順

ホルムアルデヒドは誘導体化操作を行い比色定量する試験法のほかに、誘導体化操作後に液体クロマトグラフィーやガスクロマトグラフィーによって測定する試験法などがある。

本法は食品中のホルムアルデヒドをリン酸酸性条件下で水蒸気蒸留にて抽出後、4-アミノ-3-ヒドラジノ-5-メルカプト-1, 2, 4-トリアゾール（AHMT）および過ヨウ素酸カリウムで誘導体化し、その吸光度を測定波長550nmにて比色して定量する。一部の食品（乾燥しいたけ、水産加工品など）においては水蒸気蒸留により、二次的にホルムアルデヒドが生成し、留液から継続的に検出される場合があるが、そのような場合は冷水または温水（約40℃）を用いて抽出することで、試験操作による二次生成を抑制することができる。また、本法は誘導体化操作を室温で行うため試験操作が簡便であり、高感度で測定が可能であるが、その他のアルデヒド類の影響を受けやすく、やや選択性に劣る。

試薬

① AHMT溶液：AHMT0.5gを0.5mol/l塩酸に溶解し、100mlとする。

② 過ヨウ素酸カリウム溶液：過ヨウ素酸カリウム0.75gに0.2mol/l水酸化カリウム溶液100mlを加え、水浴上で加熱溶解する。

③ ホルムアルデヒド標準液：あらかじめ標定したホルマリン（局方）を水に溶かし、標準原液（20000μg/ml）とする。標準原液を水で適宜希釈して0.05～2μg/mlまでの標準液を調製する。

❸ 判定基準

食品添加物として食品に使用してはならない。

また、参考までに食品に含まれるホルムアルデヒドを表1に示す。

❹結果の評価

本法の添加回収率はホルムアルデヒドを100ppm添加した場合、かまぼこで79.2±10.2%、生しいたけで81.2±2.3%、いかくん製品で85.3±18.5%、酒類で75.9±4.1%、冷凍アユで84.2±8.8%、あめ菓子類で76.2±8.7%である。なお、定量下限は10ppmである。

図1 ホルムアルデヒドの測定手順

試料液の調製

試料1〜10g
↓ +水5〜10ml +20%リン酸溶液1ml
水蒸気蒸留
↓
留液が200mlに近づいたならば装置から取り外す
↓ +水
定容（200ml）
↓
試料液

水蒸気蒸留装置

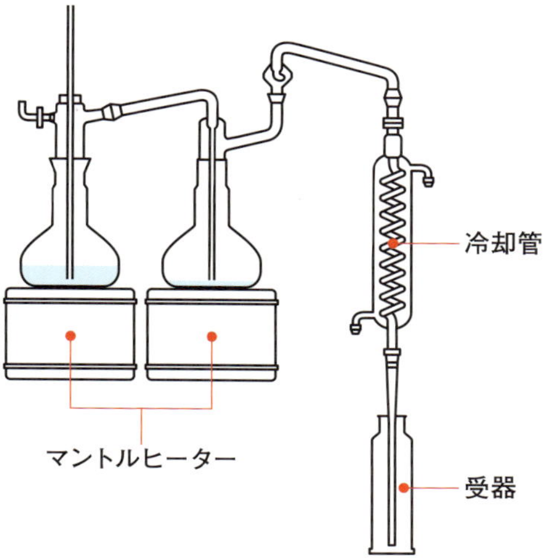
冷却管
マントルヒーター
受器

発色および測定

試料液および標準液2ml
↓ +5mol/l水酸化カリウム溶液2ml +AHMT溶液2ml
静かに混合し、20分間放置
↓ +過ヨウ素酸カリウム溶液2ml
気泡が発生しなくなるまで軽く振り混ぜる
↓
吸光度測定（550nm）

発色反応機構

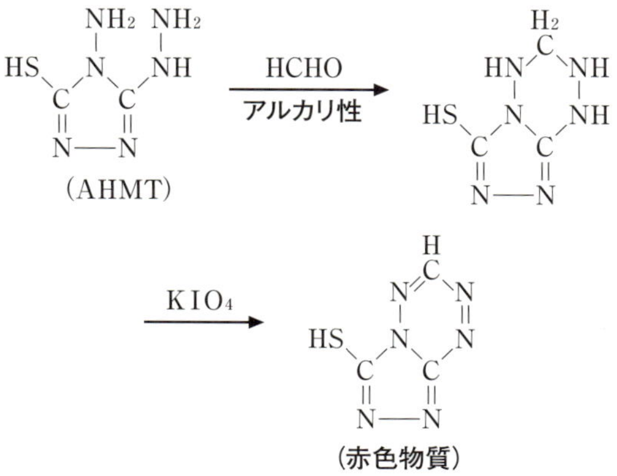
HCHO
アルカリ性
(AHMT)
KIO4
（赤色物質）

表1 食品中のホルムアルデヒド[2)]

食品	含有量(ppm)
りんご・梨などの果実類	2〜8
きゅうり	2.3〜3.7
鳥獣肉類	0.5〜6
魚肉	6〜14
くん製品	3〜30
タラ	30
冷凍タラ(背肉)	13〜48
冷凍タラ(白身)	4.6
エビ	2.4
ヤリイカ	1.8
生しいたけ	6〜24
乾ししいたけ	100〜230
その他のきのこ類	8〜20

参考文献
1) 日本薬学会編：衛生試験法・注解 2010. pp.491-493, 金原出版, 2010.
2) 大森光明・福井弥生・山田正三：化学, 32号, pp.184-189, 1977.

人工甘味料（サイクラミン酸およびその塩類）

❶検査の目的

サイクラミン酸およびその塩類は砂糖の30～40倍程度の甘さを持つ人工甘味料である。日本においては、1956（昭和31）年5月に食品添加物として指定されたが、代謝産物のシクロヘキシルアミンに催奇形性や発がん性の疑いがあるため、1969（昭和44）年11月に食品添加物から削除された。しかしながら、現在JECFA（FAO/WHO合同食品添加物専門家会議）、EU諸国、中国、台湾、オーストラリアなど世界各国にて使用が認可されている物質であり、しばしば日本では輸入食品における回収事件の原因ともなっている。なお、サイクラミン酸およびその塩類の試験方法は2003（平成15）年8月に厚生労働省から「サイクラミン酸に係る試験法について」（食安監発第0829009号）として通知されており、以下に通知された試験法について記す。

❷検査の手順

本法は食品に含まれるサイクラミン酸およびその塩類を水で抽出し、得られた抽出液を固相抽出カートリッジカラムおよび陰イオン交換カートリッジカラムにて精製後、硫酸酸性条件下にて次亜塩素酸ナトリウムと反応させ、*N, N*-ジクロロシクロヘキシルアミンに誘導体化し、紫外部吸収検出器付高速液体クロマトグラフィーにより定量する。なお、検出しない場合においてはスクリーニング試験としてカートリッジカラムによる精製操作を省略して試験を実施し、結果を採用してもよい。

試薬

① サイクラミン酸標準液：サイクラミン酸ナトリウム112mgを水に溶解して100mlとし、標準原液とする。標準原液を水で適宜希釈して0～50 μg/mlまでの標準液を調製する。

② 5%炭酸水素ナトリウム溶液：炭酸水素ナトリウム5gを水に溶解し、100mlとする。

③ 硫酸溶液：硫酸50mlを水50mlに注意しながら加えて調製する。

④ 次亜塩素酸ナトリウム試液：市販されている次亜塩素酸ナトリウム溶液を水で2倍に希釈する。

⑤ 固相抽出カートリッジカラム：C_{18}充塡剤量がカートリッジカラム当たり900mg以上のもの。

⑥ 陰イオン交換カートリッジカラム：カートリッジカラムのイオン交換容量が0.1mEq相当のもの。

❸判定基準

日本では指定外添加物のため、検出してはならない。

❹結果の評価

精度管理を実施する際は試料中濃度として20 μg/gにおける添加回収試験を実施し、その回収率を評価する。本法の添加回収率は粉末食品96.2±6.9%、干し梅91.1±8.3%、缶詰96.5±8.2%、濃縮果汁82.3±3.5%である。なお、本法による定量下限は5 μg/gである。

参考文献
1)　「サイクラミン酸に係る試験法について」（平成15年8月29日食安監発第0829009号）
2)　日本食品衛生協会編：第2版 食品中の食品添加物分析法2000．pp.362-365，日本食品衛生協会，2000.
3)　日本薬学会編：衛生試験法・注解 2010．pp.358-361，金原出版，2010.

図1 サイクラミン酸の測定手順

試料溶液の調製

試料約10g

↓ ＋水約40mlを加え、沸騰水浴上にて15分間加温

冷　却

↓ ＋水

定容100ml

↓

遠心分離

↓

上澄み液10ml

↓

連結カートリッジカラム処理（固相抽出カートリッジカラムに陰イオン交換カートリッジカラムを連結する）

↓ ＋水10ml（洗浄）

固相抽出カートリッジカラムを除去

↓ ＋塩酸（1→100）10mlにて溶出

陰イオン交換カートリッジカラム溶出液を試料液とする

誘導体化反応操作

試料液および標準溶液各10ml

↓ ＋硫酸溶液2ml
＋n-ヘキサン5ml
＋次亜塩素酸ナトリウム溶液1ml

振とう（1分間）

↓ 上層（n-ヘキサン層）／下層（水層）

上層（n-ヘキサン層）

↓ ＋5%炭酸水素ナトリウム溶液25ml

振とう（1分間）

↓ 上層（n-ヘキサン層）／下層（水層）

上層（n-ヘキサン層）

↓

高速液体クロマトグラフィー

連結カートリッジカラム処理

カートリッジカラムは使用前にメタノールおよび水を各10mlずつ通過させ、コンディショニングを行う。

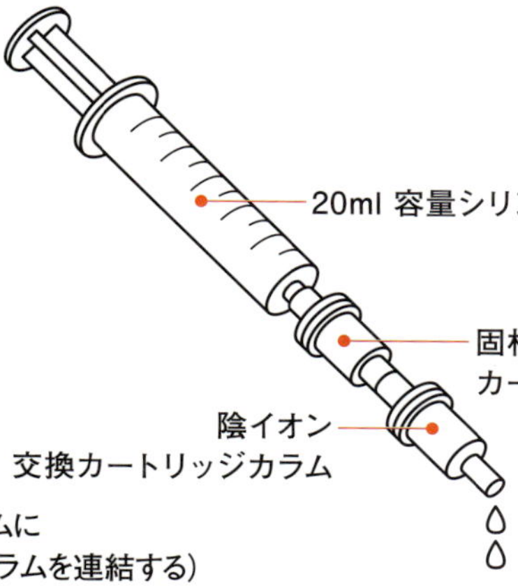

20ml 容量シリンジ
固相抽出（C18）カートリッジカラム
陰イオン交換カートリッジカラム

反応機構

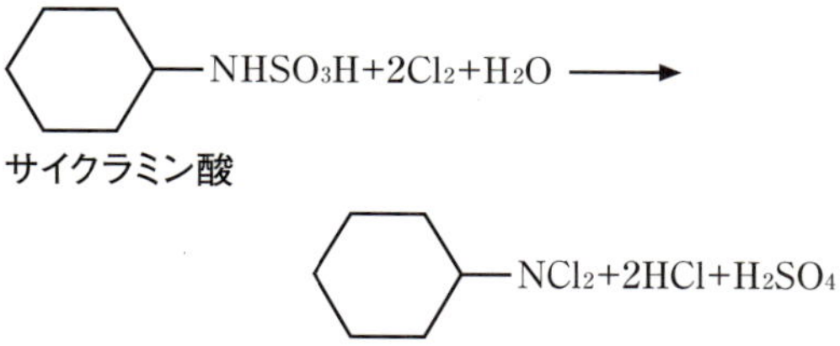

NHSO3H+2Cl2+H2O
サイクラミン酸
NCl2+2HCl+H2SO4
N,N−ジクロロシクロヘキシルアミン

【高速液体クロマトグラフ操作条件】

カラム充塡剤：オクタデシルシリル化シリカゲル、粒子径5μm
カラム管：内径4.6mm、長さ150〜250mm
カラム温度：40℃
移動相：アセトニトリル/水混液（7:3）
流量：1.0ml/min
測定波長：314nm
注入量：10μl

【サイクラミン酸（10μg/ml）のクロマトグラム例】

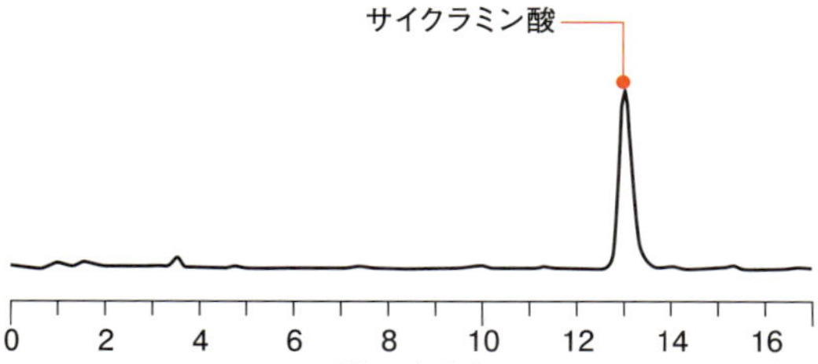

サイクラミン酸
0
2
4
6
8
10
12
14
16
Time(min)

PCB

❶検査の目的

PCB（ポリ塩化ビフェニル）は絶縁油、熱媒体、複写紙などに広く使用されていたが、1968年カネミ油症事件が発生し、数多くのPCB中毒患者が生じ大きな社会問題となった。また、PCBが環境を広く汚染していることが明らかにされたことから、PCBの製造・販売・使用が規制されるなどの措置がとられているが、過去に使用したPCBによる環境汚染や食品汚染が懸念されている。

なお、日本では製造販売された主なPCBとしてカネクロール（KC-200、KC-300、KC-400、KC-500およびKC-600）が知られている。

❷検査の手順

本法は、試料に水酸化カリウムのエタノール溶液を加えアルカリ分解した後、ヘキサンで振とう抽出し、フロリジルカラムクロマトグラフィーで精製した後、ガスクロマトグラフ（ECD）で定量する方法である[1)、2)]。

試薬および装置

① エタノール、ヘキサン：残留農薬試験用

② 硫酸ナトリウム（無水）：PCB分析用

③ 水酸化カリウム：特級

④ フロリジル：60～100メッシュ、130℃で一晩活性化した後、デシケーターで放冷したもの。

⑤ フロリジルカラム：φ2.0cmクロマト管に活性化したフロリジル20gをヘキサンで湿式充塡後、上部に硫酸ナトリウム（無水）約5gを積層したもの。

⑥ ガスクロマトグラフ（ECD）

標準品としてはKC-300、KC-400、KC-500およびKC-600を使用し、試料のクロマトグラフのPCBピークパターンに最もよく合った標準品の組み合わせを用いて定量する。定量する際は、標準品の保持時間と一致するピーク高の和で行う。魚介類やその加工品から検出されるPCBのパターンはKC-500：600＝1：1あるいはKC-500：600＝2：1に類似することが多い。

なお、DDEやフタル酸ジ-2-エチルヘキシルの妨害ピークが認められる場合があるので注意する。

また、PCBのピークパターンで定量する方法以外に、係数化法、十塩素化法などがある。

❸判定基準

「食品中に残留するPCBの規制について」（昭和47年8月24日環食第442号）に暫定的規制値が示されている（表1参照）。

❹結果の評価

定量下限は魚介類、牛乳、肉類、卵類等で0.01ppm、魚油等の油脂で0.1ppmである。

表1 PCBの暫定的規制値

食品名	暫定的規制値（ppm）
魚介類 遠洋沖合魚介類（可食部）	0.5
内海内湾（内水面を含む）魚介類（可食部）	3
牛乳（全乳中）	0.1
乳製品（全量中）	1
育児用粉乳（全量中）	0.2
肉類（全量中）	0.5
卵類（全量中）	0.2
容器包装	5

引用文献
1） 日本薬学会編：衛生試験法・注解．pp.113-122，金原出版，1990.
2） 厚生労働省監：食品衛生検査指針 理化学編．pp.212-216，日本食品衛生協会，1991.

図1 PCBの測定手順

試料の採取　10g（油脂等は1g）

↓

アルカリ分解

1mol/l 水酸化カリウムのエタノール溶液　50ml（油脂等は100ml）
沸騰水浴上、1時間加熱還流
放冷

↓

振とう抽出

ヘキサン50ml（油脂等は100ml）
精製水50ml（油脂等は100ml）
10分間振とう
水層廃棄
精製水50ml（油脂等は100ml）でヘキサン層を洗浄
ヘキサン層を硫酸ナトリウム（無水）で脱水ろ過

↓

減圧濃縮

約5ml まで

↓

フロリジルカラム

濃縮液負荷
ヘキサン200ml で溶出

↓

減圧濃縮、乾固

ヘキサン2ml に溶解

↓

ガスクロマトグラフィー（ECD）

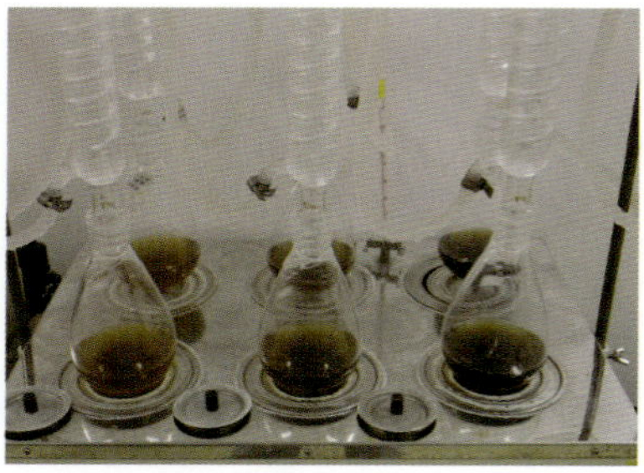

アルカリ分解

【ガスクロマトグラフ操作条件】
カラム：100%ジメチルポリシロキサン　φ0.53mm×10m、膜厚2.65μm
温度：注入口240℃
検出器300℃
カラム170℃（1min）→5℃/min→230℃（5min）
検出器：電子捕捉型検出器（ECD）
【PCBのガスクロマトグラム例（KC-300：400：500：600　1：1：1：1）】

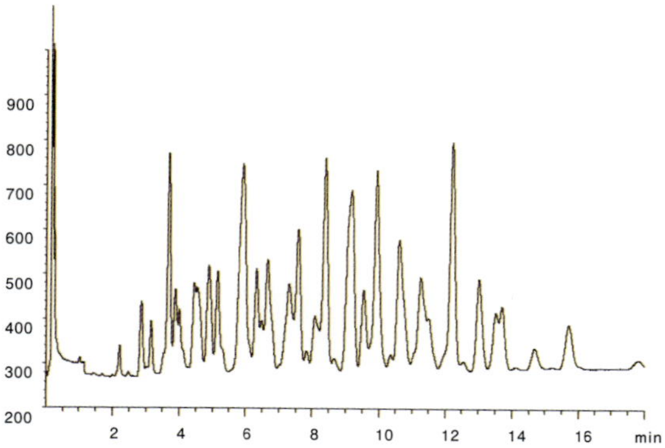
900
800
700
600
500
400
300
200
2
4
6
8
10
12
14
16
min

ダイオキシン類

❶検査の目的

ダイオキシン類は、ポリ塩化ジベンゾ-パラ-ジオキシン（PCDD）、ポリ塩化ジベンゾフラン（PCDF）およびコプラナーポリ塩化ビフェニル（コプラナーPCBまたはダイオキシン様PCB）と定義され、これらの中で毒性の強い29化合物（PCDD 7種、PCDF 10種、コプラナーPCB 12種）について、最も毒性の強い2, 3, 7, 8-TetraCDDの毒性を1としたときの毒性の強さを換算する係数（TEF）を使って、すべての毒性を合計した値をダイオキシン類濃度（TEQ）としている。

ダイオキシン類の発生源はごみ焼却等の燃焼過程や農薬や染料の不純物等で、非意図的に生成される。ダイオキシン類対策特別措置法施行以降、発生源対策が進みダイオキシン類の排出は抑制されてきたが、ダイオキシン類の毒性は非常に強く、いまだ環境中に汚染が広く認められていて人への健康影響や環境影響が懸念されている。

❷検査の手順

ダイオキシン類の分析は、試料からの抽出、クリーンアップおよび定量の工程で行われる。主に農産物はアセトン・ヘキサン溶媒抽出、魚介類・畜産物はアルカリ分解-溶媒抽出で抽出し、クリーンアップには、硫酸処理-シリカゲルカラムまたは多層シリカゲルカラム、アルミナカラム、活性炭シリカゲルカラムを組み合わせて行う。ガスクロマトグラフ-高分解能質量分析計で測定し、サロゲート法を用いて定量を行う[1]。

試薬および装置

① 有機溶媒：ダイオキシン類分析用、残留農薬試験用

② 多層シリカゲル：2%水酸化カリウム被覆シリカゲル、44%および22%硫酸被覆シリカゲル、10%硝酸銀被覆シリカゲル

③ アルミナ：塩基性または中性、活性度Ⅰ

④ 活性炭シリカゲル：ダイオキシン類分析用

⑤ ガスクロマトグラフ-高分解能質量分析装置：二重収束型（分解能10,000以上）

❸判定基準

食品中のダイオキシン類の規制値等はないが、耐容一日摂取量（TDI）4pg-TEQ/kg体重/日が設定されている。日本人が摂取する量は0.68pg-TEQ/kg体重/日で、そのほとんどが食品経由で、その中でも魚介類が約93%寄与している[2]。

❹結果の評価

ダイオキシン類の分析は極微量分析かつ多数の異性体の分離定量が必要なため、極めて高

度な精度管理が要求される。

表1 ダイオキシン類の検出下限

PCDDおよびPCDF			コプラナーPCB	
4～5塩化物	6～7塩化物	8塩化物	ノンオルト体	モノオルト体
0.01pg/g	0.02pg/g	0.05pg/g	0.1pg/g	1pg/g

引用文献

1）「食品中のダイオキシン類及びコプラナーPCBの測定方法暫定ガイドラインについて」(平成11年10月13日衛食第138号・衛乳第200号),「食品中のダイオキシン類の測定方法暫定ガイドラインについて」(平成20年2月28日食安監発第0228003号)
2）厚生労働省「平成23年度食品からのダイオキシン類一日摂取量調査等の調査結果について」平成24年11月6日

図1 ダイオキシン類の測定手順

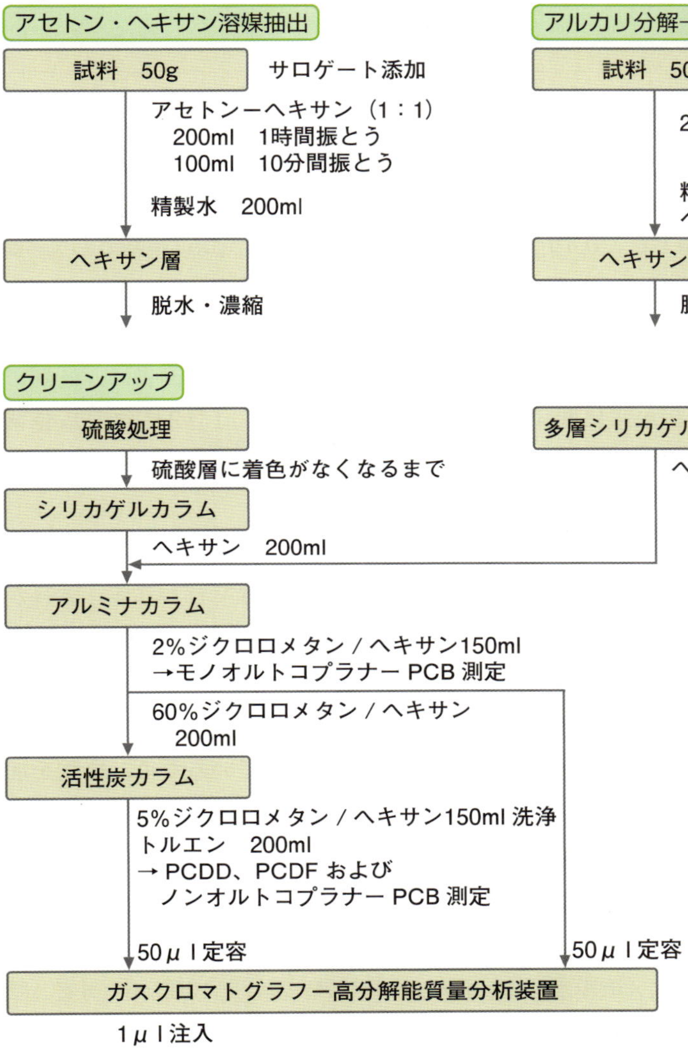
アセトン・ヘキサン溶媒抽出
試料　50g
サロゲート添加
アセトン－ヘキサン（1：1）
200ml　1時間振とう
100ml　10分間振とう
精製水　200ml
ヘキサン層
脱水・濃縮
アルカリ分解-溶媒抽出
試料　50g
サロゲート添加
2mol/l　KOH/ エタノール溶液
200ml　室温12時間
精製水　200ml
ヘキサン　100ml ×3回
ヘキサン層
脱水・濃縮
クリーンアップ
硫酸処理
硫酸層に着色がなくなるまで
シリカゲルカラム
多層シリカゲルカラム
ヘキサン200ml
ヘキサン　200ml
アルミナカラム
2%ジクロロメタン / ヘキサン150ml
→モノオルトコプラナー PCB 測定
60%ジクロロメタン / ヘキサン
200ml
活性炭カラム
5%ジクロロメタン / ヘキサン150ml 洗浄
トルエン　200ml
→ PCDD、PCDF および
ノンオルトコプラナー PCB 測定
50μl 定容
50μl 定容
ガスクロマトグラフ－高分解能質量分析装置
1μl 注入

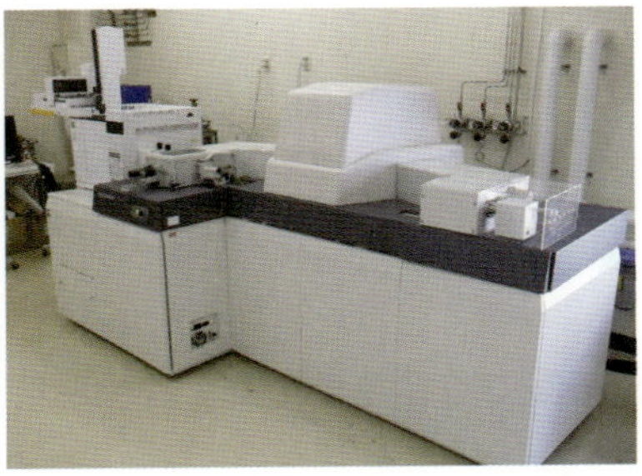

ガスクロマトグラフ－高分解能質量分析装置

【ガスクロマトグラフ－高分解能質量分析計操作条件】
ガスクロマトグラフ部
　カラム：SP-2331キャピラリーカラムφ0.25mm×60m
　　　　　DB-17キャピラリーカラムφ0.25mm×60m
　　　　　HT8-PCBキャピラリーカラムφ0.25mm×60m
　キャリアーガス：ヘリウム　1ml/min
　注入量：1μl
質量分析計部
　測定法：ロックマス方式選択イオンモニタリング（SIM）
　イオン化法：EI
　質量分解能：10,000
　イオン化エネルギー：30～40eV
　イオン化電流：500μA
　加速電圧：～8kV

有機水銀（メチル水銀）

❶ 検査の目的

いわゆる水俣病はメチル水銀が原因物質と判明したが、水俣等の特定地域に限らずメチル水銀濃度の比較的高い値を示す魚介類が流通していることが明らかになり、厚生労働省は昭和48年7月23日付環境衛生局長通知（環乳第99号）で「魚介類の水銀の暫定的規制値について」を定めた。暫定規制値は、総水銀として0.4ppm、メチル水銀として0.3ppm（水銀として）と設定されている。

食品安全委員会における食品健康影響評価において、魚介類等に含まれるメチル水銀に係る摂食に関して考慮すべきハイリスクグループは胎児とされている。厚生労働省は、妊婦に対して「妊婦への魚介類の摂取と水銀に関する注意事項」（平成17年11月2日食安基発第1102001号、平成22年6月1日改訂）を示している。

❷ 検査の手順

メチル水銀の分析は、試料からの抽出、転溶、測定および定量の工程で行われる。試料からの抽出法としては、直接抽出法、アルカリ分解法、アルカリ分解-ジチゾン抽出法等があるが、メチル水銀の測定には、いずれもECD（電子捕捉型検出器）付ガスクロマトグラフが主に用いられている[1)、2)]。

直接抽出法の概要：メチル水銀は魚体中で組織タンパク等と結合しているため、塩酸を加え塩化メチル水銀として遊離し、ベンゼンに移行させ、システイン－アセテート溶液により抽出し、さらにベンゼンに転溶し測定および定量する方法である。

試薬および装置

① ベンゼン：残留農薬分析用

② 塩化メチル水銀標準溶液：塩化メチル水銀0.100gをベンゼンに溶かし1000mlとする（原液）。この原液をベンゼンで順次4回10倍希釈し塩化メチル水銀標準溶液とする。

塩化メチル水銀標準溶液1ml＝0.1 μgCH$_3$HgCl＝0.0799 μgHg

③ システイン－アセテート溶液：L－システイン塩酸塩・一水和物1g、酢酸ナトリウム・三水和物0.775gおよび無水硫酸ナトリウム12.5gを水に溶解させ、100mlとする（用時調製）。

④ ガスクロマトグラフ（ECD）

留意点[1)]

遠心分離でも分離しにくいエマルジョンを形成した場合、低温で凍結させた後、自然融解させ、再度遠心を行うと分離する場合がある。

最終試験溶液には少なからず塩酸が残存し、測定へ影響を与える。そのため試料と同様の操作で、検量線作成用の標準溶液を調製することが望ましい。

❸ 判定基準

魚介類の水銀の暫定的規制値による。

❹ 結果の評価

定量限界：0.01ppm

環境中で無機水銀がメチル化することや、食物連鎖を通じて魚介類中に濃縮することが明らかになっている。また、魚介類の筋肉中の水銀は、大部分がメチル水銀の形態で存在している。

参考文献
1) 日本薬学会編：衛生試験法・注解 2010. pp.493-495, 金原出版, 2010.
2) 厚生労働省監：食品衛生検査指針 理化学編 2005. pp.404-410, 日本食品衛生協会, 2005.
3) 厚生労働省「平成14年度 厚生労働科学研究費補助金（生活安全総合研究事業）分担研究報告書」

表１ 魚介類の水銀の暫定的規制値

規制項目	暫定的規制値
総水銀 メチル水銀	0.4 ppm 0.3 ppm（水銀として）
ただし、マグロ類（マグロ、カジキおよびカツオ）および内水面水域の河川産の魚介類（湖沼産の魚介類は含まない）、ならびに深海性魚介類等（メヌケ類、キンメダイ、ギンダラ、ベニズワイガニ、エッチュウバイガイおよびサメ類）については適用しない。	

図１ メチル水銀の分析手順

直接抽出法

試料　1～5g

↓
9mol/l 塩酸溶液5ml
ベンゼン35ml
10分間振とう
遠心分離
ベンゼン層20ml 分取

システイン－アセテート溶液転溶

↓
システイン－アセテート溶液10ml
5分間振とう
システイン－アセテート溶液層採取

ベンゼン転溶

↓
システイン－アセテート溶液層6ml 分取
塩酸0.5ml
ベンゼン4ml
10分間振とう
ベンゼン層採取

ガスクロマトグラフィー（ECD）

【ガスクロマトグラフ操作条件（パックドカラム）】
カラム充塡剤：固定相液体5～25%DEGS
　または5%PDEAS
固体担体Chromosorb W（80～100メッシュ）
カラム：内径3mm、長さ200cmガラス製
温度：カラム170℃、注入口200℃、検出器200℃
キャリヤーガス：窒素、120ml/分

【ガスクロマトグラフ操作条件（キャピラリーカラム）】
カラム：ULBON HR-Thermon-Hg
　内径0.53mm、長さ15m
温度：カラム160℃、注入口200℃、検出器230℃
キャリヤーガス：ヘリウム、10ml/分

有機スズ化合物

❶検査の目的

有機スズ化合物は、アルキル基やアリール基とスズが結合した化合物の総称である。アルキル基やアリール基の結合した数により、モノ体、ジ体、トリ体、テトラ体が存在する。モノブチルスズ（MBT）やジブチルスズ（DBT）はプラスチックの安定剤や樹脂合成の触媒に使用されている。また、トリブチルスズ（TBT）やトリフェニルスズ（TPT）は殺菌剤として使用されたり、かつては魚網防汚剤や船底塗料に使用されていたが、現在は国際海事機関（IMO）外交会議で「2001年の船舶の有害な防汚方法の規制に関する国際条約（AFS条約）」が採択され、船舶の船体外部表面に有機スズ化合物を含有する防汚塗料の存在の禁止が決議されたのに伴いこれらの用途では使用されていない。

国内ではトリブチルスズオキシド（TBTO）が第一種特定化学物質に、ほかのTBT13物質とTPT 7物質が第二種特定化学物質に指定され、製造・輸入が制限されている。DBTについては食品衛生法に基づき、ポリ塩化ビニルを主成分とする合成樹脂製の器具・容器包装および金属缶に関して規格基準が定められている。また、ＴＰＴについては米国においてフェンチンという名前で農薬の殺菌剤として登録されているため、日本国内での農薬登録はないが、160を超える農産物および畜水産物に残留基準値（0.02～0.5ppm）が設けられている[1]。

❷検査の手順

有機スズ化合物の分析は、試料からの抽出、誘導体化、クリーンアップおよび定量の工程で行われる。主に魚介類は臭化水素酸-メタノール/酢酸エチル抽出し、酢酸エチル/ヘキサンで転溶し、テトラエチルホウ酸ナトリウムでエチル誘導体化後、水酸化カリウム/エタノール溶液によるアルカリ分解およびフロリジルカートリッジカラムを用いてクリーンアップ行う。ガスクロマトグラフ-質量分析計で測定し、サロゲートを用いて定量を行う[2]。

試薬および装置

① 有機溶媒：残留農薬試験用
② テトラエチルホウ酸ナトリウム：水質分析用
③ その他試薬：試薬特級
④ フロリジルカートリッジカラム：500～1000mg、ヘキサン10mlでコンディショニング
⑤ ガスクロマトグラフ-質量分析装置：四重極型

測定に際しての注意点

モノ体、ジ体はブランクから出ることがある。特にＤＢＴは安定化剤としてプラスチックに添加されているため、プラスチックを使用する純水製造装置や器具からの汚染に注意が必要である。また、モノ体、ジ体のエチル化体は濃縮損失が見られるため注意が必要である。

❸結果の評価

表1のとおりである。

表1　有機スズ化合物の目標定量下限値[3)]

MBT	DBT	TBT	MPT	DPT	TPT
4.5 pg/g	3.0 pg/g	3.0 pg/g	3.0 pg/g	1.5 pg/g	1.5 pg/g

引用文献
1）　食品安全委員会「ファクトシート」平成24年6月14日
2）　環境省「要調査項目等調査マニュアル（水質、底質、水生生物）」pp.173-184，平成14年3月
3）　環境省「平成18年度版「化学物質と環境」」pp.266-270

図1 有機スズ化合物の測定手順

試料5g　サロゲート添加
↓ 1mol/l 臭化水素酸－メタノール / 酢酸エチル（1：1）70ml
　30分間振とう
　吸引ろ過
転　溶
↓ 飽和臭化ナトリウム溶液100ml
酢酸エチル / ヘキサン（3：2）30ml ×2回
　10分間振とう
ヘキサン200ml
有機溶媒層
↓ 脱水・濃縮
エタノール5ml
誘導体化
↓ 酢酸緩衝液（pH5）5ml
精製水10ml
10%テトラエチルホウ酸ナトリウム溶液1ml
　10分間振とう
アルカリ分解
↓ 1mol/l 水酸化カリウム / エタノール溶液40ml
　1時間振とう
転　溶
↓ 純水25ml
ヘキサン40ml ×2回
　10分間振とう
ヘキサン層
↓ 脱水・濃縮
フロリジルカートリッジカラム
↓ 5%ジエチルエーテル / ヘキサン6ml
　濃縮
1ml 定容
ガスクロマトグラフー質量分析装置

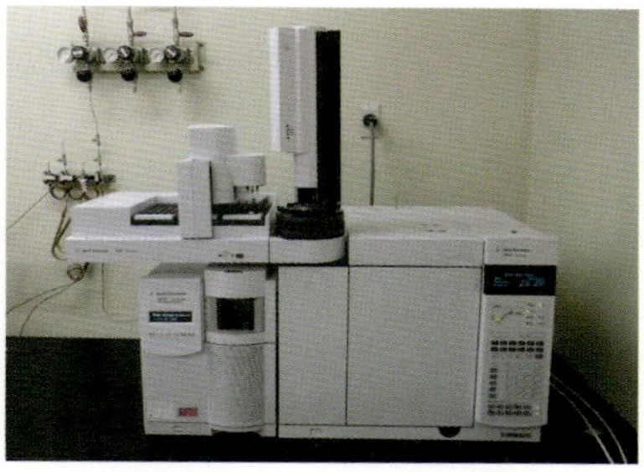
ガスクロマトグラフー質量分析装置

【ガスクロマトグラフー質量分析計操作条件】
ガスクロマトグラフ部
　カラム：5%フェニルジメチルポリシキロサンキャピラリーカラム
　　　φ0.25mm×30m、膜厚0.25μm
　カラム温度：60℃（2min）→20℃/min→130℃→10℃/min→210℃→5℃/min→260℃→10℃/min→300℃（2min）
　注入口温度：270℃
　注入法：スプリットレス
　キャリアーガス：ヘリウム　1ml/min
　注入量：1μl
質量分析計部
　イオン化法：EI
　イオン化電圧：70eV
　インターフェイス温度：280℃
　イオン源温度：230℃
　測定イオン：

MBT	；235（233）	MBT-d_9	；244（242）
DBT	；261（263）	DBT-d_{18}	；279（281）
TBT	；263（261）	TBT-d_{27}	；318（316）
MPT	；253（255）	MPT-d_5	；260（258）
DPT	；303（301）	DPT-d_{10}	；313（311）
TPT	；351（349）	TPT-d_{15}	；366（364）
TeBT-d_{36}	；318（316）		

（　）は確認用

カドミウム

❶ 検査の目的

カドミウムは広く自然界に分布しており、鉱山や精錬所から流出し、かつては河川水により土壌を汚染した流域もあった。カドミウムは肝臓、腎臓へ蓄積し長期間体内に滞留し、骨の脱灰化により引き起こされるイタイイタイ病の原因となった。発がん性としては、IARC（国際がん研究機関）では発がん性のあるグループ1に分類されている。食品では魚介類に広く含有され、内臓に高濃度（数10ppm程度）で蓄積している。栽培土壌、水由来により米、野菜類、豆類など農作物でも含有している。農作物では酸化状態で吸収されやすいため、栽培状況によりカドミウム吸収率が変化するが、米に～1ppm程度含有していた報告がある。米は摂食量が多いため、カドミウム摂取量における寄与率が高い。

食品衛生法では米のカドミウムおよびその化合物の残留基準は0.4ppm（mg/kg）と定められている。また、清涼飲料水の成分規格として検出してはならない（0.1ppm未満）とされており、その製造原水、ミネラルウォーターについても0.01mg/l以下と定められている。

米に対する公定法では原子吸光光度法、誘導結合プラズマ発光分光光度法および誘導結合プラズマ質量分析法が採用されている。食品中のカドミウム含有量は主に数ppm程度であるため、ここでは適用範囲が広く汎用的な原子吸光光度法を紹介する。

❷ 検査の手順

本法は、試料を硫酸・硝酸による湿式分解を行い、分解液をpH調整後、ジエチルジチオカルバミン酸ナトリウム（DDTC-Na）を加えてカドミウムのキレート化合物をつくり、メチルイソブチルケトン（MIBK）により抽出して、原子吸光光度計でカドミウムを測定する方法である。

試薬

① 硫酸、硝酸、塩酸：有害金属分析用

② 25%酒石酸カリウムナトリウム溶液：酒石酸カリウムナトリウム25gを水に溶かして100mlとする。

③ 0.1%ブロムチモールブルー溶液：ブロムチモールブルー0.1gに50%エタノール100mlを加えて溶解する。沈殿、懸濁する場合はろ過して使用する。

④ 飽和硫酸アンモニウム溶液：水に硫酸アンモニウムを過剰に加え攪拌、放置し、上清液を使用する。

⑤ 1%ジエチルジチオカルバミン酸ナトリウム（DDTC）溶液：ジエチルジチオカルバミン酸ナトリウム1gを水に溶かして100mlとする。

⑥ メチルイソブチルケトン（MIBK）：特級

⑦ カドミウム標準溶液：市販のカドミウム標準液（100μg/ml）を0.1mol/l硝酸で希釈して1μg/ml溶液を作成する。

❸結果の評価

定量下限0.01mg/kg

図1 カドミウムの測定手順

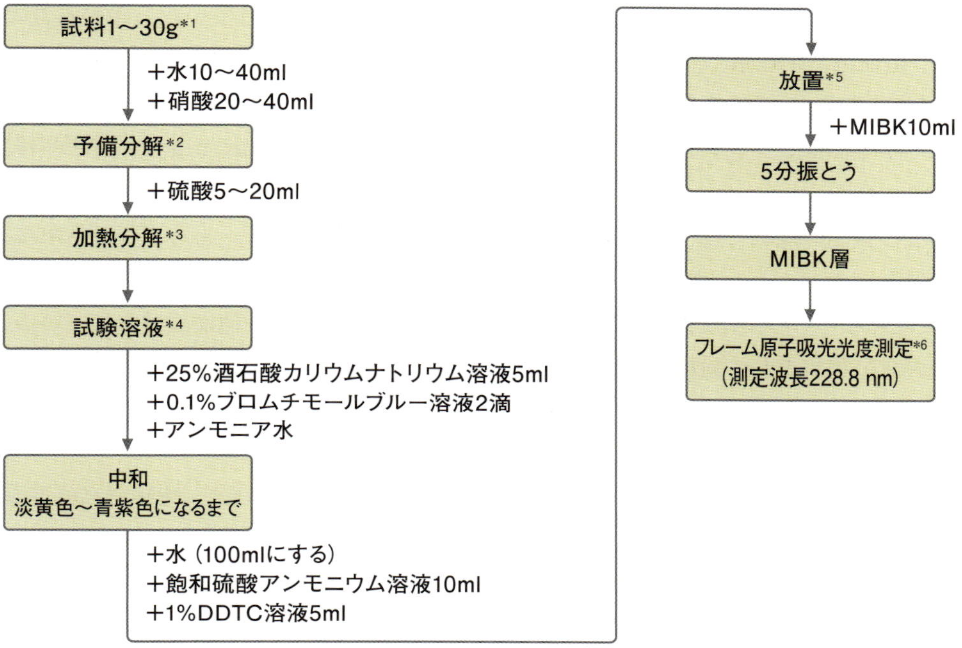
試料1～30g*1
＋水10～40ml
＋硝酸20～40ml
予備分解*2
＋硫酸5～20ml
加熱分解*3
試験溶液*4
＋25%酒石酸カリウムナトリウム溶液5ml
＋0.1%ブロムチモールブルー溶液2滴
＋アンモニア水
中和
淡黄色～青紫色になるまで
＋水（100mlにする）
＋飽和硫酸アンモニウム溶液10ml
＋1%DDTC溶液5ml
放置*5
＋MIBK10ml
5分振とう
MIBK層
フレーム原子吸光光度測定*6
（測定波長228.8 nm）

フレーム原子吸光測定の原理

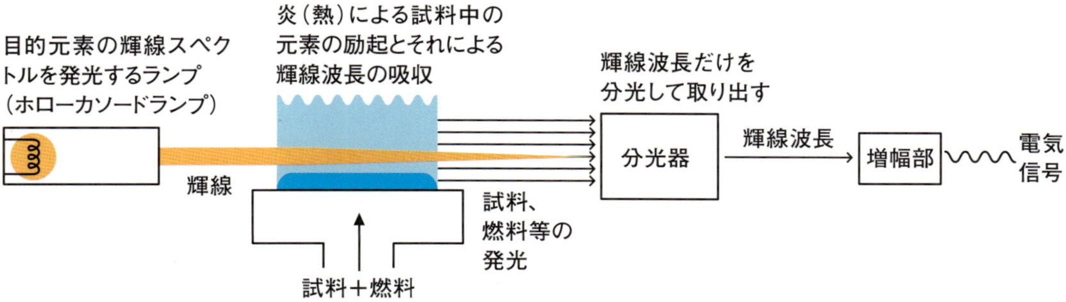
目的元素の輝線スペクトルを発光するランプ（ホローカソードランプ）
炎（熱）による試料中の元素の励起とそれによる輝線波長の吸収
輝線波長だけを分光して取り出す
輝線
試料、燃料等の発光
試料＋燃料
分光器
輝線波長
増幅部
電気信号

*1：300～500 mlのケルダールフラスコに採取する。空試験を同時に操作する。
*2：最初の反応が収まるまで放置し、試料が融解するまで穏やかに加熱する。
*3：黒くタール状に乾固しないように硝酸を適宜加えながら、分解液が淡黄色～透明になるまで加熱する。
*4：分解液を放冷し、水で定容し、適量(Cdとして0.1～10 μgで50 ml以下）を分取する。カドミウムが低濃度の場合は全量を使用する。ここからカドミウム標準溶液を段階的に分取したものについて操作し、検量線を作成する。
*5：中和により発熱するため、室温になるまで放置する。長時間放置すると生成したキレート化合物が分解するため注意する。
*6：ブランクとしてMIBKを吸引しながら測定する。

参考文献

1） 日本薬学会編：衛生試験法・注解 2010．p.417，金原出版，2010．
2） JIS K 0102（2008）．p.206，日本規格協会

鉛

❶検査の目的

鉛は広く自然界に分布しており、鉱山から河川に流出する場所もある。かつてはガソリンや塗料中にも鉛が使われており、農薬としてもヒ酸鉛の使用が許可されていた。鉛の毒性として神経系、造血系、生殖系、腎臓への影響が指摘されている。鉛の摂取経路は土壌、食品、大気、水などからだが、大部分は食品に由来する。食品においてはトータルダイエットスタディ調査により、各食品群に広く分布していることがわかっており、0.01ppm（mg/kg）程度の鉛が検出されている。

食品衛生法の食品の規制では、鉛およびその化合物の残留基準として、もも、なつみかん、いちご、ぶどう、ばれいしょ、きゅうりおよびトマトについて1.0ppm（mg/kg）、なつみかんの外果皮、にほんなし、りんごおよびほうれんそうについて5.0ppmの規制値が設けられている。清涼飲料水の成分規格として検出してはならない（0.4ppm未満）とされており、その製造原水についても0.1mg/l以下、ミネラルウォーターについては0.05mg/l以下と定められている。食品添加物についても品目により1～10ppmの規制がある。

食品中の含有量は微量のため高感度の分析方法が必要となる。ここでは、簡易で高感度な電気加熱原子吸光光度法を紹介する。

❷検査の手順

本法は、試料を450℃で乾式灰化し、残渣を6M塩酸に溶解した溶液について、マトリクスモディファイヤーを加えて電気加熱原子吸光光度計で鉛を測定する方法である。

試薬

① 硝酸、塩酸：有害金属分析用

② マトリクスモディファイヤー：1％パラジウム-1％マグネシウム溶液（15％硝酸溶液）を水で10倍に希釈する。

③ 鉛標準溶液：市販の鉛標準液（100μg/ml）を0.1mol/l硝酸で希釈して1ng/ml溶液を作成し鉛標準溶液とする。

装置

電気加熱原子吸光光度計

表1 測定プログラム例

	温度（℃）	時間（秒）
予備乾燥	85	20
乾燥	150	30
灰化	1200	20
原子化	2800	3

図1 鉛の測定手順

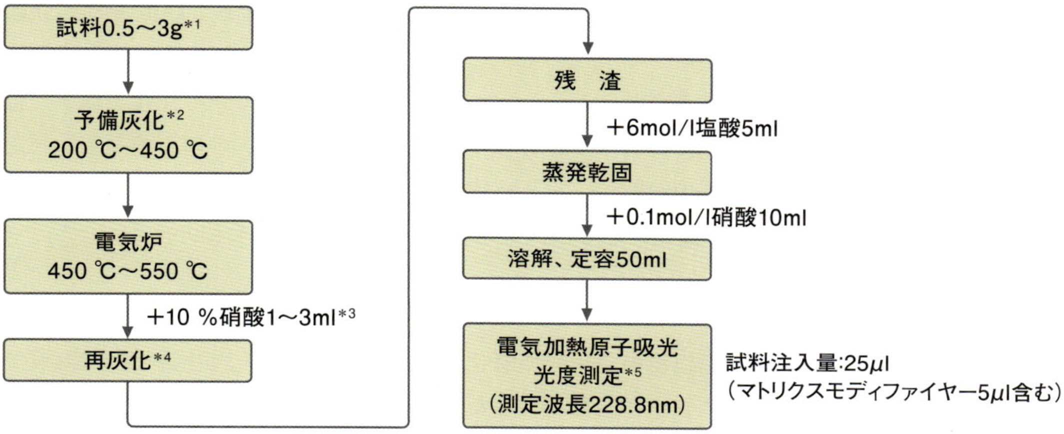
試料0.5～3g*1
予備灰化*2
200 ℃～450 ℃
電気炉
450 ℃～550 ℃
+10 %硝酸1～3ml*3
再灰化*4
残 渣
+6mol/l塩酸5ml
蒸発乾固
+0.1mol/l硝酸10ml
溶解、定容50ml
電気加熱原子吸光
光度測定*5
（測定波長228.8nm）
試料注入量:25μl
（マトリクスモディファイヤー5μl含む）

ファーネス原子吸光光度計の原理

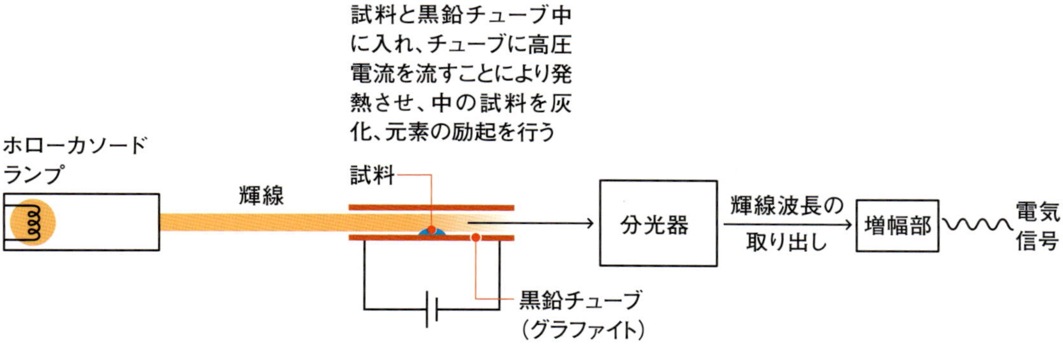
試料と黒鉛チューブ中
に入れ、チューブに高圧
電流を流すことにより発
熱させ、中の試料を灰
化、元素の励起を行う
ホローカソード
ランプ
輝線
試料
分光器
輝線波長の
取り出し
増幅部
電気
信号
黒鉛チューブ
（グラファイト）

*1：酸で洗浄した石英皿または白金皿に採取する。汚染がないことを確認すればホウケイ酸ガラス製ビーカーを使用してもよい。
*2：ホットプレートなどであらかじめ予備灰化を行い炭化させる。
*3：残渣全体を湿らすようにする。
*4：炭化物が残る場合は再灰化を実施する。この場合、予備灰化から繰り返す。
*5：鉛標準溶液を使用し1ng/ml～10ng/mlの溶液について検量線を作成する。

参考文献
1） AOAC Official Method 999.11
2） J. AOAC International, Vol.83, No.5, p.1204, 2000.

総水銀

❶検査の目的

総水銀は無機水銀と有機水銀の総量である。食品中ではメチル水銀などのアルキル水銀の形態で魚介類に多く存在しているが、きのこ類や農産物の米、豆類、野菜、果実などにも水銀が存在している。無機水銀は体内で主に腎臓に蓄積し、障害を発症する。国際機関であるJECFA（FAO/WHO合同食品添加物専門家会議）は総水銀のPTWI（暫定耐容週間摂取量）について、2003年にヒト体重1kg当たり4μgに設定した。

食品衛生法では魚介類（マグロ類、湖沼産を除く内水面水域の河川産および深海性魚介類を含まない）について総水銀0.4ppm（mg/kg）（メチル水銀0.3ppm（Hgとして））の暫定規制値がある。また、清涼飲料水の製造原水、ミネラルウォーターについても0.0005mg/l以下と定められている。総水銀は高濃度に含有する魚介類から、低濃度の野菜、きのこ類なども測定する必要があるため、試料の適用範囲が広く高感度な方法が適している。ここでは試料を多量に採取・処理でき、高感度で測定できる湿式分解-循環式還元気化法を紹介する。

❷検査の手順

試料を硫酸存在下で硝酸・過塩素酸を用いて酸化分解する。分解液を塩化第一スズ溶液で水銀を還元し、発生した水銀蒸気を通気循環させながら濃度を均一化した後、原子吸光光度計の吸収セルに導入し、水銀の吸光度を測定する。

試薬

① 硫酸、硝酸、過塩素酸：有害金属分析用

② 10％塩化第一スズ溶液：塩化第一スズ10gに水60mlおよび硫酸2.85mlを加えて溶解し、水で100mlに定容する。

③ リン酸トリ-n-ブチル

④ 水銀標準液：塩化水銀0.135gを10％硝酸100mlに溶かし水で1000mlに定容する。用時、1％硝酸で希釈して用いる。

装置

循環式還元気化-原子吸光光度計

❸結果の評価

定量下限：0.001mg/kg（試料採取量5g）

添加回収率：94～103％（野菜）

図1 総水銀の測定手順

試料0.1～5.0g*1
分解容器

↓ ＋硫酸5ml
＋硝酸3ml

初期分解反応が
終わるまで放置*2

↓ ＋過塩素酸3ml

加熱分解*3
～200 ℃

水銀発生用容器に
採取・分取*4

↓

定容*5

↓ ＋リン酸トリ-n-ブチル1滴
＋10%塩化第一スズ溶液10ml

循環式還元気化ー
原子吸光光度計*6
（測定波長253.7nm）

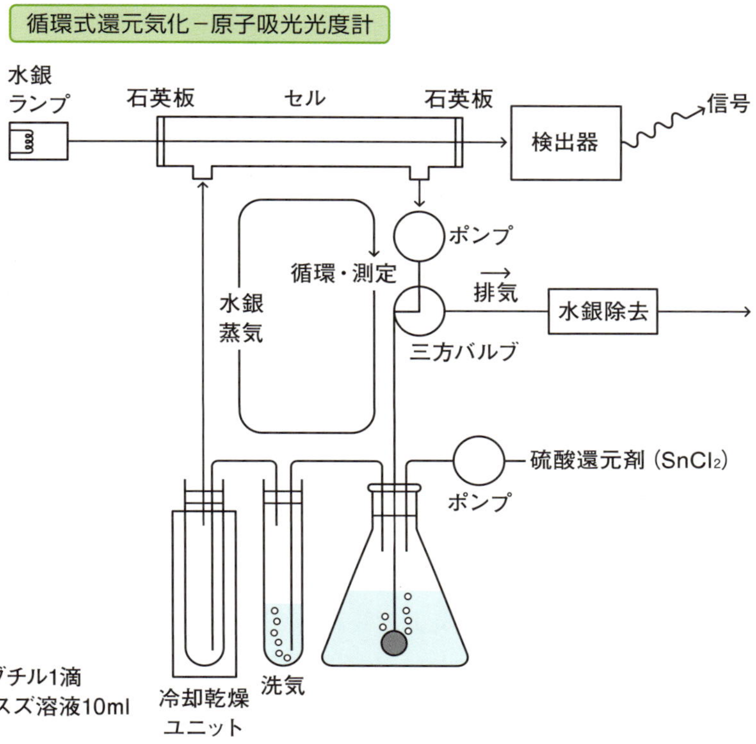
循環式還元気化－原子吸光光度計
水銀
ランプ
石英板
セル
石英板
検出器
信号
ポンプ
循環・測定
排気
水銀除去
水銀
蒸気
三方バルブ
硫酸還元剤（SnCl2）
ポンプ
冷却乾燥
ユニット
洗気

＊1：野菜など濃度が低い場合は、試料採取量を20g程度まで増やす。
＊2：初期反応が激しい場合もあるため、局所排気装置の中で実施する。
＊3：水冷または空冷管を接続して分解する。分解物がタール状になった場合は硝酸を適宜追加する。
＊4：標準溶液を5ngから段階的に水銀発生用容器に分取し、硫酸（1+1）を加えて濃度を調整し、測定したものを検量線とする。
＊5：濃度が高い場合は分取するが、その場合は硫酸濃度が低下するため、硫酸（1+1）を加えて濃度を調整する。
＊6：通気式還元気化－原子吸光光度計を使用してもよい。

参考文献
1） 日本薬学会編：衛生試験法・注解 2010．p.419，金原出版，2010．
2） 田中健ほか：市販野菜及び果物中の総水銀定量法の改良並びに総水銀の含有量調査．食品衛生学雑誌，33巻4号，p.359，1992．

総ヒ素

❶検査の目的

総ヒ素は毒性の強い無機ヒ素と毒性の弱い有機ヒ素化合物の総量であるが、米や一部の海藻には微量の無機ヒ素が、海藻、魚介類には有機ヒ素が存在することがわかっている。また、かつてヒ酸鉛が農薬として許可されていた時期もあり、土壌中にもヒ素が残留している可能性がある。近年、毒性の強い無機ヒ素の摂取量を評価する動きがあるが、無機ヒ素は微量であり高度な機器が必要となるため、比較的簡易に測定することができる総ヒ素を評価することには意義がある。

食品衛生法では、農薬としてばれいしょや果菜類などの野菜、なつみかんなどの果実について1.0～3.5ppm（mg/kg）未満に規制されている。また、清涼飲料水の成分規格では検出してはならない（As_2O_3として0.8mg/kg）と規定されている。また、清涼飲料水の製造原水、ミネラルウォーターについても0.05mg/l以下と定められている。これら公定法の試験は簡易だが定性試験であり感度もあまりよくない。また、試薬に毒物や健康影響を及ぼす溶媒を使用するため好ましくない。ここでは代替法として、適用範囲が広く感度がよい水素化物発生装置-加熱石英管セル原子吸光光度装置を使用した分析法を紹介する。

❷検査の手順

ヒ素を酸性化で揮散させないように、硫酸と硝酸を用いて有機物を分解し、分解物を還元して水素化するとヒ素は揮発しやすいアルシンとなり遊離する。アルシンをアルゴンガスを用いて加熱した石英管セルに送り込み、原子吸光計でヒ素の吸収を測定し、定量する。

試薬

① 硫酸、硝酸、塩酸：金属測定用

② 飽和シュウ酸アンモニウム溶液：水に過剰のシュウ酸アンモニウムを加え、撹拌して飽和溶液とする。

③ 20％ヨウ化カリウム溶液：ヨウ化カリウム20gを水に溶かして100mlとする。

④ 10％アスコルビン酸溶液：L-アスコルビン酸10gを水に溶かして100mlとする。

⑤ 0.1％水素化ホウ素ナトリウム－0.5％水酸化ナトリウム溶液：用時、20％水酸化ナトリウム溶液5mlに水素化ホウ素ナトリウム0.2gを加え、水で200mlとする。

⑥ 18％塩酸：塩酸50mlに水を加えて100mlとする。

⑦ ヒ素標準溶液：市販のヒ素標準液を水で希釈し、0.1mg/lとしたものを標準溶液とする。

装置

水素化物発生装置-加熱石英管セル原子吸光光度計

❸結果の評価

定量下限：0.1mg/kg（試料採取量1g）

併行精度：4.9%、室内精度：12.2%

図1 総ヒ素の測定手順

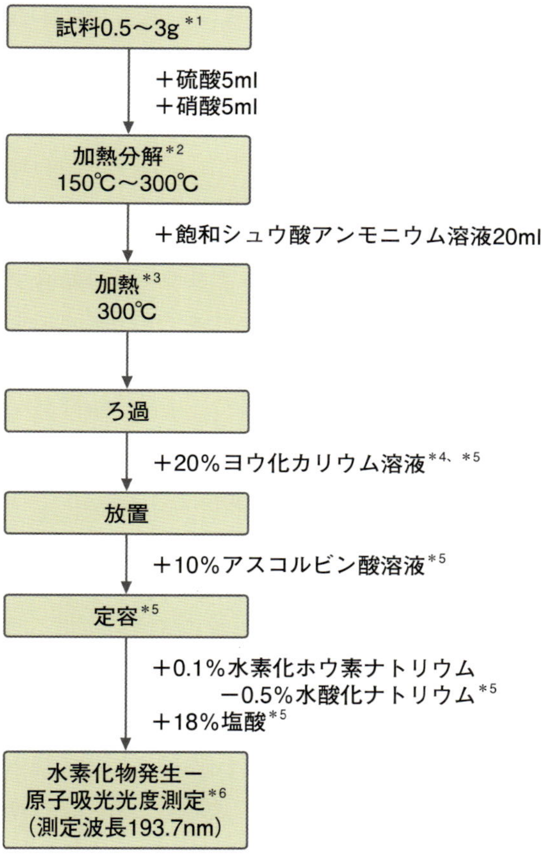
試料0.5～3g*1
＋硫酸5ml
＋硝酸5ml
加熱分解*2
150℃～300℃
＋飽和シュウ酸アンモニウム溶液20ml
加熱*3
300℃
ろ過
＋20％ヨウ化カリウム溶液*4、*5
放置
＋10％アスコルビン酸溶液*5
定容*5
＋0.1％水素化ホウ素ナトリウム
－0.5％水酸化ナトリウム*5
＋18％塩酸*5
水素化物発生－
原子吸光光度測定*6
（測定波長193.7nm）

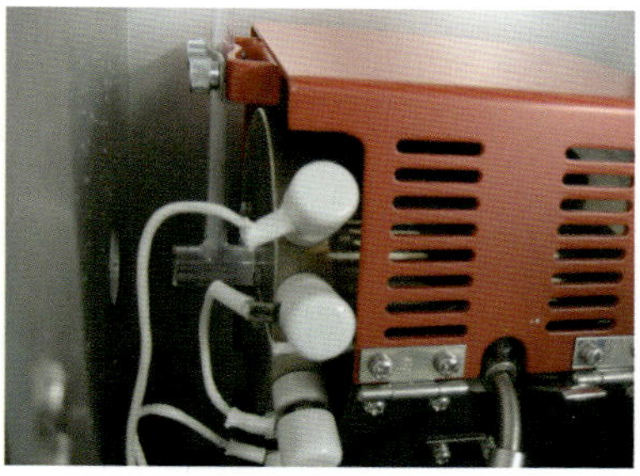

石英管セル加熱部

*1：分解方法に合わせてケルダールフラスコ容器または自動分解用容器に採取する。ガラス製容器はヒ素を含まないものを使用する。容器の大きさは試料採取量にあわせる。

*2：分解中、硝酸が不足するとタール状になり、さらに加熱すると炭化してヒ素が揮散するため、硝酸を適宜追加しながら分解液が澄明になるまで加熱する。澄明になったら300℃に加熱し硫酸白煙を発生させる。

*3：硫酸白煙が発生するまで行う。

*4：標準溶液を段階的に分取して、ここから同様に操作し検量線を作成する。

*5：装置に合わせて最適な濃度と試薬量を採用する。

*6：加熱にはフレーム式と電気加熱式がある。

参考文献

1）日本薬学会編：衛生試験法・注解 2010．p.430，金原出版，2010．

無機ヒ素

❶検査の目的

一部の食品中には毒性の強い無機ヒ素と毒性の弱い有機ヒ素が存在する（「総ヒ素」の項を参照）。無機ヒ素は急性毒性だけでなく人体に様々な障害を誘引する。ＩＡＲＣ（国際がん研究機関）ではグループ1に分類されており、発がん性が指摘されている。米や一部の海藻には無機ヒ素が存在することがわかっているが、有効なデータが少なく国際機関であるＪＥＣＦＡ（ＦＡＯ/ＷＨＯ合同食品添加物専門家会議）は無機ヒ素の耐用摂取量を決めるための調査を実施している。

❷検査の手順

試料に希硝酸を加え有機ヒ素を無機ヒ素まで分解しない条件で加熱することにより、試料を部分分解し無機ヒ素を抽出する。抽出液について、高速液体クロマトグラフ－誘導結合プラズマ質量分析装置によりヒ素化合物を分離、定量し、As（Ⅲ）とAs（Ⅴ）を合計したものを無機ヒ素とする。ここで示す方法は海藻または米について適用することができる。

試薬

① 0.15mol/l硝酸溶液：硝酸（微量金属測定用）2.411mlを水に溶解し、250mlとする。

② 0.3mol/l硝酸溶液：硝酸（微量金属測定用）4.822mlを水に溶解し、250mlとする。

③ 0.1％メチルオレンジ溶液：メチルオレンジ0.1gを水100mlに溶解する。

④ 移動相：n-ブタンスルホン酸ナトリウム1.602g、マロン酸0.416g、25％テトラメチルアンモニウムヒドロキシド（ＴＭＡＨ）1.458g、メタノール0.5mlを水に溶解し、硝酸を用いてpH3.0に調整後、1000mlに定容する。

⑤ 亜ヒ酸標準溶液：乾燥した粉末の亜ヒ酸（三酸化二ヒ素）を0.10gを正確に量りとり、20％水酸化ナトリウム溶液5mlを加えて溶解し、5％硫酸で中和後さらに10ml過剰に加えて純水で1000mlに希釈したものを標準原液とする。標準原液を段階的に水で希釈したものを標準溶液とする。市販の値付けされた亜ヒ酸標準溶液（As（Ⅲ））を水で希釈して使用してもよい。

⑥ ヒ酸標準溶液：ヒ酸水素ナトリウム7水和物を段階的に水で希釈したものを標準溶液とする。市販の値付けされたヒ酸標準溶液（As（Ⅴ））を水で希釈して使用してもよい。

装置

高速液体クロマトグラフ-誘導結合プラズマ質量分析装置

❸結果の評価

定量下限0.5mg/kg（海藻）、0.01mg/kg（米）

添加回収率93～107％（海藻）

食品中には海藻のひじきに特異的に多く含まれ、乾物で65～105mg/kg、水戻し後で32～

65mg/kgがあるが、煮出し後は15mg/kg以下になるという報告があり、水に溶け出すことがわかっている。米には0.04～0.54mg/kg含有するという報告があり、摂食量が多いため米は主要な摂取源の一つになる。

図1　無機ヒ素の測定手順

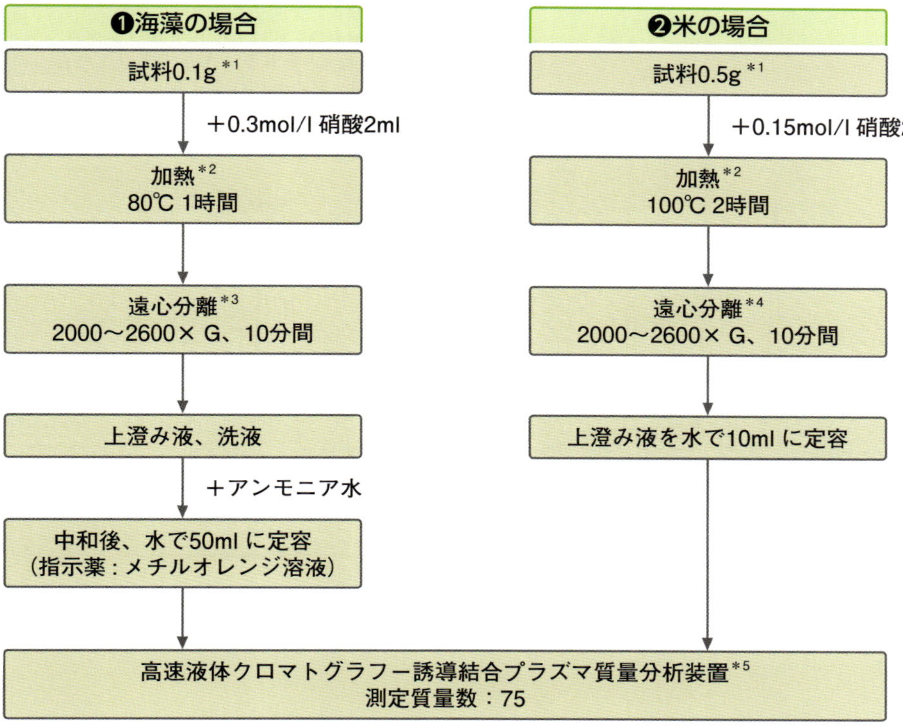
❶海藻の場合
試料0.1g *1
＋0.3mol/l 硝酸2ml
加熱 *2
80℃ 1時間
遠心分離 *3
2000～2600× G、10分間
上澄み液、洗液
＋アンモニア水
中和後、水で50ml に定容
（指示薬：メチルオレンジ溶液）
❷米の場合
試料0.5g *1
＋0.15mol/l 硝酸2ml
加熱 *2
100℃ 2時間
遠心分離 *4
2000～2600× G、10分間
上澄み液を水で10ml に定容
高速液体クロマトグラフー誘導結合プラズマ質量分析装置 *5
測定質量数：75

*1：あらかじめ粉砕した試料を用いる。容器はヒ素を含まないガラス製を使用する。
*2：分解中加圧しないように時計皿や蓋をのせ、硝酸が揮散、乾固しないように加熱する。
*3：残渣に水を10ml加えて、遠心分離を2回繰り返し、洗液と上澄み液を合わせる。
*4：残渣に水を2ml加えて、遠心分離を2回繰り返し、洗液と上澄み液を合わせる。
*5：装置の最適条件に合わせて流量を調整する。

【高速液体クロマトグラフ操作条件】

カラム：CAPCELL PAK C18 MG、4.6mm×250mm［Shiseido Ltd］

移動相：10mM1-ブタンスルホン酸ナトリウム、4mM水酸化テトラメチルアンモニウム、4mMマロン酸、0.05%メタノール、pH3.0（硝酸で調整）

【形態別ヒ素のクロマトグラム例】

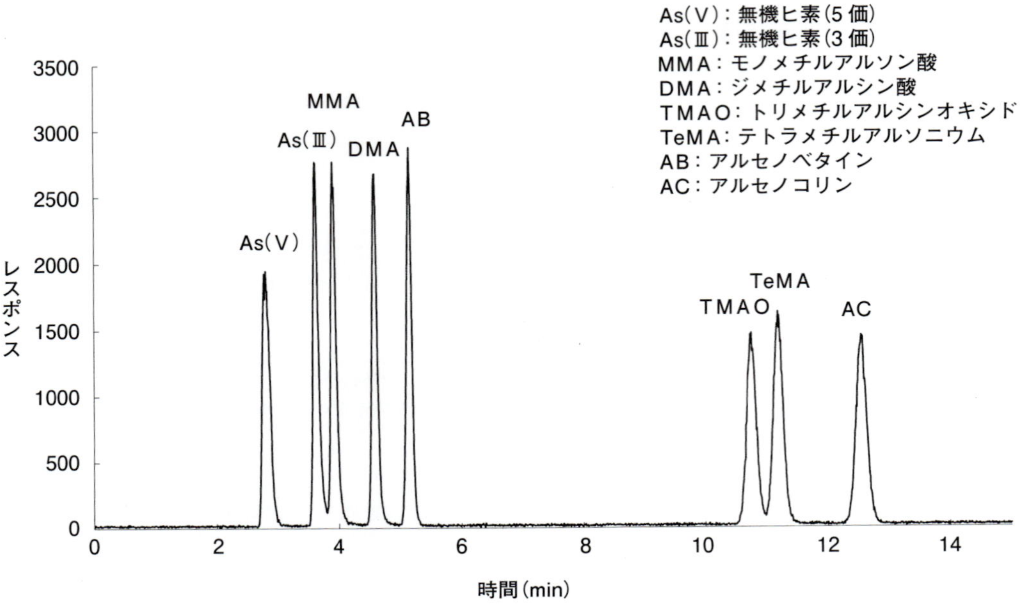
As(Ⅴ)：無機ヒ素(5価)
As(Ⅲ)：無機ヒ素(3価)
MMA：モノメチルアルソン酸
DMA：ジメチルアルシン酸
TMAO：トリメチルアルシンオキシド
TeMA：テトラメチルアルソニウム
AB：アルセノベタイン
AC：アルセノコリン
As(Ⅴ)
As(Ⅲ)
MMA
DMA
AB
TMAO
TeMA
AC
レスポンス
0
500
1000
1500
2000
2500
3000
3500
0
2
4
6
8
10
12
14
時間(min)

参考文献

1)　Jerome O. Nriagu：Arsenic in the environment, partⅡ. Wiley, 1994.

2)　長岡（浜野）恵ほか：ひじき中の無機ヒ素を正確に抽出・定量するための硝酸を用いた酸部分分解法の検討および水戻しひじきへの応用．食品衛生学雑誌，49巻2号，p.88，2008.

3)　長岡（浜野）恵ほか：硝酸による酸部分分解とHPLC/ICP-MSを用いた米中の無機ヒ素定量法．食品衛生学雑誌，49巻2号，p.95，2008.

4)　西村勉ほか：多種類の米中の総ヒ素定量法および無機ヒ素を分別定量するための硝酸部分分解法の検討．食品衛生学雑誌，51巻4号，p.178，2010.

異物

❶検査の目的

異物は、一般に食品中に混入した有形外来物（通常は固形または半固形物）をいう。また、これら外来混入物以外にも「焼けこげ」等製造工程中や製品保存中に発生した固形物、およびカビも対象となり得る。

また、食品中の異物は主として以下のように分類される。

① 動物性異物

昆虫、ダニなどの成虫、さなぎ、幼虫、卵およびこれらの破片や排泄物、動物の体毛や排泄物、寄生虫など。

② 植物性異物

異種植物種子、非可食性植物体およびその断片（木片など）、植物繊維加工品の断片（紙など）、ゴム片、カビなど。

③ 鉱物性異物

天然鉱物片（小石など）、動物由来鉱物片（貝殻片など）、鉱物性加工品（ガラス、陶磁器、金属片、プラスチック、合成ゴムなど）の断片など。

これら異物の混入や発生原因の追究のため、異物が何かを調べる検査（異物検査）は重要である。

❷検査の手順

異物検査は、❶試料採取、❷試料の前処理、❸異物の分離捕集操作、❹異物の鑑別同定およびこれらの計数（または計量）という手順が通常である。ここでは、異物鑑別同定方法を取り上げる（図1）。

① 情報収集

異物が発見された食品の種類、食品の製造・輸入・販売過程での異物混入が考えられる場所などについて、可能な限り情報を収集する。

② 形状などの観察

観察は、肉眼、ルーペ、実体顕微鏡と徐々に観察倍率を上げ、微細構造については、生物顕微鏡や電子顕微鏡で異物を拡大して観察する。また、においや磁性の有無も観察するとよい。

③ 機器分析

異物が何か、その構成成分は何かを知るには以下の機器分析が有効な手段となる。

ⅰ 赤外分光光度計

光を透過しない異物（金属など）以外では、赤外吸収スペクトルを測定することで、異物が糖質（炭水化物）か、タンパク質か、脂質かまたはプラスチックかなど、おおまかな見当がつく場合が少なくない。

ⅱ　X線分析装置

石、ガラス、骨、金属など無機物が主体の異物は、構成元素の比率がわかれば、異物鑑別の大きな手がかりとなる。

その他、ガスクロマトグラフ-質量分析計、熱分解ガスクロマトグラフ-質量分析計、液体クロマトグラフ-質量分析計など状況に応じ様々な分析機器を使用する。

④　物理・化学・生物学的試験

加熱・燃焼試験、溶解試験、呈色反応、カタラーゼ試験、ルミノール発光試験などから、物質同定の確認手法となる。

❸判定基準

見ただけでは判別のつかないまたは断定しにくい異物について、前述した手順で得た科学的情報から異物を同定する。

❹結果の評価

異物の同定結果は、その混入や発生原因の追究のための情報として利用できる可能性がある。

図1 異物鑑別同定方法の流れ

情報収集

観察（目視・顕微鏡）｜赤外分光分析｜X 線分析｜物理・化学・生物学的試験

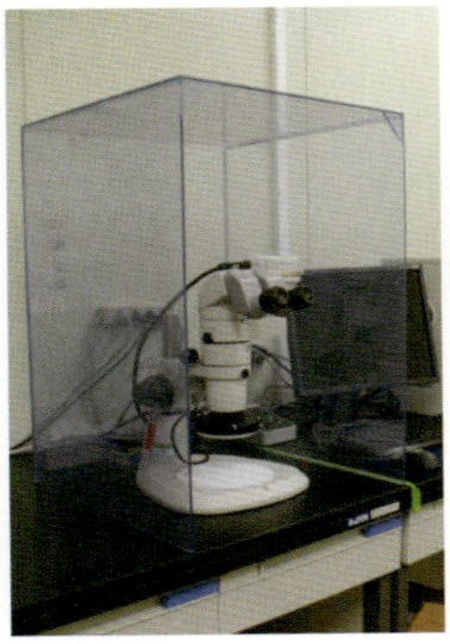

実体顕微鏡
形状などの観察

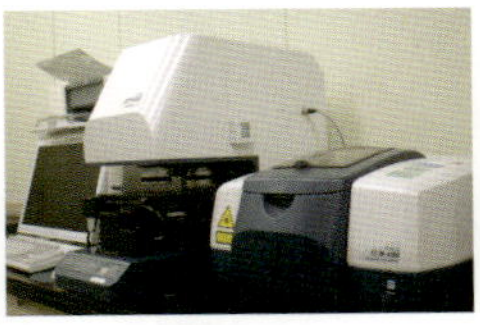

赤外分光光度計
分子の結合状態による主要構成成分の確認

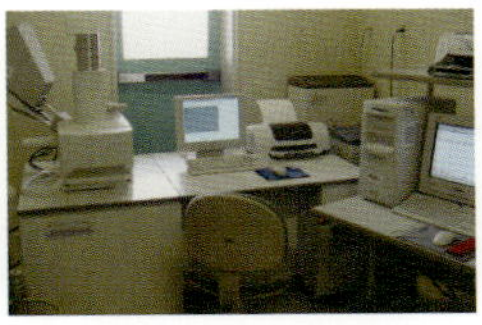

エネルギー分散型 X 線分析装置
特徴的な元素の定性

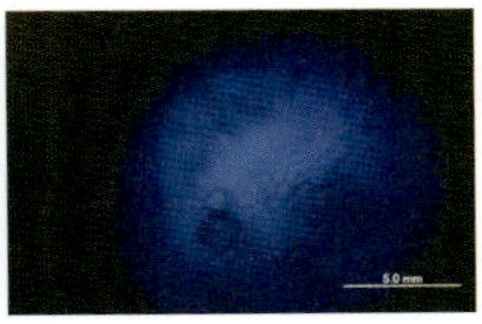

ルミノール発光反応
血液検出の例

↓

得られた情報から結論（異物が何か）を導く

参考文献
1） 厚生労働省監：食品衛生検査指針 理化学編 2005. pp.777-779, pp.785-788, 日本食品衛生協会, 2005.

水分活性

❶ 検査の目的

食品の保存性を調べる。純水と食品の水蒸気圧比である水分活性（water activity）は、食品の保存性の指標になる。数値が高ければ微生物が利用できる水分が多い事を示し、保存性が低い事を意味する。

❷ 検査の手順

ここではコンウェイ拡散分析ユニットを用いた方法、電気抵抗式水分活性測定装置を用いた方法について紹介する。

❶コンウェイ拡散分析ユニットを用いた方法（図1）

コンウェイ拡散分析ユニットの試料室に入るようアルミ箔で作った皿（重量記録）に試料1g採取し、水分活性値が既知の飽和塩水溶液（表1）とコンウェイに入れて密封する。飽和塩水溶液は選択した数だけコンウェイ拡散分析ユニットを準備し、個別に密閉する。なお、飽和塩水溶液が食品には触れないように注意する。コンウェイに密封する飽和塩水溶液は、食品の水分活性値を中心として、水分活性が同間隔になるように複数選択する。密封してから25℃±2℃で約2時間放置した後、食品の重量を測定する。密閉空間の水蒸気圧は一定になるため、水分（自由水）は水分活性の高い側から低い側に移動する。その結果、食品の重量が飽和塩水溶液との組み合わせで増減する。その重量変化と水分活性をグラフにプロットし、重量変化ゼロの線との交点がその食品の水分活性となる。

❷電気抵抗式水分活性測定装置

検出部で電気抵抗を測定することで水分活性を測定する。手順は飽和塩水溶液による校正後、試料を測定部にセットして測定開始する。表示された水分活性値の変動がなくなったら終了である。なお、測定開始前には必ず装置の取扱説明書を理解しておく。

❸ 結果の評価

水分活性と繁殖可能な微生物種（表2）につき注意する。また、エタノールや酢酸などの揮発成分の影響を受ける場合もあるので、検体に含まれる成分にも注意する。

図1 フローチャート

アルミ箔で試料室に入るよう皿を作り、重量測定。
そこに試料1g採取して重量記録する。

↓

右図のように飽和塩水溶液と試料を入れ、速やかに
フタをして金具で固定・密封する。
（飽和塩の数だけコンウェイ拡散分析ユニットが必要）

↓

25℃±2℃で約2時間放置

↓

アルミ箔ごと取り出して放置後の重量を測定し、
アルミ箔重量を減じて試料重量を求める。

↓

重量変化を確認し、増減と水分活性を
グラフにプロットする。

コンウェイ拡散分析ユニット

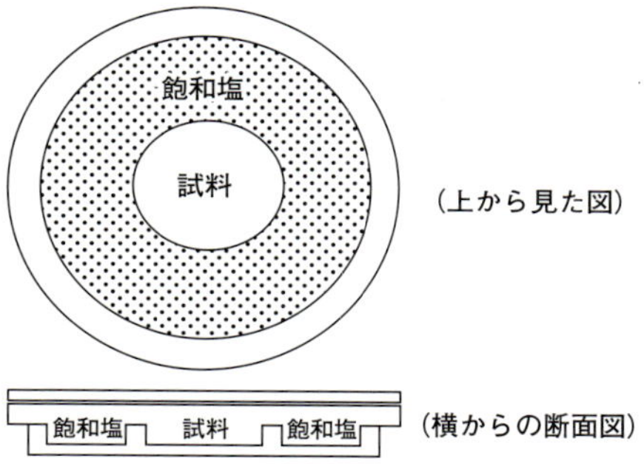
飽和塩
試料
（上から見た図）
飽和塩
試料
飽和塩
（横からの断面図）

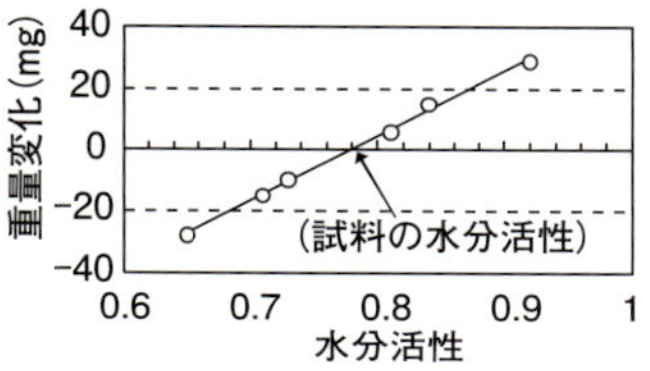
重量変化（mg）
40
20
0
−20
−40
0.6
0.7
0.8
0.9
1
水分活性
（試料の水分活性）

表1 飽和塩水溶液の示す水分活性（25℃）[1]

試薬	Aw	試薬	Aw	試薬	Aw
$K_2Cr_2O_7$	0.980	NaCl	0.752	$K_2CO_3 \cdot 2H_2O$	0.427
K_2SO_4	0.969	$NaNO_3$	0.737	$MgCl_2 \cdot 6H_2O$	0.330
KNO_3	0.924	$SrCl_2 \cdot 6H_2O$	0.708	CH_3COOK	0.224
$BaCl_2 \cdot 2H_2O$	0.901	$NaBr \cdot 2H_2O$	0.577	$LiCl \cdot H_2O$	0.110
KCl	0.842	$Mg(NO_3)_2 \cdot 6H_2O$	0.528		
KBr	0.807	$LiNO_3 \cdot 3H_2O$	0.470		

表2 水分活性と微生物の繁殖について[2)、3)]

Aw	増殖が阻止される微生物	食品例	水分(g/100g)	食塩(g/100g)	糖分(g/100g)
0.95 ～ 1.00	グラム陰性桿菌、芽胞細菌の一部、好湿性酵母	あじの開き	68	3.5	—
0.91 ～ 0.95	大部分の球菌、乳酸菌、好湿性カビ	塩たら子	62	7.2	—
0.87 ～ 0.91	大部分の酵母	塩ざけ	60	11.3	—
0.80 ～ 0.87	大部分のカビ、*Staph. aureus*	いかの塩辛	64	17.2	—
0.75 ～ 0.80	好塩細菌	マーマレード	32	—	66
0.65 ～ 0.75	好乾性カビ	ケーキ	25	—	55
0.60 ～ 0.65	好浸透性酵母	干しえび	23	—	—
0.50以下	微生物は繁殖しない	—	—	—	—

参考文献
1） 日本薬学会編：衛生試験法・注解 2010．p.186，金原出版，2010．
2） 春田三佐夫・細貝祐太郎・宇田川俊一：目で見る食品衛生検査法．p.133，中央法規出版，1989．
3） 日本薬学会編：衛生試験法・注解 2010．p.187，金原出版，2010．

揮発性塩基窒素（VBN）

❶ 検査の目的

食品の鮮度の低下や腐敗の進行に伴い、タンパク質が分解して生成されるアンモニア、トリメチルアミンなどの揮発性の塩基窒素（Volatile Basic Nitrogen：VBN）を測定し食品の鮮度の指標とする。

❷ 検査の概要

揮発性塩基窒素の測定は主に魚介類、畜肉の鮮度判定に利用される。試料を水でホモジナイズするなど分散抽出した後、トリクロル酢酸や過塩素酸などでタンパク質を変性、除タンパクする。ろ過後、一定量に定容し試料溶液とする。この試料溶液を炭酸カリウム溶液でアルカリ性とし、一定時間放置して試料溶液中のアンモニア、揮発性のアミン類を揮発させ、ホウ酸吸収液に吸収させる。その後、硫酸標準溶液を用いて滴定する。本試験と同様に水を用いて空試験を行い、補正を行う。

試薬および装置

- 20%トリクロル酢酸溶液
- ホウ酸吸収液：ホウ酸2gを200ml容メスフラスコにとり、これにエタノール40mlおよび水を適量加えて溶解する。次に混合指示薬を2ml加えて水で定容する。
- 混合指示薬：0.033%ブロモクレゾールグリーン、0.066%メチルレッドエタノール溶液を等量混合する。
- 炭酸カリウム溶液：炭酸カリウム60gに水100mlを加えて加熱溶解する。
- 硫酸標準溶液
- 気密剤：グリセリン、ワセリンまたは流動パラフィン
- コンウェイ微量拡散器
- 水平ビュレット
- ホモジナイザー

注

- 本法は揮発した微量のアンモニア性ガスを捕集定量する中和法であるので試験室内に酸性またはアルカリ性のガスが発生しないことが必要である。
- 除タンパク剤（トリクロル酢酸、過塩素酸など）は皮膚を腐食するので注意が必要である。
- 魚介類では極めて新鮮な魚肉で5～10mg/100g、普通の魚肉で15～25mg/100g、初期腐敗の魚肉で30～40mg/100gといわれている。
- 本法で定量される揮発性塩基窒素はアンモニア、メチルアミン、ジメチルアミンなどであるが、必ずしも腐敗によって生じた生成物だけではなく、試料そのものに含有されている揮発性塩基窒素の総量である。サメ肉のように尿素を多く含むものでは腐敗によらずア

ンモニアが検出され、新鮮なものでも100mg/100gを超えることもある。

図1　揮発性塩基窒素の測定手順

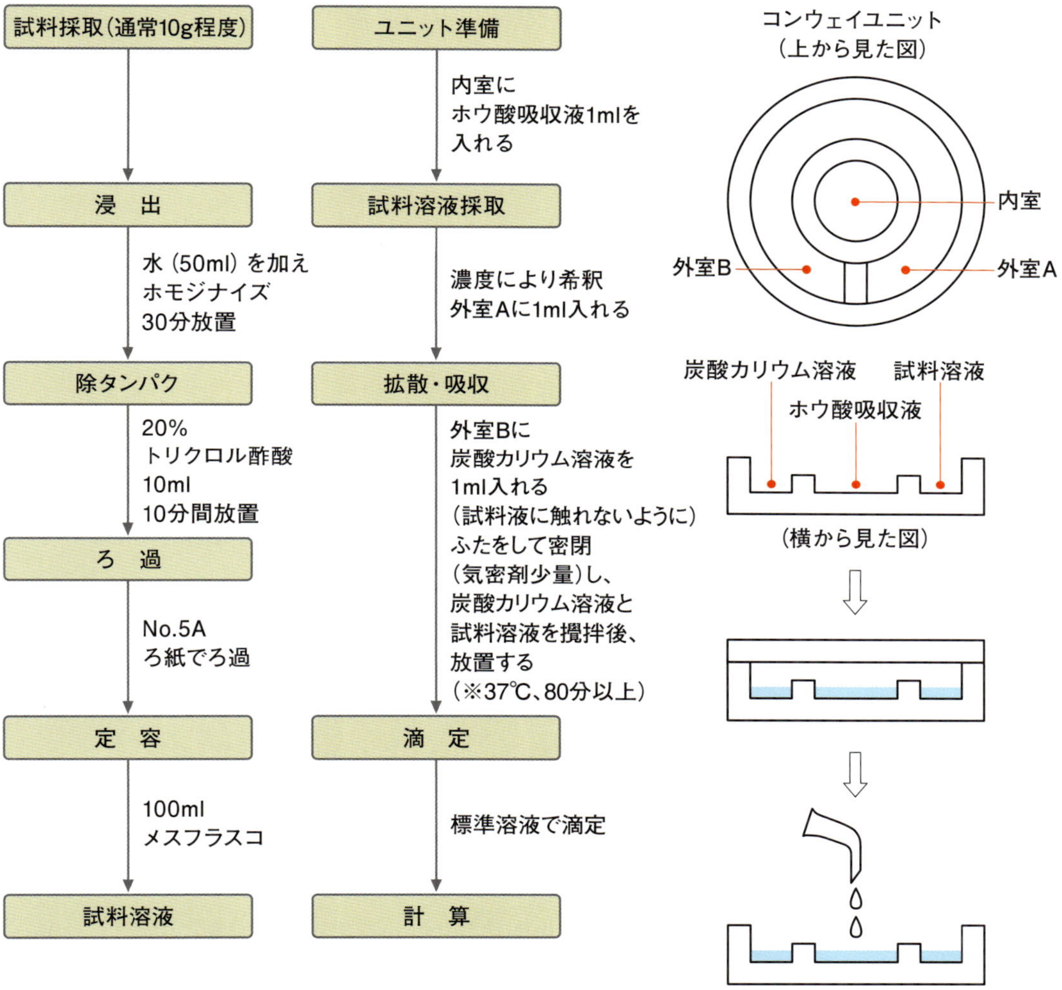
試料採取(通常10g程度)
浸　出
水（50ml）を加え
ホモジナイズ
30分放置
除タンパク
20%
トリクロル酢酸
10ml
10分間放置
ろ　過
No.5A
ろ紙でろ過
定　容
100ml
メスフラスコ
試料溶液
ユニット準備
内室に
ホウ酸吸収液1mlを
入れる
試料溶液採取
濃度により希釈
外室Aに1ml入れる
拡散・吸収
外室Bに
炭酸カリウム溶液を
1ml入れる
(試料液に触れないように)
ふたをして密閉
(気密剤少量)し、
炭酸カリウム溶液と
試料溶液を攪拌後、
放置する
(※37℃、80分以上)
滴　定
標準溶液で滴定
計　算
コンウェイユニット
(上から見た図)
内室
外室B
外室A
炭酸カリウム溶液
試料溶液
ホウ酸吸収液
(横から見た図)

【計算】

試料中の揮発性塩基窒素（VBN）（mg/100g）＝（a−b）×f×X×V1／V2×100／S

a：滴定量（ml）
b：空試験滴定量（ml）
f：硫酸標準溶液ファクター
S：試料採取量（g）
V1：定容量（ml）
V2：試料溶液採取量（ml）
（通常 1ml、濃度に応じて調節する）
X　：硫酸標準溶液 1ml 当たりの窒素 mg
（0.005mol/l：0.1401、0.01mol/l：0.2802）

参考文献
1）日本薬学会編：衛生試験法・注解 2010. p.197, 金原出版, 2010.

ヒスタミン

❶ 検査の目的

ヒスタミンの検査はアレルギー様の食中毒の原因究明や、魚介類・食肉類の鮮度（腐敗度）判定に用いられる。

ヒスタミンの食中毒症状としては、食後30～60分くらいで顔面紅潮、頭痛、じんましん、発熱、吐気、動悸等が現われる。ヒスタミンは細菌の脱炭酸酵素の作用により必須アミノ酸であるヒスチジンから生成することから、遊離ヒスチジン含量の高いサバ、カツオ、マグロ等の赤身の魚で食中毒が発生しやすい。また、ヒスタミンは熱に安定であること、ヒスタミンの生成には微生物の増殖が伴うことから、生鮮食品のみならず加工食品においても鮮度判定の指標となる。

❷ 検査の手順

本法はヒスタミンを酸性下の水により抽出し、イオン交換樹脂により精製した後、ヒスタミンのアミノ基をダンシルクロライドにより蛍光誘導体化し、高速液体クロマトグラフ（HPLC）法により定量するもので、1,6-ジアミノヘキサン、1,8-ジアミノオクタンなどを内部標準物質として用いる[1)、2)]。また、ヒスタミンの蛍光誘導体化にフルオレスカミン、オルトフタルアルデヒド、ニンヒドリン、NBD-F等を用いる試験法も報告されている[3)]。さらに近年では、HPLCよりも感度と選択性に優れている高速液体クロマトグラフ-質量分析計（LC-MS）により、ダンシル誘導体化物をODSカラムで、あるいは抽出液を直接HILICカラムで測定し、手間と時間がかかるイオン交換樹脂による精製を行わない手法も採用されている。

試薬

① ヒスタミン標準溶液（250 μg/ml）：ヒスタミン二塩酸塩（特級）165.6mgを0.5mol/l塩酸に溶解し100mlとし、さらに0.5mol/l塩酸により4倍に希釈する。

② 内部標準溶液：1,6-ジアミノヘキサン二塩酸塩162.9mgを0.5mol/l塩酸に溶解し、100mlとする。さらにこの溶液を0.5mol/l塩酸で100倍に希釈する。

③ 酢酸緩衝液：酢酸（特級）6.6gおよび酢酸ナトリウム（無水）73gを水約900mlに溶かし、1mol/l酢酸でpH5.6に調整したのち、1000mlとする。これを10倍または40倍に希釈し、0.1mol/lまたは0.025mol/l酢酸溶液とする。

④ ダンシルクロライド・アセトン溶液：ダンシルクロライド100mgをアセトン10mlに溶解する。

⑤ イオン交換樹脂カラムの作成

❸ 判定基準

国内ではヒスタミンの規制値は定められていないが、食中毒が発生すれば食品衛生法違反として行政処分の対象になる。一般的には100mg/100g（1000ppm）以上で発症するといわれる[4)]。

❹ 結果の評価

定量下限は5mg/100gである。また、本法はヒスタミンだけでなく、チロシン由来のチラミン、リジン由来のカダベリン、グルタミン由来のプトレッシン、スペルミジン等の不揮発性腐敗アミンの測定も可能である。

図1 イオン交換樹脂カラムの作成

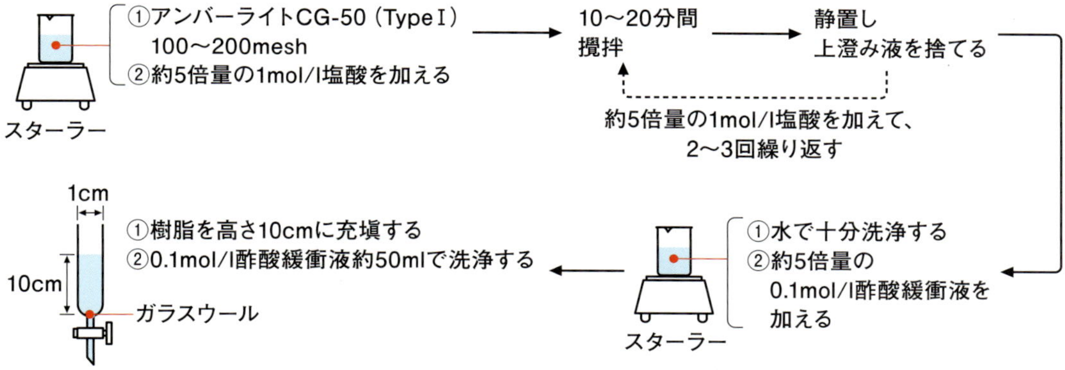
①アンバーライトCG-50（TypeⅠ）
100～200mesh
②約5倍量の1mol/l塩酸を加える
スターラー
10～20分間
攪拌
静置し
上澄み液を捨てる
約5倍量の1mol/l塩酸を加えて、
2～3回繰り返す
①水で十分洗浄する
②約5倍量の
0.1mol/l酢酸緩衝液を
加える
スターラー
1cm
①樹脂を高さ10cmに充填する
②0.1mol/l酢酸緩衝液約50mlで洗浄する
10cm
ガラスウール

参考文献
1）　厚生労働省監：食品衛生検査指針 理化学編 2005. pp.621-630, 日本食品衛生協会, 2005.
2）　日本薬学会編：衛生試験法・注解 2005. pp.180-182, 金原出版, 2005.
3）　粟津薫ほか：タンデム固相抽出を用いた魚肉中ヒスタミン分析法の検討. 食品衛生学雑誌, 52巻3号, p.199, 2011.
4）　藤井建夫：アレルギー様食中毒. 日本食品微生物学会雑誌, 23巻2号, pp.61-71, 2006.

図2 ヒスタミンの測定手順

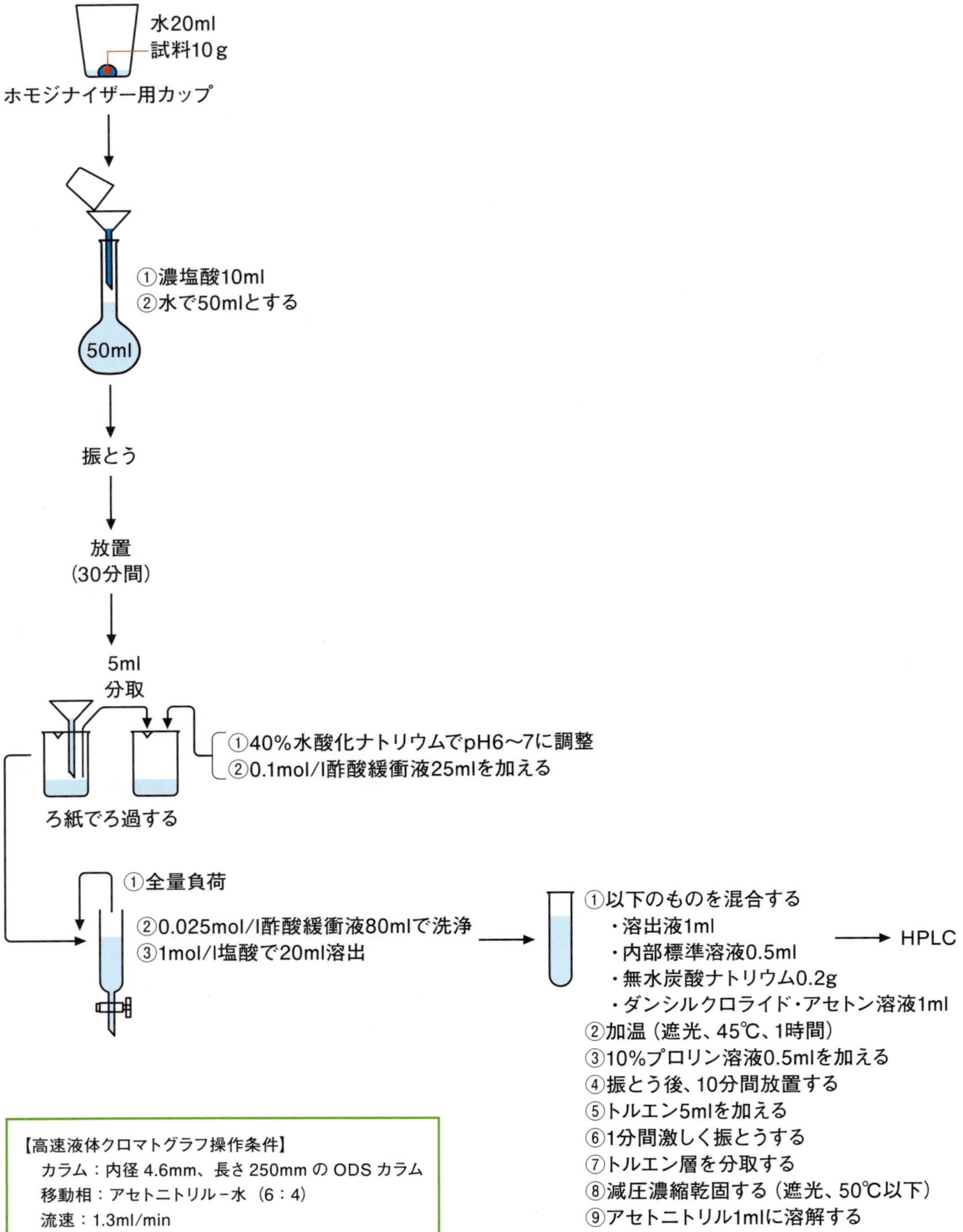
水20ml
試料10g
ホモジナイザー用カップ
①濃塩酸10ml
②水で50mlとする
50ml
振とう
放置
(30分間)
5ml
分取
①40%水酸化ナトリウムでpH6〜7に調整
②0.1mol/l酢酸緩衝液25mlを加える
ろ紙でろ過する
①全量負荷
②0.025mol/l酢酸緩衝液80mlで洗浄
③1mol/l塩酸で20ml溶出
①以下のものを混合する
・溶出液1ml
・内部標準溶液0.5ml
・無水炭酸ナトリウム0.2g
・ダンシルクロライド・アセトン溶液1ml
HPLC
②加温（遮光、45℃、1時間）
③10%プロリン溶液0.5mlを加える
④振とう後、10分間放置する
⑤トルエン5mlを加える
⑥1分間激しく振とうする
⑦トルエン層を分取する
⑧減圧濃縮乾固する（遮光、50℃以下）
⑨アセトニトリル1mlに溶解する

【高速液体クロマトグラフ操作条件】
カラム：内径 4.6mm、長さ 250mm の ODS カラム
移動相：アセトニトリル－水（6：4）
流速：1.3ml/min
励起波長：325nm
測定波長：525nm
注入量：10μl

*：標準溶液を0.2、0.4、0.6ml採取し、それぞれ0.5mol/l塩酸を加え1mlとしたものについて、溶出液と同様に操作する

K値

❶検査の目的

魚の鮮度は細菌の増殖が始まる前の酵素的自己消化によりまず低下が始まる。K値は、魚肉中の核酸関連物質の自己消化による変化から算出する鮮度の指標である。

死後、筋肉中のアデノシン三リン酸（ATP）は酵素的に分解されてATP→アデノシン二リン酸（ADP）→アデノシン一リン酸（AMP）→イノシン酸（IMP）→イノシン（HxR）、ヒポキサンチン（Hx）の順に変化していく。したがってATP～IMP（ヌクレオチド）が魚肉中の主成分であるときは鮮度は良好と判断できるが、HxR（ヌクレオシド）やHx（プリン誘導体）が増加してくると鮮度が低下していると判断できる。魚種によってHxRが生成されるもの、Hxが生成されるもの、その両方が生成されるものとにそれぞれ分けられるが、いずれにしてもATP関連物質成分中に占めるHxRとHxの百分率が生鮮度の尺度となる。

❷検査の手順

魚肉筋肉中のATPおよびその関連化合物を過塩素酸溶液で抽出し、イオン交換カラムでHxR＋HxとAMP＋IMP＋ADP＋ATPを分画し、それぞれの吸光度を測定しHxR＋Hxの割合（%）によって鮮度を測定する方法である。

試薬

5%および10%過塩素酸溶液：氷冷したものを用いる。

❸判定基準

K値	～10%	死殺直後の魚
	～20%	刺身用
	～30%	新鮮な魚
	～40%	加熱用
	約40～60%	腐敗の兆候
	60～80%	腐敗の初期

表1 保存温度によるK値の変化の違い

保存温度	K値が50%になる日時
13～16℃	数時間
3～5℃	4日
－20℃	上昇は認められない

生菌数とK値の関係では、一般に生菌数が増加すればK値も上昇するが、生菌数が1000個/g以下でK値が60%以上を示す場合もあるという報告もあり、必ずしも比例しない。

❹ 結果の評価

K値の測定は鮮度判定法としては非常に有効であり、広く利用されている。本法のほかに、最近では抽出操作のみで測定できる簡易測定器も市販されており、それらを用いることで短時間で簡便に測定することも可能である。またより正確な値を求められる場合には、それぞれの成分を高速液体クロマトグラフィー(HPLC)にて個別に測定する手法もある。

図1 K値の測定手順

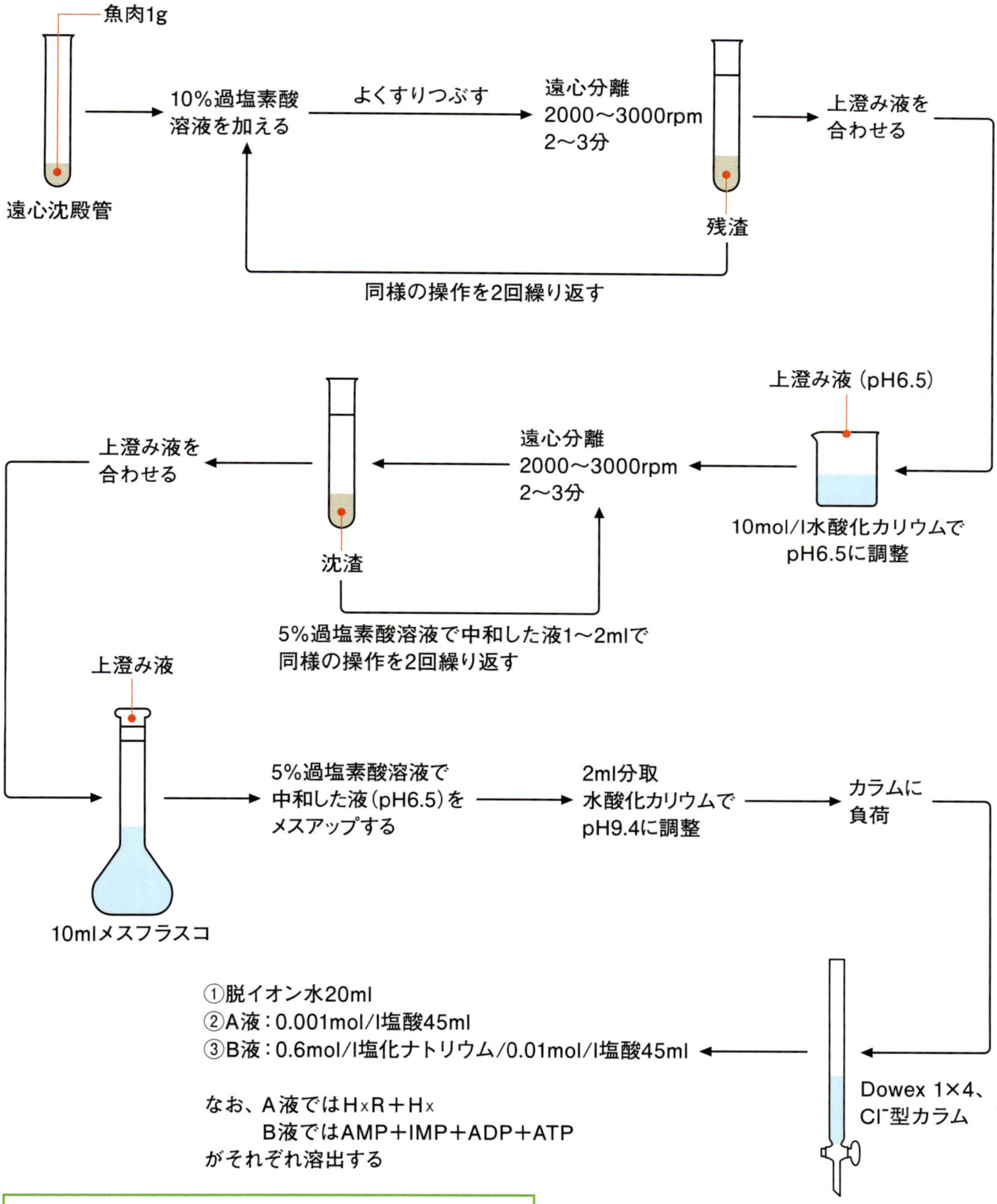
魚肉1g
遠心沈殿管
10%過塩素酸
溶液を加える
よくすりつぶす
遠心分離
2000～3000rpm
2～3分
残渣
上澄み液を
合わせる
同様の操作を2回繰り返す
上澄み液（pH6.5）
10mol/l水酸化カリウムで
pH6.5に調整
遠心分離
2000～3000rpm
2～3分
沈渣
上澄み液を
合わせる
5%過塩素酸溶液で中和した液1～2mlで
同様の操作を2回繰り返す
上澄み液
10mlメスフラスコ
5%過塩素酸溶液で
中和した液（pH6.5）を
メスアップする
2ml分取
水酸化カリウムで
pH9.4に調整
カラムに
負荷
Dowex 1×4、
Cl⁻型カラム
①脱イオン水20ml
②A液：0.001mol/l塩酸45ml
③B液：0.6mol/l塩化ナトリウム/0.01mol/l塩酸45ml
なお、A液ではHxR＋Hx
B液ではAMP＋IMP＋ADP＋ATP
がそれぞれ溶出する

【K値の計算方法】

A、B液それぞれについて、紫外部吸収（250nm）を測定する。

$$K値(\%) = \frac{A}{A+B} \times 100$$

A：A液の吸光度

B：B液の吸光度

変敗

❶ 検査の目的

油脂の変敗は、主に自動酸化と加熱劣化の2種類に大別される。自動酸化は空気中の酸素により室温で酸化される反応であり、加熱劣化は油脂が高温で加熱された際に生じる反応である。これらの酸化劣化の程度、つまりは油脂の変敗の程度によっては、味を損なうだけにとどまらず人体に有害な物質を生ずるようになる。したがって油脂の変敗の程度を知ることは食品衛生上、大変重要になってくる。ここでは油脂の変敗の程度を判定するために一般的に用いられている酸価、過酸化物価について紹介する。

❷ 検査の手順

食品からの油脂の抽出

食用油のような油そのものの試料は直接分析することができるが、食品の場合は前処理として油脂の抽出操作が必要である。試料をジエチルエーテルに浸漬後、無水硫酸ナトリウムで脱水ろ過し、40℃以下の条件下で溶媒を留去する。

酸価

試料に中性にしたジエチルエーテル・エタノール混液（1：1）を加えて溶解し、フェノールフタレインを指示薬として0.1mol/l水酸化カリウム溶液で滴定を行う。

過酸化物価

試料に酢酸・イソオクタン混液（3：2）を加えて溶解し、容器内を窒素ガスで置換した後、飽和ヨウ化カリウム溶液を加え遊離したヨウ素を0.01mol/lチオ硫酸ナトリウム溶液で滴定を行う。

試薬

① ジエチルエーテル・エタノール混液：ジエチルエーテルとエタノールを当量混合する。使用前にフェノールフタレインを指示薬として中和しておく。

② 酢酸・イソオクタン混液：酢酸とイソオクタン（2, 2, 4-トリメチルペンタン）3：2（vol%）に混合したもの。

③ 飽和ヨウ化カリウム溶液：ヨウ化カリウムに二酸化炭素を含まない水を加え飽和させる。着色した溶液は使用しない。用時調製。

④ デンプン溶液：デンプン1gに少量の水を加えて、激しくかき混ぜながら熱水100mlに加える。液が半透明となるまで煮沸し、冷後その上澄み液を使用する。用時調製。

⑤ 0.1mol/l水酸化カリウム標準液

⑥ 0.01mol/lチオ硫酸ナトリウム標準液

❸結果の評価

酸価は、油脂の加熱や酵素反応等によりグリセライドが加水分解され遊離脂肪酸が増加し、値が上昇する。また、自動酸化においてもグリセライドの分解により酸価が上昇するが、酸化の初期段階ではそれほど酸価の値に影響を与えない。過酸化物価は初期の自動酸化の劣化程度を測定するうえで有効であるが、測定対象であるヒドロペルオキシドは加熱油脂や自動酸化が進行した油脂では分解し低値を示すことがあるため注意が必要である（この場合、カルボニル価のような二次酸化生成物の測定が有効である）。規格値の例としては食品、添加物等の規格基準において、めんを油脂で処理した即席めん類は、酸価が3を超え、または過酸化物価が30を超えてはならない等の規定がある。

図1 油脂の変敗度の測定手順

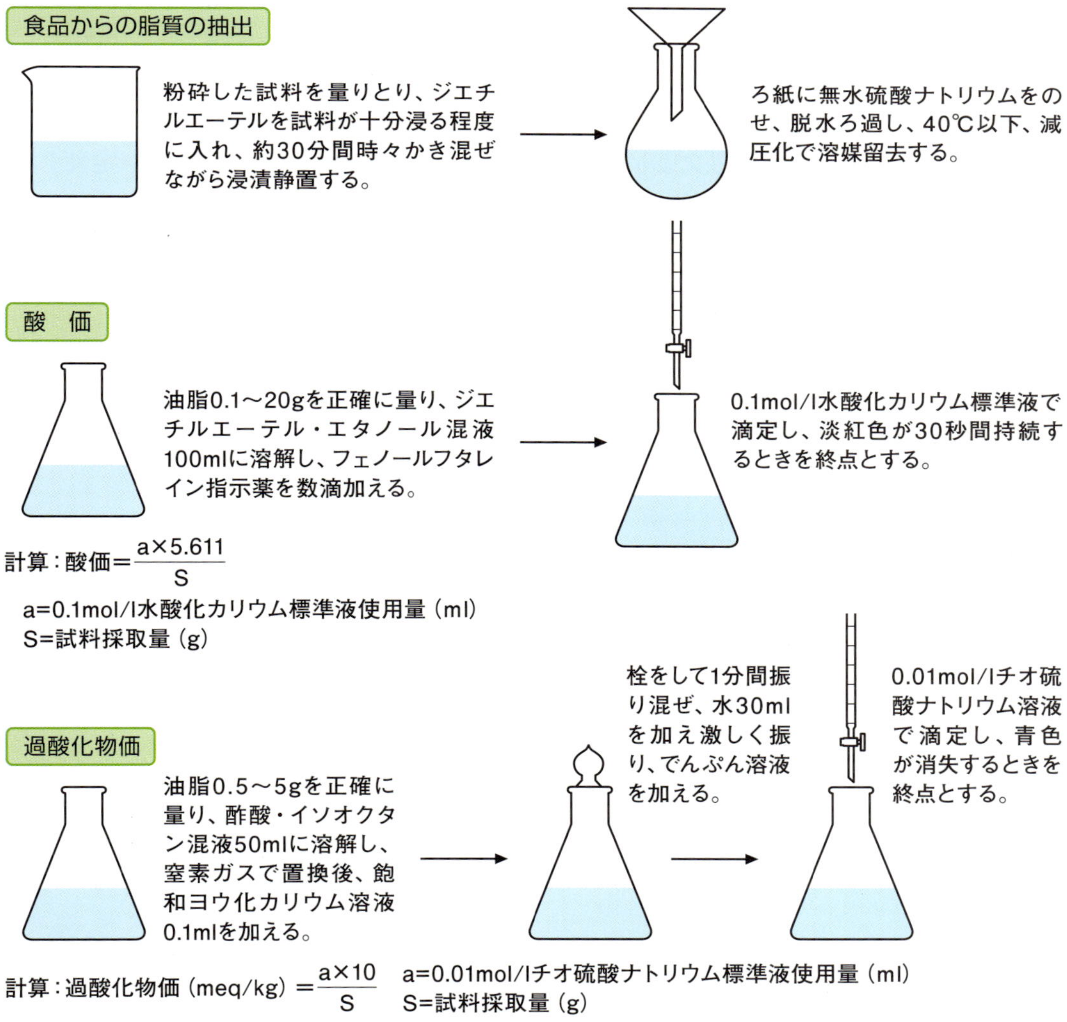
食品からの脂質の抽出
粉砕した試料を量りとり、ジエチルエーテルを試料が十分浸る程度に入れ、約30分間時々かき混ぜながら浸漬静置する。
ろ紙に無水硫酸ナトリウムをのせ、脱水ろ過し、40℃以下、減圧化で溶媒留去する。
酸 価
油脂0.1～20gを正確に量り、ジエチルエーテル・エタノール混液100mlに溶解し、フェノールフタレイン指示薬を数滴加える。
0.1mol/l水酸化カリウム標準液で滴定し、淡紅色が30秒間持続するときを終点とする。
計算：酸価＝a×5.611／S
a=0.1mol/l水酸化カリウム標準液使用量（ml）
S=試料採取量（g）
過酸化物価
油脂0.5～5gを正確に量り、酢酸・イソオクタン混液50mlに溶解し、窒素ガスで置換後、飽和ヨウ化カリウム溶液0.1mlを加える。
栓をして1分間振り混ぜ、水30mlを加え激しく振り、でんぷん溶液を加える。
0.01mol/lチオ硫酸ナトリウム溶液で滴定し、青色が消失するときを終点とする。
計算：過酸化物価（meq/kg）＝a×10／S
a=0.01mol/lチオ硫酸ナトリウム標準液使用量（ml）
S=試料採取量（g）

保存料

❶検査の目的

保存料とは微生物に対し静菌作用（増殖を遅らせる作用）がある物質で、食品の保存性を高めるため、さまざまな加工食品に使用されている。

化学的合成品の保存料としては安息香酸、ソルビン酸、デヒドロ酢酸、プロピオン酸、オルトフェニルフェノールおよびそれらの塩類、ジフェニル、チアベンダゾール、パラオキシ安息香酸エステル類などがある。これらは使用してもよい食品および使用量の最大限度を規定して許可されていて、本法はこれらに適合するかどうかを知ることを目的としている。

ここでは液体クロマトグラフィーで同時分析の可能な安息香酸、ソルビン酸、デヒドロ酢酸およびパラオキシ安息香酸エステル類についての分析法を示す。

❷検査の手順

一般に食品中の保存料は水蒸気蒸留により抽出精製が可能であるが、高タンパク食品および高脂肪食品中のパラオキシ安息香酸エステル類については水蒸気蒸留法だと回収率が低めの傾向があるため、溶媒抽出法により抽出し、液体クロマトグラフィーにより定性・定量する。

試薬

① 標準溶液1：安息香酸、ソルビン酸、デヒドロ酢酸をそれぞれ0.100gずつ正確に量り、メタノールで溶かして100mlとする。この液を適宜水で希釈し、検量線用標準溶液とする。

② 標準溶液2：パラオキシ安息香酸エステル類をそれぞれ0.020gずつ正確に量り、60vol%メタノールで溶かして100mlとする。この液を適宜60vol%メタノールで希釈し、検量線用標準溶液とする。

❸結果の評価

安息香酸は食品中に天然に存在する場合がある。したがって、得られた定量値は天然由来の安息香酸と添加された安息香酸との合計値である。

本法では安息香酸、ソルビン酸およびデヒドロ酢酸として定量しているため、必要があれば分子量比を乗じてそれぞれの塩（安息香酸ナトリウム、ソルビン酸カリウムおよびソルビン酸カルシウム、デヒドロ酢酸ナトリウム）の量として求める。

本法での定量下限は、安息香酸、ソルビン酸およびデヒドロ酢酸については0.01g/kg、パラオキシ安息香酸エステル類については0.005g/Lまたは0.005g/kgである。

参考文献

1) 「「食品中の食品添加物分析法」の改正について」（平成22年5月28日食安基発0528第3号）別添2：安息香酸及び安息香酸ナトリウム、ソルビン酸及びソルビン酸カリウム、デヒドロ酢酸ナトリウム、パラオキシ安息香酸エステル類並びにプロピオン酸及びその塩類について

図1 保存料の測定手順

❶水蒸気蒸留法

試料5g（醤油および酢のパラオキシ安息香酸類については5ml）を1L丸底フラスコに正確に量りとる

↓ ＋水約100ml
＋酒石酸溶液（15→100）10ml
＋塩化ナトリウム60g

毎分約10mlの留出速度で水蒸気蒸留し、留液が480～490mlになったときに蒸留をやめる

↓

水を加えて正確に500mlとする

↓

フィルターろ過（0.45μm）

↓

試料溶液

↓

液体クロマトグラフィー

【液体クロマトグラフ操作条件】
カラム：オクタデシルシリル化シリカゲル
（内径4.6mm、長さ250mm）
カラム温度：40℃
流量：1.0ml/min
注入量：20μl

＜安息香酸、ソルビン酸、デヒドロ酢酸＞
移動相：メタノール・水・0.2mol/Lリン酸緩衝液（pH4.0）（36：59：5）
測定波長：230nm

＜パラオキシ安息香酸類＞
移動相：メタノール・水・0.2mol/Lリン酸緩衝液（pH4.0）（12：7：1）
測定波長：260nm

【安息香酸、ソルビン酸、デヒドロ酢酸（5μg/ml）のクロマトグラム例】

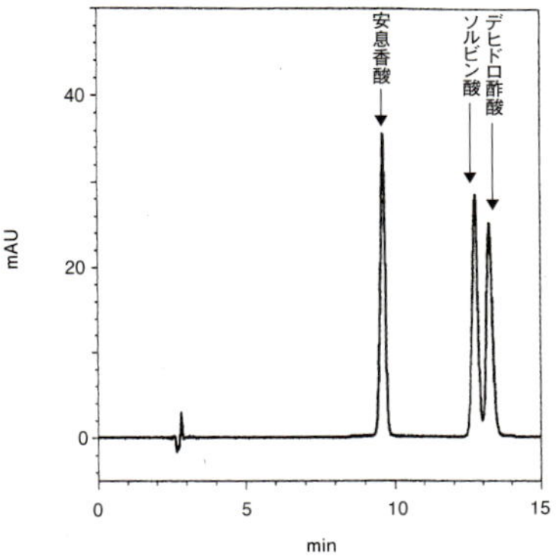
安息香酸
ソルビン酸
デヒドロ酢酸
mAU
40
20
0
0
5
10
15
min

❷溶媒抽出法

試料5g

↓ ＋95vol％メタノール 20ml×2回

ホモジナイズ

↓

遠心分離（3000rpm、10分間）

↓

95vol％メタノールを加えて正確に50mlとする（＝抽出液）

↓

逆相カートリッジ

↓ ＋抽出液5mlを0.1mol/Lリン酸20mlと合わせ、カートリッジに負荷
＋水20mlで洗浄
＋50vol％メタノール10mlで洗浄
＋メタノール10mlで溶出

強塩基性陰イオン交換カートリッジおよび弱塩基性陰イオン交換カートリッジをこの順に連結したもの

↓

最初の溶出液5mlを捨てた後、溶出液を採取する

↓

この液2mlを正確にとり、50vol％メタノールで正確に10mlとする

↓

フィルターろ過（0.45μm）

↓

試料溶液

↓

液体クロマトグラフィー

殺菌料・漂白剤（過酸化水素）

❶ 検査の目的

過酸化水素は、1948年、殺菌、漂白を用途とする食品添加物に指定され、しらす干し、ゆでめん、かまぼこなどに広く用いられていたが、1980年、微弱な発がん性のため「最終食品の完成前に分解し、又は除去しなければならない」と使用基準が改正されている。したがって、現在ではかずのこで使用されているぐらいである[1]。その他では、容器、器具等の殺菌にも用いられている。

一方、過酸化水素は天然にも存在しており、生鮮食品では、0.1～4.1ppm、加工食品では0.9～20.4ppm程度が天然由来として存在するほか、牛乳、コーヒーなどでは室温に放置しておくことにより過酸化水素が生成することが知られている[1]。

❷ 検査の手順

本法は、食品中に存在する過酸化水素を緩衝液で抽出し、カタラーゼを加えて生成する酸素を酸素電極法により測定する方法である。

試薬

① 抽出用緩衝液：リン酸一カリウム10.2g、リン酸二ナトリウム・12水和物44.8g、臭素酸カリウム5.0gを水に溶かして1Lとする（pH7.0）。用時、氷冷下で1時間以上窒素ガスを通気し、脱酸素しながら用いる。

② 検量線用標準液：30％過酸化水素水1mlを正確に量り、水を加えて正確に100mlとし、ヨウ素滴定法により標定する。標定した過酸化水素希釈液は1時間以上氷冷後、抽出用緩衝液を用いて適宜希釈し、0～1.0μg/mlの過酸化水素濃度の検量線用標準液を調製する。

③ カタラーゼ溶液：市販のカタラーゼを水に溶かして5000U/ml溶液を調製する。

装置

通常、市販の過酸化水素計（オリテクター5型、セントラル科学㈱製）を用いる。

試験溶液の調製

中性（pH6～8）の液体試料はそのまま、酸性の液体試料は抽出用緩衝液を用いて中性になるまで希釈して試料溶液とする。

固体試料は細切し、約5gをホモジナイザーカップに精密に量りとり、抽出用緩衝液40mlを加え、氷冷しながら2～3分、軽くホモジナイズする。シリコーン樹脂を加えて消泡した後、抽出用緩衝液を加えて50mlとする。抽出液はひだ折りしたろ紙を用いてろ過し、最初のろ液数mlを捨てた後のろ液を試料溶液とする。

測定に際しての注意

ビタミンCを多く含む液体試料は抽出用緩衝液と反応して過酸化水素を生成する可能性がある[2]。一方、魚介類等カタラーゼ活性を有する食品では測定値が低下することがあり[3]注意を要す。詳細は文献を参照されたい。

❸結果の評価

本法の定量下限は中性（pH6～8）の液体試料で0.01ppm、固体試料では0.1ppmである。

図1 過酸化水素計の概略

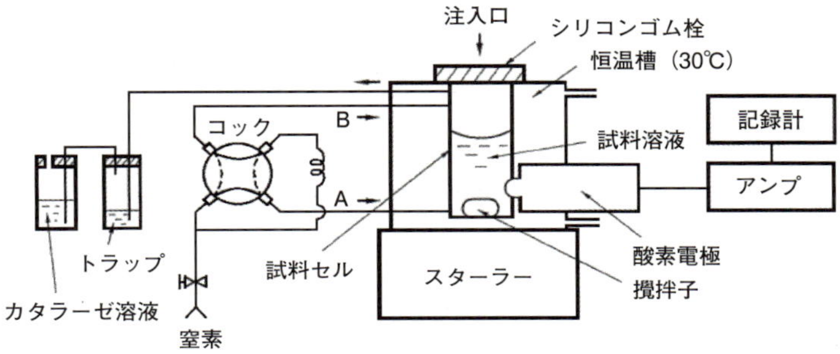
注入口
シリコンゴム栓
恒温槽（30℃）
記録計
コック
B
A
試料溶液
アンプ
トラップ
カタラーゼ溶液
試料セル
スターラー
酸素電極
撹拌子
窒素

図2 過酸化水素の測定手順

試料セル

＋抽出用緩衝液1ml、試料溶液1ml
（中性の液体試料の場合）
＋試料溶液2ml（その他の試料の場合）
＋シリコーン樹脂1～2滴

窒素ガスで試料セル内をバブリング＊1
（図1のAの流路）

コックを切換えて窒素ガスを試料セルのヘッドスペースへ＊1（図1のBの流路）

記録計の感度切換＊1

記録計のゼロ調整＊1

＋カタラーゼ溶液＊2　20μl

↓

ピーク高さ測定＊3

図3 過酸化水素の測定例

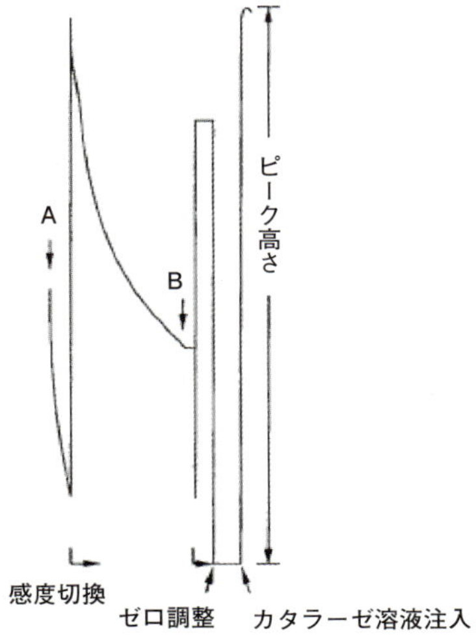
A
B
ピーク高さ
感度切換
ゼロ調整
カタラーゼ溶液注入

＊1：バブリングにより試料セル内の酸素を除去し、バックグラウンドが低下したところで流路および感度を切換え、応答が安定してきたところでゼロ調整を行う。
＊2：図1の要領で窒素置換したカタラーゼ溶液を用いる。
＊3：検量線用標準液を用いて作成した検量線から過酸化水素濃度を求める。

参考文献
1）谷村顕雄，棚元憲一監：第8版食品添加物公定書解説書．D-318，廣川書店，2007.
2）辻澄子ほか：アスコルビン酸を含有する清涼飲料中の過酸化水素の分析法及びその測定値について．食品衛生学雑誌，28巻6号，pp.445-452，1987.
3）辻澄子ほか：カタラーゼ活性を有する食品中の過酸化水素の定量法について．食品衛生学雑誌，28巻3号，pp.196-199，1987.
4）日本食品衛生協会編：第2版 食品中の食品添加物分析法2000．pp.62-66，日本食品衛生協会，2000.

品質保持剤（プロピレングリコール）

❶ 検査の目的

プロピレングリコールはにおいがなく、わずかに甘味および苦味がある無色透明な粘稠な液体で、溶剤および品質保持剤として食品への使用が許可されている。防腐剤としての効果もあるが、防腐目的の添加物としては認められていない。使用基準は、生めんおよびいかくん製品では2.0％以下、ギョウザ、シュウマイ、ワンタンおよび春巻きの皮では1.2％以下、その他の食品では0.60％以下と定められているため、これらに適合するかどうかを知ることが目的である。

❷ 検査の手順

食品中のプロピレングリコールはメタノールにより抽出し、ガスクロマトグラフィーで定性・定量する。

試薬

① プロピレングリコール標準溶液：プロピレングリコール0.100gを正確に量りとり、メタノール溶液（1→2）を加えて100mlとする（この液1mlはプロピレングリコール1000μgを含有する）。適宜メタノール溶液（1→2）で希釈し、プロピレングリコール標準溶液とする。

② 内標準溶液：1,3－プロパンジオール（別名：トリメチレングリコール）0.5gを正確に量りとり、メタノール溶液（1→2）を加えて正確に100mlとする（この溶液1mlは1,3－プロパンジオール5000μgを含有する）。プロピレングリコール標準溶液から得られるピーク高を考慮し、適宜メタノール溶液（1→2）にて希釈して内標準溶液とする。

③ 検量線用標準溶液：プロピレングリコール標準溶液5mlを正確に分取し、内標準溶液0.5mlを正確に加える。

❸ 結果の評価

食品衛生法では生めんおよびギョウザの皮等のプロピレングリコールの使用基準は水分含有量が30％以上として設定されている。しかし、流通の過程で水分が減少する場合があり、また、半生めんと称される水分含有量20％前後のものも存在するので、水分含有量が30％未満のものは30％に換算し、その値と使用基準を比較する。したがって食品衛生法に適合するか否かを知るには下記に示す方法により水分を測定する必要がある。

$$\text{プロピレングリコール換算含量（\%）} = \frac{a \times 70}{100 - b}$$

a＝試料中のプロピレングリコール実測値（％）

b＝試料の水分含有量（％）

水分含有測定法

秤量皿の重量（W_1）をあらかじめ精密に測定しておく。試料約5gをはさみで細切し、秤量皿に均一に広げて総重量（W_2）を精密に測定する。これをあらかじめ温度を130℃に上昇させておいた恒温乾燥機で3時間乾燥させる。秤量皿を取り出し、直ちにふたをしてデシケーター内で室温まで放冷した後、重量（W_3）を精密に測定する。水分含有量は次式で求める。

$$試料の水分含有量（\%） = \frac{W_2 - W_3}{W_2 - W_1} \times 100$$

なお、本法での最小検出量より算出された定量下限は0.01％である。

参考文献
1） 日本食品衛生協会編：第2版 食品中の食品添加物分析法2000．pp.326-329，日本食品衛生協会，2000．

図１ 品質保持剤（プロピレングリコール）の測定手順

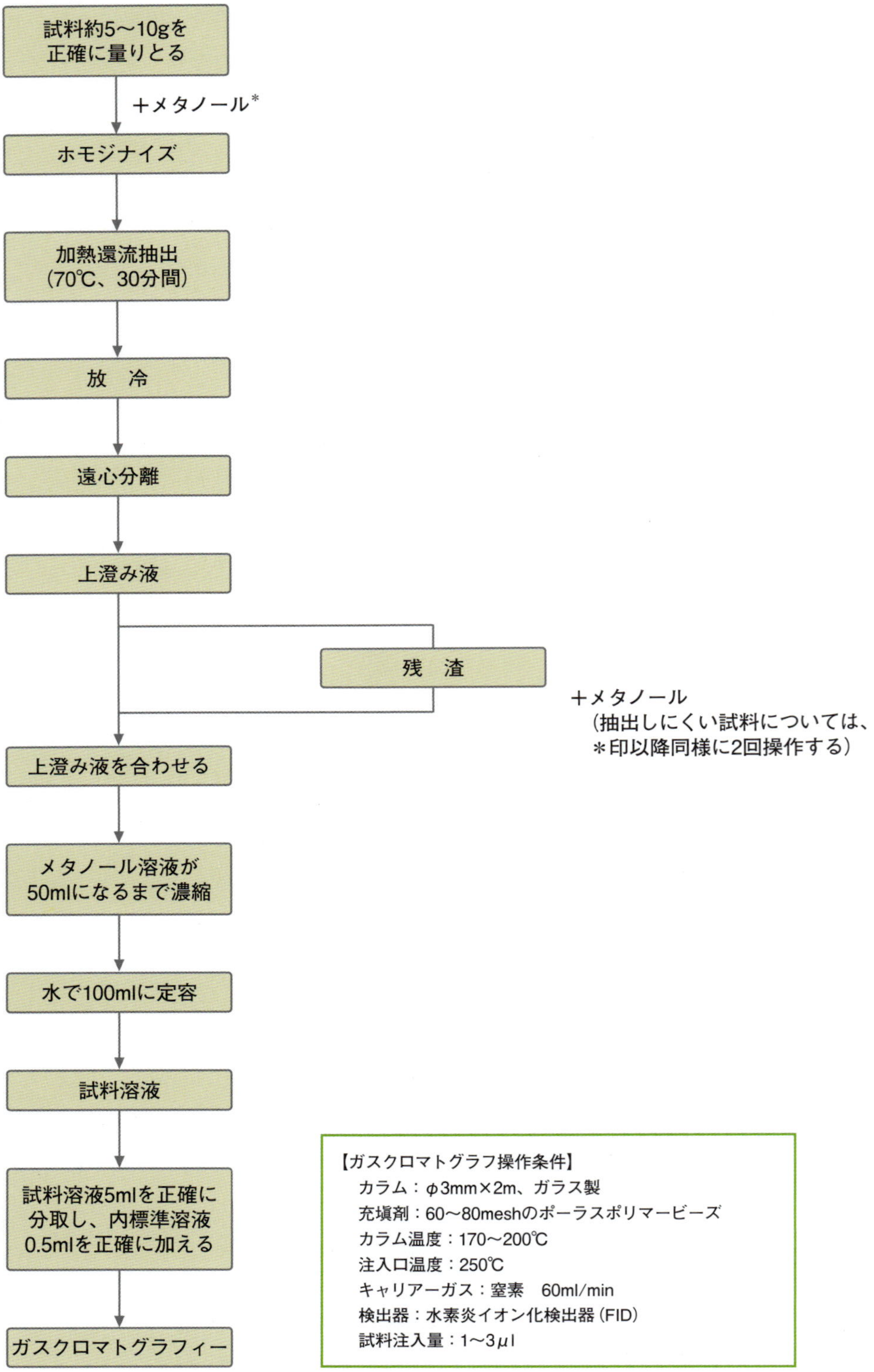
試料約5～10gを正確に量りとる
＋メタノール*
ホモジナイズ
加熱還流抽出（70℃、30分間）
放　冷
遠心分離
上澄み液
残　渣
＋メタノール
（抽出しにくい試料については、
＊印以降同様に2回操作する）
上澄み液を合わせる
メタノール溶液が50mlになるまで濃縮
水で100mlに定容
試料溶液
試料溶液5mlを正確に分取し、内標準溶液0.5mlを正確に加える
ガスクロマトグラフィー
【ガスクロマトグラフ操作条件】
カラム：φ3mm×2m、ガラス製
充填剤：60～80meshのポーラスポリマービーズ
カラム温度：170～200℃
注入口温度：250℃
キャリアーガス：窒素　60ml/min
検出器：水素炎イオン化検出器（FID）
試料注入量：1～3μl

着色料（合成タール系色素、酸性色素）

❶検査の目的

現在日本では12色の合成タール系色素の使用が認められている。12色の内訳は食用赤色2号（アマランス）およびそのアルミニウムレーキ、食用赤色3号（エリスロシン）およびそのアルミニウムレーキ、食用赤色40号（アルラレッドAC）およびそのアルミニウムレーキ、食用赤色102号（ニューコクシン）、食用赤色104号（フロキシン）、食用赤色105号（ローズベンガル）、食用赤色106号（アシッドレッド）、食用黄色4号（タートラジン）およびそのアルミニウムレーキ、食用黄色5号（サンセットイエローFCF）およびそのアルミニウムレーキ、食用緑色3号（ファストグリーンFCF）およびそのアルミニウムレーキ、食用青色1号（ブリリアントブルーFCF）およびそのアルミニウムレーキ、食用青色2号（インジゴカルミン）およびそのアルミニウムレーキである。なお、カステラ、きなこ、魚肉漬物、鯨肉漬物、こんぶ類、しょう油、食肉、食肉漬物、スポンジケーキ、鮮魚介類（鯨肉を含む）、茶、のり類、マーマレード、豆類、みそ、めん類（ワンタンを含む）、野菜およびわかめ類に使用してはならないとの制限がある。これらのことから着色料については定量試験ではなく使用の有無と同定が行われている。なお、海外からたくさんの食品が輸入されていることから日本で許可されていない色素、たとえば、アゾルビン、キノリンイエロー、パテントブルーV等の許可外色素の定性についても、この項での試験方法で試験が可能である。

❷検査の手順

水、エタノールまたはアンモニア・エタノール溶液で抽出し、ポリアミド染色法により精製後、薄層クロマトグラフィーあるいは液体クロマトグラフィーにより定性する方法である。

試薬

① ポリアミド：カラムクロマトグラフ用を用いる。

② 分離用カラム：ポリアミドを水に懸濁し、よくかき混ぜて空気を除き、内径10mm、長さ200mmのガラス管に約5cmの高さとなるようにつめる。

③ 薄層板：シリカゲル板およびオクタデシルシリル化シリカゲル板

④ アンモニア・エタノール溶液：アンモニア水3.5ml、エタノール50mlおよび水を加えて100mlとする。

⑤ エタノール・アンモニア混液：アンモニア水1mlに水を加え28mlとした液にエタノール28mlを混和する。

標準溶液

① 薄層クロマトグラフィー用

各色素標準品100mgを正確に量り、水を加えて溶かし、100mlとする。

② 液体クロマトグラフィー用

薄層クロマトグラフィー用標準溶液10mlをそれぞれ正確に量り、水を加えて100mlとする。

❸ 判定基準

① 試料液と標準溶液2μlずつを量り、薄層クロマトグラフィーを行い、標準溶液のRf値と比較するとともに、色調も観察し、試料中の色素の定性を行う。

② 試料液と標準溶液1μlずつを量り、液体クロマトグラフィーを行い、標準溶液の保持時間と比較し、試料中の色素の定性を行う。

表1　各条件における色素の Rf 値

色素	Rf値			色素	Rf値		
	分離条件A	分離条件B	分離条件C		分離条件A	分離条件B	分離条件C
食用赤色2号	0.07	0.84	1.0	食用赤色106号	0.54	0.04	0.73
食用赤色3号	0.77	0	0.35	食用黄色4号	0.06	0.93	1.0
食用赤色40号	0.39	0.37	1.0	食用黄色5号	0.30	0.52	1.0
食用赤色102号	0.14	0.64	1.0	食用緑色3号	0.13	0.16	1.0
食用赤色104号	0.80	0	0.11	食用青色1号	0.23	0.11	1.0
食用赤色105号	0.86	0	0.20	食用青色2号	0.23	0.79	1.0

分離条件A：薄層板；シリカゲル板
展開溶媒；酢酸エチル/メタノール/28%アンモニア混液（3：1：1）
分離条件B：薄層板；オクタデシルシリル化シリカゲル板
展開溶媒；メタノール/アセトニトリル/5%硫酸ナトリウム混液（3：3：10）
分離条件C：薄層板；オクタデシルシリル化シリカゲル板
展開溶媒；メチルエチルケトン/メタノール/5%硫酸ナトリウム混液（1：1：1）

参考文献
1）　日本食品衛生協会編：第2版　食品中の食品添加物分析法2000．pp.113-131，日本食品衛生協会，2000．

図1 着色料の測定手順

❶液定食品

試料10ml

↓ ＋水5ml

遠心分離を行い、不溶物を取り除く

↓ ＋水を加えて20mlとする

検液

＊：アルコールを含有する試料の場合は中和後、水浴上でアルコールを蒸発させ、残留物に水を加え、減量分を補い検液とする。

❷固形食品

試料10g

↓ ＋2～10倍量の水、50～80vol％エタノールまたはアンモニア・エタノール溶液

水浴上で10～30分間加温

↓

遠心分離を行い、不溶物を取り除く

↓ アンモニア水を使用した場合は酢酸（3→50）で中和、濃縮し20mlとする

検液

❸油脂食品

試料10g

↓ ＋3～5倍量の石油エーテルまたはエチルエーテル・石油エーテル混液（1：1）

油分除去

↓ ＋2～10倍量のアセトン ＋2～10倍量のアンモニア・エタノール溶液

遠心分離を行い、不溶物を取り除く

↓ アンモニア水を使用した場合は酢酸（3→50）で中和、濃縮し20mlとする

検液

❹試料液の調製

検液

↓ 酢酸を加え酸性とし、負荷する

分離用カラム

↓ 酢酸（1→100）洗浄
水20ml洗浄
エタノール・アンモニア混液で溶出

溶出液

↓ 酢酸（3→50）で中和、濃縮乾固、水1mlで溶解

試料液

【薄層クロマトグラフ操作条件】

分離条件A：薄層板；シリカゲル板
展開溶媒；酢酸エチル/メタノール/28％アンモニア混液（3：1：1）

分離条件B：薄層板；オクタデシルシリル化シリカゲル板
展開溶媒；メタノール/アセトニトリル/5％硫酸ナトリウム混液（3：3：10）

分離条件C：薄層板；オクタデシルシリル化シリカゲル板
展開溶媒；メチルエチルケトン/メタノール/5％硫酸ナトリウム混液（1：1：1）

【液体クロマトグラフ操作条件】

カラム：オクタデシルシリル化シリカゲル4.6×150mm
カラム温度：40℃
移動相：0.01mol/l酢酸アンモニウム溶液・アセトニトリル混液（95：5）から（1：1）までの直線濃度勾配を30分間行い、溶出させる。
流速：1ml/分
波長：254nm

二酸化硫黄および亜硫酸塩類

❶検査の目的

二酸化硫黄および亜硫酸塩類は加工食品中の原料に含まれる好ましくない色素成分や着色物を無色にするために使用され、主に漂白の目的で使用される。また、保存料、製造用剤および酸化防止剤の役割で使用する場合もある。なお、残存している二酸化硫黄量として食品別に基準が定められている。そのため、二酸化硫黄の定量が必要となる。

ここでは、二酸化硫黄についての分析法を示す。

❷検査の手順

通気蒸留装置を用い、アルカリ滴定法（A法）または比色法（B法）により二酸化硫黄および亜硫酸塩類を定量する。通常、A法は二酸化硫黄として約0.1g/kg以上の食品に、B法は約0.1g/kg以下の食品に用いる。含量が未知の食品に関してはA法で測定し、アルカリ滴定量が0.1ml以下の場合試験法Bを用いるとよい。

試薬

① 精製水：煮沸し、溶存酸素を除き、冷却したものを用いる。

② 混合指示薬：メチルレッド0.2gおよびメチレンブルー0.1gにエタノールを加えて溶かして100mlとする。

③ 0.3%過酸化水素溶液：過酸化水素水1mlに水を加えて100mlとする（用時調製）。

④ リン酸溶液：リン酸100mlに水240mlを加える。

⑤ 5%ジメドンエタノール溶液：ジメドン5gを量り、エタノールを加えて溶かして100mlとする（用時調製）。

⑥ パラロザニリン溶液：塩酸パラロザニリン40mgに塩酸20mlを加えて溶かし、水を加えて100mlとする。

⑦ 0.2%ホルムアルデヒド溶液：ホルマリン3gを量り、水を加えて500mlとする（用時調製）。

⑧ パラロザニリン・ホルムアルデヒド混液：パラロザニリン溶液と0.2%ホルムアルデヒド溶液の等量を混和する。

標準溶液

亜硫酸水素ナトリウム162.5mg（二酸化硫黄として100mgに相当する量）を正確に量り、0.1mol/l水酸化ナトリウム溶液に溶かして100mlとし、適宜0.1mol/l水酸化ナトリウム溶液で希釈を行い、0.4～2μg/mlの標準溶液を調製する。

❸結果の評価

各食品に基準値が設定されているが、二酸化硫黄は天然に存在することがあり、添加していなくても検出する場合がある。また、天然に存在するものと添加したものを区別することができないため、両者が存在した場合は合算の値となる。

定量下限は試料量により異なる。なお、B法において試料量2gで行った場合の定量下限は4μg/gである。

図1 二酸化硫黄および亜硫酸塩類の測定手順

A法

●ナシ型フラスコ
0.3%過酸化水素溶液10ml
混合指示薬3滴
0.01mol/l水酸化ナトリウム溶液1～2滴

●丸底フラスコ
試料
エタノール2ml
水20ml
消泡用シリコーン油2滴
リン酸溶液10ml

上記フラスコを装置にセットし、窒素ガスを0.5～0.6L/分の速度で通気しながらミクロバーナーで10分間加熱する。
ナシ型フラスコを外し、0.01mol/ml水酸化ナトリウム溶液で滴定を行う。
0.01mol/ml水酸化ナトリウム溶液1mlは二酸化硫黄0.32mgに相当する。

B法

●ナシ型フラスコ
0.1mol/l水酸化ナトリウム溶液20ml

●丸底フラスコ
精製水20ml
5%ジメドンエタノール溶液1ml
アジ化ナトリウム溶液(1→100) 1ml
エタノール2ml
消泡用シリコーン油2滴
リン酸溶液10ml

上記フラスコを装置にセットし、窒素ガスを0.5～0.6L/分の速度で5分間通気する。
丸底フラスコを取り外し、試料2gを正確に量り、速やかに装置に取り付け窒素ガスを0.5～0.6L/分の速度で通気しながらミクロバーナーで10分間加熱する。

ナシ型内の液を試料液5ml
↓ ＋精製水0.1ml
＋パラロザニリン・ホルムアルデヒド混液1ml
15分間室温で放置
0.3%過酸化水素0.1mlを加え同様に操作したものを対照とし580nmで測定

通気蒸留装置

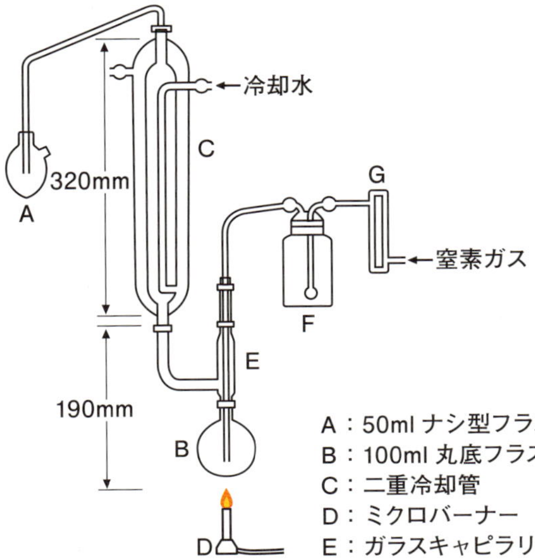

冷却水
C
320mm
A
G
窒素ガス
F
E
190mm
B
D

A：50ml ナシ型フラスコ
B：100ml 丸底フラスコ
C：二重冷却管
D：ミクロバーナー
E：ガラスキャピラリー
F：脈流防止ビン
G：流量計

参考文献
1) 日本食品衛生協会編：第2版 食品中の食品添加物分析法2000. pp.71－77, 日本食品衛生協会, 2000.

発色剤（亜硝酸ナトリウム）

❶検査の目的

亜硝酸ナトリウムは発色剤として食肉製品、魚肉製品、いくら、すじこ、たらこに利用される。亜硝酸ナトリウムは食肉、魚肉、魚卵等の血色素であるヘモグロビンやミオグロビンに作用して、加工途中における変色を防ぎ、非常に鮮明な赤色を形成するほか、風味の醸成効果、ボツリヌス菌の発育阻止効果による食中毒防止のための保存料として使用されている。また、食品中には微生物により硝酸塩が亜硝酸塩に還元されて分布している場合があるため、本法における定量値は素材由来の亜硝酸量と食品添加物として添加された亜硝酸量との合計値である。

❷検査の手順

本法は遊離の亜硝酸イオンを分析対象とし、色素やタンパク質に結合した亜硝酸は分析の対象としない。食品中の亜硝酸イオンを水酸化ナトリウム溶液で抽出し、水酸化亜鉛のコロイド（除タンパク剤）により食品中のタンパク質および脂質を吸着除去した後、スルファニルアミドと反応させる。生成したジアゾニウム塩とナフチルエチレンジアミンをカップリングし、生成したアゾ色素の吸光度を測定波長540nmにて測定し、亜硝酸イオンとして定量する。

試薬

① 酢酸亜鉛溶液：酢酸亜鉛二水和物9gを水に溶かし、100mlとする。

② スルファニルアミド溶液：スルファニルアミド0.50gに塩酸（1→2）100mlに加温しながら溶かす。

③ ナフチルエチレンジアミン溶液：N－1－ナフチルエチレンジアミン二塩酸塩0.12gを水100mlに溶かす。

④ 亜硝酸標準液：亜硝酸ナトリウム0.150gを水1000mlに溶かして標準原液とする。標準原液を水で適宜希釈して0.05～0.4μg/mlまでの標準液を調製する。

❸判定基準

表1のとおり、食品、添加物等の規格基準（昭和34年厚生省告示第370号）の第1食品Dにおいて、食肉製品、鯨肉製品、魚肉ねり製品、いくら・すじこおよびたらこの各成分規格にてその使用基準が定められている。

❹結果の評価

本法における定量下限は0.2mg/kgである。

また、各食品における添加回収率は表2のとおりである。

表1 亜硝酸ナトリウムの使用基準

品名	分類	使用基準	
		使用できる食品等	亜硝酸根としての最大残存量
亜硝酸ナトリウム	発色剤	食肉製品、鯨肉ベーコン	0.070g/kg
		魚肉ソーセージ、魚肉ハム	0.050g/kg
		いくら、すじこ、たらこ	0.005g/kg

資料：「食品、添加物等の規格基準」（昭和34年厚生省告示第370号）より抜粋

表2 亜硝酸根の添加回収率

食品	添加量（mg/kg）	回収率（%）
いくら	5	88.6±1.0
たらこ	5	84.8±2.6
魚肉ソーセージ	50	100.1±1.3
ハム	70	99.6±0.8

資料：厚生労働省監：食品衛生検査指針 食品添加物編 2003. 日本食品衛生協会, 2003. より抜粋

図1 亜硝酸ナトリウムの測定手順概要

試料液の調製

試料10g
↓ ＋温水（約80℃）80ml
　＋0.5mol/l水酸化ナトリウム溶液12ml
ホモジナイズ
↓
200mlメスフラスコに移す
↓
容器を洗浄（温水10ml×5回）
↓ ＋0.5mol/l水酸化ナトリウム溶液20ml
　＋酢酸亜鉛溶液20ml
80℃の水浴中で攪拌しながら加温（20分間）
↓
冷水中にて室温まで冷却
↓ ＋水
定容（200ml）
↓
ろ過（ろ紙）
↓ 初流20mlは捨てる
試験液

発色および測定

試験液、空試験液および標準液5ml
↓ ＋スルファニルアミド溶液1ml
　＋ナフチルエチレンジアミン溶液1ml
　＋水
定容（10ml）
↓
室温にて放置（20分間）
↓
吸光度測定（540nm）

【吸光度測定】
試験液および空試験液の吸光度を測定し、それぞれEaおよびEbとする。試験液が着色しているときは試験液5mlに塩酸（1→2）1mlおよび水を加えて定容（10ml）とし、吸光度を測定してEcとする。吸光度差Ea－Eb、着色した場合は吸光度差Ea－（Eb＋Ec）を求め、あらかじめ作成した検量線より亜硝酸量を求める。

発色反応機構

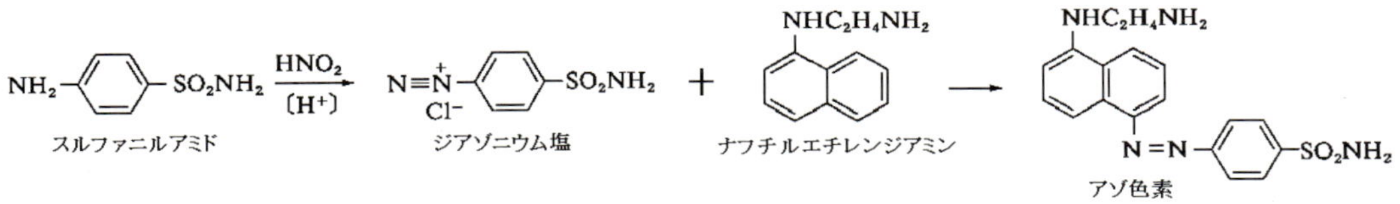
NH₂
SO₂NH₂
HNO₂
〔H⁺〕
N≡N
Cl⁻
NHC₂H₄NH₂
N＝N
スルファニルアミド
ジアゾニウム塩
ナフチルエチレンジアミン
アゾ色素

参考文献
1）「食品衛生法施行規則及び食品、添加物等の規格基準の一部改正について」（平成5年3月17日衛乳第54号）
2）厚生労働省監：食品衛生検査指針 食品添加物編 2003. pp.142-148, 日本食品衛生協会, 2003.

甘味料（サッカリンナトリウム）

❶ 検査の目的

甘味料とは食品に甘味を与える目的で添加される物質で、大きくは次の二つに分類される。一つは化学的合成品（食品添加物甘味料）であり、たとえばサッカリン、サッカリンナトリウム、グリチルリチン酸二ナトリウム、アスパルテーム、D－ソルビトール、ネオテームなどがそれにあたる。もう一つは天然甘味料であり、たとえばステビアの葉に含まれるステビオサイド、甘草の根の成分であるグリチルリチンなどがある。これらのうちサッカリンおよびサッカリンナトリウムについては対象食品およびその使用量の最大限度が定められている。大半の甘味料に使用基準がないのは、甘味が強いため少量添加するだけでその効果を発揮すること、また、いずれも毒性が弱いことなどがあげられる。

ここでは、サッカリンナトリウムについての分析法を示す。

❷ 検査の手順

食品中のサッカリンナトリウムは透析法により抽出精製し、液体クロマトグラフィーで定性・定量する。

試薬

① サッカリンナトリウム標準溶液：サッカリンナトリウムを120℃で4時間乾燥し、その100mgを正確に量りとり、水に溶かして100mlとする（この液1mlはサッカリンナトリウム1000μgを含有する）。適宜水で希釈し、検量線用標準溶液とする。

② 透析補助液：0.1mol/l塩酸

③ CTA：塩化セチルトリメチルアンモニウム

④ 5mmol/lCTA含有10mmol/lリン酸緩衝液（pH2.5）：CTA1.60gおよびリン酸二水素カリウム1.36gを水に溶かして1000mlとし、リン酸でpHを2.5に調整し、メンブランフィルター（0.45μm）でろ過する。

❸ 結果の評価

透析抽出法は時間がかかるが一度に多数の試料を処理でき、かつ、妨害が少なく良好なクロマトグラムを得ることができるという利点がある。

本法により得られた定量値はサッカリンナトリウムの量であるので、使用基準と比較する場合は対象食品によってはサッカリンに換算する必要がある。

なお、定量下限は0.010g/kgである。

参考文献

1) 日本食品衛生協会編：第2版 食品中の食品添加物分析法2000．pp.153～156，日本食品衛生協会，2000．

図1 甘味料（サッカリン）の測定手順およびクロマトグラム

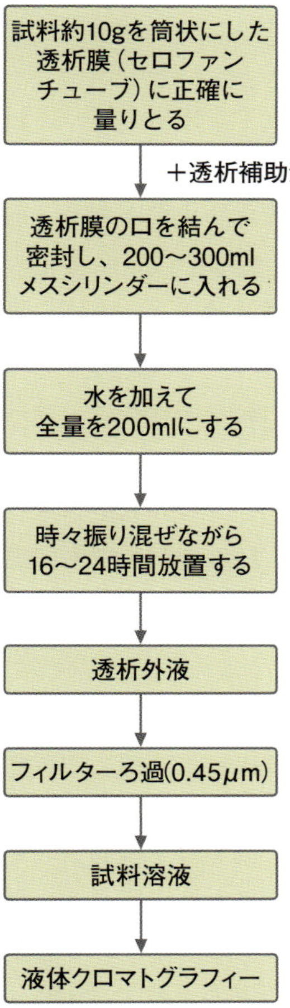
試料約10gを筒状にした透析膜（セロファンチューブ）に正確に量りとる
＋透析補助液20ml
透析膜の口を結んで密封し、200～300mlメスシリンダーに入れる
水を加えて全量を200mlにする
時々振り混ぜながら16～24時間放置する
透析外液
フィルターろ過(0.45μm)
試料溶液
液体クロマトグラフィー

【液体クロマトグラフ操作条件】

カラム：オクチルシリル化シリカゲル
カラム管：内径4.6mm、長さ150mm
カラム温度：40℃
移動相：5mmol/l　CTA含有10mmol/l　リン酸緩衝液（pH2.5）およびアセトニトリルの混液（4：3）
流量：1.0ml/min
測定波長：230nm
注入量：20μl

【サッカリンナトリウム標準溶液（10μg/ml）のクロマトグラム例】

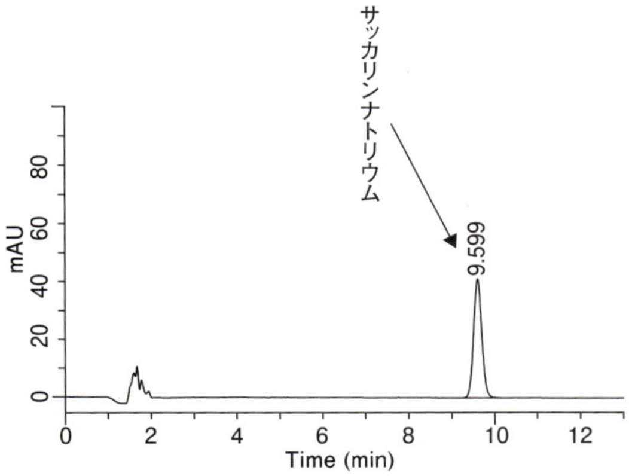
サッカリンナトリウム
9.599
mAU
0
20
40
60
80
0
2
4
6
8
10
12
Time (min)

酸化防止剤（BHA、BHT）

❶検査の目的

酸化防止剤はそれ自体が酸化されることにより、食品等の酸化を防止する作用を持っている物質である。酸化防止剤にはアスコルビン酸類（ビタミンC類）や亜硫酸塩類などの水溶性酸化防止剤と、トコフェロール類（ビタミンE類）やBHTなどの油溶性酸化防止剤がある。前者は果実加工品等における風味および色調変化の防止のほか、ビタミン類等の微量栄養素の劣化を抑制し、後者は油脂食品や水産加工品の風味および色調変化を防止するとともに、過酸化物の生成を抑制することで食中毒を防止する効果がある。

既存添加物としてはミックストコフェロール（α, β, γ, δ-トコフェロール）、カテキン、ローズマリー抽出物などが知られているが、指定添加物としてはL-アスコルビン酸、エリソルビン酸およびその塩類、亜硫酸塩類、ジブチルヒドロキシトルエン（BHT）、ブチルヒドロキシアニソール（BHA）、エチレンジアミン四酢酸二ナトリウム等がある。これらのなかで水産加工品や油脂、チューイングガム等に使用が許可されているBHTと、パーム原料油等に使用が許可されているBHAの分析法について記す。

❷検査の手順

本法は食品中のBHAおよびBHTをアセトニトリル・2－プロパノール・エタノール混合溶媒（2：1：1）を用いて抽出し、冷凍庫にて－20～－5℃に冷却することで油脂分を凝固させて分離し、その抽出液を紫外部吸収検出器付高速液体クロマトグラフィーにより定量する。従来のガスクロマトグラフィーに比較して冷凍庫にて保持する必要があるが操作は極めて簡便である。また、本法ではBHAおよびBHTのほかにノルジヒドログアヤレチック酸（NDGA）、没食子酸プロピル（PG）、*tert*-ブチルヒドロキノン（TBHQ）等の酸化防止剤の測定も可能である。

試薬

① BHAおよびBHT標準液：BHAおよびBHTそれぞれ0.100gをメタノール100mlに溶かして標準原液とする。標準原液を適宜希釈して0～100μg/mlまでの標準液を調製する。

❸判定基準

BHAおよびBHTの使用基準は表1のとおりに定められている。酸化防止剤使用の表示があるものでも検出されない場合がしばしばあるが、通常は分解されたものと考えてよい。また、油脂を多く含む食品においては容器・包装に添加剤として含まれている酸化防止剤が食品中に移行している場合もある。その場合は食品添加物由来のものか区別ができないため判定に注意すること。

④結果の評価

本法の添加回収率はBHTを0.1g/kg添加した場合、煮干しで約75%であるが、食用油、バター、冷凍エビ等では80%以上である。なお、本法による定量下限は0.005g/kgである。

表1 BHA および BHT の使用基準

品名	分類	使用基準		
		使用できる食品等	使用量等の最大限度	使用制限
BHA	酸化防止剤	魚介冷凍品（生食用冷凍鮮魚介類および生食用冷凍かきを除く）および、鯨冷凍品（生食用鯨冷凍品を除く）の浸漬液	浸漬液に対して1.0g/kg	BHTと併用するときはその合計量
		油脂、バター 魚介乾製品、魚介塩蔵品 乾燥裏ごしいも	0.20g/kg	
BHT		魚介類冷凍品（生食用冷凍鮮魚介類および生食用冷凍かきを除く）および鯨冷凍品（生食用冷凍鯨肉を除く）の浸漬液	浸漬液に対して1.0g/kg*	*：BHAと併用するときは、その合計量
		チューインガム	0.75g/kg	
		油脂、バター 魚介乾製品、魚介塩蔵品 乾燥裏ごしいも	0.20g/kg*	

資料：「食品、添加物等の規格基準」（昭和34年厚生省告示第370号）より抜粋

図1　BHA および BHT の測定手順

試料5g

↓ ＋アセトニトリル・2-プロパノール・エタノール混合溶媒（2：1：1）50ml

攪拌またはホモジナイズ

↓（必要に応じて無水硫酸ナトリウムを加える）

冷　却（冷凍庫−20～−5℃、1時間以上）

↓

固形物を含む場合はろ過

↓

検　液

↓

減圧濃縮(1～2ml)

↓ ＋アセトニトリル・2-プロパノール・エタノール混合溶媒（2：1：1）5ml

ろ　過（メンブランフィルター、孔径0.45μm）

↓

試料液

↓

高速液体クロマトグラフィー

【高速液体クロマトグラフ操作条件】

カラム充塡剤：オクタデシルシリル化シリカゲル

カラム管：内径4.6～6.0mm、長さ150～250mm

移動相：A液；アセトニトリル・メタノール混液（1：1）

B液；5%酢酸溶液

A液の割合を15分間で40～90%まで変化させ、以後90%の割合で30分間保持する。

流速：1.0ml/min

測定波長：280nm

注入量：10μl

【クロマトグラム例】

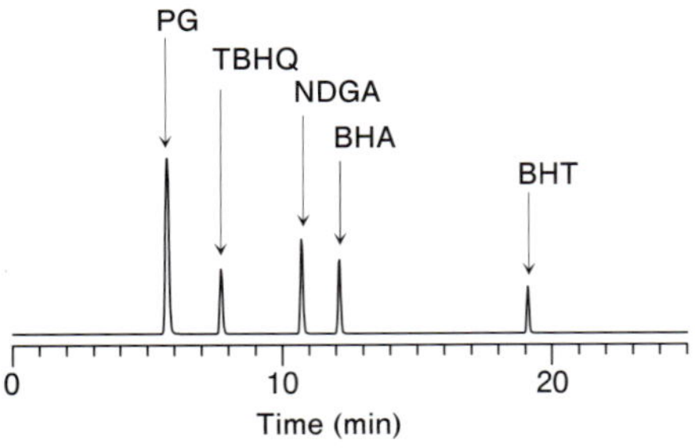
PG
TBHQ
NDGA
BHA
BHT
0
10
20
Time (min)

参考文献

1）　日本食品衛生協会編：第2版 食品中の食品添加物分析法2000. pp.49-51，日本食品衛生協会，2000.

2）　厚生労働省監：食品衛生検査指針 食品添加物編 2003. pp.65-70，日本食品衛生協会，2003.

酸化防止剤（TBHQ）

❶検査の目的

tert-ブチルヒドロキノン（TBHQ）は日本では食品添加物として認められていないフェノール系酸化防止剤の一つであり、これを含む食品の輸入・販売等は認められていない。しかし、諸外国（EU、アメリカ、アジア諸国等）では広く認可されている酸化防止剤のため、輸入される油脂等の原料およびクラッカーやチョコレート等の加工食品からたびたび検出されることがあるが、今のところ特に消費者によるTBHQ摂取に伴う健康被害報告事例はない。TBHQに係る試験法は食品衛生検査指針[2)]や、衛生試験法・注解[3)]等に紫外部吸収検出器付高速液体クロマトグラフィーを用いたフェノール系酸化防止剤一斉試験法に記載されているが、平成17年3月に厚生労働省から「tert－ブチルヒドロキノン（TBHQ）に係る試験法について」（食安監発第0303001号）として新規に試験法が通知された。通知された試験法に従ってTBHQを試験する場合、紫外部吸収検出器ではなく蛍光検出器を用いるため食品成分由来の妨害の影響が少なく、非常に高感度にて測定が可能となった。以下、本法においては通知された試験法について記す。

❷検査の手順

本法は食品（油、油脂、チューイングガムおよびその他食品等）に含まれるTBHQを溶媒で抽出し、蛍光検出器付高速液体クロマトグラフィーにより定量する。また、胡麻油等の一部の食品においてはクロマトグラム上にて成分由来の妨害ピークが重なる場合がある。その場合は参考情報として通知に付随する質量検出器付ガスクロマトグラフィーにて測定し、マススペクトルの確認による確認試験を実施して結果を判定したほうがよい。

試薬

① L-アスコルビン酸パルミチン酸エステル含有ヘキサン飽和アセトニトリル（飽和アセトニトリル）：ヘキサンとアセトニトリルを分液ロートにてよく混合し、下層（アセトニトリル層）を採取する。この液1000mlにL－アスコルビン酸パルミチン酸エステル100mgを溶解する。

② TBHQ標準液：TBHQ100mgを飽和アセトニトリル100mlに溶かして標準原液とする。標準原液を適宜希釈して0.1～5μg/mlまでの標準液を調製する。

❸判定基準

日本では指定外添加物のため、検出してはならない。

❹結果の評価

TBHQは酸化還元性の分解しやすい化合物であるため、低濃度における添加回収試験では回収を得ることが難しい。精度管理を実施する際は試料中濃度として20μg/gにおける添加回収試験を実施し、その回収率を評価する。本法の添加回収率は油102.2±6.0%、油脂104.4±4.5%、チョコレート菓子類91.0±7.8%、スナック菓子類93.6±7.7%である。なお、本法による定量下限は1μg/gである。

参考文献
1)　「tert-ブチルヒドロキノン（TBHQ）に係る試験法について」（平成17年3月3日食安監発第0303001号）
2)　厚生労働省監：食品衛生検査指針 食品添加物編 2003. pp.595-597, 日本食品衛生協会, 2003.
3)　日本薬学会編：衛生試験法・注解 2010. pp.334-337, 金原出版, 2010.

図1 TBHQの測定手順概要

油および油脂（バターおよびマーガリン等）

試料1g
↓ ＋飽和アセトニトリル10ml
振とう(1分間)
↓
遠心分離（3000rpm、5分間）
↓
アセトニトリル層
↓ ＋n-ヘキサン10ml
振とう(1分間)
↓
遠心分離（3000rpm、5分間）
↓
アセトニトリル層
↓
ろ過（メンブランフィルター、孔径0.45μm）
↓
高速液体クロマトグラフィー

固形試料

試料5g
↓ ＋硫酸ナトリウム5g ＋酢酸エチル30ml
振とう(1分間)
↓
ろ過
↓
減圧濃縮
↓ ＋n-ヘキサン
定容(50ml) 後、10ml分取
↓ ＋飽和アセトニトリル10ml
振とう(1分間)
↓
遠心分離（3000rpm、5分間）
↓
アセトニトリル層
↓
ろ過（メンブランフィルター、孔径0.45μm）
↓
高速液体クロマトグラフィー

【高速液体クロマトグラフ操作条件】

カラム充塡剤：オクタデシルシリル化シリカゲル、粒径5μm
カラム管：内径4.6mm、長さ150〜250mm
移動相：5％酢酸・メタノール・アセトニトリル混液（6：2：2）
カラム温度：40℃
流速：1.0ml/min
励起波長：293nm、蛍光波長：332nm

【TBHQ（20μg/ml）のクロマトグラム例】

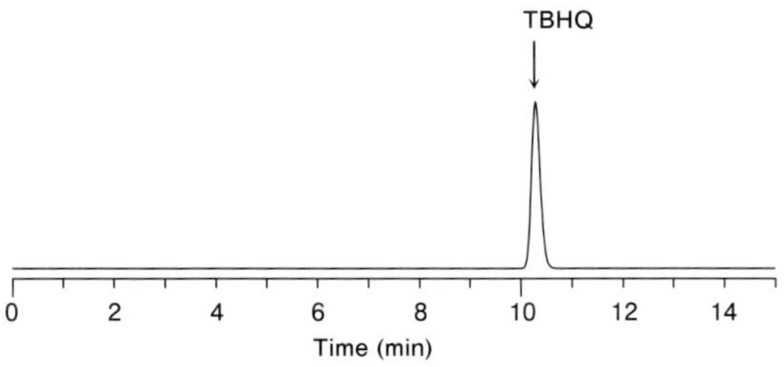
TBHQ
0
2
4
6
8
10
12
14
Time (min)

アルミニウム

❶検査の目的

アルミニウムは主要な地殻構成元素であり、土壌、水等に一般的に存在している。国際機関であるJECFA（FAO/WHO合同食品添加物専門家会議）は2006年に従来のPTWI（暫定耐容週間摂取量）の設定より低い用量で繁殖系および発達神経系に対して影響を生じるとして、PTWIを7mg/kg体重/週から1mg/kg体重/週に引き下げた。2011年からは2mg/kg体重/週と変更されている。

食品には、色素としてアルミニウム末が、膨張剤として製菓、製パン材料のベーキングパウダーなどにミョウバンとして硫酸アルミニウムカリウムおよび硫酸アルミニウムアンモニウムの使用が認められている（みそを除く）。また、ミョウバンはナスの漬物の発色安定剤としても使用されている。食品には数100mg/kg程度まで含まれているが、ミョウバンなどの食品添加物からの摂取によるところが大きいことがわかっており、偏食により摂取過剰になる可能性があることが指摘されている。

測定方法としてはフレーム原子吸光光度法があるが、感度を上げるためにキレート溶媒抽出操作の後、高温フレームを使用する必要があり、操作が複雑で汚染しやすい。そのため、操作が簡易で感度がよい電気加熱原子吸光光度法または誘導結合プラズマ分光分析法が適しており、ここでは誘導結合プラズマ分光分析法を紹介する。鉛に適用している電気加熱原子吸光光度法を用いて測定条件を変更し、定量することも可能である。

❷検査の手順

本法は、試料を450～550℃で乾式灰化し、残渣を塩酸に溶解した溶液について、誘導結合プラズマ分光分析計でアルミニウムを測定する方法である。アルミニウムは環境中に存在し、ガラス器具にも含まれているため、測定時には石英や白金製の灰化容器や樹脂製の器具を希塩酸で洗浄するなどして、汚染に注意する必要がある。

試薬

① 塩酸（微量金属測定用）

② アルミニウム標準溶液：アルミニウム1.0gを6mol/l塩酸60mlに加えて加熱しながら溶解し、水を加えて1000mlとする。この液を0.1mol/l塩酸で段階的に希釈して用いる。

装置

誘導結合プラズマ発光分光光度計（ICP発光分光光度計）

❸結果の評価

市販食品について以下の報告がある。

膨張剤を使用した菓子・パン類：0.01～0.37mg/g

野菜加工食品：0.01～0.05mg/g
海産物：0.03～0.90mg/g

図1 アルミニウムの測定手順

試料0.5～10g[*1]
↓
予備灰化[*2] 200℃～450℃
↓
電気炉 450℃～550℃
↓ ＋6mol/l塩酸3ml
蒸発乾固[*3]
↓ ＋1mol/l塩酸5ml
加温30分[*3]
↓
ろ過（ろ紙）[*4]
↓ ＋水
ろ液定容 50ml
↓
ICP発光分光光度計測定[*5]（測定波長167.019nm）

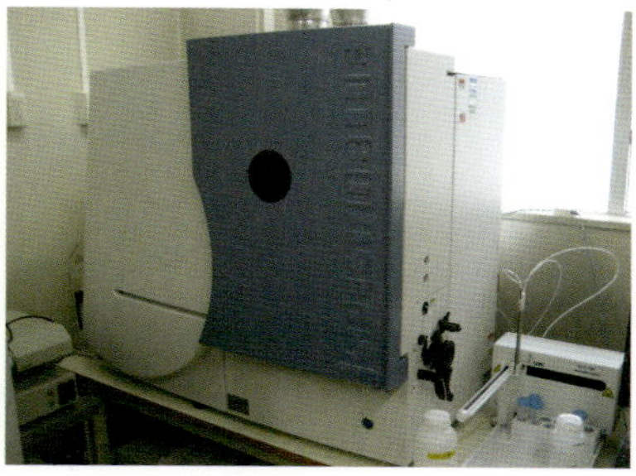
ICP発光分光光度計（パッシェンルンゲーCCD型）

＊1：石英ビーカーまたは白金皿に採取する。
＊2：ホットプレートなどであらかじめ予備灰化を行い炭化させる。
＊3：湯浴または約100℃のホットプレートを使用する。
＊4：炭化物が残る場合は再灰化を実施する。この場合、予備灰化から繰り返す。
＊5：0.1～10μg/mlのアルミニウム標準溶液を使用し、検量線を作成する。

参考文献

1） 日本薬学会編：衛生試験法・注解 2010. p.407，金原出版，2010.
2） 萩本真美ほか：アルミニウム含有食品添加物を使用した食品中のアルミニウム含有量. 食品衛生学雑誌，53巻1号，p.57，2012.

酸味料（有機酸）

❶ 検査の目的

有機酸の一種であるアジピン酸、クエン酸、グルコノデルタラクトン、グルコン酸、コハク酸、d-、dl-酒石酸、乳酸、酢酸、フマル酸、dl-リンゴ酸は食品添加物として許可されており、主に酸味料として使用されている。

これら有機酸のほとんどは天然の食品にも広く含まれており毒性もほとんどないため、他の食品添加物のように多量摂取による健康被害が懸念されることはほとんどない。そのため食品添加物としては対象食品、使用量、使用制限等の基準は設けられていない。これらは主に酸味などの呈味成分として用いられるため、その含量を検査することにより添加された食品が一定の味や風味を保つための品質管理などに利用される。

❷ 検査の手順

あらかじめホウ酸で処理したＤＥＡＥ－セファデックスＡ－25を用いたカラムクロマトグラフィーにより有機酸を分画する。溶離溶媒にメチルレッドを加えることにより有機酸のカラム内での挙動を観察しながら溶出する。メチルレッドはｐＨ4付近で橙赤色を示すため、その色によりカラム中の有機酸の挙動を視覚的に追跡することができる。橙赤色画分を分取し、その溶出液を一定量とした後、イオン排除モードによる高速液体クロマトグラフィー（HPLC）で定量する方法である。

試薬

① 有機酸標準溶液：酒石酸、グルコン酸、プロピオン酸、クエン酸、リンゴ酸、コハク酸、酢酸ナトリウム、アジピン酸、フマル酸ナトリウム、乳酸リチウムをそれぞれ有機酸として2.0mg/mlになるように調製したものを原液とし、適宜水で一定量に希釈して用いる。

② DEAE-セファデックスカラム

③ 溶離溶媒：0.1mol/l塩酸500mlにメチルレッド試薬（メチルレッド0.1gをエタノール100mlに溶かしたもの）を5～6滴加えたもの。

❸ 判定基準

有機酸は広範囲な食品に天然でも含有するため、食品から検出された有機酸が添加されたものか天然由来のものかを分析により区別することはできない。その場合には、無添加試料の結果と比較するか、論文値などとの比較により添加の有無を推定するしかない。しかし農産物などの場合、天然由来の含有量も季節、産地、個体により一定ではないため、添加か天然かの区別は困難なことが多い。

④ 結果の評価

同時に10種類の有機酸を相互分離でき、回収率は88～105%、変動係数1.74～4.73%である。検量線の範囲はフマル酸で0.1～1.0mg/ml、その他は20～100μg/mlである。DEAE-セファデックスによる前処理を行わずにHPLCで分析することも可能であるが、きょう雑物の影響でピークの確認が困難なことがある。その場合は、類似の別のHPLCカラムを用いたり、HPLC条件を変更してピークの分離状態が異なる複数条件で分析を行う必要がある。また紫外部検出のほかに、ブロモチモールブルーを用いたポストカラム検出法もある。

図1 酸味料の測定手順

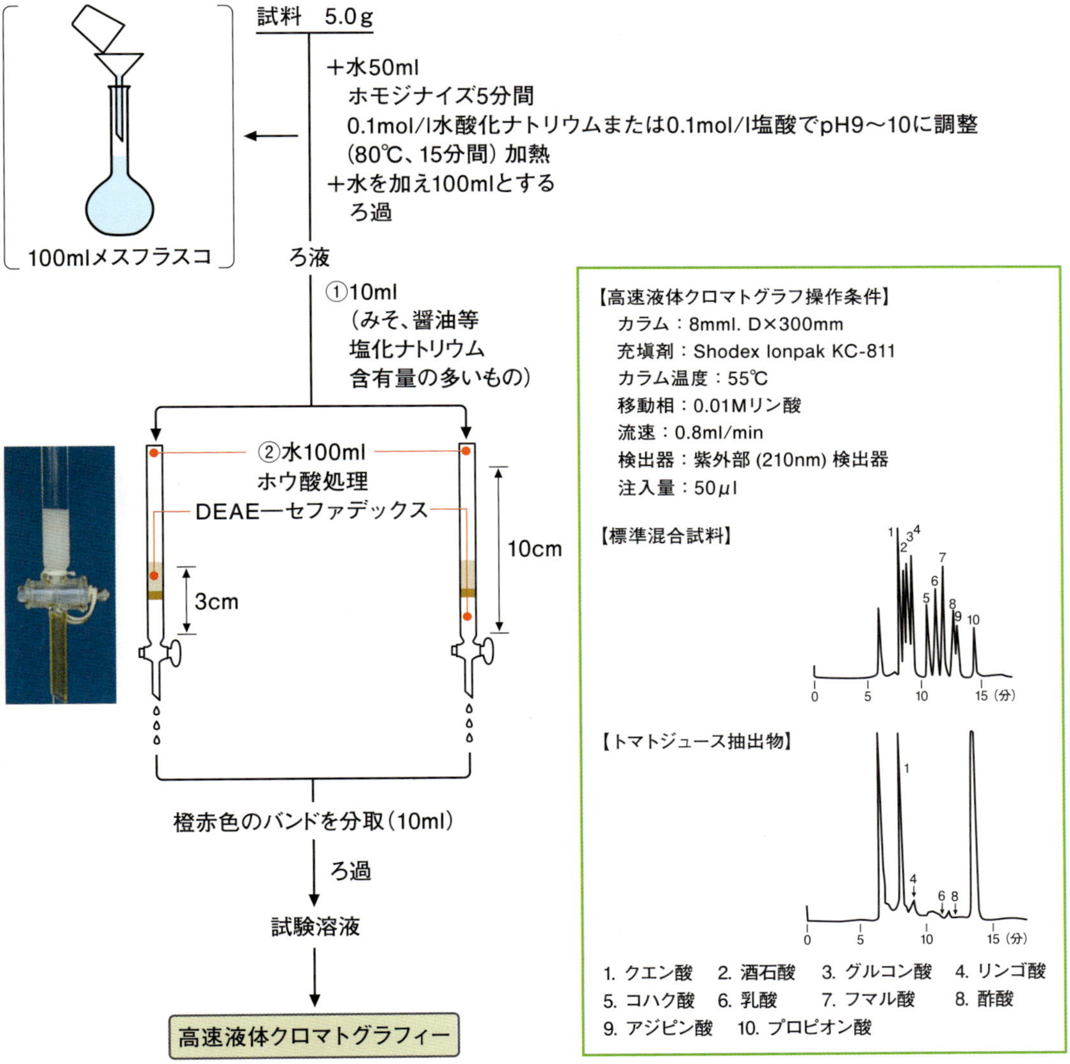
100mlメスフラスコ
試料 5.0g
+水50ml
ホモジナイズ5分間
0.1mol/l水酸化ナトリウムまたは0.1mol/l塩酸でpH9～10に調整
(80℃、15分間) 加熱
+水を加え100mlとする
ろ過
ろ液
①10ml
(みそ、醤油等
塩化ナトリウム
含有量の多いもの)
②水100ml
ホウ酸処理
DEAE—セファデックス
10cm
3cm
橙赤色のバンドを分取(10ml)
ろ過
試験溶液
高速液体クロマトグラフィー
【高速液体クロマトグラフ操作条件】
カラム：8mmI. D×300mm
充塡剤：Shodex Ionpak KC-811
カラム温度：55℃
移動相：0.01Mリン酸
流速：0.8ml/min
検出器：紫外部 (210nm) 検出器
注入量：50μl
【標準混合試料】
【トマトジュース抽出物】
0
5
10
15 (分)
1. クエン酸 2. 酒石酸 3. グルコン酸 4. リンゴ酸
5. コハク酸 6. 乳酸 7. フマル酸 8. 酢酸
9. アジピン酸 10. プロピオン酸

参考文献
1) 天川映子ほか：高速液体クロマトグラフィーによる食品中の有機酸分析法の改良．食品衛生学雑誌，29巻4号，p.267，1988.

残留洗剤試験

❶ 検査の目的

食品衛生法において野菜もしくは果実または飲食器について、洗浄剤の使用基準が定められており、使用洗剤の界面活性剤が脂肪酸系の場合は、濃度0.5％以下、脂肪酸系以外の場合は0.1％以下とされ、野菜または果実は5分間以上洗浄剤の溶液に浸漬されないようにしなければならない。野菜もしくは果実または飲食器は洗浄後、飲用適の水による流水の場合は、野菜または果実の場合は30秒間以上、飲食器の場合は5秒以上すすぐ。ため水を用いる場合は、ため水をかえて2回以上すすがなければならない、とされている。このため、洗浄剤を使用した場合の残留量が調査される。

❷ 検査の手順

本法は飲食器に残留している陰イオン界面活性剤量を求める方法である。

❶試液の調製

① 硫酸ナトリウム溶液：1Lのメスフラスコに硫酸ナトリウム142g採り、水を加えて溶解し、水を加えて1Lに定容する。

② 酢酸緩衝液：1Lのエチレンジアミン四酢酸ナトリウム二水和物7.5gを水に溶かして約700mlとし、酢酸12.5mlを加え、さらにpH計を用いてpH5になるまで水酸化ナトリウム溶液(2mol/L)を加えた後、1Lのメスフラスコに移し、水で1Lに定容する。

③ エチルバイオレット液：500mlのメスフラスコにエチルバイオレット0.280gを採り、水を加えて溶解し、水を加えて1Lに定溶する。

❷試料液の調製

① 磁器、陶器：60℃の水を平皿に注ぎ、皿の表面を1分間ガラス棒でこする操作を3回繰り返した後、これらの液を合わせ、水で100mlに定容する。

② 漆器、PP樹脂：60℃の水を30mlずつ注ぎ、ガラス棒で食器の内面を5分間こする。この操作を2回繰り返し、これらの液を合わせ、水で100mlに定容する。

③ まな板：シャーレに60℃の水を50ml注ぎ、この中にまな板の表面をつける。これを60℃に設定した恒温槽に入れて、ガラス棒で5分間こする。この操作を2回行い、得られた液を合わせて100mlに定容する。

❸試料液の測定

試料液100mlを200mlの分液ロートに採り、硫酸ナトリウム溶液5ml、酢酸緩衝液5ml、エチルバイオレット溶液2mlを加え溶解する。これにトルエン5mlを加えて10分間振とう後、静置し、水層を捨てる。さらに静置し､完全に分離したら水層を捨てる。トルエン層を吸収セルに採り、611nmの吸光度を測定する。空試験として、試料に代えて水100mlで同様に操作し吸光度を測定し、試料について得た結果を補正する。検量線から試料液中の陰イオン界面活性剤量を算出する。

❹検量線の作成

陰イオン界面活性剤標準溶液（0.5mg/L）：1Lのメスフラスコにドデシル硫酸ナトリウムをその100％に対して1.00g採り、水を加えて溶解し、水を加えて1Lとする。この液10mlを1Lのメスフラスコに採り、水を加えて1Lに定容する。この液10mlを200mlのメスフラスコに採り、水を加えて定容する。

200mlの分液ロートに界面活性剤標準液を1、2、5、10、25ml採り、水を加えて100mlとする。❷と同様の操作を行い、得られた吸光度より検量線を作成する。

本法での定量範囲は0.05～1.25mgである。

❸結果の評価

定量範囲：陰イオン界面活性剤［NaO_3SO］$CH_2)_{11}CH_3)$］0.5～12.5μg、繰り返し精度5～10％

図1 測定手順

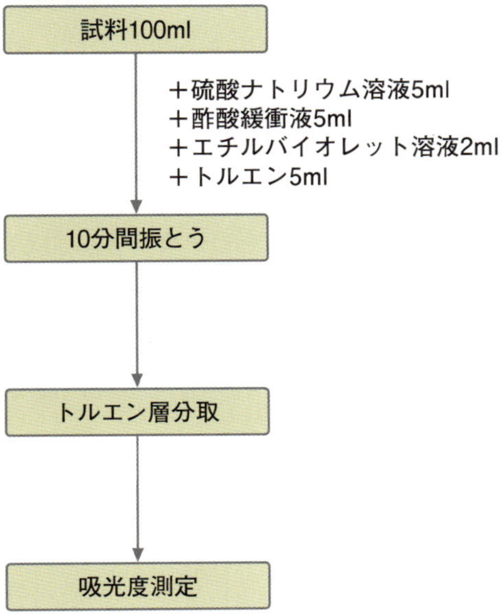
試料100ml
＋硫酸ナトリウム溶液5ml
＋酢酸緩衝液5ml
＋エチルバイオレット溶液2ml
＋トルエン5ml
10分間振とう
トルエン層分取
吸光度測定

引用文献
1) 荒木葉子：高等学校における家庭科教育の実験教材について 第2報 食器類の洗剤残留量の簡易測定．日本調理科学会誌，34巻3号，pp.308-312，2001.
2) JIS K 0102（2008）．「工場排水試験方法」30．1．2エチルバイオレット吸光光度法

容器包装（その1）

❶ 検査の目的

食品用の容器包装には、保存性、見た目を向上させるため等の理由により、様々な化学物質が使用されている。食品衛生法ではこのような容器包装や器具に対し、安全性を確保するために材質試験、溶出試験等の規格基準が制定されている。

本項では、普段目にすることの多いポリオレフィン（ポリエチレン・ポリプロピレン）、ポリスチレン、ポリエチレンテレフタレート（PET）に関する試験のうち、以下の項目（すべて溶出試験）について解説する。

① 重金属：表面塗装や着色顔料として使用される重金属類を測定。基準値は鉛として1 μg/ml。

② 蒸発残留物：食品に移行する不揮発性物質（主として無機物）の総量を測定。基準値は30〜240 μg/ml（溶媒：ヘプタン）、30 μg/ml（溶媒：ヘプタン以外）。

③ 過マンガン酸カリウム消費量：過マンガン酸カリウムによって酸化される物質の総量を測定。基準値は10 μg/ml。

❷ 検査の手順

溶出液の調製

試料を水でよく洗い、溶出溶媒（食品擬似溶媒）を用いて以下の操作を行う。溶出溶媒には、油脂・脂肪性食品が触れる試料にはヘプタン、酒類には20%エタノール、その他でpH5を超える食品が触れる試料には水、pH5以下の食品が触れる試料には4%酢酸を用いる。

① 液体を満たすことのできる試料：所定の温度に加熱した溶出溶媒で満たし、時計皿等で覆い、水浴等で所定の温度に保ちながら一定時間放置する。

② 試料を満たすことのできない試料：所定の温度に加熱した溶出溶媒をビーカー等に加え、試料を浸して①と同様の操作を行う。

③ 表裏で構成の異なる試料：特殊な片面溶出器を用いる。食品に接触する面が上になるように試料を設置し、所定の温度に加熱した溶出溶媒をリング内に注ぎ、①と同様の操作を行う。

試薬

① 鉛標準溶液：硝酸鉛（Ⅱ）159.8mgを10%硝酸10mlに溶かし、水を加えて100mlとする（1mg/ml）。この溶液1mlを採り、水を加えて100mlとする（10 μg/ml）。

② 硫化ナトリウム試液：硫化ナトリウム九水和物5gを量り、水10mlおよびグリセリン30mlの混液を加えて溶かす（遮光・密栓保存、3か月以内に使用）。

③ 0.002mol/l過マンガン酸カリウム溶液：過マンガン酸カリウム約0.31gを水に溶かし1000mlとする（遮光した共栓ビンに保存）。用時0.005mol/lシュウ酸ナトリウム溶液で標定

する。

④　0.005mol/lシュウ酸ナトリウム溶液：シュウ酸ナトリウム0.6700gを水に溶かして1000mlとする（遮光した共栓ビンに保存、1か月以内に使用）。

❸結果の評価

蒸発残留物（4％酢酸）においては、無機系の充填材が溶出して基準値を超えることがある。また、抗菌剤としてAgを使用している製品から重金属が検出される事例もある。

図1　試験法フローチャート

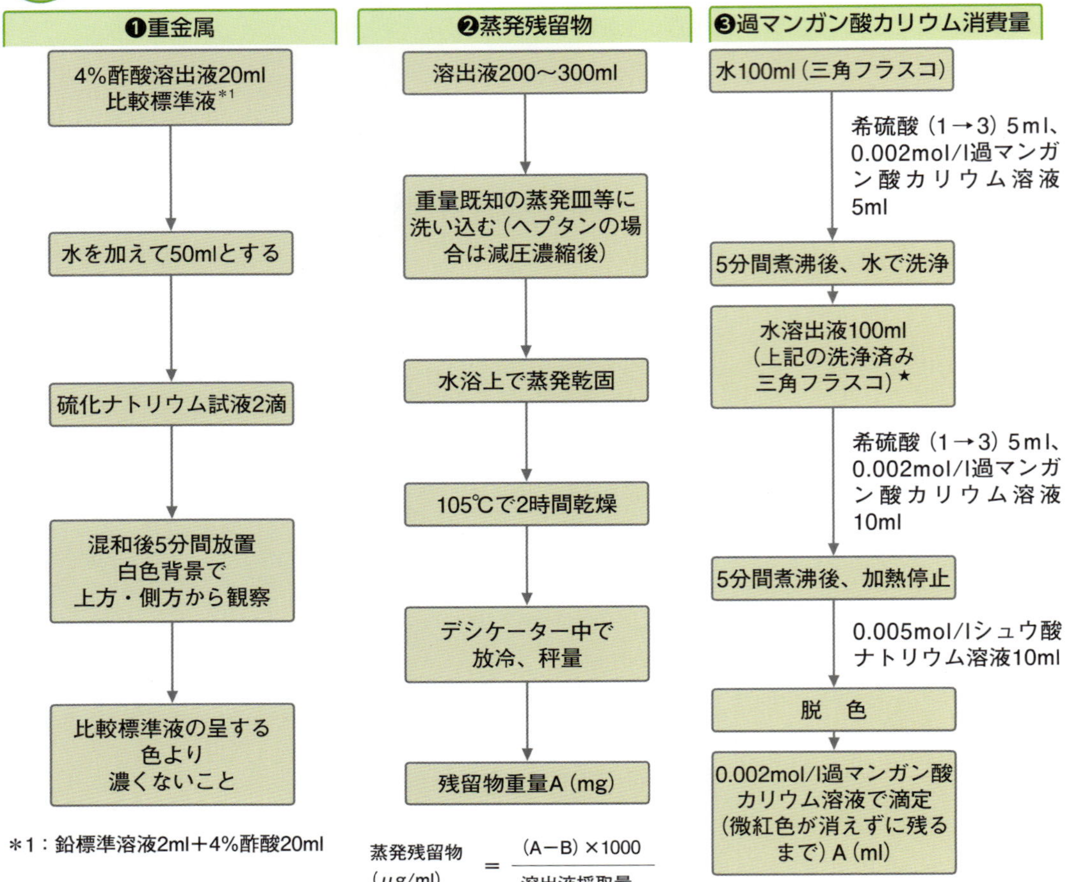
❶重金属
4%酢酸溶出液20ml
比較標準液*1
水を加えて50mlとする
硫化ナトリウム試液2滴
混和後5分間放置
白色背景で
上方・側方から観察
比較標準液の呈する
色より
濃くないこと
❷蒸発残留物
溶出液200～300ml
重量既知の蒸発皿等に
洗い込む（ヘプタンの場
合は減圧濃縮後）
水浴上で蒸発乾固
105℃で2時間乾燥
デシケーター中で
放冷、秤量
残留物重量A（mg）
❸過マンガン酸カリウム消費量
水100ml（三角フラスコ）
希硫酸（1→3）5ml、
0.002mol/l過マンガ
ン酸カリウム溶液
5ml
5分間煮沸後、水で洗浄
水溶出液100ml
（上記の洗浄済み
三角フラスコ）★
希硫酸（1→3）5ml、
0.002mol/l過マンガ
ン酸カリウム溶液
10ml
5分間煮沸後、加熱停止
0.005mol/lシュウ酸
ナトリウム溶液10ml
脱　色
0.002mol/l過マンガン酸
カリウム溶液で滴定
（微紅色が消えずに残る
まで）A（ml）

＊1：鉛標準溶液2ml＋4%酢酸20ml

$$\text{蒸発残留物}(\mu g/ml) = \frac{(A-B)\times 1000}{\text{溶出液採取量}}$$

B：空試験値
（溶出溶媒の残留物重量：mg）

〈計算式〉

過マンガン酸カリウム消費量（μg/ml）＝

$$\frac{(A-B)\times 1000}{100}\times f\times 3.16$$

B ：水100mlについて★以下の操作を行った際の滴定量（ml）

f ：0.002mol/l過マンガン酸カリウム溶液のファクター

容器包装（その2）

❶ 検査の目的

前項で記載できなかった溶出試験（ポリエチレンテレフタレートのみで規制）、材質試験、ガラス・陶磁器・ホウロウ引き製品に関する試験について解説する。

❶溶出試験

① アンチモン・ゲルマニウム：ポリエチレンテレフタレートにおいて規制。これらは製造時に触媒として使用される。基準値は0.05μg/ml（アンチモン）、0.1μg/ml（ゲルマニウム）

② カドミウム・鉛：ガラス・陶磁器・ホウロウ引き製品で規制。釉薬や顔料に含まれている場合がある。基準値は加熱する製品か否か、また製品の容量により細かく設定されている。

❷材質試験

① カドミウム・鉛：プラスチック製品では主に顔料として使用される。基準値は100μg/g。

② 揮発性物質：ポリスチレンの原料モノマーであるスチレン、原料中の不純物であるトルエン、エチルベンゼン、イソプロピルベンゼン、プロピルベンゼンを測定。基準値は合計で5mg/g（発泡ポリスチレンの場合は合計2mg/g、かつスチレンおよびエチルベンゼンがそれぞれ1mg/g）。

❷ 検査の手順

❶溶出試験

溶出液の調製

前項参照。

試薬

① アンチモン標準溶液：塩化アンチモン（Ⅲ）1.874gを量り、少量の塩酸（1→2）で溶解した後、塩酸（1→10）を加えて1000mlとする（1mg/ml）。この溶液1mlを採り、4％酢酸を加えて100mlとし、その1mlを採り4％酢酸を加えて200mlとする（0.05μg/ml）。

② ゲルマニウム標準溶液：二酸化ゲルマニウム144mgを白金るつぼに量り、炭酸ナトリウム1gを加え、十分に混合した後加熱融解し、冷後、水を加えて溶かす。塩酸を加えて中和した後、1ml過剰に塩酸を加え、さらに水を加えて100mlとする（1mg/ml）。この溶液1mlを採り、4％酢酸を加えて100mlとする。その1mlを採り、4％酢酸を加えて100mlとする（0.1μg/ml）。

③ カドミウム標準溶液：金属カドミウム100mgを量り、10％硝酸50mlに溶かして水浴上で蒸発乾固し、残留物に0.1mol/l硝酸を加えて100mlとする（1mg/ml）。この溶液1mlを採り、4％

酢酸を加えて200mlとする（5μ/ml）。

④　鉛標準溶液：前項の溶出試験用試薬①の1mg/ml溶液1mlを採り、4%酢酸を加えて200mlとする（5μg/ml）。

❷材質試験

試薬

①　カドミウム標準溶液：溶出試験用試薬③と同様（4%酢酸を0.1mol/l硝酸に変更）。

②　鉛標準溶液：溶出試験用試薬④と同様（4%酢酸を0.1mol/l硝酸に変更）。

③　ジエチルベンゼン試液：ジエチルベンゼン1mlにテトラヒドロフランを加えて100mlとし、その10mlを採り、テトラヒドロフランを加えて100mlとする。

④　揮発性物質標準溶液：100mlのメスフラスコにテトラヒドロフラン約90mlを入れ、スチレン、トルエン、エチルベンゼン、イソプロピルベンゼン、プロピルベンゼンそれぞれ約50mgを精密に量って加え、テトラヒドロフランをさらに加えて100mlとする。この溶液1ml、2ml、3ml、4ml、5mlを採り、それぞれ20mlのメスフラスコに入れ、ジエチルベンゼン試液1mlを加えた後、テトラヒドロフランを加えて20mlとする。

❸結果の評価

赤色や黄色の製品は、顔料由来で材質・溶出試験ともに鉛の検出事例がある。それ以外の項目では、規格値を超える事例は少ない。

図1 試験法フローチャート

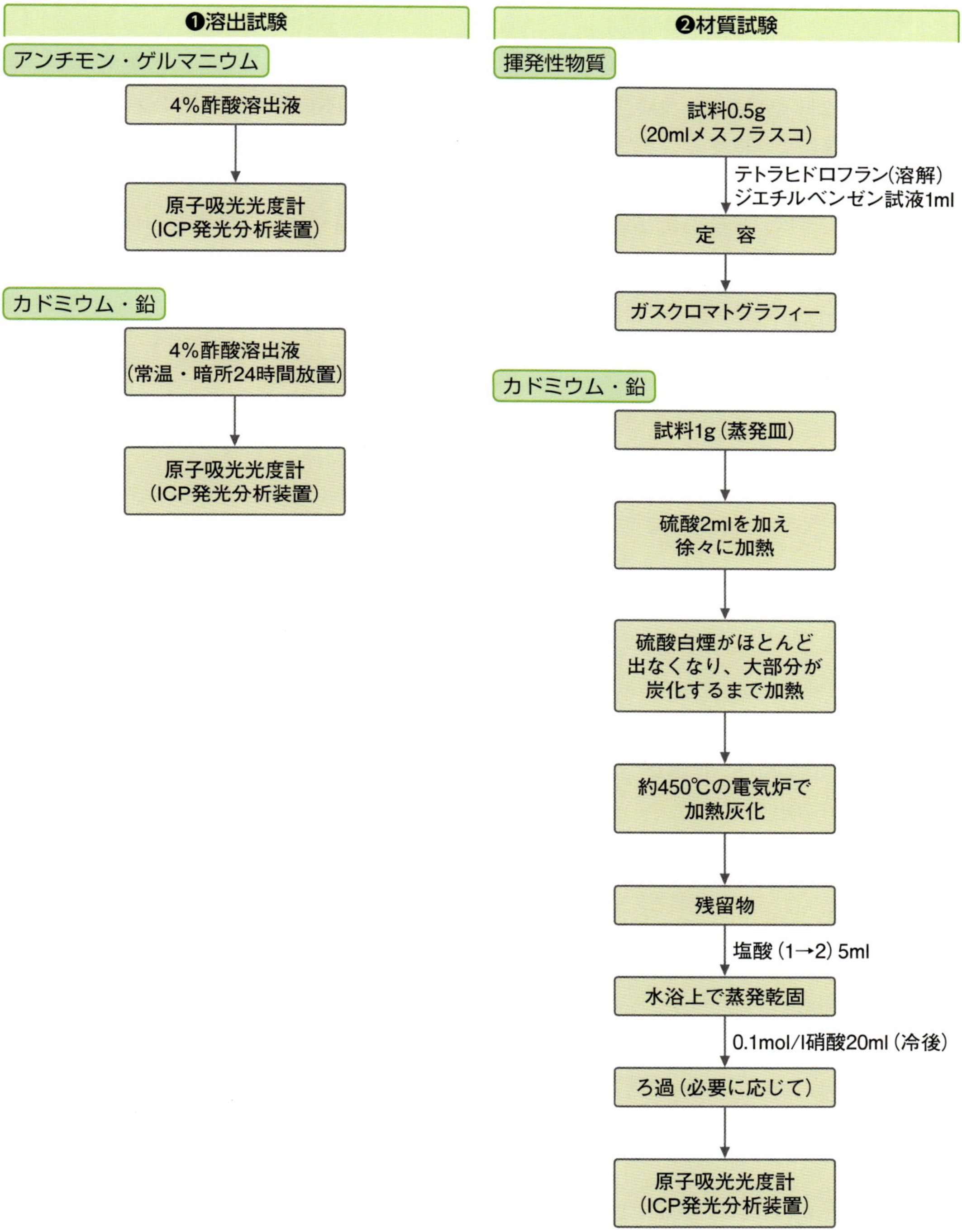
❶溶出試験
アンチモン・ゲルマニウム
4%酢酸溶出液
原子吸光光度計
（ICP発光分析装置）
カドミウム・鉛
4%酢酸溶出液
（常温・暗所24時間放置）
原子吸光光度計
（ICP発光分析装置）
❷材質試験
揮発性物質
試料0.5g
（20mlメスフラスコ）
テトラヒドロフラン（溶解）
ジエチルベンゼン試液1ml
定　容
ガスクロマトグラフィー
カドミウム・鉛
試料1g（蒸発皿）
硫酸2mlを加え
徐々に加熱
硫酸白煙がほとんど
出なくなり、大部分が
炭化するまで加熱
約450℃の電気炉で
加熱灰化
残留物
塩酸（1→2）5ml
水浴上で蒸発乾固
0.1mol/l硝酸20ml（冷後）
ろ過（必要に応じて）
原子吸光光度計
（ICP発光分析装置）

官能試験

❶ 検査の目的

水の不快な味や臭いは、地質等の環境、排水、廃水、下水の混入、プランクトンの繁殖、配管の腐食等により生ずることがあり、これらは水道水の価値を減じ、水質に不快感を与える。

多くの場合、味と臭気は不可分で、臭気を含めば不快な味と感じる。

水のおいしさは、無味および無臭であることに加え、水温や硬度、検査者の体調や個人差によることがある。検査に当たっては複数の者で判定を行うとよい。

❷ 検査の内容

❶味

① 採取：試料は、精製水で洗浄したガラス瓶に採取し、直ちに試験する。

② 試験操作：試料100mlを採り、40～45℃加温した後、口に含んで塩素味以外の味を調べる。

味の種類

酸(すっぱい)、塩(しおからい)、甘(あまい)、苦(にがい)、渋(しぶい)、辛(からい)、旨(うまい)

味の表現

- おいしい水：さっぱりした、さわやかな、まろやかな、やわらかな、舌さわりのよい、くせのない、こなれた、甘露な
- まずい水：硬い、しつこい、生温い、泥ぽい、くさい、なまぐさい

❷臭気

① 採取：味と同様。

② 試験操作：試料100mlを容量300mlの共栓付三角フラスコに採り、軽く栓をして40～50℃の温度に加温し、激しく振った後、直ちに塩素臭以外の臭気を調べる。

臭気の種類

芳香臭(メロン臭、すみれ臭等)、植物性臭気(藻臭、青草臭等)、土・カビ臭、薬品臭(フェノール臭、タール臭、油様臭)、金属臭(金気臭)、腐敗臭(厨芥臭、下水臭)

臭気強度

試料の臭気がほとんど感知できなくなるまで無臭味水で希釈した場合の希釈倍数から臭気の強さを表したもの。臭気を感知する能力は個人差があるので、同一試料について少なくとも5人程度で評価し、臭気に対して鈍感あるいは極端に敏感な人は測定者に含めない。

❸検査の手順

❶予備試験

試料200、40、10、4mlをそれぞれ共栓付三角フラスコ300mlに採り、無臭味水（精製水等）を加えて200mlとし、対照水として無臭味水200mlを共栓付三角フラスコ300mlに採る。各三角フラスコを40～50℃に加温した後、対照水を激しく振り、回栓と同時に発生する蒸気の臭気をかぐ。次に、採水量の少ないほうから同様に操作し、対照水と比較し、臭気が感じられる最小の採取量を求める。

❷本試験

予備試験で求めた最小採取量を表1に照らし本試験に用いる採取量を求め、予備試験と同様の操作を行い、臭気を感知する最小の採取量（aml）次式により試料の臭気強度を算出する。

$$臭気強度（TON）= 200/a$$

表1 臭気強度測定希釈採取量

予備試験の採取量（ml）	200	40	10	4
本試験に用いる採量（ml）	200	40	10	4.0
	100	28.5	8.0	2.9
	67	20	6.7	2.0
	50	13.3	5.0	1.3
	40	10	4.0	1.0

表2 おいしい水の要件

おいしい水の要件値		説明
水温	20℃以下	冷やすことにより、おいしく感じますが、冷やしすぎると旨味がわからなくなります。また、夏に水温が上昇するとあまりおいしくないと感じます。
残留塩素	0.4mg/l以下	消毒するために水道水等に含まれ、カルキ臭を持ちます。濃度が高いと、水がおいしく感じられません。
硬度	10～100mg/l	ミネラルの中でカルシウム、マグネシウムの含有量を示します。硬度が低い水はくせがなく、高い水は硬く重い感じがします。カルシウムよりマグネシウムが多い水は苦味を感じます。
蒸発残留物	30～200mg/l	水を蒸発させた残り。主にミネラル分を示します。量が多いと渋味、苦味が増し、少ないと味が感じられなくなります。適度に含まれるとこくのあるまろやかな味がします。
過マンガン酸カリウム消費量	3mg/l以下	有機物量を表し、多いと水が渋くなります。
遊離炭酸	3～30mg/l	水に溶けている炭酸ガス。水にさわやかな味を与えますが、多いと刺激が強くなります。
臭気度	3以下	いろいろな臭いが水につくと不快感から水がおいしく感じられなくなります。

資料：「おいしい水研究会」（厚生省水道環境部長私的研究会 1985年4月）より

イオンクロマトグラフ法による陰イオンの一斉分析法

❶ 検査の目的

陰イオン（塩素イオン、フッ素イオン、硝酸イオン（硝酸態窒素）、亜硝酸イオン（亜硝酸態窒素）、硫酸イオン、塩素酸イオン）は環境汚染、消毒副生成物や地質等に由来し、水道水から検出されることがある。これらの物質はイオンクロマトグラフで一斉分析ができる。

❷ 検査の手順

❶採取

試料は、精製水で洗浄したガラス瓶またはポリエチレン瓶に採取し、速やかに試験する。速やかに試験できない場合は、冷暗所に保存し、24時間以内に試験する。採取した試料をメンブランフィルターでろ過し、初めの10mlは捨て、次のろ液を試験溶液とする。

❷測定

試験溶液の一定量をイオンクロマトグラフに注入し、それぞれの陰イオンのピーク高さまたはピーク面積を求め、検量線から試験溶液中のそれぞれのイオンの濃度を求め、試料中の陰イオンの濃度を算定する。

❸検量線の作成

陰イオンの混合標準液を調製し、段階的にメスフラスコに採り、それぞれに精製水を加えて100mlとしたものを検量線作成用標準液とする。これを❷測定と同様に操作し、陰イオンの濃度とピーク高さまたはピーク面積との関係を求める。

❸ 結果の評価

① 定量下限：塩素イオン（1.0mg/l）、フッ素イオン（0.05mg/l）、硝酸態窒素（0.1mg/l）、亜硝酸態窒素（0.1mg/l）、硫酸イオン（1.0mg/l）、塩素酸イオン（0.06mg/l）

② 繰返し精度：定量下限値付近の5回の繰返し測定の変動係数は10%以内

図1 分析フロー

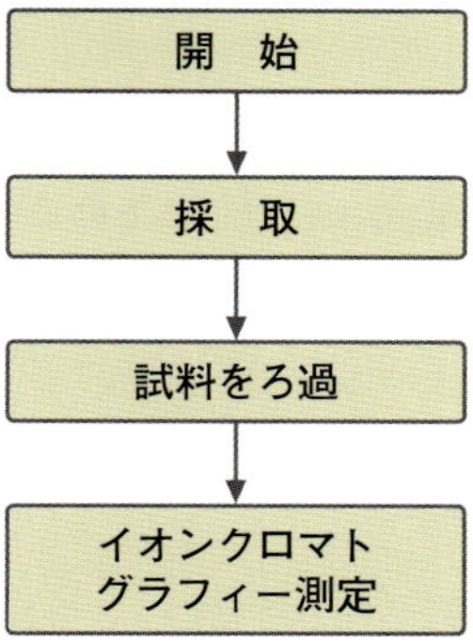
開 始
採 取
試料をろ過
イオンクロマト
グラフィー測定

【イオンクロマトグラフ操作条件】

分離カラム

：サプレッサ型は内径2～8mm、長さ5～25cmのもので陰イオン交換基を被覆したポリマー系充填剤を充填したものまたはこれと同等以上の分離性能を有するもの

：ノンサプレッサ型は内径4～4.6mm、長さ5～25cmのもので陰イオン交換基を被覆した表面多孔性のポリアクリレートもしくはシリカを充填したものまたはこれと同等以上の分離性能を有するもの

溶離液：測定対象成分が分離できるもの

（例） 3.6mmol/l炭酸ナトリウム水溶液

除去液：サプレッサを動作させることができるもの

【陰イオンのイオンクロマトグラム例】

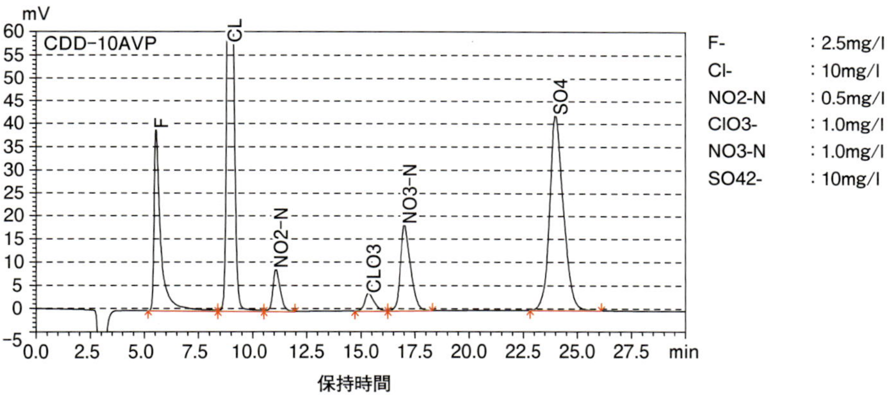
mV
CDD-10AVP
F
CL
NO2-N
CLO3
NO3-N
SO4
60
55
50
45
40
35
30
25
20
15
10
5
0
−5
0.0 2.5 5.0 7.5 10.0 12.5 15.0 17.5 20.0 22.5 25.0 27.5 min
保持時間
F- ：2.5mg/l
Cl- ：10mg/l
NO2-N ：0.5mg/l
ClO3- ：1.0mg/l
NO3-N ：1.0mg/l
SO42- ：10mg/l

カラム：IC-SA3（G）（4.6×10mm）
IC-SA3（4×250mm）

溶離液：2mmol/l Na2CO3
7mmol/l NaHCO3

流量：0.8ml/min

検出器：電気伝導度
サプレッサ使用

導入量：30μl

引用文献

1） 「水質基準に関する省令の規定に基づき厚生労働大臣が定める方法」（平成15年厚生労働省告示第261号）

2） 「水道水質検査法の妥当性評価ガイドラインについて」（平成24年9月6日健水発0906第1号）

金属類の一斉分析法

❶ 検査の目的

金属類は環境汚染、地質、浄水過程に使用する薬品等に由来し、水道水から検出されることがある。金属類は誘導結合プラズマ発光分光分析装置により一斉分析ができる。

❷ 検査の手順

❶標準溶液の調製

① 内部標準液：酸化イットリウム（Ⅲ）0.318gを採り、硝酸5mlを加えて加熱溶解し、冷後、メスフラスコに移し、精製水を加えて260mlとしたもの

② 標準原液調製方法：金属類標準原液（1mg/L）調製方法を表1に示す。

③ 金属類混合標準溶液Ａ調製方法：鉛、ホウ素、鉄およびナトリウムのそれぞれ一定量の標準原液を混合し、精製水で1000倍に希釈したもの

④ 金属類混合標準液B調製方法：カドミウム、六価クロム、亜鉛、アルミニウム、銅、マンガンおよびマグネシウムのそれぞれ一定量の標準原液を混合し、精製水で10000倍に希釈したもの

❷採取

試料は、硝酸および精製水で洗浄したポリエチレン瓶に採取し、試料1Lにつき硝酸10mlを加えて、速やかに試験する。速やかに試験できない場合は、冷暗所に保存し、2週間以内に試験する。

❸前処理

試料50～500mlを採り、試料採取のときに加えた硝酸の量が5mlとなるように硝酸を加え、静かに加熱する。液量が45ml以下になったら加熱をやめ、冷後、内部標準液5mlを加え、さらに精製水を加えて50mlとし、これを試験溶液とする。ただし、濁りがある場合はろ過し、ろ液を試験溶液とする。

❹測定

試験溶液を誘導結合プラズマ発光分光分析装置に導入し、表2に示したそれぞれの金属の波長で発光強度を測定し、イットリウム（内部標準物質）に対する発光強度比を求め、検量線から試験溶液中の金属濃度を算定する。

❺検量線の作成

金属類混合標準溶液Ａおよび金属類混合標準溶液Ｂをそれぞれ段階的にメスフラスコに採り、それぞれに硝酸5mlおよび内部標準液5mlを加え、さらに精製水を加えて50mlとする。これらを試験溶液と同様に測定し、それぞれの金属濃度とイオン強度比との関係を求める。

表1 金属類標準原液（1mg/L）調製方法

金属類	調製方法
カドミウム	カドミウム1.000gを採り、少量の硝酸（1+1）を加えて加熱溶解し、冷後、メスフラスコに移し、硝酸（1+160）を加えて1Lとしたもの
鉛	鉛1.000gを採り、少量の硝酸（1+1）を加えて加熱溶解し、冷後、メスフラスコに移し、硝酸（1+160）を加えて1Lとしたもの
六価クロム	ニクロム酸カリウム2.829gをメスフラスコに採り、少量の精製水で溶かした後、硝酸（1+160）を加えて1Lとしたもの
ホウ素	ホウ酸5.715gをメスフラスコに採り、精製水を加えて1Lとしたもの
亜鉛	亜鉛1.000gを採り、少量の硝酸（1+1）を加えて加熱溶解し、冷後、メスフラスコに移し、硝酸（1+160）を加えて1Lとしたもの
アルミニウム	アルミニウム1.000gを採り、少量の硝酸（1+1）を加えて加熱溶解し、冷後、メスフラスコに移し、硝酸（1+30）を加えて1Lとしたもの
鉄	鉄1.000gを採り、少量の硝酸（1+1）を加えて加熱溶解し、冷後、メスフラスコに移し、硝酸（1+160）を加えて1Lとしたもの
銅	銅1.000gを採り、少量の硝酸（1+1）を加えて加熱溶解し、冷後、メスフラスコに移し、硝酸（1+160）を加えて1Lとしたもの
ナトリウム	塩化ナトリウム2.542gを精製水に溶かして1Lとしたもの
マンガン	マンガン1.000gを採り、少量の硝酸（1+1）を加えて加熱溶解し、冷後、メスフラスコに移し、硝酸（1+160）を加えて1Lとしたもの
カルシウム	炭酸カルシウム2.497gをメスフラスコに採り、少量の硝酸（1+1）で溶かした後、精製水を加えて1Lとしたもの
マグネシウム	硝酸マグネシウム（6水塩）10.550gをメスフラスコに採り、硝酸（1+160）を加えて1Lとしたもの

表2 各金属の濃度範囲および測定波長

金属類	濃度範囲（mg/L）	測定波長（nm）
カドミウム	0.0003～0.05	226.502、214.438
鉛	0.001～0.1	220.353
六価クロム	0.0008～0.08	267.716、206.149
ホウ素	0.006～0.6	249.773、208.893
亜鉛	0.0006～0.06	202.546、213.856
アルミニウム	0.0004～0.04	396.152、309.271
鉄	0.001～0.1	259.940、238.204
銅	0.0006～0.06	324.754、224.700
ナトリウム	0.006～0.6	589.592
マンガン	0.0002～0.02	257.610
カルシウム	0.04～4	422.673、396.847、393.366
マグネシウム	0.0006～0.06	279.553
イットリウム*		371.029

＊：内部標準物質

残留塩素

❶検査の目的

わが国では、水道水は、水道法により、衛生上の安全性をはかるため、塩素または結合塩素処理を行い、水道法施行規則により給水栓水で遊離残留塩素の場合は0.1mg/L以上、結合残留塩素の場合は0.4mg/L以上検出することとされている。これらの基準を満たさない場合は、給水設備およびその管理が不適切であることが考えられるので、残留塩素の測定は水道水の日常管理として必要となる。

遊離残留塩素：塩素（Cl_2）または次亜塩素酸ナトリウム（NaClO）により水を消毒した後，水中に残留している次亜塩素酸（HClO）または次亜塩素酸イオン（ClO^-）
結合残留塩素：アンモニア化合物や有機窒素化合物と塩素との反応物により水を消毒した後、水中に残留しているモノクロラミン（NH_2Cl）およびジクロラミン（$NHCl_2$）

❷検査の手順

試料水にDPD試薬を加えると残留塩素により酸化されセミキノンとなり桃色～赤色を呈する。中性溶液では遊離残留塩素は直ちに発色するが、結合残留塩素による呈色反応は遅いので、反応直後およびヨウ化カリウムで反応を促進させた後のそれぞれの溶液を測定することにより、遊離残留塩素および結合残留塩素を定量する。

試薬

① DPD試薬：N，N－ジエチル-p－フェニレンジアミン（硫酸塩）をメノウ乳鉢中で粉砕後、無水硫酸ナトリウム24gを加え混和したもの
② リン酸緩衝液：0.2mol/Lリン酸二水素カリウム溶液100mlおよび0.2mol/L水酸化ナトリウム溶液35.4mlを混和後1，2－シクロヘキサンジアミン四酢酸（1水塩）を加えて溶解したもの
③ ヨウ化カリウム
④ Acid Red265標準液：105～110℃で3～4時間乾燥させ、デシケーター中で放冷したC. I. Acid Red265（N－p－トリルスルホニルH酸）0.329gを精製水に溶解し1Lとしたもの
⑤ 標準比色列：Acid Red265標準液を表1に従って50ml共栓付比色管にとり混和したもの

❸結果の評価

定量範囲：0.05～2mg/L、繰返し精度：5～10％

表1 残留塩素比色列

残留塩素（mg/L）	0.05	0.1	0.2	0.3	0.4	0.5	0.6	0.7	0.8	0.9	1.0
Acid Red265標準液（ml）	0.5	1.0	2.0	3.0	4.0	5.0	6.0	7.0	8.0	9.0	10.0
精製水（ml）	49.5	49.0	48.0	47.0	46.0	45.0	44.0	43.0	42.0	41.0	40.0

残留塩素（mg/L）	1.1	1.2	1.3	1.4	1.5	1.6	1.7	1.8	1.9	2.0
Acid Red265標準液（ml）	11.0	12.0	13.0	14.0	15.0	16.0	17.0	18.0	19.0	20.0
精製水（ml）	39.0	38.0	37.0	36.0	35.0	34.0	33.0	32.0	31.0	30.0

図1 試験操作

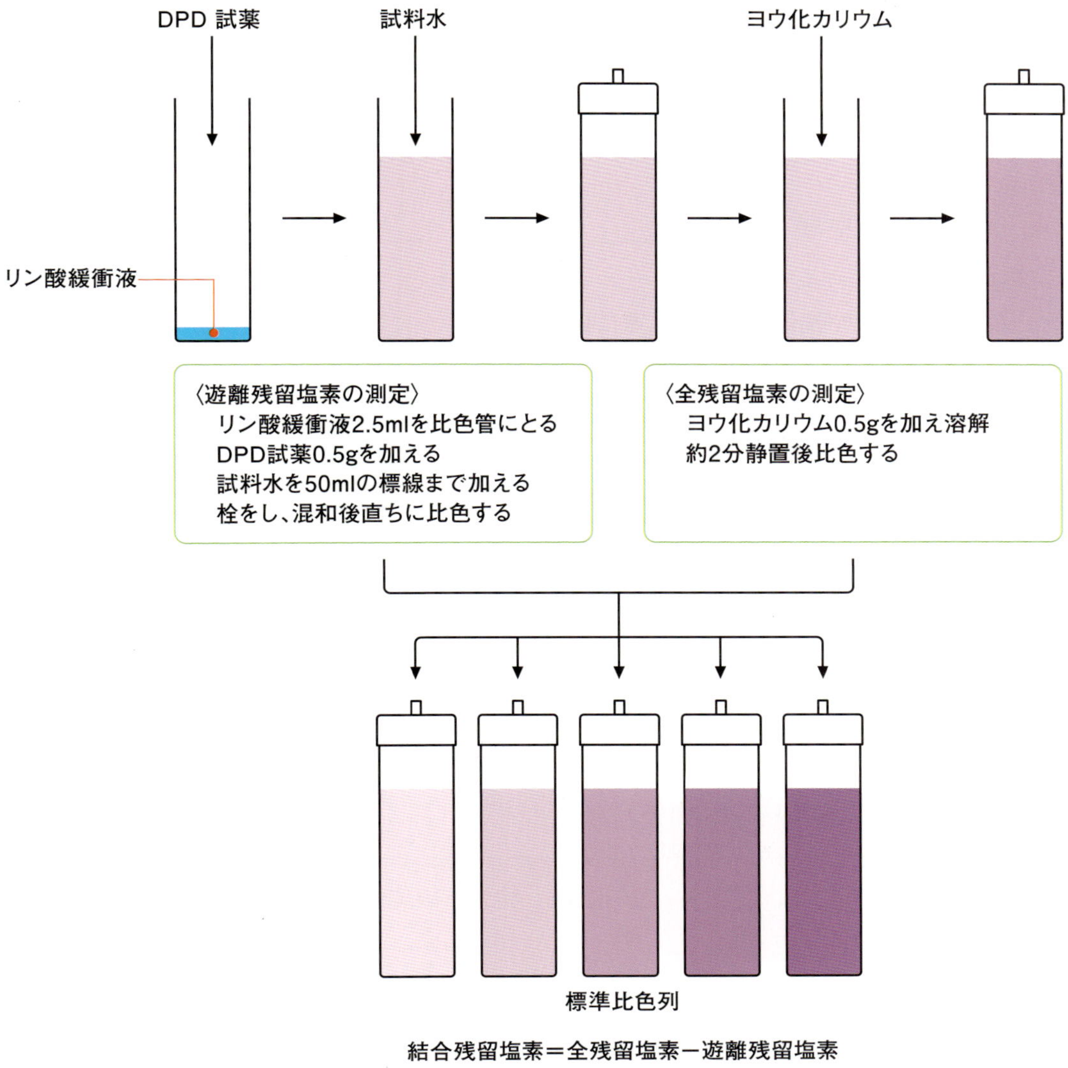
DPD 試薬
試料水
ヨウ化カリウム
リン酸緩衝液
〈遊離残留塩素の測定〉
リン酸緩衝液2.5mlを比色管にとる
DPD試薬0.5gを加える
試料水を50mlの標線まで加える
栓をし、混和後直ちに比色する
〈全残留塩素の測定〉
ヨウ化カリウム0.5gを加え溶解
約2分静置後比色する
標準比色列
結合残留塩素＝全残留塩素－遊離残留塩素

有機物

❶検査の目的

有機物は炭素原子を含んだ化学物質の総称で、水中の有機物は水質汚染やにおいの原因、細菌を発生させる原因となるもので、古くから過マンガン酸カリウム消費量が用いられてきた。現在は、遊泳プールの水質基準の試験等に用いられているが、ベンゼン環等を有する物質は反応し難いなどの問題があり、水道法水質基準では全有機炭素量（TOC）が採用されている。

TOCは水中の酸化され得る有機物の量を炭素の量で示したもので、酸化によって生成する二酸化炭素の量を測定することによって求める。酸化の方法としては、燃焼酸化方式と湿式酸化方式などがある。

燃焼酸化方式は白金触媒を使い高温で高純度の空気または酸素で有機物を燃焼させ、燃焼で発生した二酸化炭素濃度をガス分析計で測定し、TOCを測定する方法である。

湿式酸化方式は試薬で無機性炭素を除去後、紫外線で有機物を分解する。そのとき発生する二酸化炭素をガス分析計で測定し、TOCを測定する方法である。

❷TOC検査の手順

① 試料の採取

試料を精製水で洗浄したガラス瓶に採取し、速やかに試験する。速やかに試験できない場合は、冷暗所に保存し、72時間以内に試験する。

② 前処理

試料に懸濁物質が含まれている場合は、ホモジナイザー、ミキサー、超音波発生器等で懸濁物質を破砕し、均一に分散したものを試験溶液とする。

③ 試験溶液を測定容器（バイヤル）に採りTOC計で測定する。

④ 標準溶液の調製

フタル酸水素カリウム2.125gを精製水に溶かし1Lとする。これを精製水で100倍に希釈したものを標準溶液とする。

⑤ 検量線の作成

標準溶液を用いて、装置の補正方法に従い検量線に相当する補正を行う。

❸結果の評価

定量下限値：0.3mg/L、回収率：70～120%、定量下限値付近の繰り返し精度：20%以内

引用文献

1)　「水質基準に関する省令の規定に基づき厚生労働大臣が定める方法」（平成15年厚生労働省告示第261号）

2)　「水道水質検査法の妥当性評価ガイドラインについて」（平成24年9月6日健水発0906第1号）

図1 測定原理 （燃焼酸化方式）

- **試験溶液**
- ↓
- **前処理**　無機体炭素の除去
- ↓
- **有機物を酸化分解**　燃焼酸化方式または湿式酸化方式
- ↓
- **生成した二酸化炭素を測定**　赤外線ガス分析法（NDIR法）または直接導電率測定法
- ↓
- **TOC値を算出**

【差し引き法の原理】

全炭素量と無機体炭素を測定し、全炭素量から無機体炭素量を差引いて全有機炭素量を求める。

TOC（全有機炭素）＝TC（全炭素量）－IC（無機体炭素）

注意）水中に溶け込んでいる二酸化炭素等の無機体炭素の量が多いと測定誤差が大きくなる。

【無機体炭素除去法の原理】

試料を酸性化通気処理により、二酸化炭素等の無機体炭素を除去後、全炭素量を測定

TOC（全有機炭素）＝TC（全炭素量）

表1 TOCと過マンガン酸カリウム消費量の比較

標準液の種類	過マンガン酸カリウム消費量		TOC	
	平均値（mg/L）	理論炭素濃度に対する割合（%）	平均値（mg/L）	理論炭素濃度に対する割合（%）
河川水A	7.17	－	2.75	－
河川水B	7.43	－	2.3	－
デンプン溶液	4.91	24.6	20.4	102
フミン酸ナトリウム	8.6	－	1.45	－
メチオニン	9.35	232.6	4.34	108
フェニルアラニン	20.1	12.3	364	222.6
トリプトファン	5.93	918	0.786	121.7
ペプトン	4.91	－	7	－
ラウリル硫酸ナトリウム	1.66	33.3	3.27	65.5
ノニルフェノール	5.88	12	57.9	117.9
安息香酸ナトリウム	4.28	1.5	299	102.5
サリチル酸	9.19	10.6	1.16	83.9
ラクトース	36.9	115	32	100
フタル酸水素カリウム	1.4	17.5	9.2	115

資料：厚生科学審議会生活環境水道部会水質管理専門委員会（平成15年2月17日）資料より抜粋

揮発性有機化合物(VOC)の一斉分析法

❶検査の目的

地下水を汚染する溶剤およびその分解物(四塩化炭素、シス－1, 2－ジクロロエチレン、トランス－1, 2－ジクロロエチレン、ジクロロメタン、テトラクロロエチレン、トリクロロエチレン、ベンゼン)あるいは消毒副生成物(クロロホルム、ジブロモクロロメタン、ブロモジクロロメタン、ブロモホルム)で揮発性の高い有機物質を測定する。

試験方法としては、パージトラップ－ガスクロマトグラフ－質量分析法あるいはヘッドスペース－ガスクロマトグラフ－質量分析法等がある。

❷検査の手順

❶パージトラップ－ガスクロマトグラフ－質量分析法

採取

試料は精製水で洗浄したねじ口瓶に泡立てないように採取し、pH値が約2になるように塩酸(1＋10)を試料10mlに対し、1滴程度加え、満水にして直ちに密栓し、速やかに試験する。残留塩素が含まれている場合は、アスコルビン酸ナトリウム0.01～0.02gを加える。

試験操作

試料をパージ容器へ採取する。試料5mlに対し、内部標準液2μl加え、パージトラップ装置およびガスクロマトグラフ－質量分析計を操作し、表1に示すそれぞれの有機性化合物と内部標準物質とのフラグメントイオンのピーク高またはピーク面積の比を求め、検量線から試料中のそれぞれの揮発性有機化合物の濃度を算出する。

❷ヘッドスペース－ガスクロマトグラフ－質量分析法

採取

パージトラップ－ガスクロマトグラフ－質量分析法と同様

試験操作

バイヤルに塩化ナトリウムを試料10mlに対して3g入れた後、バイヤル容量に対して0.70～0.85となるように精製水を加える。試料10mlに対し、内部標準液2μlの割合で注入する。直ちに、ポリテトラフルオロエチレンシート、セプタム、アルミキャップをのせ、アルミキャップ締め器で固定する。バイアルを振り混ぜた後、恒温槽で30分間以上加温し、ガスクロマトグラフ－質量分析計に注入する。表1に示すそれぞれの有機性化合物と内部標準物質とのフラグメントイオンのピーク高またはピーク面積の比を求め、検量線から試料中のそれぞれの揮発性有機化合物の濃度を算出する。

③結果の評価

本法での定量下限は0.001mg/lで、添加回収率は70～120％であり、定量下限値付近の5回測定の変動係数は10％以内である。

表1 フラグメントイオン

揮発性有機化合物	フラグメントイオン (m/z)
四塩化炭素	117、119、121
シス−1, 2−ジクロロエチレン	61、96、98
トランス−1, 2−ジクロロエチレン	61、96、98
ジクロロメタン	49、84、86
テトラクロロエチレン	166、164、129
トリクロロエチレン	130、132、95
ベンゼン	78、77、52
クロロホルム	83、85、47
ジブロモクロロメタン	129、127、131
ブロモジクロロメタン	83、85、47
ブロモホルム	173、171、175
フルオロベンゼン	96、70
4−ブロモフルオロベンゼン*	95、174、176

*：内部標準物質

図1 揮発性有機化合物（VOC）の一斉分析法

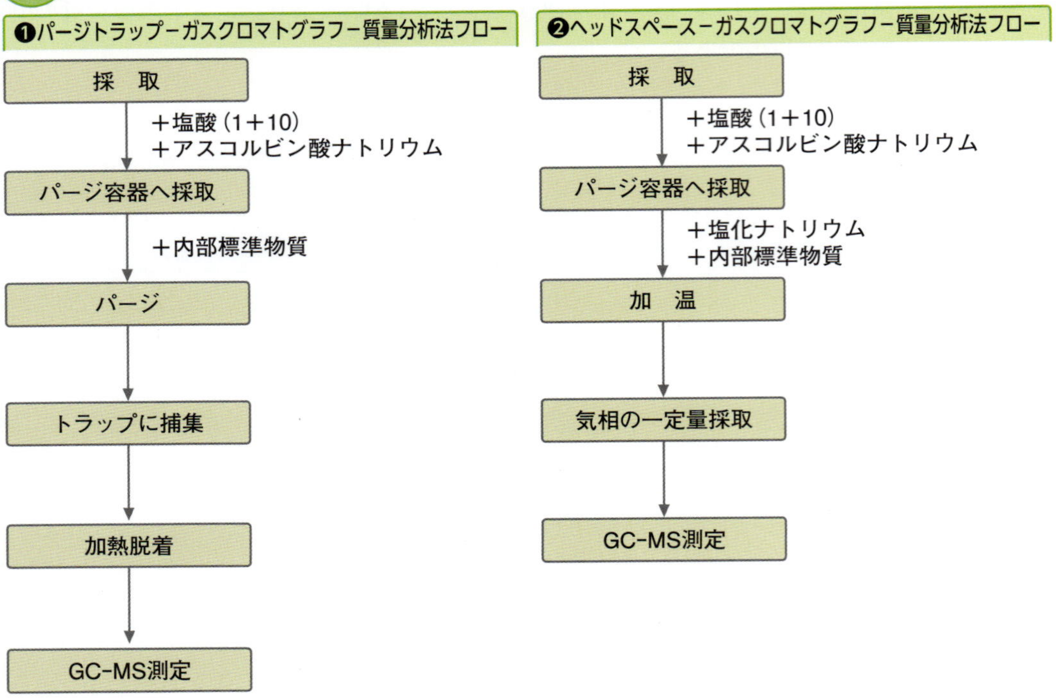
❶パージトラップ−ガスクロマトグラフ−質量分析法フロー
採 取
＋塩酸（1＋10）
＋アスコルビン酸ナトリウム
パージ容器へ採取
＋内部標準物質
パージ
トラップに捕集
加熱脱着
GC-MS測定
❷ヘッドスペース−ガスクロマトグラフ−質量分析法フロー
採 取
＋塩酸（1＋10）
＋アスコルビン酸ナトリウム
パージ容器へ採取
＋塩化ナトリウム
＋内部標準物質
加 温
気相の一定量採取
GC-MS測定

引用文献

1) 「水質基準に関する省令の規定に基づき厚生労働大臣が定める方法」（平成15年厚生労働省告示第261号）
2) 「水道水質検査法の妥当性評価ガイドラインについて」（平成24年9月6日健水発0906第1号）

放射性セシウム

❶検査の目的

2011年3月の福島第一原子力発電所の事故に伴い大量の放射性物質の流出が起こり、農林水産物に放射能汚染が発生し、食品等を介した内部被ばくが懸念される事態に至った。食品等の放射能汚染に対する規制は、事故当初は食品衛生法の規定に基づく食品中の放射性物質に関する暫定規制値であったが、2012年4月より食品中の放射性物質に関して新たに基準値が設定され、多くの食品が検査されている。

福島の事故以前の放射能汚染に関しては、1986年のチェルノブイリ原子力発電所の事故を受けて設けられた輸入食品の暫定限度（セシウム134とセシウム137の合計で370Bq/kg）に基づく検査が行われていた。なお、環境中では1950年代からの大気核実験に伴う放射能汚染がバックグラウンドとして存在している。

❷検査の手順

可食部を試料とし、液体試料はそのまま、固形試料は細切し、U－8容器、2Lマリネリ容器または機器ごとの専用容器に所定の容量充填後、遮へい体内の検出器にセットし、所定の時間測定する。セシウム134とセシウム137の合計を放射性セシウムとする。

なお、お茶（緑茶）、コーヒー、紅茶等は飲む状態（浸出液）を試料とし、また、乾燥きのこ類、乾燥野菜、乾燥させた海藻類および乾燥させた魚介類等では、水戻しをして食べる状態（粉砕した試料に所定量の水を加えて調製）としたものを試料とする。

装置

食品の放射能汚染を検査するには分厚い鉛の遮蔽体を備えたゲルマニウム半導体検出器、またはNaI（Tl）シンチレーション検出器を備えたガンマ線スペクトロメータを用いる。

測定に際しての注意

測定容器は、効率校正に用いた放射能標準ガンマ体積線源と同じ形状でなければならない。また、同じ容積になるよう試料を充填するのが基本である。

測定装置は、核種の定性の基となるエネルギー校正、定量の基となる効率校正が正しく行われ、管理されたものを使用しなければならない。

放射能汚染試料の取り扱いに注意し、試料相互間の汚染、検出器の汚染が生じないように注意する必要がある。

❸結果の評価

NaI（Tl）シンチレーション検出器を用いた一般食品のスクリーニング検査では、スクリーニングレベルを超えた場合、ゲルマニウム半導体検出器を用いた確定検査が必要となる。

ゲルマニウム半導体検出器を用いた測定結果に対しては、結果が不検出であった場合、セシウム134とセシウム137の検出限界値の和が基準値の5分の1の濃度以下であること、一方、セシウム134とセシウム137の測定値の和が基準値の75％から125％の範囲となった場合、相対標準偏差が10％以下であることを確認することが必須である。もし満足されない場合には、測定時間を延長して測定し、上記が満足されるようにする必要がある。また、検査結果は、有効数字2桁で記載し、不検出となった場合は検出限界を明記しなければならない。

表1 食品中の放射性セシウムの基準値

食品群	対象食品	基準値
飲料水	ミネラルウォーター類、ペットボトル等の茶、飲用に供する茶	10Bq/kg
牛乳	牛乳、低脂肪乳、加工乳等、乳飲料	50Bq/kg
乳児用食品	調製粉乳、ベビーフード、乳幼児向け食品・飲料等	50Bq/kg
一般食品	上記以外の食品	100Bq/kg

図1 ガンマ線スペクトロメータの基本的構成 1)

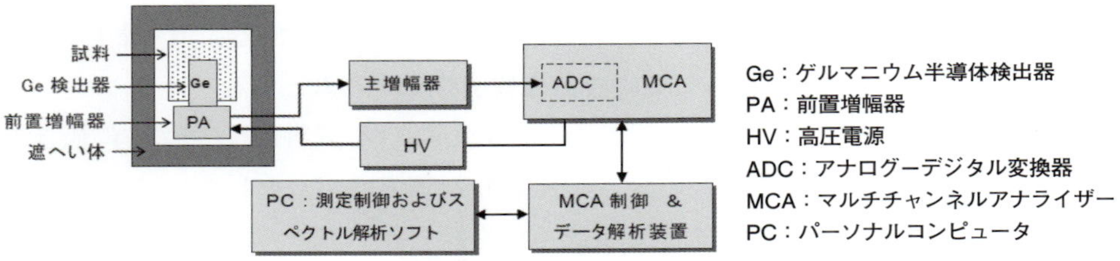
試料
Ge 検出器
前置増幅器
遮へい体
Ge
PA
主増幅器
ADC
MCA
HV
PC：測定制御およびスペクトル解析ソフト
MCA 制御 & データ解析装置
Ge：ゲルマニウム半導体検出器
PA：前置増幅器
HV：高圧電源
ADC：アナログーデジタル変換器
MCA：マルチチャンネルアナライザー
PC：パーソナルコンピュータ

図2 放射性セシウムの測定手順

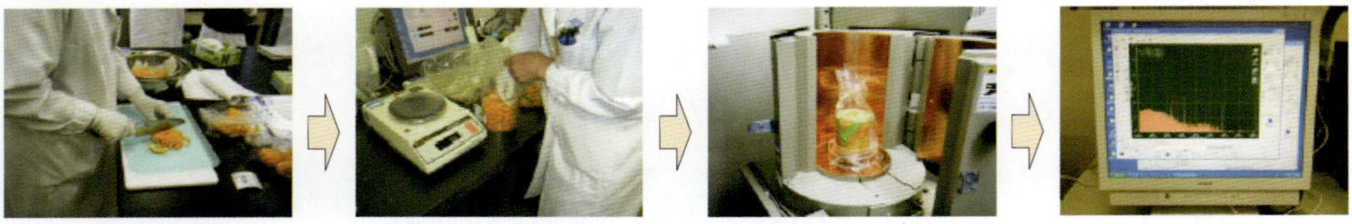

試料の細切　容器への充填・秤量　装置へのセット・測定　データの解析

参考文献
1) 厚生労働省健康局水道課「水道水等の放射能測定マニュアル」(平成23年10月12日事務連絡)
2) 野村孝一：食品中の放射性物質測定の基礎と実際．ソフト・ドリンク技術資料，No.167，pp.187-207，2012.

フェオホルバイド

❶検査の目的

フェオホルバイドは、クロロフィルの分解によって生成し、光過敏症の原因物質としてクロレラ加工品、緑色野菜の漬物、アワビの中腸腺に含まれることがある。詳細な分解過程は不明だが、加熱分解酵素クロロフィラーゼがフィトールを脱離させ、酸性下でMgを外してフェオホルバイドが生成する。さらに脱炭酸メチルによってピロフェオホルバイドが生成すると考えられている。

❷検査の手順

本法は、クロレラ加工品中の色素のジエチルエーテル抽出液から17%塩酸に移るクロロフィル分解物量をフェオホルバイドaに換算し、mg%で表して既存フェオホルバイドとする。また、試料を含水アセトン中でインキュベート後、クロロフィル分解物の生成増加量をフェオホルバイドa量に換算し、mg%で表したものをクロロフィラーゼ活性度とする。既存フェオホルバイド量とクロロフィラーゼ活性度の和を総フェオホルバイド量と定義する（図1）。

❶既存フェオホルバイドの定量法

分解物抽出液の調製

試料（クロレラ）を乳鉢に採り、海砂および85%（v/v）アセトンを加え、速やかにすりつぶした後、上清を遠心管に移す。さらに残渣に85%（v/v）アセトンを加え同様の操作を2回繰り返す。次に85%（v/v）アセトンを集めて遠心分離を行った後、上清をエチルエーテル入りの分液ロートに移し、5%硫酸ナトリウム溶液を加え緩やかに振とう後、水層を捨て同じ操作を3回繰り返す。エチルエーテル層に無水硫酸ナトリウムを加えて脱水した後、エチルエーテルで定容し色素原液とする。これを一部分取し、17%塩酸で2回振とうし、塩酸層を飽和硫酸ナトリウム溶液、およびエチルエーテル入りの分液ロートに移し、振とう抽出後、エチルエーテル層を集めて定容し分解物抽出液とする。

吸光度測定およびフェオホルバイド量の算出

分解物抽出液またはその希釈液について667nmの吸光度を測定し、次式によってフェオホルバイド量を算出する。

フェオホルバイド量（mg%）＝吸光度÷70.2^{*1}×液量（ml）^{*2}÷試料採取量（g）×100

＊1：フェオホルバイドaの667nmの比吸光計数（0.1%溶液、1cmの示す吸光度）

＊2：図1の操作に従った場合は、50mlとなる。

❷クロロフィラーゼ活性度の定量法

試料（クロレラ）を採り、冷M/15リン酸緩衝溶液（pH8.0）・アセトン混液（7：3）を加えてインキュベートする。次に、10％塩酸で弱酸性とし、以下既存フェオホルバイドの定量法に従ってフェオホルバイド量を定量する。得られた値（総フェオホルバイド量）から既存フェオホルバイド量を差し引いて、クロロフィラーゼ活性度とする。

❸判定基準

クロレラの成分に関する指導事項として、「既存フェオホルバイド量が100mg％をこえ、または、総フェオホルバイド量（既存フェオホルバイド量とクロロフィラーゼ活性度の和）が160mg％をこえるものであってはならない」とされている。

❹結果の評価

本法で得られた既存フェオホルバイド量および総フェオホルバイドの結果から、食品加工工程におけるフェオホルバイド等の生成が防止できているかの判断材料となる。

参考文献
1）「フェオホルバイド等クロロフィル分解物を含有するクロレラによる衛生上の危害防止について」（昭和56年5月8日環食第99号）別紙「試験法」

図1 フェオホルバイドの測定手順

総フェオホルバイドは最初から、既存フェオホルバイドは（※）からの手順で測定する。

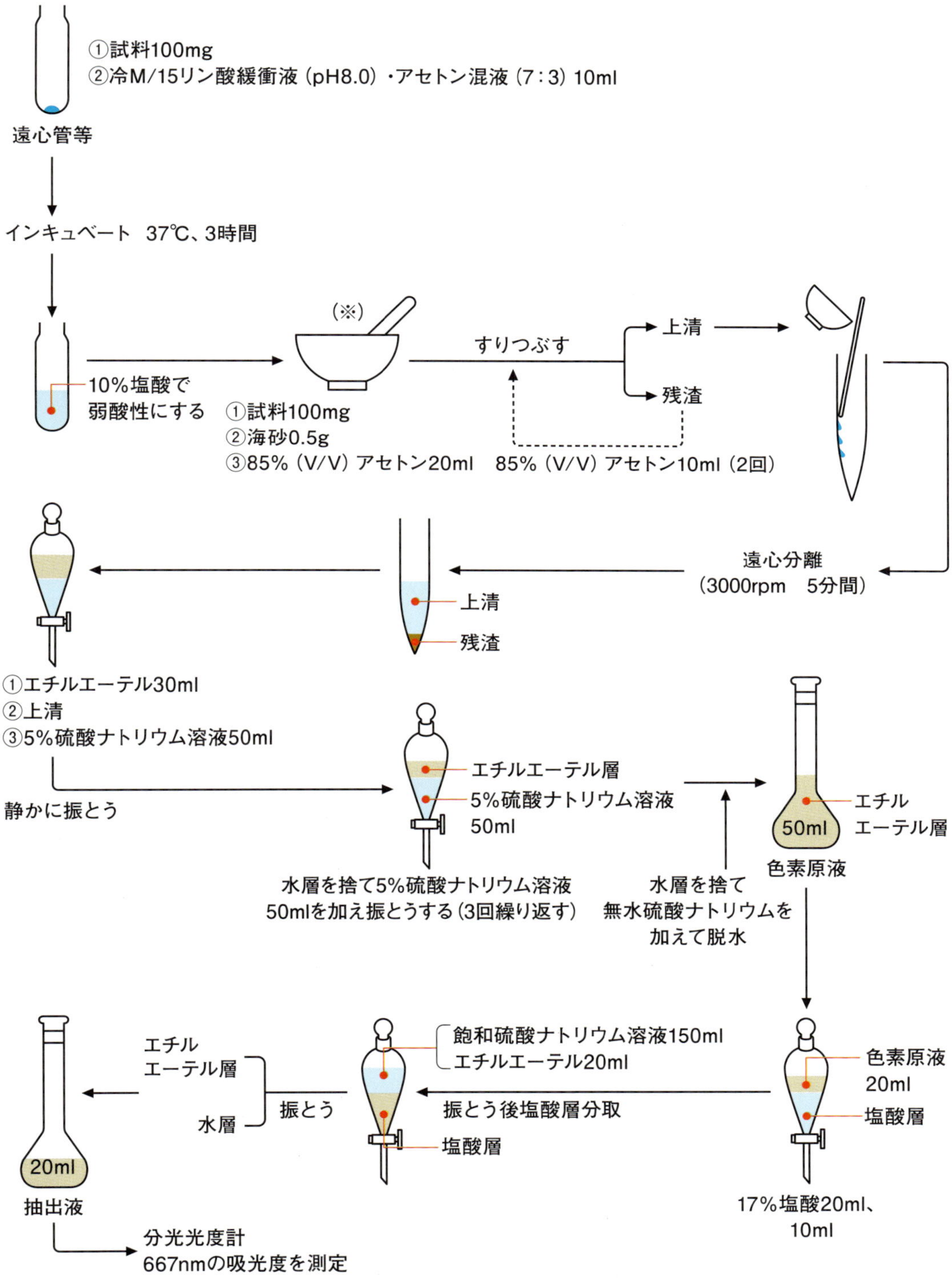
①試料100mg
②冷M/15リン酸緩衝液（pH8.0）・アセトン混液（7：3）10ml
遠心管等
インキュベート 37℃、3時間
10%塩酸で
弱酸性にする
（※）
①試料100mg
②海砂0.5g
③85%（V/V）アセトン20ml
すりつぶす
上清
残渣
85%（V/V）アセトン10ml（2回）
遠心分離
（3000rpm 5分間）
上清
残渣
①エチルエーテル30ml
②上清
③5%硫酸ナトリウム溶液50ml
静かに振とう
エチルエーテル層
5%硫酸ナトリウム溶液
50ml
水層を捨て5%硫酸ナトリウム溶液
50mlを加え振とうする（3回繰り返す）
水層を捨て
無水硫酸ナトリウムを
加えて脱水
50ml
エチル
エーテル層
色素原液
色素原液
20ml
塩酸層
17%塩酸20ml、
10ml
振とう後塩酸層分取
飽和硫酸ナトリウム溶液150ml
エチルエーテル20ml
塩酸層
振とう
エチル
エーテル層
水層
20ml
抽出液
分光光度計
667nmの吸光度を測定

洗浄度

❶ 検査の目的

給食施設での食器洗浄は多くの場合、機械で行っているが、その洗浄度の確認は食品衛生上極めて重要である。すなわち、食器の洗浄が不十分で食品成分が付着残留していると有害微生物の汚染を受け食中毒の原因となり得る。特に大規模な給食施設ではその影響も大きくなりがちであり、定期的な洗浄度の検査が望まれる。

食器類に付着残留する汚れは、穀物等に由来するデンプン性、肉類等に由来するタンパク質性および脂肪性の汚れに大別され、これらを定性的に簡易に確認するのが目的である。

❷ 検査の手順

穀物等に由来するデンプン性の汚れはヨウ素デンプン反応、肉類等に由来するタンパク質性の汚れはニンヒドリン反応、油脂等の脂肪性の汚れは脂溶性色素の吸着反応を利用して検出する。

試薬

① ヨウ素溶液：ヨウ化カリウム約40gを水約25mlに溶かし、ヨウ素約13gを加えて溶かした後、塩酸3滴および水を加えて1Lとする。褐色ビンに入れ冷暗所に保存する。

② ニンヒドリン溶液：ニンヒドリン0.3gをn−ブタノールに溶かして100mlとする。

③ クルクミン溶液：クルクミン0.1gをエタノールに溶かして100mlとする。

❸ 結果の評価

デンプン性の汚れがある場合、ヨウ素デンプン反応によりデンプン分子内にヨウ素が取り込まれて青紫色を呈す。なお、デンプンを構成するアミロースとアミロペクチンではヨウ素による呈色が若干異なり、前者は青色、後者は赤褐色を呈す。

タンパク質性の汚れがある場合、ニンヒドリンとアミノ酸の反応により青紫色を呈す。

脂肪性の汚れがある場合、脂溶性色素であるクルクミンが付着している油分中に溶け込み黄色に着色する。なお、クルクミンは紫外線下で緑色蛍光を呈する。

上記呈色、着色等が認められた場合、それぞれの汚れが残留していることを示しており、洗浄が不十分であったと考えられる。

図1 洗浄度の検査手順

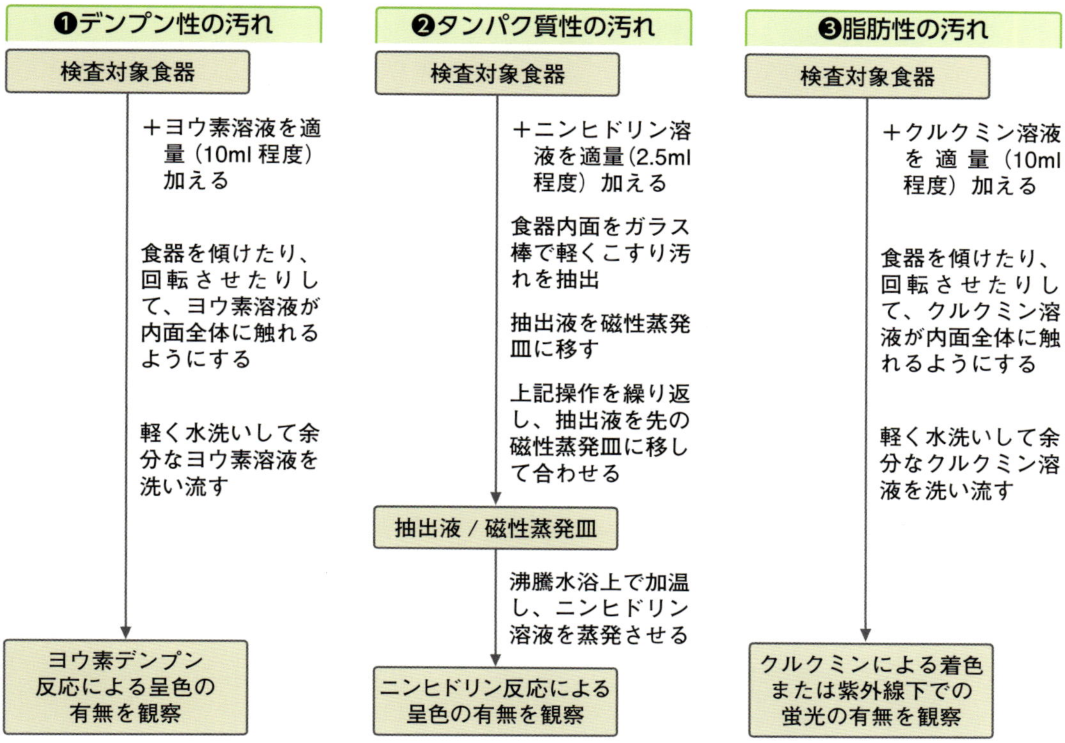
❶デンプン性の汚れ
検査対象食器
＋ヨウ素溶液を適量（10ml 程度）加える
食器を傾けたり、回転させたりして、ヨウ素溶液が内面全体に触れるようにする
軽く水洗いして余分なヨウ素溶液を洗い流す
ヨウ素デンプン反応による呈色の有無を観察
❷タンパク質性の汚れ
検査対象食器
＋ニンヒドリン溶液を適量（2.5ml 程度）加える
食器内面をガラス棒で軽くこすり汚れを抽出
抽出液を磁性蒸発皿に移す
上記操作を繰り返し、抽出液を先の磁性蒸発皿に移して合わせる
抽出液／磁性蒸発皿
沸騰水浴上で加温し、ニンヒドリン溶液を蒸発させる
ニンヒドリン反応による呈色の有無を観察
❸脂肪性の汚れ
検査対象食器
＋クルクミン溶液を適量（10ml 程度）加える
食器を傾けたり、回転させたりして、クルクミン溶液が内面全体に触れるようにする
軽く水洗いして余分なクルクミン溶液を洗い流す
クルクミンによる着色または紫外線下での蛍光の有無を観察

参考文献
1）荒木葉子：高等学校における家庭科教育の実験材料について 第1報 残留食品成分の簡易定性試験．日本調理科学会誌，34巻3号，pp.301-307，2001.

第2部
各論

食肉およびその加工品

❶ 検査の目的

食肉およびその加工品を対象とした微生物検査の中で最も重要なことは、動物に由来するヒトに疾病を起こすような病原菌の存在の有無を明確にすることである。これらの微生物汚染の状態は、と畜場で解体された枝肉から最終製品に至るまでの取扱い方法や加工法により様々である。一般的に、加熱前の生肉では安全性および鮮度に重点を置いた検査、加熱後の製品では品質管理に重点を置いた検査を実施するのがよい。

❷ 検査の手順

❶検体の採取

枝肉の場合は最も汚染が激しいと予想される何か所かから合計200g以上になるように採取する。すなわち、ウシではと畜の際の放血部位付近や前胸部など、ブタでは頸部や耳の後の部位など、ニワトリでは翼下部位や肛門周囲などから、できるだけ表層部分を削り取るように採取してこれをプールして1検体とする。もし、と体を傷つけることが経済上の理由などで望ましくない場合は、これらの箇所の表面拭き取り液や洗い落とし液を検体としてもよい。しかし、これらの方法では、食肉を直接検査した成績に比較して菌の回収率が低かったりバラツキが大きかったりすることのあることに留意する。カット肉・精肉、挽き肉などの場合は、ロットごとに合計200g以上になるように採取する。またハム、ソーセージなどの加工品の場合は、形態や特性の異なる種々の製品が作られており、一概にそのサンプリング法を定めることはできない。しかし、原則として各製品のロットごとに、合計200g以上になるように検体を採取するのが妥当であろう。

❷試料の調製

検査試料は、無菌的に秤量した検体1容に対して希釈水（pH7.0のペプトン加生理食塩水）9容を加え、ストマッカーで30～60秒間ストマッキングするか、ホモジナイザーで2万回転、1分間ホモジナイズする。この際、10～25gを秤量するが、食肉製品のように法的に試料の調製法が規定されている場合は、これに従う。もし、調べようとする検体が凍結されているものであれば、4℃の冷蔵庫内で一夜解凍するなどした後、同様の操作により検査試料を調製する。

❸検査項目

通常、食肉およびその加工品の衛生学的品質は、一般細菌数、大腸菌群、クロストリジアなどの指標菌の検査成績により評価する。必要に応じて、これらと同時に過去の食肉およびその加工品を原因食品とする食中毒事例に関与することの多いサルモネラ、ウェルシュ菌、黄色ブドウ球菌および鶏肉の場合はカンピロバクターなどの食中毒菌検査を併せ行う。これらの検査項目の選択に当たっては、検査目的を明確にしたうえで、検査しようとする検体の性格を十分に考慮に入れて行う必要がある。

❸結果の評価

食肉と加工品とでは菌検出の意義がそれぞれ異なる。すなわち、食肉では、通常の方法でと畜、解体された枝肉の段階ですでに各種微生物の汚染を受けているので、非病原菌の検査成績は大まかに食肉の生産あるいは流通過程における取扱いの適否を示すにすぎない。一方、加工品では非加熱製品を除き通常は一定の加熱処理を経ているので、これらから微生物が検出された場合は、その種類を問わず製造工程あるいは製造後の取扱いに欠陥があったことを推測させる。

たとえば、加工用原料生肉から大腸菌群が検出されたとしても、それは衛生上の観点からあまり大きな意義があるとはいえないが、加熱済みの加工品からの検出は加熱不十分や加工後の二次汚染が疑われ、製品の取扱いに何らかの誤りがあったことを意味する。わが国の食肉製品の成分規格に規定されている大腸菌群検査は、この考えに基づいている。また、冷蔵生肉の品質評価には、衛生学的品質のみならず、その保存性も推定できることが望ましいが、このような際には35℃培養による一般細菌数測定と並行して25℃培養による菌数測定を実施するのが有効である。

図1 食肉およびその加工品の検査方法

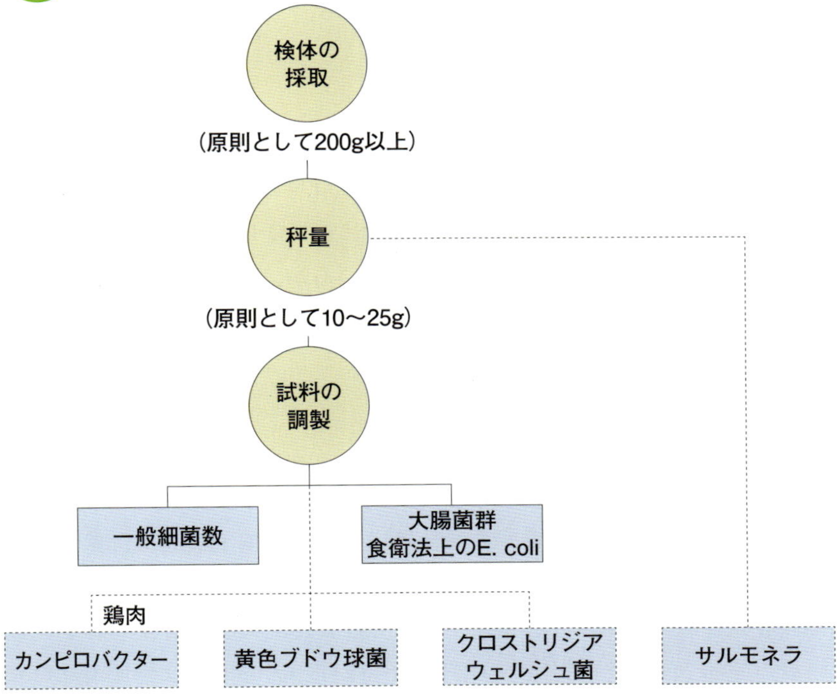
検体の
採取
（原則として200g以上）
秤量
（原則として10～25g）
試料の
調製
一般細菌数
大腸菌群
食衛法上のE. coli
鶏肉
カンピロバクター
黄色ブドウ球菌
クロストリジア
ウェルシュ菌
サルモネラ

魚介類およびその加工品

❶検査の目的

わが国では、魚介類およびその加工品に分類される食品の種類は多く、食中毒の原因食品となる機会も多い。特に、生食用魚介類を対象とした検査では安全性および鮮度の両面が的確に評価できなければならない。また、魚肉ねり製品、ゆでだこ、ゆでがに、生食用鮮魚介類、生食用かき、生食用冷凍鮮魚介類、冷凍ゆでだこおよび冷凍ゆでがになどの成分規格の定められた食品では、日常の品質管理上の自主検査に加え、適当な頻度でこれに適応できる検査を実施する。

❷検査の手順

❶検体の採取

冷蔵または冷凍魚の場合は、一つの輸送単位または一つのロットから魚体を無作為に選び、できるだけ無菌的に採取する。この際、大きな魚体ではそれ自体を傷つけることができない場合が多いので、表面の数か所を拭き取り、これらの拭き取り液をプールして1検体とする。刺し身や寿司種および生食用かきなどの貝類では、包装されているものはそのまま、未包装のものは200g以上を採取する。魚肉ハム・ソーセージ、魚肉ねり製品などの加工品では、形態や特性に多くの異なる種類があるが、原則としていずれも各製品のロットごとに無作為に抽出し、それぞれから合計200g以上になるように検体を採取する。

❷試料の調製

検査試料は原則として検体10～25gに希釈水（pH7.0のペプトン加生理食塩水）を10倍希釈となるように加えて、ストマッカーまたはホモジナイザーで均質化する。この際、検体がむき身貝の場合は、貝殻の破片が含まれていて、これをストマッカーにかけるとポリ袋が傷つけられて試料液が漏れることがあるので、ホモジナイザーを用いるか、ポリ袋を二重にして使用する。なお、生食用かきや生食用冷凍鮮魚介類などのように成分規格に試料の調製法が規定されているものであれば、これに従う。

❸検査項目

通常、魚介類およびその加工品の衛生学的品質は、一般細菌数および大腸菌群または糞便系大腸菌群の検査成績により評価する。この際、大腸菌群は主として加工製品に、糞便系大腸菌群は鮮魚介類にそれぞれ適用される。わが国では魚肉ねり製品、冷凍ゆでだこ、冷凍ゆでがに、生食用冷凍鮮魚介類では大腸菌群が、生食用かきでは糞便系大腸菌群がそれぞれ成分規格に規定されている。さらに、腸炎ビブリオの検査が6月から9月の期間は生食用鮮魚介類については重要である。これらと同時に余裕があれば、黄色ブドウ球菌、ウェルシュ菌、サルモネラなどの検査を併せて行うことが望ましい。しかし、この際にも検査に先立って検査目的を明確にし、検体の特性や検査時期も考慮に入れて検査項目を選択する必要がある。たとえば、腸炎ビブリオは本菌による食中毒の発生時期を考慮すると、11月から4月の期間は検査の重要性は低いと考えられる。ウェルシュ菌は主としてすり身などの原料素材とその製品、サルモネラは温暖な地域で養殖された淡水魚あるいはヒトの生活用水が河川を通じて流入しているような海域で捕獲された海産魚介類とその加工品を対象とする。また、海産魚介類の鮮度評価を目的とし、一般細菌数の測定に当たって、35℃培養と同時に3%食塩を添加した標準寒天培地による25℃培養を併用することもある。他方、魚肉ねり製品ではでんぷんや香辛料などの副原材料由来の芽胞菌汚染による品質低下がみられることがあるので、セレウス菌などの好気性芽胞菌やクロストリジアの検査を行うことは品質管理上望ましいことが多い。

図1 魚介類およびその加工品の検査項目

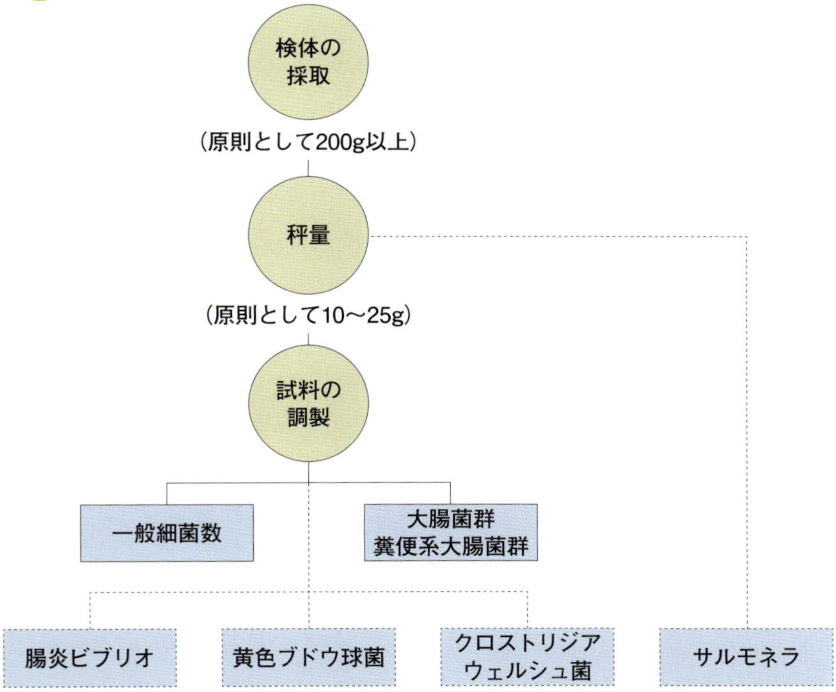
検体の採取
（原則として200g以上）
秤量
（原則として10～25g）
試料の調製
一般細菌数
大腸菌群
糞便系大腸菌群
腸炎ビブリオ
黄色ブドウ球菌
クロストリジア
ウェルシュ菌
サルモネラ

卵およびその加工品

❶ 検査の目的

卵は完全食品といわれるように栄養価に富むため、菌の増殖にとっても有利に働く。特に加熱加工したものでは菌の増殖により腐敗あるいは食中毒の原因食品になりやすい。新鮮卵の内容は通常無菌的であるが、親鳥の体内で卵殻が形成される前にまれに微生物が入り込むことがある。また、割卵時に卵殻表面に付着している微生物が原料液卵全体の品質を低下させる原因になる。これらの菌に汚染された卵およびその加工品による食中毒事例があることを考慮して、日常の検査を実施しなければならない。

❷ 検査の手順

❶検体の採取

卵を原料とする製品の品質管理は、液卵や乾燥粉卵などにより行うことが一般的である。殻付き卵を検査するのは、その汚染度が極めて低いため（たとえば、in eggにおけるサルモネラの汚染は1万個に3個程度といわれている）、検査数をかなり多くしなければならず、あまり現実的ではない。

液卵や乾燥粉卵の検体採取に当たっては、容器を消毒用アルコール綿で清拭した後、200g程度を滅菌容器に採取する。凍結液卵についてはその表面だけを採取するのではなく、コアサンプラーなどを用いて内部や底面部の検体も採取するようにする。製品の場合は、包装された状態のまま200g程度を採取する。

❷試料の調製

液状卵はそのまま、凍結液卵は解凍したものを試料原液とする。乾燥粉卵や固形の製品は、検体10〜25gに滅菌希釈水（リン酸緩衝生理食塩水、0.1％ペプトン加生理食塩水など）を検体の9倍量加えて、ストマッカーまたはホモジナイザーで均質化したものを検査試料とする。

❸検査項目

通常、卵およびその加工品は、一般細菌数および大腸菌群によりその品質を評価する。また、液卵については食品衛生法に成分規格が定められているので検査を実施する必要がある（表1）。

これらの検査と同時に、サルモネラおよび黄色ブドウ球菌の検査を併せて行うことが望ましい。なお、「弁当及びそうざいの衛生規範」（昭和54年6月29日環食第161号）では、卵焼きの細菌数（生菌数）は1g当たり10万以下、大腸菌（冷凍食品規格E. coliの試験法）は陰性であること、黄色ブドウ球菌は陰性であることが掲げられている。また、「液卵の製造等に係る衛生確保について」(平成5年8月27日衛食第116号・衛乳第190号)では、液卵を使用した卵加工製品については、細菌数(生菌数)は1g当たり10万以下、大腸菌およびサルモネラは陰性(冷凍食品の試験法)であることが掲げられている。

表1 食鳥卵の成分規格

対象	項目	規格
殺菌液卵	サルモネラ属菌	25gにつき陰性
未殺菌液卵	細菌数	1gにつき100万以下

図1 卵およびその加工品の検査項目

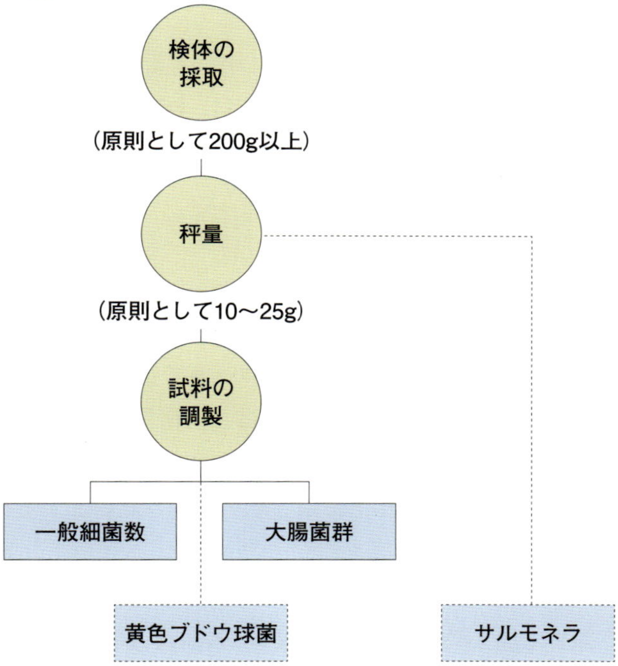
検体の
採取
(原則として200g以上)
秤量
(原則として10～25g)
試料の
調製
一般細菌数
大腸菌群
黄色ブドウ球菌
サルモネラ

乳および乳製品

❶ 検査の目的

乳および乳製品は、各種の栄養素をバランスよく含有しているため広く飲食されており、乳幼児や病弱者などにも適した食品とされている。このことは、微生物にとっても好適な培養基となるので、その生産から消費に至るまでの衛生的取扱いを厳しく管理しなければならない。わが国では、その組成や加工状態などにより法的に30種類以上に細かく分類され、それぞれについて成分規格と測定法が規定されている。したがって、日常の品質管理上の自主検査でも、これに適応できるような検査法を採用するのがよい。

❷ 検査の手順

❶検体の採取

原則として容器包装のまま採取するが、大型容器にいれられたものでは、滅菌した器具を用いて内容物をよく混合した後100～200ml (g) を滅菌した容器に採取する。

❷試料の調製

❶飲用乳

容器ごと上下に強く振って混合後、瓶詰めでは紙栓部分および外側の上部から2～3cmのところまで、紙容器詰めでは開口部の周囲の部分をそれぞれ消毒用アルコールで清拭し、火炎であぶり滅菌した器具（キリまたははさみ）を用いて開封する。内容物は、滅菌牛乳用ピペットおよび希釈瓶を用いて、滅菌希釈水（pH7.0のペプトン加生理食塩水）で10倍（試料1ml と希釈水9mlを混合）、100倍、さらに必要に応じて1000倍……と10倍段階希釈列を作り試料とする。

❷れん乳および粉乳

滅菌したスプーンまたはピペットで内容物をよく攪拌して試料10gを無菌的に100mlの標線入り滅菌希釈瓶に採り、滅菌希釈水を標線まで加え激しく振り混ぜて均一にし、10倍希釈試料とする。

❸バターおよびチーズ

45℃以下の温湯中で15分間以内に滅菌器具を用いてよく練って均一にした後、滅菌ピペットまたは滅菌スプーンで無菌的に10gを100mlの標線入り滅菌希釈瓶に採り、40℃の滅菌希釈水を標線まで加え激しく振り混ぜて均一にし、10倍希釈試料とする。

❹アイスクリーム類

滅菌器具で試料を滅菌採取瓶に適当量採り、40℃以下の温湯中で15分間以内に全部融解させる。ついで融解した試料10gを滅菌ピペットで無菌的に100mlの標線入り滅菌希釈瓶に採り、これに滅菌希釈水を標線まで加えて100mlとし、激しく振り混ぜ均一にして10倍希釈試料とする。

❺発酵乳および乳酸菌飲料

糊状発酵乳の試料の調製および希釈は、れん乳のそれに準じ、液状発酵乳および乳酸菌飲料では飲用乳のそれに準じて行う。

❸検査項目

原料乳については総菌数、飲用乳、れん乳、粉乳およびアイスクリーム類では一般細菌数と大腸菌群、バターおよびチーズは大腸菌群、発酵乳および乳酸菌飲料は乳酸菌数と大腸菌群をそれぞれ検査する。また、飲用乳中常温保存可能品は、容器包装のまま30±1℃で14日間または55±1℃で7日間保存後の一般細菌数が1ml当たり0でなければならないと規定されている。この他の検査項目として、飲用乳では低温細菌数、粉乳やチーズではサルモネラおよび黄色ブドウ球菌、カビ・酵母が望まれるときもあるが、わが国で生産される乳および乳製品について、日常検査でこれらを取りあげる必要性はほとんどないと思われる。

図1 乳および乳製品の検査手順

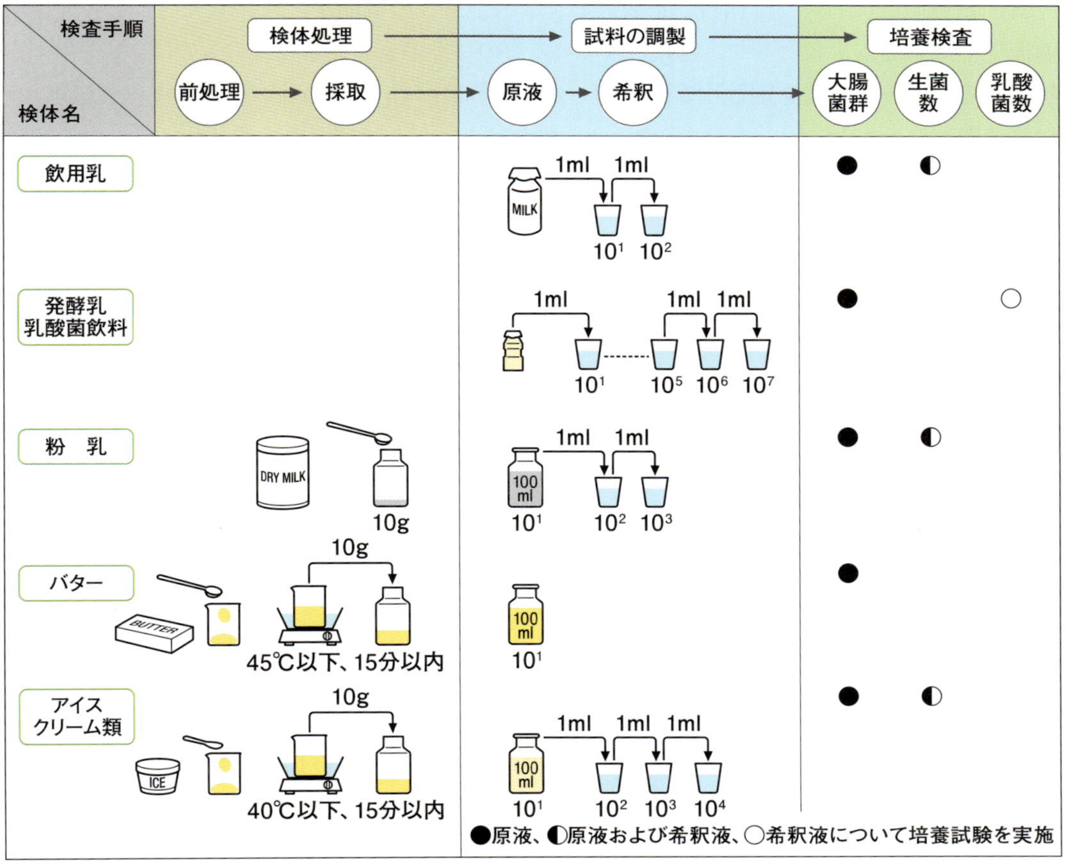
検査手順
検体名
検体処理
試料の調製
培養検査
前処理
採取
原液
希釈
大腸菌群
生菌数
乳酸菌数
飲用乳
発酵乳 乳酸菌飲料
粉 乳
バター
アイスクリーム類
MILK
DRY MILK
BUTTER
ICE
10g
45℃以下、15分以内
40℃以下、15分以内
100 ml
1ml
10^1 10^2 10^3 10^4 10^5 10^6 10^7
●原液、◐原液および希釈液、○希釈液について培養試験を実施

弁当・そうざい類

❶ 検査の目的

弁当とは主食と副食がセットになったもの、そうざい類とはそのまま食べる副食物である。また、主食をベースにしたおにぎりやすしなどもこの品群に入れられている。そうざい類の中には加熱加工されたものと未加熱加工されたものとがあるが、最近では簡単に調理ができるそうざい半製品が多く販売されるようになっている。

このように弁当・そうざい類は、原料・製品の種類・加工方法などが多種多様であり、製品の微生物汚染レベルも差が著しいという特徴がある。

したがって、それぞれの食品の特徴を十分に理解したうえで、汚染指標微生物、腐敗指標微生物および食中毒原因微生物について検査を実施する必要がある。

❷ 検査の手順

❶検体の採取と試料の調製

食品製造施設においては原料、半製品および製造直後の製品が、食品販売店においては店頭販売中の製品が対象となり、包装されているものはそのまま、未包装のものは200g以上を採取する。検査試料は原則として検体10～25gに希釈水（pH7.2のリン酸緩衝生理食塩水）を10倍希釈となるように加えて、ストマッカーまたはホモジナイザーで均質化する。

❷検査項目

通常の検査では、一般細菌数と大腸菌群について行われるが、黄色ブドウ球菌も必須検査項目として加えたほうがよい。特に弁当などの米飯類・すしは、常温で流通・販売されるため製造直後の製品のみではなく、常温保存後の製品について検査を行うことも意義がある。また、すし・酢のものなどは、汚染指標微生物として大腸菌群を検査するだけでなく、腐敗指標微生物として酵母を検査することが有効なこともある。

❸ 結果の評価

衛生規範および各都道府県における指導基準に成分規格が定められているのでそれらに適合する必要がある。本項の食品は種類も多く、多様な形態をとるので、様々な状況に対応する検査を実施する必要がある。すなわち、単に製品の検査を中心に行うのではなく、原料や半製品さらには製造ラインでの汚染を知るための拭き取り検査なども実施し、問題点を幅広い角度から把握する必要がある。特にこの品群は賞味期限の短いものが多く、製品検査で問題点を把握するだけでは不十分であり、製造工程の分析および微生物汚染状況を把握するための検査を繰り返し実施し、微生物学的な問題点を常に追求することが重要である。

図1 弁当・そうざい類の検査項目

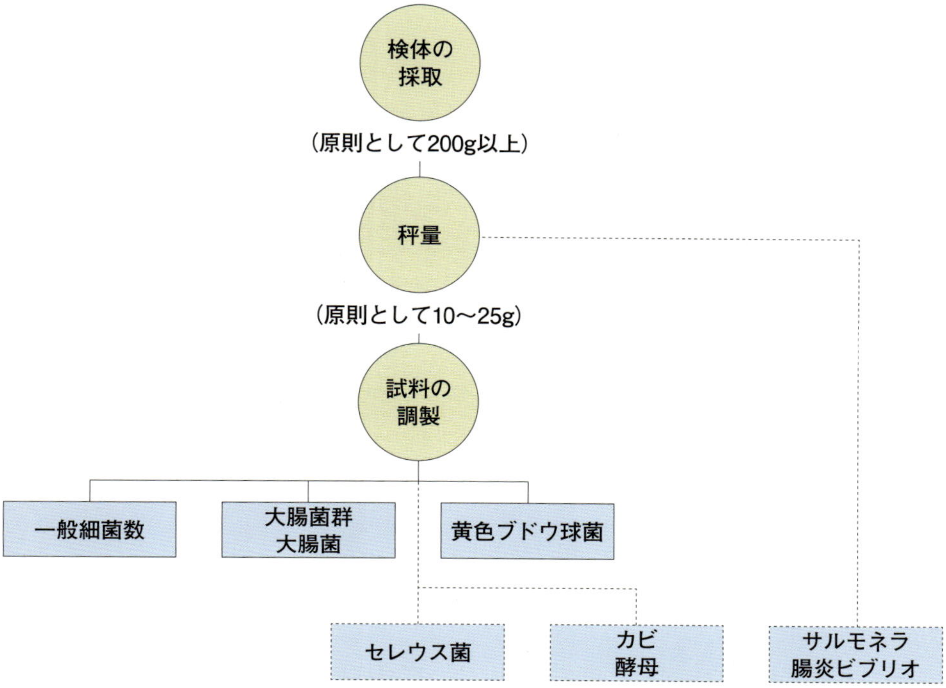
検体の
採取
（原則として200g以上）
秤量
（原則として10～25g）
試料の
調製
一般細菌数
大腸菌群
大腸菌
黄色ブドウ球菌
セレウス菌
カビ
酵母
サルモネラ
腸炎ビブリオ

豆腐類

❶ 検査の目的

豆腐類のうち、本項での検査対象は豆腐と油揚げに限定する。豆腐そうざいや味付けいなりなどの検査については「弁当、そうざい類」(p.244)を参照すること。豆腐には大きく分けてカット豆腐と充填豆腐の2種類がある。カット豆腐は凝固形成後、水槽で冷却するので二次汚染される可能性があり、豆腐での腐敗が多いのはこのタイプである。一方、充填豆腐は凝固する前の豆乳の状態で凝固剤（にがり）とともに容器に充填し、加熱、凝固させるため汚染される可能性が低い。油揚げについてもフライ後の二次汚染により黄色ブドウ球菌などの汚染があり得る。

❷ 検査の手順

❶検体の採取と試料の調製

豆乳などの原料の場合は、200g程度を滅菌容器に採取する。製品の場合は、包装された状態のまま200g程度を採取する。

豆腐のクレーム品検査に当たっては、微生物等によって豆腐のpHが変化し、製品が劣化することがあるため、微生物検査をするとともにpHを測定しておくとよい。微生物汚染の場合は、通常パック水に濁りや粘りが認められることがある。

❷検査項目

通常、一般細菌数、大腸菌群および黄色ブドウ球菌を必須項目に入れる。状況に応じて大腸菌、耐熱性菌、サルモネラやセレウス菌などの食中毒菌の検査を追加するとよい。

❸ 結果の評価

豆腐の衛生微生物に関する指導基準は都道府県独自で設定しているところがある。一般細菌数では1g当たり10万以下としているところが多い。充填豆腐については1g当たり1000以下のところが多い。大腸菌、黄色ブドウ球菌、その他の食中毒菌は検出されてはならない。また、大腸菌群は検出されないことが望ましい。

カット豆腐は凝固後の工程での汚染、充填豆腐は加熱後の冷却不足やピンホール、油揚げはフライ後の二次汚染が考えられる。したがって、その製造品目や製造環境などの状況によって検査結果に対する対応が異なる。

表1 豆腐類の検体採取と試料の調製

検体の種類	検体採取場所	商品の形態	検体量	試料原液
原料・半製品	工場	単品	200g以上	検体1容に対してpH7.2の滅菌リン酸緩衝食塩溶液9容を加えホモジナイザーで20,000rpm、1分間またはストマッカーの場合30〜60秒
製造直後製品		単品が多い		
販売中の製品	販売店			
晒し冷却水	工場	水槽の水	量より数	原液をそのまま検査
苦情品	多様	多様	ケースバイケース	ケースバイケース

図1 豆腐類の検査方法

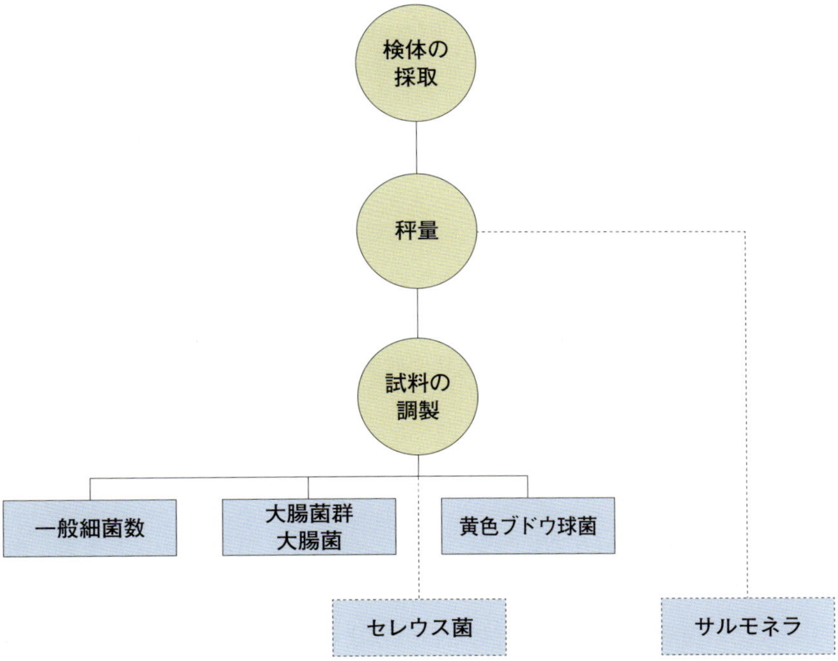
検体の採取
秤量
試料の調製
一般細菌数
大腸菌群
大腸菌
黄色ブドウ球菌
セレウス菌
サルモネラ

めん類

❶ 検査の目的

めん類とは小麦粉を原料としたうどん、そば、ラーメン、スパゲッティなどをいう。ビーフンやはるさめをめん類に入れている書物があるが、ビーフンは米粉を原料としており、はるさめはバレイショあるいはカンショデンプンを原料としているので、ここではめん類に入れない。

めん類の異常品事例としては乾めんのカビ、包装めんにおける耐熱性芽胞菌によるネト・軟化・変色、生めんの腐敗、チルドめんの二次汚染・冷却不足などによる変敗、殺菌めんでの殺菌・冷却不足による変敗などがある。

なお、調理めんは「弁当・そうざい類」(p.244)、冷凍めんについては「冷凍食品」(p.266) を参照されたい。

❷ 検査の手順

❶検体採取と試料の調製

ゆで上げた後、冷水で冷却される冷水冷却めんは菌数のバラツキが大きいので、検体採取に当たっては可能な限り検体数を増やしたい。苦情としては、腐敗や変敗のほか、酸味があげられる。酸味の原因には、茹槽中のpH調整剤が製品に移行して引き起こされる場合があるので、pHの測定もしておく必要がある。

❷検査項目

一般細菌数と大腸菌群とについて行われるが、黄色ブドウ球菌を必須検査項目とする。特にチルドめんは他のめん類に比べて黄色ブドウ球菌の汚染のレベルが高いので、汚染レベルが低くても検出できるように増菌培養検査を併用したほうがよい。また殺菌めん・包装めんについてはセレウス菌も実施する必要がある。状況に応じてサルモネラやその他の食中毒菌および酵母・カビを検査する必要が生じることがある。

❸ 結果の評価

食品衛生法では、微生物に関する基準は設定されていないが、「生めん類の衛生規範」の中で基準が示されている。また、地方自治体の中には独自で指導基準を設定しているところがある。「生めん類の衛生規範」(平成3年4月25日衛食第61号)では一般細菌数が300万/g以下 (生めん) または10万/g以下 (ゆでめん)、食衛法上のE. coli (生めん) または大腸菌群 (ゆでめん) および黄色ブドウ球菌 (生めんおよびゆでめん) は陰性との基準が示されている。

検査結果が良好でなかった場合、チルドめんはゆで上げ後の工程での汚染、殺菌めんは加熱後の冷却不足などが考えられる。したがって、その製造品目や製造環境などの状況によって検査結果に対する対応が異なる。チルドめんについては、ゆで上げ→冷却→包装までの工程を重点的に管理する必要がある。

表1 めん類の検体採取と試料の調製

検体の種類	検体採取場所	商品の形態	検体量	試料原液
原料・半製品	工場	単品	200g以上	検体1容に対してpH7.2の滅菌リン酸緩衝食塩溶液9容を加えストマッカーで30～60秒またはホモジナイザーの場合20,000rpm、1分間
製造直後製品		単品が多い		
販売中の製品	販売店			
二次冷却水	工場	水槽の水	量より数	原液をそのまま検査
苦情品	多様	多様	ケースバイケース	ケースバイケース

図1 めん類の検査方法

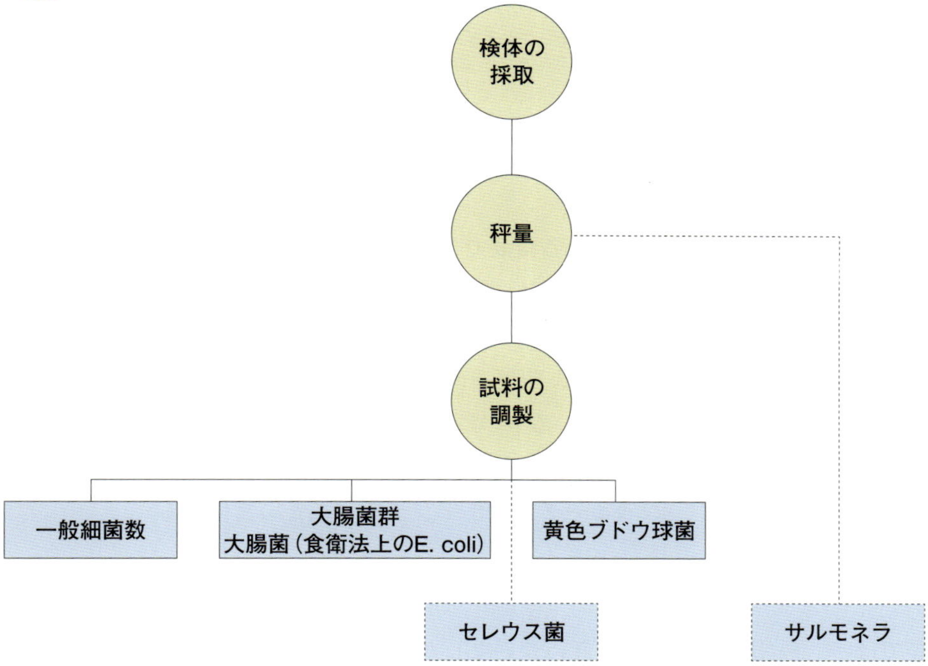
検体の採取
秤量
試料の調製
一般細菌数
大腸菌群
大腸菌（食衛法上のE. coli）
黄色ブドウ球菌
セレウス菌
サルモネラ

菓子類

❶ 検査の目的

菓子類は広範囲に渡り、餅、米菓、スナック菓子なども含まれるが、ここでは主に和洋生菓子、和洋半生菓子などを中心に述べる。

菓子類は多様であり、同一品名であっても内容成分の違いによりその微生物学的な安定性は異なってくる。したがって、製造条件、製品特性などを十分に熟知したうえで検査を実施しなければ、適切な検査を実施できずに、製品に異常があっても検査結果に異常が認められないという事態を招く可能性もある。特にこの品群はそうざいなどと比べると微生物学的に保存性は高いものが多い。しかし、それとは反対にこれらの食品中では選択的に特定の微生物が発育するため、微生物的な危険度は決して低くはなく、品質劣化、食中毒事例も少なくない。

したがって、それぞれの食品の特性を十分に理解したうえで、汚染指標微生物、腐敗指標微生物および食中毒原因微生物について検査を実施する必要がある。

❷ 検査の手順

❶検体の採取と試料の調製

あんと皮、あんと飯など複数の素材からなる食品で、単なる汚染微生物の把握にとどまらず、検査結果から製造工程までさかのぼって的確な対策を立てようとする場合は、素材別に検体を採取し、個別に検査することが望ましい。

食品製造施設においては原料、半製品および製造直後の製品が、食品販売店においては店頭販売中の製品が対象となり、包装されているものはそのまま、未包装のものは200g以上を採取する。検査試料は原則として検体10～25gに希釈水（pH7.2のリン酸緩衝生理食塩水）を10倍希釈となるように加えて、ストマッカーまたはホモジナイザーで均質化する。

❷検査項目

通常の検査では、一般細菌数と大腸菌群について行われるが、菓子類は黄色ブドウ球菌の食中毒事例も多いので、黄色ブドウ球菌も必須検査項目として加えたほうがよい。特に生菓子類は微生物の増殖の可能性も高いため、製造直後の製品のみではなく、流通される温度で保存後の製品について検査を行うことも意義がある。また、酵母による異臭、カビの生育などの事例も少なくないため、汚染指標微生物として大腸菌群を検査するだけでなく、腐敗指標微生物として酵母およびカビを検査することが有効なこともある。さらに、食品の原料、製造工程、製造環境および微生物の増殖特性などを考慮して食中毒原因微生物（サルモネラ、セレウス菌など）を検査する必要が生じる場合もある。

❸結果の評価

菓子類においては成分規格で微生物に関する基準は設定されていないが、洋生菓子については衛生規範が設けられ、また、都道府県の中では独自に指導基準を設定しているところもある。「洋生菓子の衛生規範」(昭和58年3月31日環食第54号)では、一般細菌数1g当たり10万以下、大腸菌群陰性(ただし、生鮮果肉部を除く)、黄色ブドウ球菌陰性が示されている。

図1 菓子類の検査項目

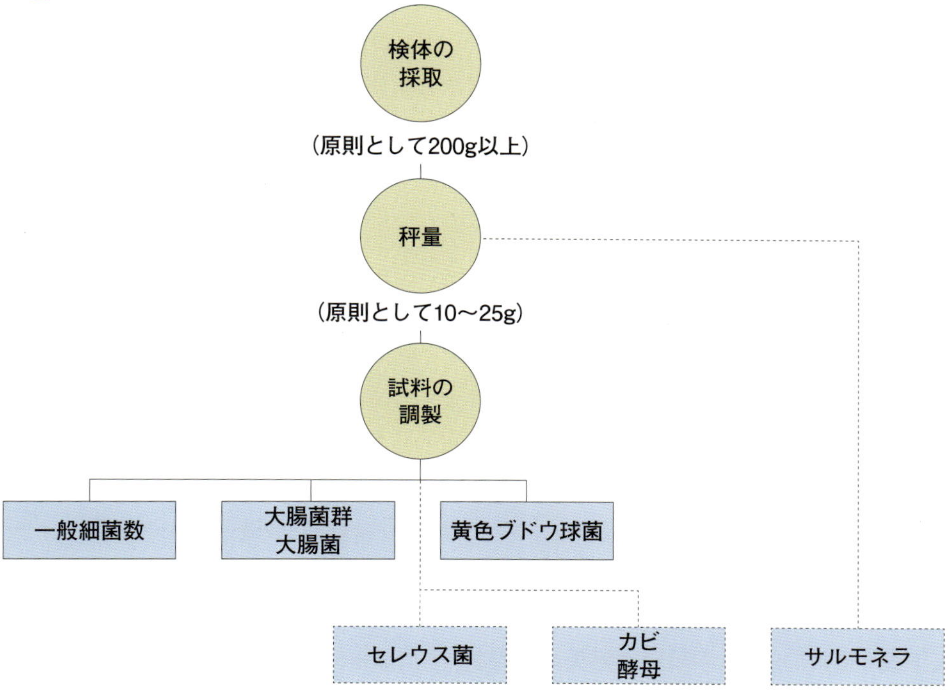
検体の採取
(原則として200g以上)
秤量
(原則として10～25g)
試料の調製
一般細菌数
大腸菌群
大腸菌
黄色ブドウ球菌
セレウス菌
カビ
酵母
サルモネラ

氷雪・氷菓・清涼飲料水等

❶ 検査の目的

食品衛生法に成分規格が設定され細菌基準が定められているので、製造、流通、販売段階で検査をする。

❷ 検査の手順

❶検体の採取と試料の調製

おりや沈殿が生じた検体については、微生物と成分の析出、沈殿と区別をするために培養と同時に検体を軽く遠心してその沈渣を顕微鏡観察しておくとよい（表1～表5）。

❷検査項目

食品衛生法で定められた検査項目について実施するほか、品質管理上、清涼飲料水で一般細菌数を、果汁入りのものについてはカビおよび酵母を検査することが望ましい。ミネラルウォーターのうち殺菌していないものについては、成分規格に腸球菌および緑膿菌が付け加えられている。なお、このタイプのミネラルウォーターの原水については、細菌数、芽胞形成亜硫酸還元嫌気性菌、腸球菌および緑膿菌の基準が定められている。検査方法については食品衛生法に基づく食品の規格基準における清涼飲料水の製造基準の項を参照すること。

一方、清涼飲料水では「藻のようなもの」、「マリモのようなもの」があるとして異物クレームになることがあり、多くの場合、これはカビの菌糸体である。カビであるかどうかを確認し、カビであればどんなカビかを同定するため、異物そのものを取り出し、滅菌水で洗浄し、真菌用の寒天平板（ポテトデキストロース寒天培地など）上に載せて培養する。

❸ 結果の評価

この製品群における食品衛生法上の規格基準は表6のとおりである。

表1　氷雪の検体採取と試料の調製

検体の種類	検体採取場所	商品の形態	検体量	試料原液
原料水	工場	液状	100ml以上	液状または融解水を原液とする。
氷ブロック		氷結		
製造直後製品			1容器	
販売中の製品	販売店			
苦情品	ケースバイケース	多様	ケースバイケース	

表2 氷菓の検体採取と試料の調製

検体の種類	検体採取場所	商品の形態	検体量	試料原液
原料水	工場	液状	100ml以上	液状または融解水を原液とする。しかし、製品については成分規格に定めてあるように、10倍液を原液とする。
製造直後製品		氷結	1容器	
販売中の製品	販売店			
苦情品	ケースバイケース	不定	ケースバイケース	

表3 清涼飲料水・ミネラルウォーター類の検体採取と試料の調製

検体の種類	検体採取場所	商品の形態	検体量	試料原液
原料液（水）	工場	液状	100ml以上	液状または融解水を原液とする。
半製品				
製造直後製品			1容器	
販売中の製品	販売店			
苦情品	ケースバイケース		ケースバイケース	

表4 粉末清涼飲料の検体採取と試料の調製

検体の種類	検体採取場所	商品の形態	検体量	試料原液
原料	工場	粉末・か粒	100g以上	検体1容に対して滅菌リン酸緩衝食塩溶液9容を加え溶解したものを原液とする。
半製品				
製造直後製品			1容器	
販売中の製品	販売店			
苦情品	ケースバイケース		ケースバイケース	

表5 清涼飲料水全自動調理の検体採取と試料の調製

検体の種類	検体採取場所	商品の形態	検体量	試料原液
原料（液・粉）	販売店	1カップしたもの	100mlまたは100g以上	検体1容に対して滅菌リン酸緩衝食塩溶液9容を加え溶解したものを原液とする。
販売中の製品				
苦情品	ケースバイケース		ケースバイケース	

なお、炭酸を含むものにあっては、十分ガス抜きをしたうえで検査を実施すること。

表6 氷雪・氷菓・清涼飲料水等の食品衛生法による規格基準

品群	細菌数	大腸菌群	腸球菌	緑膿菌
飲用氷雪	100以下	陰性		
飲用以外氷雪・清涼飲料水		陰性		
氷菓	10,000以下	陰性		
粉末清涼飲料	3,000以下	陰性		
ミネラルウォーター	100以下	陰性	陰性	陰性

なお、粉末清涼飲料のうち、乳酸菌を含むものにあっては、乳酸菌を除いたものを細菌数とする。その検査方法については、食品衛生法に基づく食品の規格基準における粉末清涼飲料の成分規格を参照のこと。

図1 氷雪（飲用）・氷菓・粉末清涼飲料の検査方法

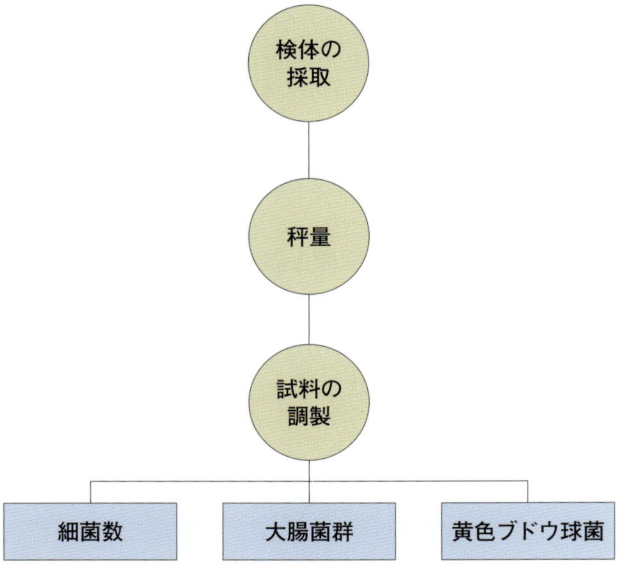
検体の
採取
秤量
試料の
調製
細菌数
大腸菌群
黄色ブドウ球菌

図2 氷雪（飲用以外）・清涼飲料水の検査方法

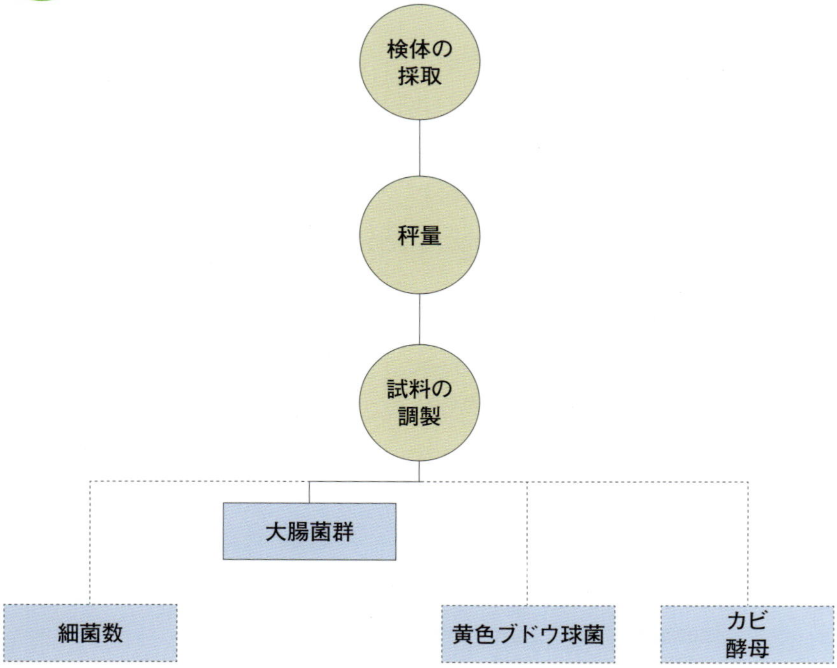
検体の
採取
秤量
試料の
調製
大腸菌群
細菌数
黄色ブドウ球菌
カビ
酵母

図3 ミネラルウォーターの検査方法

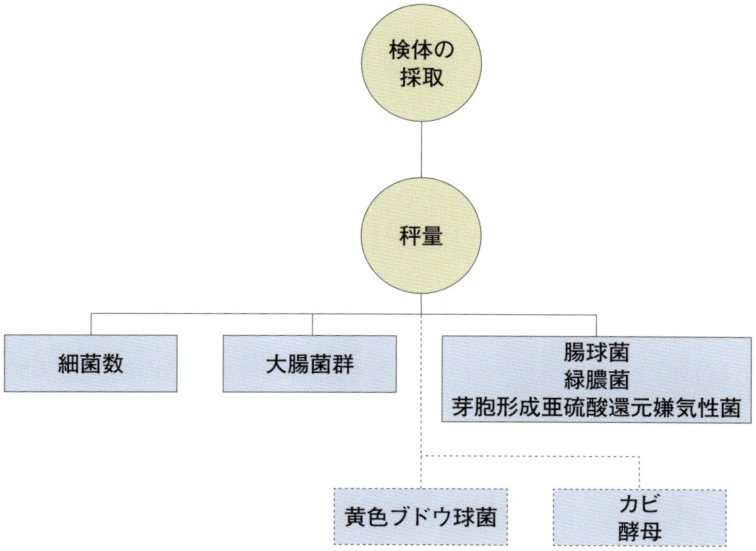
検体の
採取
秤量
細菌数
大腸菌群
腸球菌
緑膿菌
芽胞形成亜硫酸還元嫌気性菌
黄色ブドウ球菌
カビ
酵母

穀類

❶ 検査の目的

穀類は主食として最も重要な食糧であるため、その衛生学的品質に対しては世界各国とも深い関心が払われている。穀類を加害する微生物は細菌、放線菌、カビ、酵母と多種類に及ぶが、特にマイコトキシンを産生するカビについて検査の重点が置かれている。それは穀類が一般に長期間貯蔵される食品であること、穀類の主成分である炭水化物がカビにとってマイコトキシン産生上極めて良好な基質となることなどによる。また、貯蔵形態もかつての小袋詰がしだいに姿を消し、カントリーエレベーター・サイロ貯蔵など省力型大規模化している。このようなバラ積みによる貯蔵はひとたびカビが発生すると遮断ができず、その被害は袋詰の比ではない。したがって、輸入される米、麦、そば、トウモロコシ、雑豆、ピーナッツ、ナッツ類などでは貯蔵に移す前にカビ検査を実施し、貯蔵の安全性を確認することが望ましい。

❷ 検査の手順

❶検体の採取と試料の調製

種実に近い収穫直後の穀類はまだ呼吸をしているので、密閉した容器（ポリエチレン袋）に入れるとムレを起こし検査までに劣化を来す。そのため、通気のよい清浄な紙袋（封筒など）に採取し、過湿を避けるよう注意して扱う。サンプリングはロットの大きさにもよるが、できる限り無作為に抽出し、1試料最低200～500g程度の採取が望ましい。穀粒試料は100粒または300粒（試料が少ないときは50粒）を1単位として検査する。なお、粉末試料または試料を粉砕して試験する場合は、「真菌数の計測」(p.70) を適用する。

❷検査項目

すべてのカビを検査対象とする場合とアフラトキシン生産菌、*Fusarium*トキシン生産菌など特定のカビを対象とする場合がある。後者の場合は「主なマイコトキシン生産菌」の検出法 (p.78) を適用する。

穀類一般に対しては、細菌抑制のため抗生物質（クロラムフェニコール（100μg/ml）添加が多い）を加えたポテトデキストロース寒天培地、グルコース・ペプトン寒天培地、ＹＭ寒天培地などのいずれかを用い、穀粒の内部に侵入しているカビを対象とした粒培養法（図1）で25℃、7～14日間培養し、発生した菌を同じ処方の斜面培地に分離し同定する。*Aspergillus*、*Penicillium*を検査対象とし発生した菌をそのまま同定する目的にはツァペックドックス寒天培地、また好乾性菌を検査対象とする場合にはMY20寒天培地、DG-18寒天培地などを使用する。事故品などで多量のカビの発生が予測される場合にはジクロラン-ローズベンガル-クロラムフェニコール寒天培地などの使用が推奨される。

供試試料については水分活性（aw）も測定しておくとよい。また、種実試料については発芽率を調べると活性や品質の評価に有効である。

❸ 結果の評価

100粒中のカビ出現率（粒数%）で結果を示す。収穫直後の穀粒ではいわゆる圃場カビ（field fungi；農作物が栽培されている期間に植物病原菌類がフィールドで侵入し、そのまま収穫後も居残るもの）[1]が発生する。*Alternaria*、*Chaetomium*、*Cladosporium*、*Curvularia*、*Drechslera*、*Epicoccum*、*Nigrospora*などで暗色のコロニーを呈するものが多い。*Fusarium*の場合は白色、黄色、赤色などのコロニーになる。*Fusarium*のような例外もあるが、圃場菌の発生はそれほど深刻ではない。圃場カビの多くは生育に高湿（aw 0.90以上）を必要とし、貯蔵中、乾燥によりしだいに死滅していく。これに対して、貯蔵カビ（storage fungi；収穫後貯蔵段階に環境中から汚染し、貯蔵管理が不適切であると増殖するもの）[1]に分類される*Aspergillus*、*Penicillium*が多数検出される場合は収穫後の調整や流通段階での微生物管理に不備があったことを示すもので、マイコトキシン汚染の懸念もあり改善を必要とする。多量の貯蔵カビの検出は事故が起こったことを示し、廃棄するべきである。

米穀の検査において貯蔵カビの*Penicillium*が検出されたとき、もし黄変米菌と呼ばれる3種、*P. citreonigrum*、*P. citrinum*、*P. islandicum*が合わせて1%以上同定されたならば食用に供することができない。その理由は*P. citreonigrum*がシトレオビリジン、*P. citrinum*がシトリニン、*P. islandicum* がルテオスカイリン、シクロペプタイドなどのマイコトキシンを生産するカビであることによる。

また、*Fusarium*が多数検出された場合はトリコテセン類などによる急性食中毒の危険性もあり、食用はもちろん飼料として家畜に供さないよう十分注意しなければならない。

参考文献

1) Beuchat, L. R., ed : Food and Beverage Mycology. 2nd ed. pp.211-232, Van Nostrand Reinhold, New York, 1987.

図1 穀粒培養法の手順

手順	内容
穀粒試料	検査する粒数の約2倍量を使用。三角フラスコに入れる。
↓	
洗浄 ⓐまたはⓑのいずれか	ⓐ十分な量の滅菌水で穀粒を10回洗浄。各回洗浄後は汚れた水を捨てる。 ⓑ1%次亜塩素酸ナトリウム液中に1分間浸し表面殺菌後、滅菌水で3～4回洗浄する。
↓	
水　切	ペトリ皿にろ紙を敷いて乾熱滅菌したものを用意し、この中に洗浄後の試料を入れ、洗浄水を吸いとる。
↓	
寒天培地平板	試料を平板上にのせてペトリ皿のふたが完全に閉められるサイズを選ぶ（通常は直径9cmのペトリ皿）。
↓	
置　粒	滅菌ピンセットで穀粒をはさみ、寒天培地平板上に並べる。各粒間の間隔を十分とる。
↓	
培　養	25℃、7～14日間。
↓	
カビの同定、分離	カビの出現した粒数を計測、習熟すれば肉眼によってもかなり同定できる。

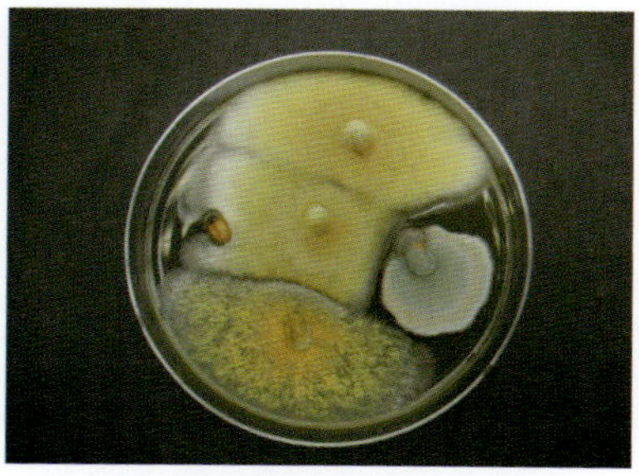

麦芽に発生したカビ(1)

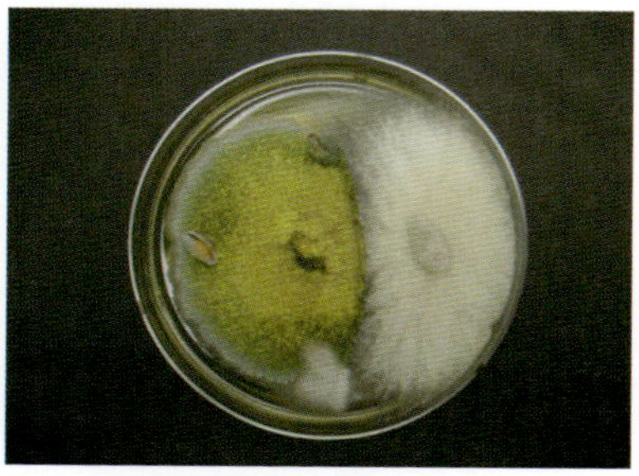

麦芽に発生したカビ(2)

野菜類・果実類

❶検査の目的

野菜類・果実類の微生物による腐敗・変敗は市場病と呼ばれ、主にカビ・酵母が野菜や果実の損傷部から侵入し、各種の植物ペクチン分解酵素、セルラーゼ、ヘミセルラーゼによる軟化腐敗を引き起こす。また、リンゴ果実での*Penicillium expansum*の増殖によるリンゴ果汁中のパツリン汚染など、果実におけるマイコトキシンの危害も無視できない。

流通または保管中の野菜や果実への微生物の侵入は、収穫後の取扱いの際に生じた機械的損傷や害虫による傷口などの損傷部から起こり、比較的短時間に広がり、被害も大きくなる。また、野菜や果実にはそれぞれ一定のカビが被害を与える（表1）。

❷検査の手順

❶検体の採取と試料の調製

① カビの発生が肉眼的に認められる場合：変敗部を中心に周辺まで切り取り試料とする。

② カビの発生が肉眼的に認められない場合：損傷の有無を確認し、損傷が認められれば損傷品としてそのまま試料とする。

❷検査項目

① カビが肉眼的に認められる場合：直接鏡検により同定するとともにポテトデキストロース寒天培地上に釣菌接種する。

② カビの発生が肉眼的に認められない損傷品：湿室中に置き、25℃、5～7日間培養し、生育を確認する。

また、野菜類・果実類を原料とした加工食品（冷凍食品、瓶詰、缶詰、果汁）はそれぞれの検査法にしたがって検査する（図1）。

❸結果の評価

カビの発生が認められた野菜類・果実類は食用に適さない。また、このような不良原料から加工された食品にはマイコトキシン汚染の危険がある。野菜類・果実類に発生するカビは圃場菌が主体で、*Acremonium*、*Alternaria*、*Aspergillus*、*Aureobasidium*、*Botrytis*、*Ceratocystis*、*Cladosporium*、*Colletotrichum*、*Diaporthe*、*Fusarium*、*Geotrichum*、*Monilinia*、*Mycosphaerella*、*Nigrospora*、*Penicillium*、*Phomopsis*、*Phytophthora*、*Rhizoctonia*、*Rhizopus*、*Sclerotinia*、*Trichoderma*、*Trichothecium*、*Venturia*、*Verticillium*などである。また、野菜類・果実類の瓶詰、缶詰、果汁では*Byssochlamys*、*Neosartorya*、*Paecilomyces*、*Talaromyces*など耐熱性のカビが問題となることがある。果汁

の変敗には酵母が関与することが多いが、輸入果汁では*Alicyclobacillus*（耐熱性好酸性菌）の汚染が飲料の異臭の原因となることがある（「高温細菌」（p.14）を参照）。これらの微生物が検出された場合の対策として、新鮮で損傷のない原料の選別、損傷を与えない原料の取扱いが重要である。

表1　野菜・果実類の主な市場病とその原因カビ

病名	被害をうける野菜・果実類	原因カビ属（種）
疫病	ジャガイモ、ナス、トマト、菜類	*Phytophthora*
炭疽病	ジャガイモ、トマト、タマネギ、スイカ、キュウリ、ホウレンソウ	*Colletotrichum*
炭疽病	ブドウ、リンゴ、ナシ、カンキツ、バナナ	*Glomerella*
灰色カビ病	トマト、タマネギ、ナス、キャベツ、アスパラガス、ハス、キュウリ、菜類、イチゴ、モモ、ナシ、サクランボ、カキ、ブドウ、その他	*Botrytis*
黒斑病	トマト、タマネギ、ハクサイ、ニンジン、キュウリ、キャベツ	*Alternaria*
黒腐病	カンキツ	*Alternaria*
輪紋病	トマト、ナス	*Alternaria*
黒斑病	サツマイモ、ネギ	*Ceratocystis*
黒斑病	カンキツ	*Guignardia*
乾腐病	ジャガイモ、コンニャク、サトイモ、タマネギ	*Fusarium*（*F. solani*、*F. oxysporum*）
乾腐病	バナナ	*Fusarium*（*F. moniliforme*）
菌核病	トマト、チシャ、キャベツ、セロリー、サツマイモ、ニンジン、タマネギ	*Sclerotinia*
灰星病	リンゴ	*Sclerotinia*
青カビ病	サツマイモ、リンゴ、カンキツ	*Penicillium*（*P. expansum*、*P. italicum*）
緑カビ病	カンキツ	*Penicillium*（*P. digitatum*）
黒星病	スモモ、モモ、ブドウ、バナナ、アンズ、ウメ	*Venturia*
軟腐病	サツマイモ、イチゴ	*Rhizopus*
黒カビ病	イチジク	*Rhizopus*
軸腐病	カンキツ	*Diaporthe*
黒カビ病	タマネギ、リンゴ、ブドウ	*Aspergillus*（*A. niger*）

図1 野菜・果実類の検査方法

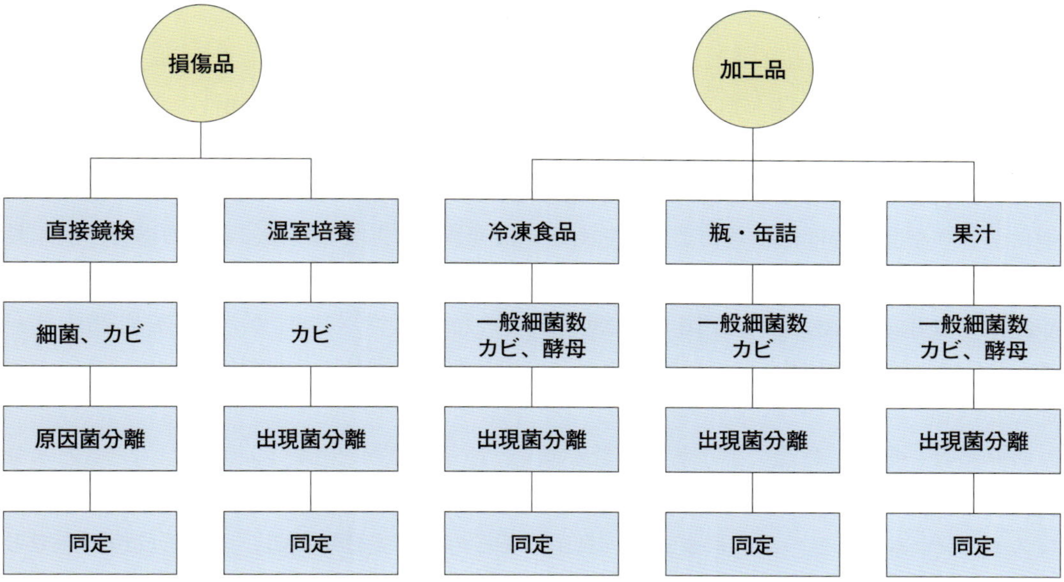
損傷品
加工品
直接鏡検
湿室培養
冷凍食品
瓶・缶詰
果汁
細菌、カビ
カビ
一般細菌数 カビ、酵母
一般細菌数 カビ
一般細菌数 カビ、酵母
原因菌分離
出現菌分離
出現菌分離
出現菌分離
出現菌分離
同定
同定
同定
同定
同定

参考文献
1） Beuchat, L. R., ed : Food and Beverage Mycology. 2nd ed. pp.101-154, Van Nostrand Reinhold, New York, 1987.
2） 宇田川俊一編：食品のカビⅠ 基礎編 食品のカビ汚染と危害. pp.111-136, 幸書房, 2004.

香辛料

❶ 検査の目的

香辛料は植物の根、茎、葉、樹皮、花、果実、種子を原料とした植物性の調味料であり、調理の際に香りや辛味、色などを出すために使用される。大部分が亜熱帯～熱帯地方で生産され、原料をそのまま乾燥したり、粉末化したものに過ぎず、ほとんど加工されていない。逆に、香りなどの特性は加熱により揮発あるいは変質してしまうため、多くの場合、加熱殺菌などの加工が行われない。そのため、一般細菌数が高く、食中毒の原因となり得る微生物が混入する可能性もある。わが国では認可されていないが、アメリカ、カナダ、EU加盟国、オーストラリア、韓国、中国などでは放射線などの食品照射処理により殺菌処理した香辛料が流通している。

香辛料は一般に、乾燥により水分含量が低く、種子を原料としたものなどはもともと水分活性が低い。そのため、大腸菌などの汚染は比較的少ないが、乾燥に耐えるバチルス属やクロストリジウム属などの芽胞形成菌や、真菌による汚染が主体である。芽胞形成菌の中で考えられる食中毒菌としては、セレウス菌やウェルシュ菌、ボツリヌス菌があげられる。

❷ 検査の手順

❶検体の採取

原料ごとに十分に混合し、10～100g程度滅菌容器に採取する。すでに数種類の香辛料が混合されたものについても同様によく混合して採取する。

❷試料の調製

粉末状でないものは、あらかじめコーヒーミルや試料粉砕機（分析用）にかけて粉砕する。検体10～25gに滅菌希釈水（リン酸緩衝生理食塩水、0.1%ペプトン加生理食塩水など）を検体の9倍量加えて、ストマッカーまたはホモジナイザーで均質化したものを検査試料とする。ただし、粒状の堅い検体については、そのままストマッカーにかけると滅菌袋が破れるおそれがあるため注意が必要である。

菌数の予測がつかない品目では試料液の希釈は10～1万倍程度まで段階希釈し、場合に応じてさらに希釈段階を高くしておく。

耐熱性芽胞数については、試料原液を沸騰水浴中で10分間加熱後、急冷して試料液とする。

❸検査項目

香辛料の品質管理は、一般細菌数、大腸菌群、耐熱性芽胞数、真菌数（カビ数・酵母数）などの汚染指標菌を検査して評価する。このほかに汚染頻度の比較的高いと考えられるセレウス菌や、ウェルシュ菌あるいはクロストリジアの検査を行うことが望ましい。また、サルモネラやボツリヌス菌の汚染が危惧される場合には本菌の検査を実施する。

香辛料には抗菌成分が含まれていることが多く、その影響で10倍などの低い希釈段階では菌が検出されず、かえって100倍、1000倍希釈段階で菌が多く出現することがある。このようなときは菌の検出されなかった低い希釈段階の菌数は採用せずに、適切に菌が生育している高い希釈段階を採用し、計数する。

真菌、特にカビによる汚染が著しい場合は、カビのコロニーが拡散し、数を数えられないケースがある。そのときにはＤＲＢＣ寒天培地を使用する。また、好乾性の真菌を検査するときは通常の処方の培地（PDA培地など）とともにDG-18寒天培地などの好乾性真菌用の培地を併用する。

❸結果の評価

微生物汚染の著しい香辛料は食中毒菌汚染の可能性が示唆されるばかりでなく、これの使用により食品が腐敗などを起こし、品質が低下するので好ましくない。食肉製品、鯨肉製品および魚肉ねり製品の製造基準には、製造に使用する香辛料は、その1g当たりの芽胞数が1000以下でなければならないとされている。真菌数は使用した培地の種類により多寡が左右されることがある。2種類以上の培地（一般真菌用と好乾性真菌用）を用いたときは菌数の多いほうで結果を評価する。また、マイコトキシンの産生が危惧される場合にはマイコトキシンの検査を実施する。殺菌処理された製品で、異常に高い細菌数が検出された場合には、殺菌不良や保管条件の悪さなどが示唆される。

図1 香辛料の検査方法

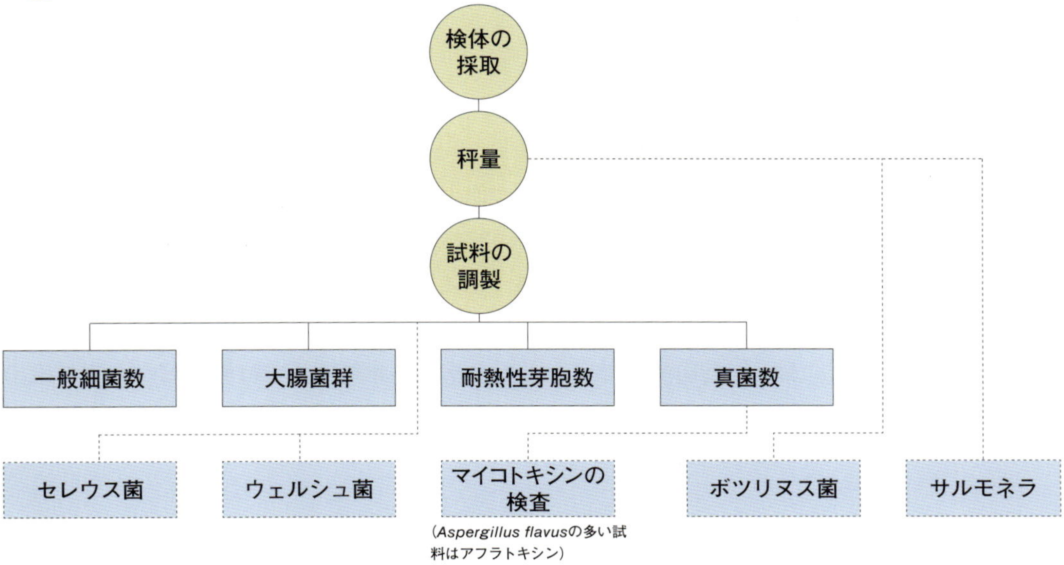
検体の採取
秤量
試料の調製
一般細菌数
大腸菌群
耐熱性芽胞数
真菌数
セレウス菌
ウェルシュ菌
マイコトキシンの検査
（*Aspergillus flavus*の多い試料はアフラトキシン）
ボツリヌス菌
サルモネラ

氷温冷蔵食品（チルド食品）

❶ 検査の目的

氷温冷蔵食品とは0℃以下の食品の凍結点前後、つまり最大氷結晶生成温度付近で冷蔵された食品である。一般的には－1～－5℃の温度帯で貯蔵あるいは流通されるために、冷凍食品のような凍結による食品自体の物理的変化や喫食に当たって解凍するという手間がなく、そのうえ従来の冷蔵に比較して著しく貯蔵性が高まるなどの利点がある。食肉、乳製品、鮮魚介類などの畜水産食品および野菜や果実など広範囲の食品が含まれるが、食品衛生学的品質評価という点から検査対象になるのは、主として食肉や魚介類などの生鮮食品であり、検査の目的もこれら各食品のそれに準ずる。また、氷温冷蔵食品として市販されているものの中には、冷凍食品を解凍したものもあり、あらかじめ対象とする検体の特性やそれまでの取扱いなどに関する十分な情報を得ることも検査結果を評価する際の助けになる。

❷ 検査の手順

❶検体の採取

それぞれの食品の種類や形態に応じた方法で検体を採取する。すなわち、検査対象が食肉や鮮魚介類の場合には、これらの項で記載したように、通常はロットごとに合計200g以上になるように検体を採取するのが妥当であろう。

❷試料の調製

検査試料は、無菌的に秤量した検体10～25gに希釈水（pH7.0のペプトン加生理食塩水）90～225mlを加えて、ストマッカーまたはホモジナイザーで均質化することにより10倍希釈試料液を調製する。

❸検査項目

通常、氷温冷蔵食品の衛生学的品質は、一般の他の食品と同様に一般細菌数ならびに大腸菌群の検査成績により評価する。一般細菌数の測定に当たっては、氷温域でも発育して品質を劣化させる低温細菌の存在が品質管理上重要であることから、保存性も同時に評価できる25～30℃培養がむしろ35℃培養による菌数測定よりも望ましい。必要に応じて、これらと同時に黄色ブドウ球菌、および食肉関係ではサルモネラ、魚介類関係では腸炎ビブリオの検出を併せ行うとよい。

図1 氷温冷蔵食品の検査項目

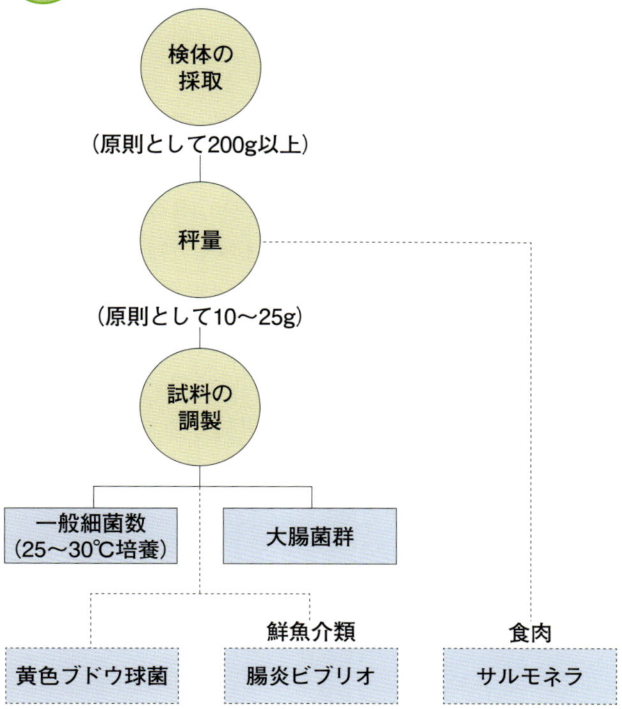
検体の採取
(原則として200g以上)
秤量
(原則として10～25g)
試料の調製
一般細菌数
(25～30℃培養)
大腸菌群
鮮魚介類
食肉
黄色ブドウ球菌
腸炎ビブリオ
サルモネラ

冷凍食品

❶検査の目的

食品衛生法上の冷凍食品とは「製造し、または加工した食品（清涼飲料水、食肉製品、鯨肉製品、魚肉ねり製品、ゆでだこおよびゆでがにを除く）および切身またはむき身にした鮮魚介類（生かきを除く）を凍結させたものであって、容器包装に入れられたものに限る」と定義されている。また、一般的にも畜肉や鶏肉などの肉塊が小分けされないまま凍結されたものやアイスクリーム、氷菓などは冷凍食品に含まれない。冷凍食品は食品衛生法上ではさらに無加熱摂取冷凍食品、加熱後摂取冷凍食品（凍結直前に加熱）および加熱後摂取冷凍食品（凍結直前未加熱）の三つに分けられており、前二者には同じ成分規格が適用されている。したがって、日常の品質管理目的の自主検査でも、これに対応できるような検査を実施する。なお、食品衛生法上はこれら以外に生食用冷凍鮮魚介類について成分規格が規程されているが、検査法については前述の「魚介類およびその加工品」(p.238) に準ずるのでここでは記載を省略する。

❷検査の手順

❶検体の採取

冷凍食品の品質管理の焦点は原料素材であり、良質の素材を使用することがよい製品を作るために不可欠である。したがって、検体の採取に当たっては使用される個々の原料素材について200g以上採取する。また、通常、冷凍食品の製造はラインがオープンスペースで組まれていることが多いため、各工程ごとに微生物汚染状況を調査し、品質管理のポイントをあらかじめ明らかにしておくことも重要である。最終製品では、小売包装のものはそのまま、業務用包装のものは包装容器の表面を消毒用アルコール綿でよく清拭し、滅菌器具で開封後、数か所から合計200g以上を採取する。

❷試料の調製

滅菌器具で無菌的に採取した検体25gに希釈水（リン酸緩衝液）225mlを加えて、ストマッカーまたはホモジナイザーで均質化する。原料素材や製造ラインからの拭き取り検体についても同様である。なお、成分規格の検査では、さらにこの試料懸濁液10mlに希釈水90mlを加えたものを試料原液としている。

❸検査項目

通常、成分規格の規程に準じて、無加熱摂取冷凍食品と凍結前加熱済みの加熱後摂取冷凍食品では、一般細菌数と大腸菌群について検査し、凍結前未加熱の加熱後摂取冷凍食品では一般細菌数と糞便系大腸菌群について検査が行われる。もし、余裕があれば、原料が食中毒菌に汚染されている可能性が危惧される食品については、これらの検査と同時にサルモネラおよび黄色ブドウ球菌の検査を行うことが望ましい。特に、無加熱摂取冷凍食品の場合は、サルモネラに汚染されている場合、食中毒の原因となる可能性がある。また、凍結前未加熱の加熱後摂取冷凍食品の場合は、喫食前に加熱調理を行うので、検査対象としてはサルモネラよりもむしろ黄色ブドウ球菌の検査に力を入れるほうがよい。なぜならば、黄色ブドウ球菌が産生するエンテロトキシンは調理時の加熱によっても破壊されないことから、製造時にエンテロトキシンを含んだ原料素材を用いた製品は、その後の加熱によっても食中毒の原因となる可能性があるためである。

図1 冷凍食品の検査項目

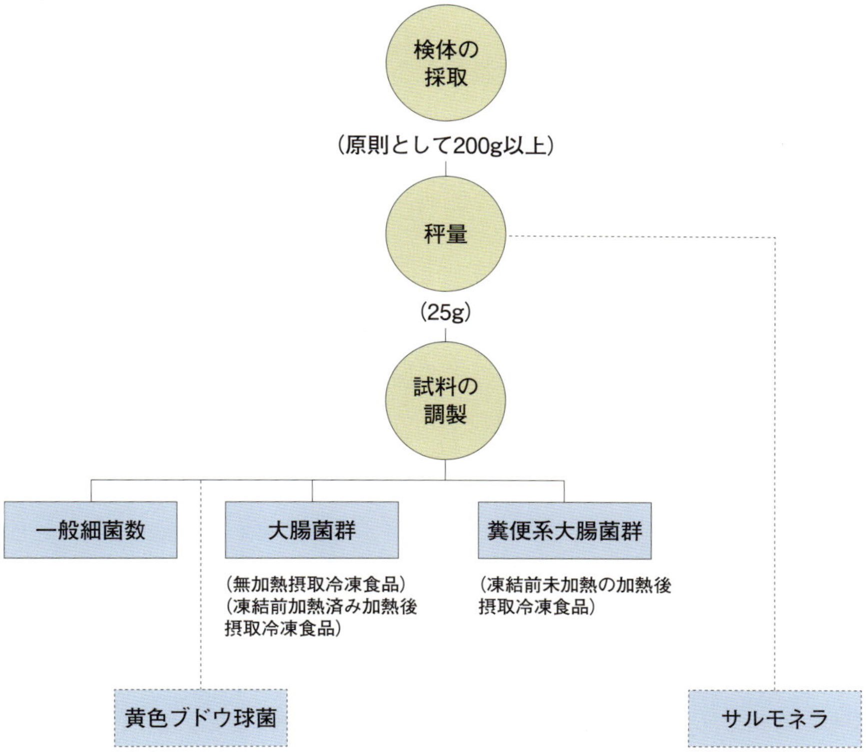
検体の採取
（原則として200g以上）
秤量
（25g）
試料の調製
一般細菌数
大腸菌群
（無加熱摂取冷凍食品）
（凍結前加熱済み加熱後摂取冷凍食品）
糞便系大腸菌群
（凍結前未加熱の加熱後摂取冷凍食品）
黄色ブドウ球菌
サルモネラ

瓶・缶詰食品・レトルトパウチ食品

❶検査の目的

食品（清涼飲料水、食肉製品、鯨肉製品および魚肉ねり製品を除く）を気密性のある容器包装に入れ、密封した後、加圧加熱殺菌した瓶詰め食品や缶詰食品、あるいはレトルトパウチ食品を食品衛生法上では容器包装詰加圧加熱殺菌食品という。これらを分類すると次のようになる。

① 低酸性食品缶詰

pH4.6以上のもので、中心温度が120℃で4分間以上殺菌したもの。調理缶詰、畜産缶詰、水産缶詰などがある。

② 酸性食品缶詰

pH4.5以下のもので、100℃以下の温度で加熱殺菌するもの。果実缶詰などがある。

③ レトルトパウチ食品

低酸性食品や酸性食品で、調理食品が多い。

このような食品は、巻締め時あるいはシール時の機械トラブルや殺菌不良などが原因で事故を生じる場合が多い。

また、pHが4.6を超え、かつ、水分活性が0.94を超える食品を、若干の気体透過性を有する容器包装に入れ、120℃、4分間以上の殺菌に満たない条件で加圧加熱殺菌した食品が近年多く、これらによる事故がたびたび起こる。これらの容器包装詰食品ではレトルトパウチ食品と勘違いしやすいが、ボツリヌス菌による食中毒のリスクがあるため、冷蔵流通するなど注意が必要である。

❷検査の手順

❶検体の採取と試料の調製

日本農林規格などで抜き取りによる検体数などが定められているのでそれに準ずる。試料原液は恒温試験陰性のものについて、無菌的に25gをホモジナイザーカップまたはストマッカー用滅菌袋に採取し、滅菌リン酸緩衝希釈水225mlを加え、さらにその10倍液を試料原液とする（100倍液）。

❷検査項目

恒温試験については、35℃で14日間恒温保管後、20℃にまで冷却して膨張、内容物の漏えいを観察するほか、缶詰などでは打検検査を実施して異常の有無を確認する。細菌検査については、無菌操作に十分配慮が必要である。菌の発育が確認できたものを陽性とする。食品マトリックスの影響で菌の発育の有無が外観的に判断できないときは、さらに平板培地に画線するか、顕微鏡で菌の存在を確認する。

❸結果の評価

恒温試験で異常が生じた場合は、直ちに出荷停止を指示するとともに、工程調査を実施して原因の追究を行う必要がある。細菌検査陽性の場合は、検査操作ミスも含めて検討し、検出菌の性状（分類学上の性状ではなく、耐熱性や発育温度特性などその食品の特性や製造条件から判断した微生物の性状のことを指す）などを調査する必要がある。それらの検討結果に基づいて、恒温試験の保管条件（温度と時間）を見直す必要がある。

図1 瓶・缶詰食品・レトルトパウチ食品の検査方法

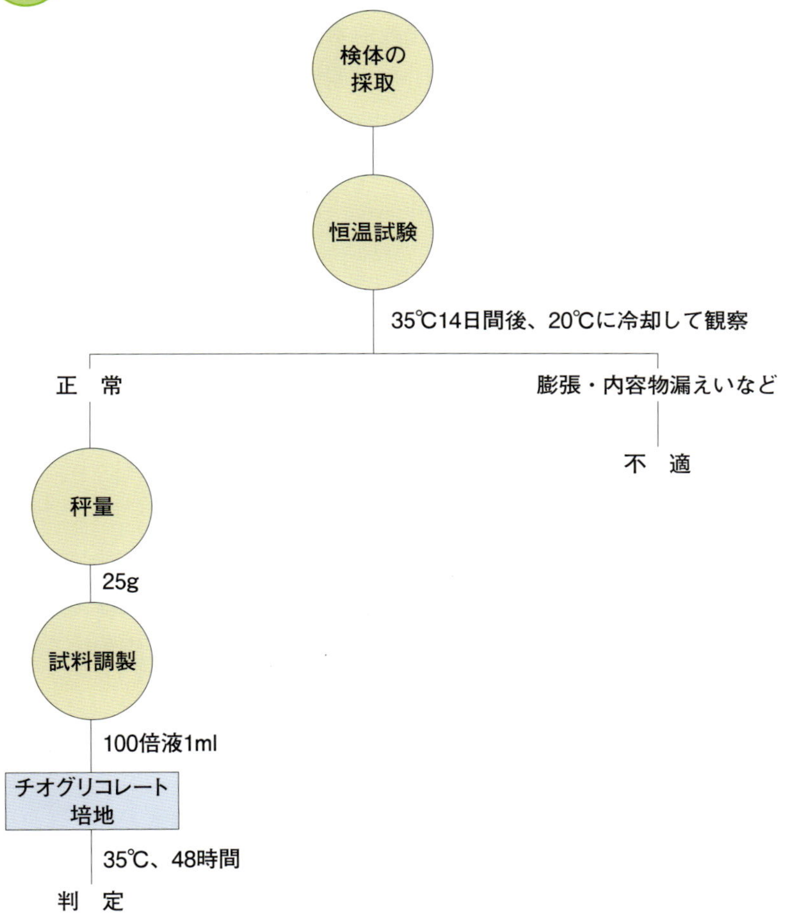
検体の採取
恒温試験
35℃14日間後、20℃に冷却して観察
正 常
膨張・内容物漏えいなど
不 適
秤量
25g
試料調製
100倍液1ml
チオグリコレート培地
35℃、48時間
判 定

真空包装食品

❶検査の目的

真空包装食品とは、食品を気密性の高いフィルムで真空として包装した食品である。真空包装する目的は、

① 一般的に腐敗に関与する微生物が好気性細菌であることから真空包装することにより、これら細菌の発育を抑えることを目的とするもの（スライスハム、スライスベーコンなど）

② 加熱殺菌効率を上げるために脱気をする目的で真空包装し、結果としてその食品の保存性の延長を期待するもの（魚肉ねり製品、ソーセージなど）

が考えられる。

このグループの食品は、半固形または固形食品で、比較的水分の多い食品群である。①の食品については二次汚染が問題になり、②の食品については耐熱性細菌、とりわけバチルス属やクロストリジウム属などが品質上の被害および食中毒上の危害をもたらす。

❷検査の手順

❶検体の採取と試料の調製

シール不良やピンホール等による食品表面の二次汚染と、原料由来の耐熱性菌によるものとが考えられる。したがって、検体は、苦情内容等に応じて、食品表面あるいは食品内部のいずれかを重点的に採取する。

❷検査項目

通常の検査では一般細菌数と大腸菌群の検査が行われるが、食品の特性や内容物によっては嫌気性菌数を実施したほうがよい。また加熱しないものについては黄色ブドウ球菌を、加熱するものについてはセレウス菌、クロストリジア、ウェルシュ菌などの検査も実施する必要がある。

❸結果の評価

真空包装食品の中には辛子レンコンによるボツリヌス中毒事件で経験したように、一見安全なように見えていてひとつ間違えば重大な事故を起こす危険性をはらんでいる。一般的に、ほとんどが一般細菌数300/g以下、大腸菌群陰性の場合が多い。しかし、菌数が低いからといって安心すると思わぬところに落とし穴がある。その対策としては、食品から検出される微生物の性状を絶えずチェックしながら、品質管理を行う必要がある。また、クロストリジアを指標菌的に取扱い、真空包装食品がクロストリジアの生育する条件下にさらされているか否かを絶えずチェックすることも必要である。

なお、容器包装詰低酸性食品（容器包装に密封した常温流通食品のうち、pHが4.6を超え、かつ、水分活性が0.94を超えるものであって、120℃4分間に満たない条件で殺菌を行ったもの）はボツリヌス食中毒防止対策として、120℃4分間と同等以上の殺菌または10℃以下で保存することが必要である。

表1 真空包装食品の検体採取と試料の調製

検体の種類	検体採取場所	商品の形態	検体量	試料原液
原料・半製品	工場	単品	200g以上	検体1容に対してpH7.2の滅菌リン酸緩衝食塩溶液9容を加えストマッカーで30〜60秒またはホモジナイザーの場合20,000rpm、1分間。
製造直後製品		単品が多い		
販売中の製品	販売店			
保存検食	工場			
苦情品	多様	多様	ケースバイケース	ケースバイケース

図1 真空包装食品の検査方法

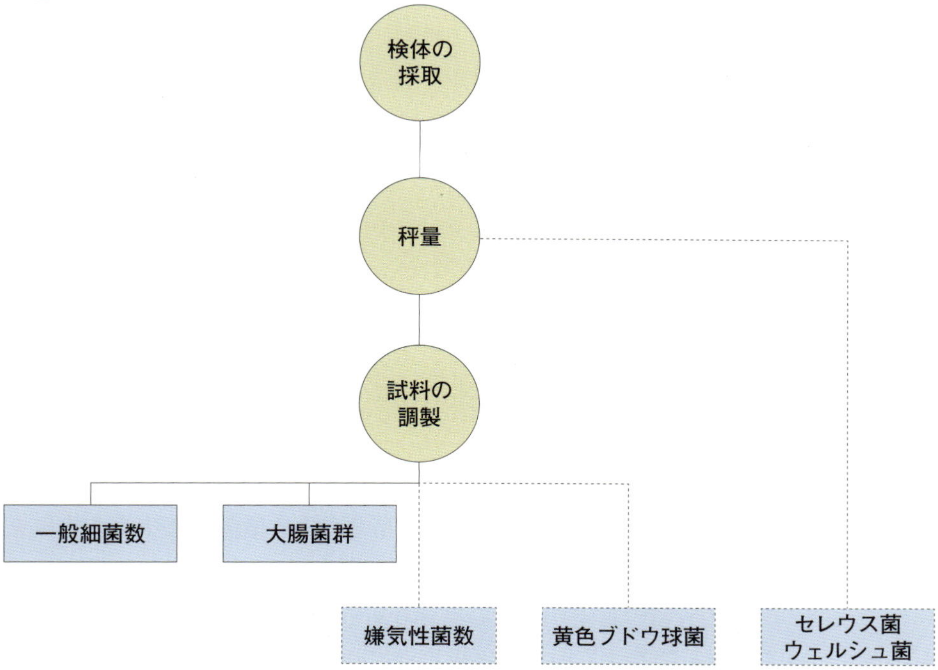
検体の採取
秤量
試料の調製
一般細菌数
大腸菌群
嫌気性菌数
黄色ブドウ球菌
セレウス菌
ウェルシュ菌

無菌化包装食品

❶ 検査の目的

無菌化包装食品とは、充填される食品とそれを充填する容器とを別々に殺菌あるいは滅菌し、無菌環境条件下で充填された食品で、従来、冷蔵流通であった食品を常温で流通することを可能にしたり、あるいは冷蔵流通であっても従来の同種の食品に比べてシェルフライフを大幅に延長したものである。したがって、多くは無菌充填システムのトラブルによるもの、たとえば①充填チャンバーの過酸化水素の吹き出し口の目詰まりを原因としたチャンバー内の殺菌不良によるコーヒーフレッシュの膨張･変色、②サージタンクのアセプチックフィルターの汚染により低温細菌が発育し、牛乳に苦味を生じた例などである。また、事故が起きた場合は製造ロットすべてに及ぶことが多く、損害も大きい。そのため、定期的な検査が必要である。

❷ 検査の手順

❶検体の採取と試料の調製

製造直後の製品はほぼ商業的無菌状態と考えられるため、通常の試料調製による検査では問題を発見できない場合が多い。製品の無菌化レベルや製造機械の無菌的安定性などに応じて、必要ならば検体採取前に試料を過酷な条件（たとえば恒温器内で一定期間保存）で保管した後に常法どおりのサンプリングをする。

❷検査項目

無菌試験を原則とするが、無菌化レベルの低いものについては一般細菌数、大腸菌群さらには低温細菌などを実施する。

❸ 判定基準

無菌化包装食品は缶詰食品やレトルトパウチ食品に比べて無菌化度は低いが、商業的無菌あるいは商業的無菌に近いということでチオグリコレート培地による微生物の生存の有無を確認する検査を行うケースが多い。しかし、チオグリコレート培地に食品を入れた場合、食品成分によって微生物の発育の有無の判定が難しい場合もある。その場合は、培養後のチオグリコレート培地について顕微鏡観察するか寒天平板培地に画線塗抹後、培養して判定するとよい。

❹ 結果の評価

無菌化包装食品は典型的な装置産業食品であり、その装置が正常に稼動しているかどうかを検査で判断することになる。したがって、検査結果から問題が認められた場合、その製品のみを問題にするのではなく、装置のメンテナンス上の問題点を見出し、再発を防止するための対策を講じることが重要である。そのためには、連続的な検査結果から傾向を把握することも必要である。

図1 無菌化包装食品の検査項目

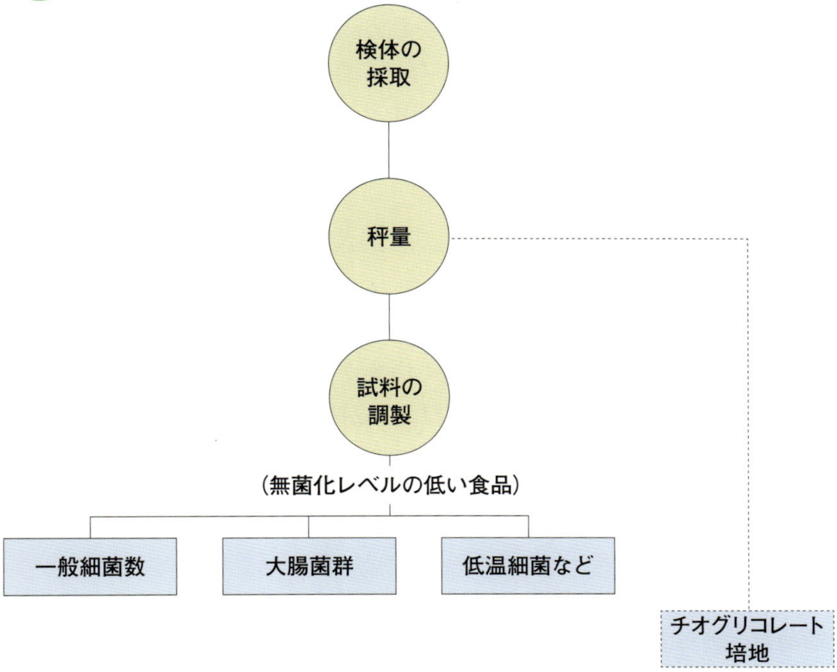
検体の採取
秤量
試料の調製
（無菌化レベルの低い食品）
一般細菌数
大腸菌群
低温細菌など
チオグリコレート培地

脱酸素剤利用食品

❶検査の目的

脱酸素剤の利用は、食品のカビの生育防止、油脂の酸化防止、栄養素・風味の保持等をねらって行われ、食品のシェルフライフの延長に寄与している。脱酸素剤による酸素の除去でカビや好気性菌の生育阻止がはかれる一方、嫌気性菌による腐敗、ボツリヌス菌やウェルシュ菌などの嫌気性の食中毒菌の増殖による危険性が懸念される。すなわち酸素が除去されることによる効果ばかりを考慮することなく、脱酸素剤が有効に作用しているかどうかを調べ、品質保持および食中毒の危害防止をはかるために指標菌をターゲットとした検査を実施することが必要である。

❷検査の手順

❶検体の採取と試料の調製

ケーキなどの洋菓子、餅等では同一個体中においても汚染がかたよる傾向がある。たとえば餅では組織自体が固いので、汚染菌の種類によっては汚染が拡大せず、局所的に集落を形成し、汚染部と非汚染部とで菌数の差が著しくなる。したがって、原因菌の追究のためには検体の異常部位を重点的に、品質管理のためには広範囲にわたって採取する必要がある。

❷検査項目

一般的には、一般細菌数とカビ・酵母数および嫌気性菌数について実施する。様々な種類の食品が含まれると考えられるので、それぞれの食品の水分活性、pHなどの特性や内容によって検査項目を適宜選択あるいは追加してもかまわない。水分活性の低いものではカビ・酵母のほか黄色ブドウ球菌を追加する。また、カビについても場合によってはDG-18寒天培地などの培地を併用し、好乾性真菌を検査する。水分活性が0.94以上またはpHが4.6以上であり、保存料を添加していないような食品においてはクロストリジアを検査するとよい。

❸結果の評価

脱酸素剤利用食品の事故は、シール不良、ピンホール、脱酸素剤の不良あるいは量不足などを主原因として、カビや酵母、細菌が生育し、クレームとなるものである。また、食品を開封した後、冷蔵保管時に低温性の褐変菌が増殖し、そのために加熱調理後に食品自体が褐変することがある。さらに、ウェルシュ菌やボツリヌス菌などの嫌気性の食中毒菌による事故が考えられる。ボツリヌス菌に汚染されていない食品をそのつど微生物検査をして選ぶことは現実的には不可能だが、その食品中でボツリヌス菌の増殖と毒素産生の可能性があるかどうかを考慮することは可能である。脱酸素剤を利用しているといえども嫌気性菌による食中毒の危険は存在するので、汚染の可能性が考えられる食品種については、低温流通、低温保管等による微生物のコントロールが必要である。

表1 脱酸素剤利用食品の検体採取と試料の調製

検体の種類	検体採取場所	商品の形態	検体量	試料原液
原料・半製品	工場	単品	100g以上	検体1容に対しpH7.2の滅菌リン酸緩衝食塩溶液9容を加えホモジナイザーで20,000rpm、1分間またはストマッカーで30～60秒間処理
製造直後製品				
販売中の製品	販売店			
苦情品	多様	多様	ケースバイケース	ケースバイケース

図1 脱酸素剤利用食品の検査方法

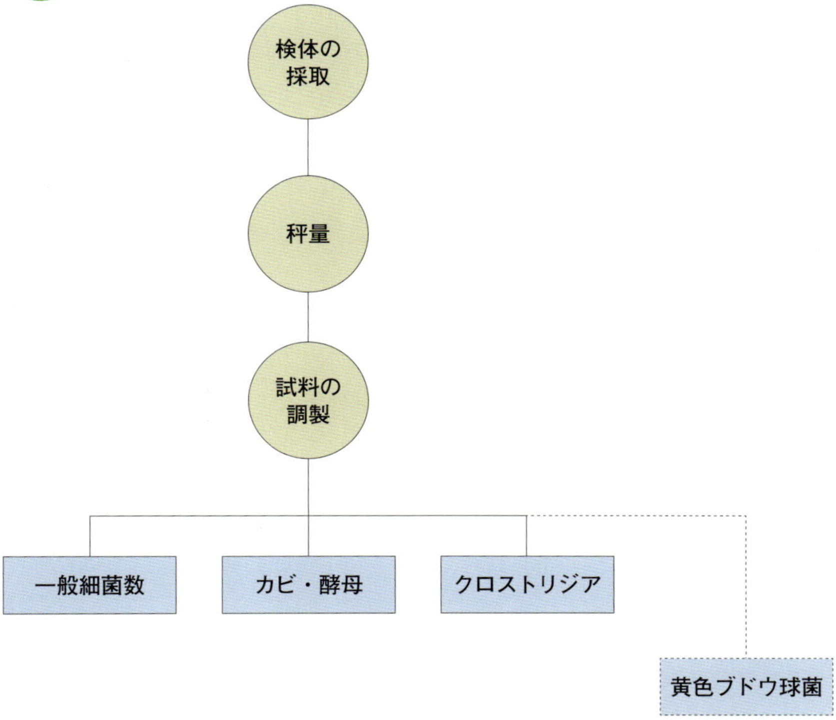
検体の採取
秤量
試料の調製
一般細菌数
カビ・酵母
クロストリジア
黄色ブドウ球菌

製造環境と器具・器材

食品製造施設において、適切な環境で食品が製造されていることを確認するために、空気、製造用の器具・器材などの環境について微生物汚染状況を調査、把握しておくことが重要である。

❶空気

空中に浮遊する微生物は通常微生物単体で存在することはなく、塵埃、微粒子、水滴に付着して浮遊している。したがって、空中に浮遊する微生物を定量的に捕集するためにはエアサンプラーのような空気を吸引する装置を用いて行う必要があるが、日常的に検査を行うには落下菌数の測定が簡便である。落下菌数の測定は特殊な装置を用いることなく製造環境中に落下する微生物を捕集する方法である。ただし、①浮遊する粒子の大きさ、重さで落下しやすさが異なる、②気流の向き、強さにより落下状況が異なる、③落下粒子数は捕集時間に比例しないなどの理由により、厳密には空中浮遊微生物を定量的に把握することはできない。しかし、測定条件を一定にして定期的に検査することで落下菌数の経時的な変化を評価することができる。代表的な落下菌数測定法として示されている、厚生労働省通知の各種「衛生規範」における検査法は以下のとおりである。

落下菌数の測定方法

床面から80cmの高さの測定箇所（調理台等）に直径9～10cmのシャーレを2～3枚置き、シャーレのふたを開け所定時間放置する。開放時間は細菌数測定の場合5分間、真菌数測定の場合20分間とする。使用培地および培養条件は細菌数測定の場合、標準寒天培地を用い、35±1℃、48±3時間培養、真菌数測定の場合クラムフェニコールまたはテトラサイクリンを50～100mg/l 添加したポテトデキストロース寒天培地を用い、23±2℃、7日間培養する。

実際の作業環境における落下菌による汚染状況を把握するためには、製造作業中に測定を行う必要がある。

❷器具・器材

食品製造に用いる器具・器材の微生物汚染状況を調査する場合、一般的に器具・器材の付着菌数（細菌数、大腸菌群数等）を測定する。対象とする器具・器材の形状は様々であるため、拭き取り法（スワブ法）またはコンタクトプレート法により測定を行う。

❶拭き取り法（スワブ法）

精製水で湿らせて滅菌した脱脂綿、ガーゼなどを拭き取り器材とする。拭き取り器材で検査対象の表面を拭き取った後、ガラス製または合成樹脂製容器に拭き取り器材を入れ、リン酸緩衝生理食塩水または0.1%ペプトン加生理食塩水10mlを加えて激しく振り、付着菌を洗い出す。この洗い出し液を試料液として、細菌数および大腸菌群数を測定する。なお、洗い出し液とセットでキット化された綿棒タイプの拭き取り器材も市販されており、簡便に使用可能である。

表面積が小さな器具の場合は器具表面すべてについて拭き取ればよいが、表面積が大きな器具の場合、拭き取る面積を100cm^{2}など一定にして拭き取るとよい。

❷コンタクトプレート法

市販の専用寒天培地を測定表面に10秒程度接触させ、培養後に生育した集落数を計測する。培地は細菌数測定用、大腸菌群数測定用と別々に用意する必要がある。また、測定後は対象とする器具の表面に培地成分が残留することになるため、測定後の器具表面を消毒用エタノールを含ませた脱脂綿等で拭う必要がある。

図1 落下菌数測定手順

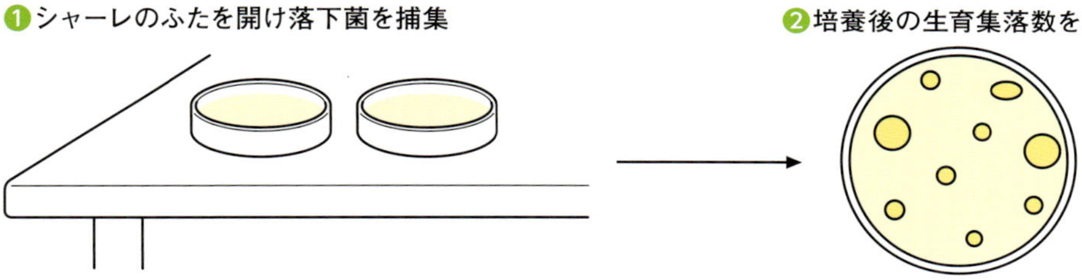
❶シャーレのふたを開け落下菌を捕集
❷培養後の生育集落数を計測

図2 拭き取り法（スワブ法）による付着菌数測定手順

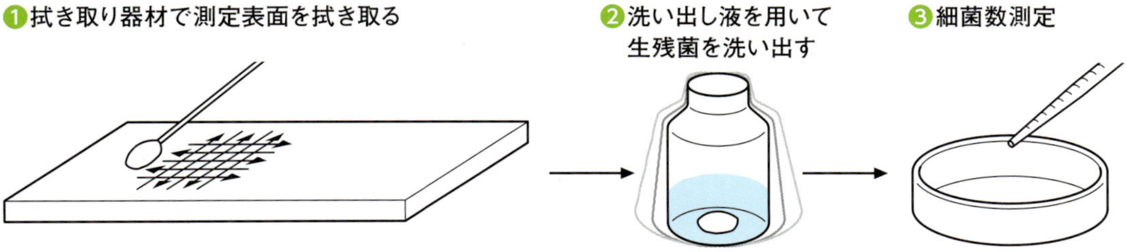
❶拭き取り器材で測定表面を拭き取る
❷洗い出し液を用いて生残菌を洗い出す
❸細菌数測定

図3 コンタクトプレート法による付着菌数測定手順

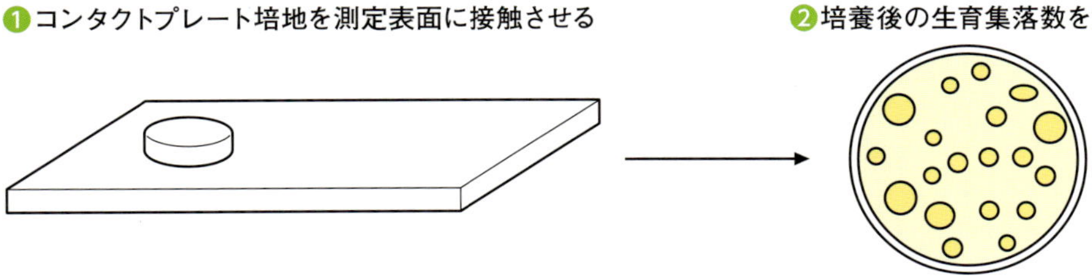
❶コンタクトプレート培地を測定表面に接触させる
❷培養後の生育集落数を計測

上水の細菌検査法

❶ 検査の目的

一般家庭で飲用される水はもとより、食品製造に使用される水は食品衛生法でいうところの「飲用適」の水でなければならない。特に、食品取扱い施設では、飲料として良質かつ衛生的な水が豊富に得られることが必須であり、このためには上水道によることが理想的である。井戸水を使用する場合でも塩素消毒等を行い製造用水などとして利用することが普通である。水系による感染症は中世の昔から大規模な患者数を出す事件が発生している。ペスト菌による黒死病はその代表である。このような事故を防ぐためには、定期的に水質検査を実施し、常に衛生的で安全な水であることを確認する必要がある。

なお、いわゆる水道水としての上水は水道法で規定される試験方法となるが、食品衛生法に規定される「飲用適」を確認するための試験方法は現行の水道法では対象となっていない「大腸菌群」であるため試験方法が異なっている。それぞれの試験方法については以下に述べる。

❷ 検査の手順

❶検体の採取

給水栓から十分に水を放流した後に、残留塩素を中和するためのチオ硫酸ナトリウム入りの滅菌採水ビンに採水する。なお、水道法では最低110ml程度、食品衛生法では最低60ml程度が試験に必要となる。

❷試料の調製

原則として採水した試料をそのまま試験に用いるが、汚染の可能性が考えられる場合等においては、一般細菌数測定用として10倍段階希釈液を調製して試験に供する。

❸検査項目

水道法では一般細菌と大腸菌の2項目であり、食品衛生法では一般細菌と大腸菌群の2項目となる。

一般細菌はいずれも「1ml当たり100個以下」であることが要求されており、水道法における大腸菌は「検出されないこと」、食品衛生法における大腸菌群も「検出されないこと」が要求されている。

図1 一般細菌の測定（水道法、食品衛生法）

試料液の調製 — 10倍段階希釈試料液（必要に応じて）

↓

混釈平板の調製 — 試料液＋標準寒天培地

↓

混釈平板の培養 — 36 ± 1℃、24 ± 2時間培養

↓

出現集落の計測

↓

細菌数の算定 — 集落数×希釈倍数＝細菌数

図2 大腸菌（水道法）【特定酵素基質培地法】[1)]

試料液の接種 — 原液100mlに粉末培地を添加

↓

培　養 — 36 ± 1℃、24 ～ 28時間培養

↓

判　定 — 蛍光色素の産生が認められたものを陽性と判定する

注：特定酵素基質培地には種々の市販品があり、個々の操作と判定方法はそれぞれの培地の取扱説明書に従う。

図3 大腸菌群(食品衛生法)【LB-BGLB 法(乳糖ブイヨン－乳糖胆汁ブイヨン培地法)】[2)]

試料液の接種	3倍濃度 LB 培地 25ml に試料 50ml を接種する
↓	
培　養	36 ± 1℃、24 ± 2 時間培養
↓	
判　定	ガスの産生が認められたものについて次のステップに進む
↓	
継代培養	陽性と判定された LB 培地から 1 白金耳量を BGLB 培地に接種し、36℃で 48 ± 3 時間培養する
↓	
判定と分離培養	ガスの産生が認められたものについて、1 白金耳量を EMB 寒天培地に画線分離し、36℃で 24 ± 2 時間培養する
↓	
判定と確認培養	定型的な集落が認められた場合は、集落のタイプごとに LB 培地と NA 斜面培地に接種し、36℃で 48 ± 3 時間培養する
↓	
判　定	LB 培地で酸とガスの産生が認められ、NA 斜面培地上の集落が無芽胞のグラム陰性桿菌または短桿菌であった場合に大腸菌群陽性と判定する

LB培地：Lactose broth
BGLB培地：Brilliant Green Lactose Bile broth
NA斜面培地：Nutrient Agar (普通寒天) 斜面培地

参考文献

1)　日本水道協会：上水試験方法 2011年版 V微生物編. 2011.
2)　厚生省生活衛生局水道環境部監：上水試験方法 1993年版. 日本水道協会, 1993.

資料編

資料1　培地

本文中に記載されている各種培地のほとんどは種々のメーカーから生培地（調製済み培地）あるいは乾燥培地（粉末培地、顆粒培地など）が市販されている。乾燥培地の保管および調製に関する基本的な注意事項を表3に示したが、各々の培地の組成や調製時の注意事項等については培地メーカーの培地マニュアル等を参照されたい。

ここでは本文中に記載されている培地の中で既成培地がなく、自製しなければならない培地についてその組成と調製時の注意点等を記載した。

本資料に記載した培地のリストは以下のとおりである。

細菌	略　称	本文での記載箇所
血液寒天培地	BA	カンピロバクター
無塩ペプトン水	＊＊＊	コレラ菌
真菌	**略　称**	**本文での記載箇所**
MY20寒天培地	MY20	真菌数の計測
ポテトキャロット寒天培地	PCA	*Aspergillus* *Penicillium*
ツァペック・酵母エキス寒天培地	CYA	*Aspergillus* *Penicillium*
20%スクロース加ツァペック・酵母エキス寒天培地	CY20S	*Aspergillus*
M40Y寒天培地	M40Y	*Aspergillus*
酵母エキス・スクロース寒天（液体）培地	YES	*Penicillium* 主なマイコトキシン生産菌
クレアチン・スクロース寒天培地	CREA	*Penicillium*

表1　細菌

培地名	用　途	組　成	滅菌条件
血液寒天培地(BA) (Blood agar)	カンピロバクターの好気生育、微好気生育および25℃での生育等に使用。栄養リッチな非選択培地としてその他の多くの菌種にも使える。	基礎培地*1 馬脱繊維血*2………… 5% *1：トリプトソイ(SCD)寒天培地やBlood Agar Base No.2 (Oxoid)などが使われる。 *2：カンピロバクターのために使用するに当たっては、溶血液(凍結・融解などを行い調製する)を用いる。【赤血球の膜が本菌の生育阻害物質を吸着してくれる。】 なお、血液は基礎培地を滅菌後、50℃以下に冷却してから加える。	121℃、15分間 (基礎培地)
無塩ペプトン水 (Peptone Water without Salt)	腸炎ビブリオやコレラ菌の生化学試験による確認試験に使用する。	ペプトン*………… 10g 精製水………… 1000ml pH6.8～7.0 *：カゼインペプトンがよく使われる。なお、生育の有無を見る試験なので、接種菌量は少なくする。	121℃、15分間

表2　真菌

培地名	用　途	組　成	滅菌条件
MY20寒天培地 (MY20)	好乾性真菌の分離・同定に使用する。	ペプトン………… 5.0g 麦芽エキス………… 3.0g 酵母エキス………… 3.0g ブドウ糖………… 200.0g 寒天………… 20.0g 精製水………… 1000ml pH無調整	121℃、15分間
ポテトキャロット寒天培地(PCA) (Potato Carrot agar)	*Aspergillus*や*Penicillium*(テレオモルフのある菌種)の同定に使用する。	ジャガイモ*………… 20.0g ニンジン*………… 20.0g 寒天………… 20.0g 精製水………… 1000ml pH無調整 *：ジャガイモ、ニンジンともに洗浄後にすりおろし、各20gを精製水1000mlに加えて1時間煮出す。ガーゼでろ過した後、1000mlにメスアップする。	121℃、15分間
ツァペック・酵母エキス寒天培地(CYA) (Czapek Yeast Extract agar)	*Aspergillus*や*Penicillium*の同定に使用する。	K_2HPO_4………… 1.0g Czapek-Dox solution………… 10ml 酵母エキス………… 5.0g スクロース………… 30.0g 寒天………… 20.0g 精製水………… 1000ml pH6.2±0.2 Czapek-Dox solution $NaNO_3$………… 30.0g	121℃、15分間

		KCl ………… 5.0g $MgSO_4 \cdot 7H_2O$ ………… 5.0g $FeSO_4 \cdot 7H_2O$ ………… 0.1g $ZnSO_4 \cdot 7H_2O$ ………… 0.1g $CuSO_4 \cdot 5H_2O$ ………… 0.05g 精製水………… 100ml	
20%スクロース加ツァペック・酵母エキス寒天培地 (CY20S) (Czapek Yeast Extract agar with 20% Sucrose)	*Aspergillus*（特に好乾性）の同定に使用する。	K_2HPO_4 ………… 1.0g Czapek-Dox solution ………… 10ml 酵母エキス………… 5.0g スクロース………… 200.0g 寒天………… 20.0g 精製水………… 1000ml pH6.2±0.2 Czapek-Dox solution $NaNO_3$ ………… 30.0g KCl ………… 5.0g $MgSO_4 \cdot 7H_2O$ ………… 5.0g $FeSO_4 \cdot 7H_2O$ ………… 0.1g $ZnSO_4 \cdot 7H_2O$ ………… 0.1g $CuSO_4 \cdot 5H_2O$ ………… 0.05g 精製水………… 100ml	121℃、15分間
M40Y寒天培地 (M40Y)	好乾性真菌の分離や*Aspergillus*（好乾性）の同定に使用する。	麦芽エキス………… 20.0g 酵母エキス………… 5.0g スクロース………… 400.0g 寒天………… 20.0g 精製水………… 1000ml pH無調整	121℃、15分間
酵母エキス・スクロース寒天（液体）培地（YES） 【Yeast Extract Sucrose agar (broth)】	*Penicillium*の同定に使用する。また、アフラトキシン産生性試験や、その他の二次代謝産物の産生性試験にも使用される。	酵母エキス………… 20.0g スクロース………… 150.0g $ZnSO_4 \cdot 7H_2O$ ………… 0.01g $CuSO_4 \cdot 5H_2O$ ………… 0.005g （寒天 ………… 20.0g） 精製水………… 1000ml pH6.5±0.1	121℃、15分間
クレアチン・スクロース寒天培地 (CREA) (Creatine Sucrose agar)	*Penicillium*の同定に使用する。	Creatine (mono H_2O) ………… 3.0g スクロース………… 30.0g $K_3PO_4 \cdot 7H_2O$ ………… 1.6g $MgSO_4 \cdot 7H_2O$ ………… 0.5g KCl ………… 0.5g $FeSO_4 \cdot 7H_2O$ ………… 0.01g $CuSO_4 \cdot 5H_2O$ ………… 0.005g $ZnSO_4 \cdot 7H_2O$ ………… 0.01g Bromocresole Purple ………… 0.05g 寒天………… 15.0g 精製水………… 1000ml pH8.0±0.2	121℃、15分間

表3　乾燥培地の保管および調製に関する基本的な注意事項

培地保管	①乾燥培地は湿度の低い冷暗所に保管する。培地メーカーの指定がある場合は、指定された条件下に保管する。 ②乾燥培地の開封日を記録（表示）するとともに、培地メーカーが指定する使用期限を遵守する。 ③培地メーカーが指定する使用期限は、未開封の乾燥培地を指定の条件下に保管した場合の期限であるため、使用期限内であっても開封済みの乾燥培地に変色、吸湿などの異常が認められた場合は使用せずに廃棄する。
培地調製	①薬さじ（スプーン）を用いて乾燥培地を薬包紙に正確に量りとり、ガラス容器の口に培地（粉末）が付着しないように注意して容器に入れる。 ②メスシリンダーに精製水を量りとり、ガラス容器の内壁に沿って少量ずつ加え、時々静かに振りながら塊ができないように混ぜる。 ③培地の調製に使用する水は、純水製造装置などにより精製された水を使用する。水道水や精製不良の水では、調製した培地に異常が生じる場合があるため、使用してはならない。 ④培地を過度に加熱すると培地成分（ペプトン、糖類、添加剤など）の変質、劣化を生じる場合があるため、培地を加温溶解、滅菌するときや溶解した寒天培地を保持（保温）するときには、加熱の温度、時間を適切にコントロールする。 ⑤適切に培地が調製されたことを確認するために、調製後の培地のpHおよび外観（色調、透明度、沈殿物の有無、ゲル強度など）をチェックする。

資料2　用途別添加物使用基準

注　平成25年8月6日改正分まで収載

本表は、食品衛生法施行規則別表第1（指定添加物）、既存添加物名簿及び食品、添加物等の規格基準（昭和34年厚生省告示第370号）に規定されている添加物について作成した。

◎　成分規格、使用基準のあるもの。
○　成分規格のあるもの。
△　使用基準のあるもの。
（既）は既存添加物、（—）は指定添加物、既存添加物、天然香料及び一般飲食物添加物以外のものを示す。

目次

1　保存料

	品　名	対象食品	使用限度	使用制限等
◎	安息香酸	キャビア*1 マーガリン	2.5g／kg以下 （安息香酸として） 1.0g／kg以下 （　〃　） ※ソルビン酸、ソルビン酸カリウム、ソルビン酸カルシウム又はこれらのいずれかを含む製剤を併用する場合は、安息香酸としての使用量とソルビン酸としての使用量の合計量が1.0g／kg以下	*1キャビアとは、蝶鮫、ホウボウ等の卵を塩漬けし、びん又は缶に入れ、加熱殺菌を行なわず製品としたもの。 *2果実ペーストとは、果実をすり潰し、又は裏ごししてペースト状にしたものをいう。
◎	安息香酸ナトリウム	清涼飲料水、シロップ、しょう油 菓子の製造に用いる果実ペースト*2及び果汁（濃縮果汁を含む）	0.60g／kg以下 （安息香酸として） 1.0g／kg以下 （　〃　） ※安息香酸ナトリウムに限る。	
○	しらこたん白抽出物（既）			
◎	ソルビン酸	チーズ	3.0g／kg以下 （ソルビン酸として） ※プロピオン酸、プロピオン酸カルシウム又はプロピオン酸	*1魚肉ねり製品とは、魚肉を原料として、すりつぶし、これに調味料、補強料その他の材料を加えてねったものをむし煮、あぶり焼、湯煮、油あげ、くん煙等
◎	ソルビン酸カリウム			
◎	ソルビン酸カルシウム			

	品　名	対象食品	使用限度	使用制限等
			ナトリウムを併用する場合は、ソルビン酸としての使用量とプロピオン酸としての使用量の合計量が3.0g/kg以下	の加熱操作によって製品とした食品で次のようなものをいう。 むし煮—むしかまぼこ、むし竹輪、す巻、くんじょう及びこれらの類似品
		魚肉ねり製品*1（魚肉すり身*2を除く）、鯨肉製品、食肉製品、うに*3	2.0g/kg以下（ソルビン酸として）	あぶり焼—焼かまぼこ、焼竹輪、南ばん焼、木葉かまぼこ、厚焼、だてまき及びこれらの類似品
		いかくん製品、たこくん製品	1.5g/kg以下（〃）	湯煮—はんぺん、あんぺん、つみいれ、す巻及びこれらの類似品
		あん類*4、かす漬、こうじ漬、塩漬、しょう油漬及びみそ漬の漬物、キャンデッドチェリー*5、魚介乾製品*6（いかくん製品及びたこくん製品を除く）、ジャム、シロップ、たくあん漬*7、つくだ煮、煮豆、ニョッキ*8、フラワーペースト類*9、マーガリン、みそ	1.0g/kg以下（〃） ※マーガリンにあっては、安息香酸又は安息香酸ナトリウムを併用する場合は、ソルビン酸としての使用量と安息香酸としての使用量の合計量が1.0g/kg以下	油あげ—さつまあげ、あげかまぼこ及びこれらの類似品 くん煙—ツナハム、魚肉ソーセージ及びこれらの類似品 その他電化焼等上記の製法によらないもの *2魚肉すり身とは魚介類を処理し、採肉し、これをひき肉にした後、水晒、脱水等を行い、そのまま又は調味料を加えて、擂潰（荒擂り）したものをいう。
		菓子の製造に用いる果実ペースト*10及び果汁（濃縮果汁を含む）	1.0g/kg以下（ソルビン酸として） ※ソルビン酸カリウム、ソルビン酸カルシウムに限る。	*3うにには、生うに、加工うになどすべてのうにが含まれる。 *4あん類とは、小豆、天竺、ささげ豆、隠元、蚕豆等の澱粉性の豆を蒸煮し、砕いて製し湿ったままのもの、乾燥させたままのもの、砂糖等で味を付けたもの等、すべてを含む。
		ケチャップ、酢漬の漬物、スープ（ポタージュスープを除く）、たれ、つゆ、干しすもも	0.50g/kg以下（ソルビン酸として）	
		甘酒（3倍以上に希釈して飲用するものに限る）、はっ酵乳（乳酸菌飲料の原料に供するものに限る）	0.30g/kg以下（〃）	*5キャンデッドチェリーとは、除核したさくらんぼを砂糖漬にしたもの、又はこれに砂糖の結晶を付けたもの若しくはこれをシロップ漬にしたものをいう。
		果実酒、雑酒	0.20g/kg以下（〃）	
		乳酸菌飲料（殺菌したものを除く）	0.050g/kg以下（〃） ※乳酸菌飲料の原料に供するものは0.30g/kg以下	*6魚介乾製品とは、魚介類を生のまま又は塩漬、焙焼等の処理を行った後、乾燥したもの（くん煙中で乾燥したもの及び食塩、しょう油、しょ糖等の調味料を加えて乾燥したものも含む）で最終製品においておおむね水分量50%以下のもの。 *7たくあん漬とは、生大根又は干し大根を塩漬にした後、これを調味料、香辛料、色素等を加えたぬか又はふすまで漬けたもので「一丁漬たくあん」、「早漬たくあん」は除く。 *8ニョッキとは、ゆでたじゃが芋又は小麦粉等を原料とし、通常、団子状にしてゆでたものをいう。 *9フラワーペースト類とは、小麦

	品　名	対象食品	使用限度	使用制限等
				粉、でん粉、ナッツ類若しくはその加工品、ココア、チョコレート、コーヒー、果肉、果汁、いも類、豆類又は野菜類を主要原料とし、これに砂糖、油脂、粉乳、卵、小麦粉等を加え、加熱殺菌してペースト状とし、パン又は菓子に充てん又は塗布して食用に供するものをいう。 *10果実ペーストとは、果実をすり潰し、又は裏ごししてペースト状にしたものをいう。
○	ツヤプリシン（既）			
◎	デヒドロ酢酸ナトリウム	チーズ、バター、マーガリン	0.50 g／kg以下（デヒドロ酢酸として）	
◎	ナイシン	食肉製品、チーズ（プロセスチーズを除く）、ホイップクリーム類*1 ソース類*2、ドレッシング、マヨネーズ プロセスチーズ、洋菓子 卵加工品、味噌 穀類及びでん粉を主原料とする洋生菓子*3	0.0125 g／kg以下（ナイシンAを含む抗菌性ポリペプチドとして） 0.010 g／kg以下（　〃　） 0.00625 g／kg以下（　〃　） 0.0050 g／kg以下（　〃　） 0.0030 g／kg以下（　〃　） ※対象食品全てにおいて、特別用途表示の許可又は承認を受けた場合は、上記の使用限度の限りではない。	*1ホイップクリーム類とは乳脂肪を主成分とする食品を主原料として泡立てたものをいう。 *2ソース類は果実ソース、チーズソース等の他、ケチャップも含む。フルーツソースは含まれない。 *3穀類及びでん粉を主原料とする洋生菓子とはライスプディングやタピオカプディングをいう。
◎	パラオキシ安息香酸イソブチル（パラヒドロキシ安息香酸イソブチル）	しょう油 果実ソース*	0.25 g／l以下（パラオキシ安息香酸として） 0.20 g／kg以下（　〃　）	*ウスターソースに野菜及び果実肉を添加してやや濃厚な半流動体にしたものであって、一般に「豚かつソース」又は「濃厚ソース」と呼ばれているものであること。
◎	パラオキシ安息香酸イソプロピル（パラヒドロキシ安息香酸イソプロピル）	酢 清涼飲料水、シロップ	0.10 g／l以下（　〃　） 0.10 g／kg以下（　〃　）	
◎	パラオキシ安息香酸エチル（パラヒドロキシ安息香酸エチル）	果実及び果菜の表皮	0.012 g／kg以下（　〃　）	
◎	パラオキシ安息香酸ブチル（パラヒドロキシ安息香酸ブチル）			
◎	パラオキシ安息香酸プロピル（パラヒドロキシ安息香酸プロピル）			

	品　名	対象食品	使用限度	使用制限等
◎	プロピオン酸	チーズ	3.0ｇ／kg以下（プロピオン酸として）※ソルビン酸、ソルビン酸カリウム又はソルビン酸カルシウムを併用する場合は、プロピオン酸としての使用量とソルビン酸としての使用量の合計量が3.0ｇ／kg以下	プロピオン酸にあっては、着香の目的で使用する場合は、この限りでない。 ＊ショートケーキ、カステラなどのベーカリー製品とする。
◎	プロピオン酸カルシウム			
◎	プロピオン酸ナトリウム	パン、洋菓子＊	2.5ｇ／kg以下（プロピオン酸として）	
○	ε―ポリリシン（既）			

2　殺菌料

	品　名	対象食品	使用限度	使用制限等
◎	亜塩素酸水	精米、豆類、野菜（きのこ類を除く）、果実、海藻類、鮮魚介類（鯨肉を含む）、食肉、食肉製品、鯨肉製品、上記食品を塩蔵、乾燥その他の方法により保存したもの	0.40ｇ／kg以下（亜塩素酸として浸漬液又は噴霧液１kgにつき）	最終食品の完成前に分解又は除去しなければならない。
○	高度サラシ粉			
◎	過酸化水素			最終食品の完成前に分解又は除去しなければならない。
◎	次亜塩素酸水			最終食品の完成前に除去しなければならない。
◎	次亜塩素酸ナトリウム（次亜塩素酸ソーダ）			ゴマに使用してはならない。

3　酸化防止剤

	品　名	対象食品	使用限度	使用制限等
○	Ｌ―アスコルビン酸（ビタミンＣ）			
○	Ｌ―アスコルビン酸ステアリン酸エステル（ビタミンＣステアレート）			
○	Ｌ―アスコルビン酸ナトリウム（ビタミンＣナトリウム）			
○	Ｌ―アスコルビン酸パルミチン酸エステル（ビタミンＣパルミテート）			
◎	エチレンジアミン四酢酸カルシウム二ナトリウム（ＥＤＴＡカルシウム二ナトリウム）	缶詰又は瓶詰の清涼飲料水	0.035ｇ／kg以下（エチレンジアミン四酢酸カルシウム二ナトリウムとして）	

	品　名	対象食品	使用限度	使用制限等
◎	エチレンジアミン四酢酸二ナトリウム（ＥＤＴＡ二ナトリウム）	その他の缶詰又は瓶詰食品	0.25ｇ／kg以下 （　〃　）	最終食品の完成前にエチレンジアミン四酢酸カルシウムニナトリウムにしなければならない。
◎	エリソルビン酸（イソアスコルビン酸）	魚肉ねり製品（魚肉すり身を除く）、パン		栄養の目的に使用してはならない。 魚肉ねり製品（魚肉すり身を除く）、パン以外の食品は、酸化防止剤の目的以外に使用してはならない。
◎	エリソルビン酸ナトリウム（イソアスコルビン酸ナトリウム）			
△	グアヤク脂（既）	油脂、バター	1.0ｇ／kg以下 （グアヤク脂として）	
◎	クエン酸イソプロピル		0.10ｇ／kg以下 （クエン酸モノイソプロピルとして）	
◎	ジブチルヒドロキシトルエン	魚介冷凍品（生食用冷凍鮮魚介類及び生食用冷凍かきを除く）、鯨冷凍品（生食用冷凍鯨肉を除く）	1ｇ／kg以下 （ジブチルヒドロキシトルエンとして浸漬液1kgにつき） ※ブチルヒドロキシアニソール又はこれを含む製剤を併用する場合は、ジブチルヒドロキシトルエンとしての使用量とブチルヒドロキシアニソールとしての使用量の合計量が1ｇ／kg以下	
		油脂、バター、魚介乾製品、魚介塩蔵品、乾燥裏ごしいも	0.2ｇ／kg以下 （ジブチルヒドロキシトルエンとして） ※ブチルヒドロキシアニソール又はこれを含む製剤を併用する場合は、ジブチルヒドロキシトルエンとしての使用量とブチルヒドロキシアニソールとしての使用量の合計量が0.2ｇ／kg以下	
		チューインガム	0.75ｇ／kg以下 （ジブチルヒドロキシトルエンとして）	
○	トコトリエノール（既）			
○	d−α−トコフェロール（既）			

	品　名	対象食品	使用限度	使用制限等
○	d―γ―トコフェロール（既）			
○	d―σ―トコフェロール（既）			
◎	*dl*―α―トコフェロール			酸化防止の目的以外に使用してはならない。ただし、β―カロテン、ビタミンA、ビタミンA脂肪酸エステル及び流動パラフィンの製剤中に含まれる場合はこの限りでない。
◎	ブチルヒドロキシアニソール	魚介冷凍品（生食用冷凍鮮魚介類及び生食用冷凍かきを除く）、鯨冷凍品（生食用冷凍鯨肉を除く）	1 g／kg以下（ブチルヒドロキシアニソールとして浸漬液 1 kgにつき） ※ジブチルヒドロキシトルエン又はこれを含む製剤を併用する場合は、ブチルヒドロキシアニソールとしての使用量とジブチルヒドロキシトルエンとしての使用量の合計量が 1 g／kg以下	
		油脂、バター、魚介乾製品、魚介塩蔵品*、乾燥裏ごしいも	0.2 g／kg以下（ブチルヒドロキシアニソールとして） ※ジブチルヒドロキシトルエン又はこれを含む製剤を併用する場合は、ブチルヒドロキシアニソールとしての使用量とジブチルヒドロキシトルエンとしての使用量の合計量が0.2 g／kg以下	*塩辛類は含まれる。
◎	没食子酸プロピル	油脂	0.20 g／kg以下（没食子酸プロピルとして）	
		バター	0.10 g／kg以下（　〃　）	
○	ミックストコフェロール（既）			
○	ヤマモモ抽出物（既）			
○	ルチン酵素分解物（既）			

4　漂白剤

	品　名	対象食品	使用限度	使用制限等
◎	亜塩素酸ナトリウム	かずのこの加工品[*1]（干しかずのこ及び冷凍かずのこ[*2]を除く）、生食用野菜類、卵類（卵殻の部分に限る） かんきつ類果皮（菓子製造に用いるものに限る）、さくらんぼ、ふき、ぶどう、もも	0.50 g／kg以下（亜塩素酸ナトリウムとして浸漬液1 kgにつき）	最終食品の完成前に分解又は除去すること。 *1塩かずのこ（長期間の貯蔵を目的として塩に漬け込んだもの）を含む。 *2冷凍かずのこは、加工品を冷凍したものは含まれず、かずのこを冷凍したものであること。
◎	亜硫酸ナトリウム（亜硫酸ソーダ）	かんぴょう	5.0 g／kg未満（二酸化硫黄としての残存量）	ごま、豆類[*1]及び野菜[*2]に使用してはならない。 *1豆類には乾燥したものを含むものとするが、煮豆、いり豆等加工したものは含まないこと。 *2野菜とは、生鮮野菜（単に脱皮、細切等簡易な加工を行ったものを含む）及びこれを冷凍したものをいうものであること。 *3干しぶどうとは、カラント（carrant）、レーズン（raisins）、ドライグレープ（drygrape）等をいうものであること。 *4乾燥じゃがいもとは、乾燥マッシュポテト（いわゆる粉末状の乾燥いも）、乾燥カットポテト（生のじゃがいもをカットして加熱した後、そのまま乾燥したもの）等をいうものであること。 *5ディジョンマスタードとは、黒ガラシ、和ガラシ等の種を粉砕、ろ過して得られた調整マスタードをいう。 *6キャンデッドチェリーとは、除核したさくらんぼを砂糖漬にしたもの又はこれに砂糖の結晶を付けたもの若しくはこれをシロップ漬にしたものをいう。
◎	次亜硫酸ナトリウム（ハイドロサルファイト）			
△	二酸化硫黄（無水亜硫酸）	乾燥果実（干しぶどうを除く）	2.0 g／kg未満（〃）	
◎	ピロ亜硫酸カリウム（亜硫酸水素カリウム又はメタ重亜硫酸カリウム）	干しぶどう[*3]	1.5 g／kg未満（〃）	
◎	ピロ亜硫酸ナトリウム（亜硫酸水素ナトリウム、メタ重亜硫酸ナトリウム又は酸性亜硫酸ソーダ）	コンニャク粉	0.90 g／kg未満（〃）	
		乾燥じゃがいも[*4]、ゼラチン、ディジョンマスタード[*5]	0.50 g／kg未満（〃）	
		果実酒（果実酒の製造に用いる酒精分1容量パーセント以上を含有する果実搾汁及びこれを濃縮したものを除く）、雑酒	0.35 g／kg未満（〃）	
		糖蜜、キャンデッドチェリー[*6]	0.30 g／kg未満（〃）	
		糖化用タピオカでんぷん	0.25 g／kg未満（〃）	
		水あめ	0.20 g／kg未満（〃）	
		天然果汁（5倍以上に希釈して飲用に供する）	0.15 g／kg未満（〃）	
		甘納豆、煮豆、えび（むき身）、冷凍生かに（むき身）	0.10 g／kg未満（〃）	
		その他の食品（キャンデッドチェリーの製造に用いるさくらんぼ、ビールの製造に用いるホップ並びに果実酒の製造に用いる果汁、酒精分1容量パーセント以上を含有する果実搾汁及びこれを濃縮したものを除く）	0.030 g／kg未満（〃） ※「食品、添加物等の規格基準」（厚生省告示第370号）の第2添加物の部F使用基準の添加物一般の表において、亜硫酸塩等の項に掲げる場合であって、かつ、同表の第3欄に掲げる食品（コンニャク	

	品　名	対象食品	使用限度	使用制限等
			を除く）１kg中に、同表の第１欄に掲げる添加物が、二酸化硫黄として、0.030 g以上残存する場合はその残存量未満	

5　小麦粉処理剤

	品　名	対象食品	使用限度	使用制限等
△	過酸化ベンゾイル			ミョウバン、リン酸のカルシウム塩類、硫酸カルシウム、炭酸カルシウム、炭酸マグネシウム及びデンプンのうち１種又は２種以上を配合して希釈過酸化ベンゾイルとして使用する場合以外に使用してはならない。
◎	過硫酸アンモニウム	小麦粉	0.30 g／kg以下（過硫酸アンモニウムとして）	
◎	希釈過酸化ベンゾイル（—）	小麦粉	0.30 g／kg以下	
○	二酸化塩素（炭酸ガス）			

6　増粘剤、安定剤、ゲル化剤、糊料、増粘安定剤

	品　名	対象食品	使用限度	使用制限等
○	アセチル化アジピン酸架橋デンプン			
○	アセチル化酸化デンプン			
○	アセチル化リン酸架橋デンプン			
○	アラビアガム（既）			
○	アルギン酸（既）			
○	アルギン酸アンモニウム			
○	アルギン酸カリウム			
○	アルギン酸カルシウム			
○	アルギン酸ナトリウム			
◎	アルギン酸プロピレングリコールエステル	一般食品	1.0％以下（アルギン酸プロピレングリコールエステルとして）	
○	オクテニルコハク酸デンプンナトリウム			乳化剤の目的で使用することができる。
○	加工ユーケマ藻類（既）			
○	ガティガム（既）			
○	カードラン（既）			

	品　名	対象食品	使用限度	使用制限等
○	カラヤガム（既）			
◎	カルボキシメチルセルロースカルシウム（繊維素グリコール酸カルシウム）	一般食品	2.0%以下 ※カルボキシメチルセルロースカルシウム、カルボキシメチルセルロースナトリウム、デンプングリコール酸ナトリウム及びメチルセルロースのうち２種類以上を併用する場合は、それぞれの使用量の和が食品の2.0％以下	
◎	カルボキシメチルセルロースナトリウム（繊維素グリコール酸ナトリウム）			
◎	デンプングリコール酸ナトリウム			
◎	メチルセルロース			
○	カロブビーンガム（既）			
○	キサンタンガム（既）			
○	グァーガム（既）			
○	ジェランガム（既）			
○	酢酸デンプン			
○	酸化デンプン			
○	精製カラギナン（既）			
○	デキストラン（既）			
○	トラガントガム（既）			
○	納豆菌ガム（既）			
○	ヒドロキシプロピル化リン酸架橋デンプン			
○	ヒドロキシプロピルデンプン			
○	リン酸架橋デンプン			
○	リン酸化デンプン			
○	リン酸モノエステル化リン酸架橋デンプン			
○	プルラン（既）			
○	ペクチン（既）			
◎	ポリアクリル酸ナトリウム	一般食品	0.20％以下	
○	マクロホモプシスガム（既）			

7　着香料

	品　名	対象食品	使用限度	使用制限等
◎	アセトアルデヒド			着香の目的以外に使用してはならない。
◎	アセト酢酸エチル			
◎	アセトフェノン			
◎	アニスアルデヒド（パラメトキシベンズアルデヒド）			

	品　名	対象食品	使用限度	使用制限等
◎	(３―アミノ―３―カルボキシプロピル) ジメチルスルホニウム塩化物			着香の目的以外に使用してはならない。
◎	アミルアルコール			
◎	α―アミルシンナムアルデヒド (α―アミルシンナミックアルデヒド)			
◎	アントラニル酸メチル (アンスラニル酸メチル)			
◎	イオノン (ヨノン)			
◎	イソアミルアルコール			
◎	イソオイゲノール			
◎	イソ吉草酸イソアミル			
◎	イソ吉草酸エチル			
◎	イソキノリン			
△	イソチオシアネート類 (毒性が激しいと一般に認められるものを除く)			
◎	イソチオシアン酸アリル (揮発ガイシ油)			
◎	イソバレルアルデヒド			
◎	イソブタノール			
◎	イソブチルアルデヒド (イソブタナール)			
◎	イソプロパノール			
◎	イソペンチルアミン			
△	インドール及びその誘導体			
◎	γ―ウンデカラクトン (ウンデカラクトン)			
△	エステル類			
◎	２―エチル―３，５―ジメチルピラジン及び２―エチル―３，６―ジメチルピラジンの混合物			
◎	エチルバニリン (エチルワニリン)			
◎	２―エチルピラジン			
◎	３―エチルピリジン			
◎	２―エチル―３―メチルピラジン			
◎	２―エチル―５―メチルピラジン			
◎	２―エチル―６―メチルピラジン			
◎	５―エチル―２―メチルピリジン			

	品　名	対象食品	使用限度	使用制限等
△	エーテル類			着香の目的以外に使用してはならない。
◎	オイゲノール			
◎	オクタナール（オクチルアルデヒド又はカプリルアルデヒド）			
◎	オクタン酸エチル（カプリル酸エチル）			
◎	ギ酸イソアミル			
◎	ギ酸ゲラニル			
◎	ギ酸シトロネリル			
◎	ケイ皮酸			
◎	ケイ皮酸エチル			
◎	ケイ皮酸メチル			
△	ケトン類			
◎	ゲラニオール			
◎	酢酸イソアミル			
◎	酢酸エチル			着香の目的以外に使用してはならない。ただし、柿の脱渋に使用するアルコール、結晶果糖の製造に使用するアルコール、香辛料の顆粒若しくは錠剤の製造に使用するアルコール、コンニャク粉の製造に使用するアルコール、ジブチルヒドロキシトルエン若しくはブチルヒドロキシアニソールの溶剤として使用するアルコール又は食酢の醸造原料として使用するアルコールを変性する目的で使用する場合、酵母エキス（酵母の自己消化により得られた水溶性の成分をいう）の製造の際の酵母の自己消化を促進する目的で使用する場合及び酢酸ビニル樹脂の溶剤の用途に使用する場合はこの限りでない。また、酵母エキスの製造に使用した場合は、最終食品の完成前にこれを除去しなければならない。
◎	酢酸ゲラニル			着香の目的以外に使用してはならない。
◎	酢酸シクロヘキシル			
◎	酢酸シトロネリル			
◎	酢酸シンナミル			
◎	酢酸テルピニル			
◎	酢酸フェネチル（酢酸フェニルエチル）			
◎	酢酸ブチル			
◎	酢酸ベンジル			

	品　名	対象食品	使用限度	使用制限等
◎	酢酸*l*―メンチル（*l*―酢酸メンチル）			着香の目的以外に使用してはならない。
◎	酢酸リナリル			
◎	サリチル酸メチル			
◎	2，3―ジエチル―5―メチルピラジン			
◎	シクロヘキシルプロピオン酸アリル			
◎	シトラール			
◎	シトロネラール			
◎	シトロネロール			
◎	1，8―シネオール（ユーカリプトール）			
△	脂肪酸類			
△	脂肪族高級アルコール類			
△	脂肪族高級アルデヒド類（毒性が激しいと一般に認められるものを除く）			
△	脂肪族高級炭化水素類（　〃　）			
◎	2，3―ジメチルピラジン			
◎	2，5―ジメチルピラジン			
◎	2，6―ジメチルピラジン			
◎	2，6―ジメチルピリジン			
◎	シンナミルアルコール（ケイ皮アルコール）			
◎	シンナムアルデヒド（ケイ皮アルデヒド）			
△	チオエーテル類（毒性が激しいと一般に認められるものを除く）			
△	チオール類（チオアルコール類）（　〃　）			
◎	デカナール（デシルアルデヒド）			
◎	デカノール（デシルアルコール）			
◎	デカン酸エチル（カプリン酸エチル）			
◎	5，6，7，8―テトラヒドロキノキサリン			
◎	2，3，5，6―テトラメチルピラジン			

	品　名	対象食品	使用限度	使用制限等
◎	テルピネオール			着香の目的以外に使用してはならない。
△	テルペン系炭化水素類			
◎	トリメチルアミン			
◎	2，3，5―トリメチルピラジン			
◎	γ―ノナラクトン（ノナラクトン）			
◎	バニリン（ワニリン）			
◎	パラメチルアセトフェノン			
◎	バレルアルデヒド（ペンタナール）			
◎	ヒドロキシシトロネラール			
◎	ヒドロキシシトロネラールジメチルアセタール			
◎	ピペリジン			
◎	ピペロナール（ヘリオトロピン）			
◎	ピラジン			
◎	ピロリジン			
◎	ピロール			
◎	フェニル酢酸イソアミル			
◎	フェニル酢酸イソブチル			
◎	フェニル酢酸エチル			
◎	2―（3―フェニルプロピル）ピリジン			
◎	フェネチルアミン			
△	フェノールエーテル類（毒性が激しいと一般に認められるものを除く）			
△	フェノール類（　〃　）			
◎	ブタノール			
◎	ブチルアミン			
◎	ブチルアルデヒド			
△	フルフラール及びその誘導体（毒性が激しいと一般に認められるものを除く）			
◎	プロパノール			
◎	プロピオンアルデヒド			
◎	プロピオン酸			保存料の目的で使用することができる。
◎	プロピオン酸イソアミル			着香の目的以外に使用してはならない。
◎	プロピオン酸エチル			
◎	プロピオン酸ベンジル			
◎	ヘキサン酸（カプロン酸）			

	品　名	対象食品	使用限度	使用制限等
◎	ヘキサン酸アリル（カプロン酸アリル）			着香の目的以外に使用してはならない。
◎	ヘキサン酸エチル（カプロン酸エチル）			
◎	ヘプタン酸エチル（エナント酸エチル）			
◎	*l*—ペリルアルデヒド（*l*—ペリラアルデヒド）			
◎	ベンジルアルコール			
◎	ベンズアルデヒド			
◎	２—ペンタノール（sec-アミルアルコール）			
◎	trans—２—ペンテナール			
◎	１—ペンテン—３—オール			
△	芳香族アルコール類			
△	芳香族アルデヒド類（毒性が激しいと一般に認められるものを除く）			
◎	*d*—ボルネオール			
◎	マルトール			
◎	Ｎ—メチルアントラニル酸メチル（Ｎ—メチルアンスラニル酸メチル）			
◎	５—メチルキノキサリン			
◎	６—メチルキノリン			
◎	５—メチル—６，７—ジヒドロ—５Ｈ—シクロペンタピラジン			
◎	メチルβ—ナフチルケトン			
◎	２—メチルピラジン			
◎	２—メチルブタノール			
◎	３—メチル—２—ブタノール			
◎	２—メチルブチルアルデヒド			
◎	trans—２—メチル—２—ブテナール			
◎	３—メチル—２—ブテナール			
◎	３—メチル—２—ブテノール			
◎	*dl*—メントール（*dl*—ハッカ脳）			
◎	*l*—メントール（ハッカ脳）			

	品　名	対象食品	使用限度	使用制限等
◎	酪酸			着香の目的以外に使用してはならない。
◎	酪酸イソアミル			
◎	酪酸エチル			
◎	酪酸シクロヘキシル			
◎	酪酸ブチル			
△	ラクトン類（毒性が激しいと一般に認められるものを除く）			
◎	リナロオール（リナロール）			

8　発色剤

	品　名	対象食品	使用限度	使用制限等
◎	亜硝酸ナトリウム	食肉製品、鯨肉ベーコン 魚肉ソーセージ、魚肉ハム いくら[*1]、すじこ[*2]、たらこ[*3]	0.070 g／kg以下（亜硝酸根としての残存量） 0.050 g／kg以下（　〃　） 0.0050 g／kg以下（　〃　）	[*1]いくらとは、さけ、ます類の卵巣の卵結膜をとり除き、分離した卵粒を塩蔵したもの。 [*2]すじことは、さけ、ます類の卵巣を塩蔵したもの。 [*3]たらことは、スケトウダラの卵巣を塩蔵したもの。
◎	硝酸カリウム	食肉製品、鯨肉ベーコン	0.070 g／kg未満（亜硝酸根としての残存量）	発酵調味料の目的で使用することもできる。
◎	硝酸ナトリウム			

9　発酵調整剤

	品　名	対象食品	使用限度	使用制限等
◎	硝酸カリウム	チーズ 清酒	0.20 g／l以下（硝酸カリウムとして原料に供する乳１Lにつき） 0.10 g／l以下（硝酸カリウムとして酒母１Lにつき）	発色剤の目的で使用することもできる。
◎	硝酸ナトリウム	チーズ 清酒	0.20 g／l以下（硝酸ナトリウムとして原料に供する乳１Lにつき） 0.10 g／l以下（硝酸ナトリウムとして酒母１Lにつき）	

10　着色料

	品　名	対象食品	使用限度	使用制限等
△	着色料（既）			こんぶ類、食肉、鮮魚介類（鯨肉を含む）、茶、のり類、豆類、野菜及びわかめ類に使用してはならない。（のり類に金を使用する場合は、この限りでない。）
◎	β―カロテン（β―カロチン）			こんぶ類、食肉、鮮魚介類（鯨肉を含む）、茶、のり類、豆類、野菜及びわかめ類に使用してはならない。 栄養強化の目的で使用することができる。

	品　名	対象食品	使用限度	使用制限等
◎	三二酸化鉄（三酸化二鉄又はベンガラ）	バナナ（果柄の部分に限る）、コンニャク		
◎	食用赤色２号（アマランス）			カステラ、きなこ*1、魚肉漬物*2、鯨肉漬物*2、こんぶ類*3、しょう油、食肉*4、食肉漬物、スポンジケーキ*5、鮮魚介類（鯨肉を含む）*4、茶*6、のり類*7、マーマレード、豆類*8、みそ、めん類（ワンタンを含む）*9、野菜*10及びわかめ類には使用しないこと *1きなこについては、いわゆるうぐいす粉を含まない。 *2魚肉漬物、鯨肉漬物とは、魚及び鯨のみのかす漬、みそ漬、しょう油漬等の漬物をいう。 *3こんぶ類には、乾燥、細切、粉砕等簡単な加工を施したものを含むものとするが、こんぶ巻、こんぶつくだ煮等加工したものは含まないこと。 *4食肉及び鮮魚介類（鯨肉を含む）には細切、軽度の撒塩、生干し等簡単な加工を施したもの及び冷凍したものを含むものであること。 *5スポンジケーキとは、ショートケーキ、デコレーションケーキの台等をいう。 *6茶とは、不醗酵茶（せん茶等）、醗酵茶（紅茶等）及び半醗酵茶（ウーロン茶等）をいうものであること。 *7のり類には、干のり、焼のり、味付のりを含むものとするが、のりのつくだ煮は含まないこと。 *8豆類には乾燥したものを含むものとするが、煮豆、いり豆等加工したものは含まないこと。 *9めん類とは、うどん、冷麦、そうめん、そば、中華そば、スパゲッティ、マカロニ、ビーフン、はるさめ及びワンタン等をいう。 *10野菜とは、生鮮野菜（単に脱皮、細切等簡易な加工を行ったものを含む）及びこれを冷凍したものをいうものであること。
◎	食用赤色２号アルミニウムレーキ（アマランスアルミニウムレーキ）			
◎	食用赤色３号（エリスロシン）			
◎	食用赤色３号アルミニウムレーキ（エリスロシンアルミニウムレーキ）			
◎	食用赤色40号（アルラレッドＡＣ）			
◎	食用赤色40号アルミニウムレーキ（アルラレッドＡＣアルミニウムレーキ）			
◎	食用赤色102号（ニューコクシン）			
◎	食用赤色104号（フロキシン）			
◎	食用赤色105号（ローズベンガル）			
◎	食用赤色106号（アシッドレッド）			
◎	食用黄色４号（タートラジン）			
◎	食用黄色４号アルミニウムレーキ（タートラジンアルミニウムレーキ）			
◎	食用黄色５号（サンセットイエローＦＣＦ）			
◎	食用黄色５号アルミニウムレーキ（サンセットイエローＦＣＦアルミニウムレーキ）			
◎	食用緑色３号（ファストグリーンＦＣＦ）			
◎	食用緑色３号アルミニウムレーキ（ファストグリーンＦＣＦアルミニウムレーキ）			
◎	食用青色１号（ブリリアントブルーＦＣＦ）			
◎	食用青色１号アルミニウムレーキ（ブリリアントブルーＦＣＦアルミニウムレーキ）			

	品　名	対象食品	使用限度	使用制限等
◎	食用青色２号（インジゴカルミン）			
◎	食用青色２号アルミニウムレーキ（インジゴカルミンアルミニウムレーキ）			
◎	鉄クロロフィリンナトリウム			こんぶ類、食肉、鮮魚介類（鯨肉を含む）、茶、のり類、豆類、野菜及びわかめ類に使用してはならない。
◎	銅クロロフィリンナトリウム	こんぶ（無水物） 野菜類、果実類の貯蔵品*1 シロップ チューインガム 魚肉ねり製品（魚肉すり身を除く） あめ類 チョコレート*2、生菓子（菓子パンを除く） みつ豆缶詰又はみつ豆合成樹脂製容器包装詰中の寒天	0.15 g／kg以下（銅として） 0.10 g／kg以下（〃） 0.064 g／kg以下（〃） 0.050 g／kg以下（〃） 0.040 g／kg以下（〃） 0.020 g／kg以下（〃） 0.0064 g／kg以下（〃） 0.0004 g／kg以下（〃）	*1乾燥、塩蔵、酢漬、砂糖漬等の方法又は瓶詰、缶詰等の方法により貯蔵出来るようにしたものをいうのであって、つくだ煮、油いためなどは含まれない。わさび漬は漬物の一種であり、特にわさびの貯蔵を目的としたものではないので該当しない。 *2チョコレート生地に対する着色をいい、着色したシロップによるコーティングを含む。
◎	銅クロロフィル	こんぶ（無水物） 野菜類、果実類の貯蔵品*1 チューインガム 魚肉ねり製品（魚肉すり身を除く） 生菓子（菓子パンを除く） チョコレート*2 みつ豆缶詰又はみつ豆合成樹脂製容器包装詰中の寒天	0.15 g／kg以下（銅として） 0.10 g／kg以下（〃） 0.050 g／kg以下（〃） 0.030 g／kg以下（〃） 0.0064 g／kg以下（〃） 0.0010 g／kg以下（〃） 0.0004 g／kg以下（〃）	
◎	二酸化チタン			着色の目的以外に使用してはならない。 カステラ、きなこ、魚肉漬物、鯨肉漬物、こんぶ類、しょう油、食肉、食肉漬物、スポンジケーキ、鮮魚介類（鯨肉を含む）、茶、のり類、マーマレード、豆類、みそ、めん類（ワンタンを含む）、野菜及びわかめ類に使用してはならない。
◎	ノルビキシンカリウム			こんぶ類、食肉、鮮魚介類（鯨肉を含む）、茶、のり類、豆類、野菜及びわかめ類に使用してはならない。
◎	ノルビキシンナトリウム			

	品　名	対象食品	使用限度	使用制限等
○	リボフラビン（ビタミンB２）			栄養強化の目的で使用することができる。
○	リボフラビン酪酸エステル（ビタミンB２酪酸エステル）			
○	リボフラビン５′―リン酸エステルナトリウム（リボフラビンリン酸エステルナトリウム又はビタミンB２リン酸エステルナトリウム）			

11　防虫剤

	品　名	対象食品	使用限度	使用制限等
◎	ピペロニルブトキシド（ピペロニルブトキサイド）	穀類	0.024 g／kg以下（ピペロニルブトキシドとして）	

12　消ほう剤

	品　名	対象食品	使用限度	使用制限等
◎	シリコーン樹脂（ポリジメチルシロキサン）	一般食品	0.050 g／kg以下（シリコーン樹脂として）	消ほうの目的以外に使用してはならない。

13　保水剤

	品　名	対象食品	使用限度	使用制限等
◎	コンドロイチン硫酸ナトリウム	マヨネーズ、ドレッシング 魚肉ソーセージ	20 g／kg以下（コンドロイチン硫酸ナトリウムとして） 3.0 g／kg以下（　〃　）	

14　軟化剤

	品　名	対象食品	使用限度	使用制限等
○	グリセリン（グリセロール）			
○	D―ソルビトール（D―ソルビット）			
○	D―ソルビトール液（D―ソルビット液）（―）			
◎	プロピレングリコール	生めん*、いかくん製品 ギョウザ、シュウマイ、春巻、ワンタンの皮 その他の食品	2.0％以下（プロピレングリコールとして） 1.2％以下（　〃　） 0.60％以下（　〃　）	*小麦粉等の穀粉類を主原材料として製めん又は成形したもの及びこれらに準ずるものであって、次に掲げるものをいう。生うどん、生日本そば、生中華めん、生スパゲッティ、生マカロニ、ぎょうざの皮（ワンタン、春巻及びしゅうまいの皮を含む）等

15　乳化剤

	品　名	対象食品	使用限度	使用制限等
○	オクテニルコハク酸デンプンナトリウム			増粘剤、安定剤等の目的で使用することができる。
○	キラヤ抽出物（既）			
○	グリセリン脂肪酸エステル			
○	ショ糖脂肪酸エステル			
◎	ステアロイル乳酸カルシウム（ステアリル乳酸カルシウム） ◎ ステアロイル乳酸ナトリウム	ミックスパウダー 　生菓子[*1]製造用 　スポンジケーキ、バターケーキ[*2]、蒸しパン[*3]製造用 　菓子[*4]（油脂で処理したもの）、パン製造用 　菓子[*4]（ばい焼したもので、スポンジケーキ及びバターケーキを除く）製造用 　蒸しまんじゅう製造用 生菓子[*1] スポンジケーキ、バターケーキ[*2]、蒸しパン[*3] めん類[*5]（マカロニ類を除く） 菓子[*4]（ばい焼したもの（スポンジケーキ及びバターケーキを除く）及び油脂で処理したもの）、パン並びにマカロニ類[*6]（乾めん） 蒸しまんじゅう[*7]	 10g／kg以下 （ステアロイル乳酸カルシウムとして） 8.0g／kg以下 （　〃　） 5.5g／kg以下 （　〃　） 5.0g／kg以下 （　〃　） 2.5g／kg以下 （　〃　） 6.0g／kg以下 （　〃　） 5.5g／kg以下 （　〃　） 4.5g／kg以下 （ステアロイル乳酸カルシウムとしてゆでめん1kgにつき） 4.0g／kg以下 （ステアロイル乳酸カルシウムとして） ※マカロニ類にあっては、水分含量12%として適用すること 2.0g／kg以下 （　〃　） ※対象食品全てにおいて、ステアロイル乳酸カルシウムとステアロイル乳酸ナトリウムを併用する場合は、それぞれの使用量の和がステアロイル乳酸カルシウムとしての基準値以下でなければならない。	*1生菓子は米を原料としたものに限る。 *2バターケーキとはスコッチケーキ、フルーツケーキ等をいう。 *3蒸しパンは小麦粉を原料とし、蒸したパンをいう。 *4菓子とは小麦粉を原料としたものに限る。 *5めん類は即席めん又はマカロニ類以外の乾めんを除く。 *6マカロニ類はマカロニ、スパゲッティ、バーミセリー、ヌードル、ラザニア等をいう。 *7蒸しまんじゅうは小麦粉を原料とし、蒸したまんじゅうをいう。
○	ソルビタン脂肪酸エステル			
○	プロピレングリコール脂肪酸エステル			

	品　名	対象食品	使用限度	使用制限等
◎	ポリソルベート20	カプセル・錠剤等通常の食品形態でない食品	25ｇ／kg以下（ポリソルベート80として）	
◎	ポリソルベート60	ココア及びチョコレート製品、ショートニング、即席麺の添付調味料、ソース類、チューインガム並びに乳脂肪代替食品	5.0ｇ／kg以下（〃）	
◎	ポリソルベート65	アイスクリーム類、菓子の製造に用いる装飾品（糖を主成分とするものに限る）、加糖ヨーグルト、ドレッシング、マヨネーズ、ミックスパウダー（焼菓子及び洋生菓子の製造に用いるものに限る）、焼菓子（洋菓子に限る）及び洋生菓子	3.0ｇ／kg以下（〃）	
◎	ポリソルベート80	あめ類、スープ、フラワーペースト（ココア及びチョコレートを主要原料とし、これに砂糖、油脂、粉乳、卵、小麦粉等を加え、加熱殺菌してペースト状とし、パン又は菓子に充てん又は塗布して食用に供するものに限る）及び氷菓	1.0ｇ／kg以下（〃）	
		海藻の漬物、チョコレートドリンク及び野菜の漬物	0.50ｇ／kg以下（〃）	
		非熟成チーズ	0.080g／kg以下（〃）	
		海藻の缶詰及び瓶詰並びに野菜の缶詰及び瓶詰	0.030g／kg以下（〃）	
		その他食品	0.020g／kg以下（〃） ※対象食品全てにおいて、ポリソルベート20、ポリソルベート60、ポリソルベート65又はポリソルベート80のうち２種類以上を併用する場合は、それぞれの使用量の和がポリソルベート80としての基準値以下でなければならない。	
◎	クエン酸カルシウム	プロセスチーズ、チーズフード、プロセスチーズ加工品	1.0％以下（カルシウムとして） ※特別用途表示の許可又は承認を受けた場合は、この限りではない。	栄養強化、膨張剤の目的で使用することができる。
◎	リン酸三カルシウム（第三リン酸カルシウム）			食品の製造又は加工上必要不可欠な場合及び栄養目的以外の使用不可
◎	リン酸一水素カルシウム（第二リン酸カルシウム）			
◎	リン酸二水素カルシウム（第一リン酸カルシウム）			

	品　名	対象食品	使用限度	使用制限等
◎	ピロリン酸二水素カルシウム（酸性ピロリン酸カルシウム）			
○	ピロリン酸二水素二ナトリウム（酸性ピロリン酸ナトリウム）			
○	ユッカフォーム抽出物（既）			
○	酵素処理レシチン（既）			
○	酵素分解レシチン（既）			
○	植物レシチン（既）			
○	分別レシチン（既）			
○	卵黄レシチン（既）			

16　被膜剤

	品　名	対象食品	使用限度	使用制限等
◎	オレイン酸ナトリウム	果実、野菜の表皮		果実及び野菜の表皮の被膜剤以外の用途に使用してはならない。ただし、酢酸ビニル樹脂は、チューインガム基礎剤の目的で使用することができる。
◎	酢酸ビニル樹脂			
◎	モルホリン脂肪酸塩			

17　調味料

	品　名	対象食品	使用限度	使用制限等
○	L―アスパラギン（既）			
○	L―アスパラギン酸（既）			
○	L―アスパラギン酸ナトリウム			
○	DL―アラニン			
○	L―アラニン（既）			
○	L―アルギニン（既）			
○	L―アルギニンL―グルタミン酸塩			
○	5′―イノシン酸二ナトリウム（5′―イノシン酸ナトリウム）			
○	5′―ウリジル酸二ナトリウム（5′―ウリジル酸ナトリウム）			
○	塩化カリウム			
○	5′―グアニル酸二ナトリウム（5′―グアニル酸ナトリウム）			
○	クエン酸三ナトリウム（クエン酸ナトリウム）			
○	グリシン			
○	L―グルタミン（既）			

	品　名	対象食品	使用限度	使用制限等
○	Ｌ－グルタミン酸			
○	Ｌ－グルタミン酸アンモニウム			
○	Ｌ－グルタミン酸カリウム			
○	Ｌ－グルタミン酸ナトリウム（グルタミン酸ソーダ）			
○	コハク酸一ナトリウム			
○	コハク酸二ナトリウム			
○	酢酸ナトリウム			
○	Ｌ－シスチン（既）			
○	5′－シチジル酸二ナトリウム（5′－シチジル酸ナトリウム）			
○	ＤＬ－酒石酸水素カリウム（*dl*－酒石酸水素カリウム又はＤＬ－重酒石酸カリウム）			膨張剤の目的で使用することができる。
○	Ｌ－酒石酸水素カリウム（*d*－酒石酸水素カリウム又はＬ－重酒石酸カリウム）			
○	ＤＬ－酒石酸ナトリウム（*dl*－酒石酸ナトリウム）			
○	Ｌ－酒石酸ナトリウム（*d*－酒石酸ナトリウム）			
○	Ｌ－セリン（既）			
○	Ｌ－チロシン（既）			
○	Ｌ－テアニン			
○	ＤＬ－トリプトファン			栄養強化の目的で使用することができる。
○	Ｌ－トリプトファン			
○	ＤＬ－トレオニン（ＤＬ－スレオニン）			
○	Ｌ－トレオニン（Ｌ－スレオニン）			
○	乳酸カリウム			
○	乳酸ナトリウム			
○	Ｌ－バリン			栄養強化の目的で使用することができる。
○	Ｌ－ヒスチジン（既）			
○	Ｌ－ヒスチジン塩酸塩			
○	Ｌ－ヒドロキシプロリン（既）			
○	Ｌ－フェニルアラニン			栄養強化の目的で使用することができる。
○	フマル酸一ナトリウム（フマル酸ナトリウム）			
○	Ｌ－プロリン（既）			

	品　名	対象食品	使用限度	使用制限等
○	ベタイン（既）			
○	ＤＬ―メチオニン			栄養強化の目的で使用することができる。
○	Ｌ―メチオニン			
○	Ｌ―リシン（既）			
○	Ｌ―リシンＬ―アスパラギン酸塩（Ｌ―リジンＬ―アスパラギン酸塩）			栄養強化の目的で使用することができる。
○	Ｌ―リシン塩酸塩（Ｌ―リジン塩酸塩）			
○	Ｌ―リシンＬ―グルタミン酸塩（Ｌ―リジンＬ―グルタミン酸塩）			
○	5′―リボヌクレオチドカルシウム（5′―リボヌクレオタイドカルシウム）			
○	5′―リボヌクレオチドニナトリウム（5′―リボヌクレオタイドナトリウム又は5′―リボヌクレオチドナトリウム）			
○	硫酸カリウム			
○	ＤＬ―リンゴ酸ナトリウム（*dl*―リンゴ酸ナトリウム）			
○	Ｌ―ロイシン（既）			

18　酸味料

	品　名	対象食品	使用限度	使用制限等
○	アジピン酸			
○	クエン酸			
○	グルコノデルタラクトン（グルコノラクトン）			豆腐用凝固剤の目的で使用することができる。
○	グルコン酸			
○	グルコン酸カリウム			イーストフードの目的で使用することができる。
○	グルコン酸ナトリウム			
○	コハク酸			
○	酢酸（―）			
○	酢酸ナトリウム			
○	ＤＬ―酒石酸（*dl*―酒石酸）			
○	Ｌ―酒石酸（*d*―酒石酸）			
○	二酸化炭素（炭酸ガス）			
○	乳酸			
○	氷酢酸			
○	フマル酸			
○	ＤＬ―リンゴ酸（*dl*―リンゴ酸）			

19　甘味料

	品　名	対象食品	使用限度	使用制限等
○	アスパルテーム（L―α―アスパルチル―L―フェニルアラニンメチルエステル）			
◎	アセスルファムカリウム（アセスルファムK）	栄養機能食品（錠剤に限る） あん類、菓子、生菓子 チューインガム アイスクリーム類、ジャム類、たれ、漬け物、氷菓、フラワーペースト 果実酒、雑酒、清涼飲料水、乳飲料、乳酸菌飲料、はっ酵乳（希釈して飲用に供する飲料水にあっては、希釈後の飲料水） 砂糖代替食品* その他の食品	6.0g／kg以下 2.5g／kg以下 5.0g／kg以下 1.0g／kg以下 0.50g／kg以下 15g／kg以下 0.35g／kg以下 ※対象食品全てにおいて、特別用途表示の許可又は承認を受けた場合は、上記の使用限度の限りではない。	*砂糖代替食品とは、コーヒー、紅茶等に直接加え、砂糖に代替する食品として用いられるものをいう。
○	L―アラビノース（既）			
○	キシリトール（キシリット）			
○	D―キシロース（既）			
◎	グリチルリチン酸二ナトリウム	しょう油、みそ		
◎	サッカリン	チューインガム	0.050g／kg以下（サッカリンとして）	
◎	サッカリンカルシウム	こうじ漬、酢漬、たくあん漬	2.0g／kg未満（サッカリンナトリウムとしての残存量）	*1原料たる液状ミックス及びミックスパウダーを含む。 *2小麦粉、でん粉、ナッツ類若しくはその加工品、ココア、チョコレート、コーヒー、果肉又は果汁を主要原料とし、これに砂糖、油脂、粉乳、卵、小麦粉等を加え、加熱殺菌してペースト状とし、パン又は菓子に充てん又は塗布して食用に供するものをいう。
◎	サッカリンナトリウム（溶性サッカリン）	粉末清涼飲料 清涼飲料水（５倍以上に希釈して飲用に供する） 乳酸菌飲料（乳酸菌飲料の原料に供する） はっ酵乳（　〃　） かす漬、みそ漬、しょう油漬の漬物、魚介加工品（魚肉ねり製品、つくだ煮、漬物、缶詰、瓶詰食品を除く） 酢（３倍以上に希釈して使用する） 海藻加工品、しょう油、つくだ煮、煮豆 魚肉ねり製品、シロップ、酢、清涼飲料水、ソース、乳飲料、乳酸菌飲料、氷菓*1	1.5g／kg未満（　〃　） 1.2g／kg未満（　〃　） 0.90g／kg未満（　〃　） 0.50g／kg未満（　〃　） 0.30g／kg未満（　〃　）	

	品　名	対象食品	使用限度	使用制限等
		アイスクリーム類*1、あん類、ジャム、漬物（かす漬、こうじ漬、しょう油漬、酢漬、たくあん漬、みそ漬を除く）、はっ酵乳（乳酸菌飲料の原料に供するはっ酵乳を除く）、フラワーペースト類*2、みそ 菓子*1 上記以外の食品・魚介加工品の缶詰、瓶詰	0.20 g／kg未満 （　〃　） 0.10 g／kg未満 （　〃　） 0.20g／kg未満 （　〃　） ※対象食品全てにおいて、サッカリンカルシウムとサッカリンナトリウムを併用する場合は、それぞれの残存量の和がサッカリンナトリウムとしての基準値以上であってはならない。 ※対象食品全てにおいて、特別用途表示の許可又は承認を受けた場合は、上記の使用限度の限りではない。	
◎	スクラロース（トリクロロガラクトスクロース）	生菓子及び菓子 チューインガム ジャム 清酒、合成清酒、果実酒、雑酒、清涼飲料水、乳飲料及び乳酸菌飲料（希釈して飲用に供する飲料水にあっては、希釈後の飲料水） 砂糖代替食品* その他の食品	1.8 g／kg以下 2.6 g／kg以下 1.0 g／kg以下 0.40 g／kg以下 12 g／kg以下 0.58 g／kg以下 ※対象食品全てにおいて、特別用途表示の許可又は承認を受けた場合は、上記の使用限度の限りではない。	* 砂糖代替食品とは、コーヒー、紅茶等に直接加え、砂糖に代替する食品として用いられるものをいう。
○	ステビア抽出物（既）			
○	タウマチン（既）			
○	ラカンカ抽出物（既）			
○	D―リボース（既）			

20　苦味料

	品　名	対象食品	使用限度	使用制限等
○	ナリンジン（既）			

21　栄養強化剤

	品　名	対象食品	使用限度	使用制限等
○	Ｌ―アスコルビン酸カルシウム			
○	Ｌ―アスコルビン酸２―グルコシド			
○	５'―アデニル酸（既）			
○	Ｌ―イソロイシン			
○	イノシトール（イノシット）（既）			
○	エルゴカルシフェロール（カルシフェロール又はビタミンD_2）			
○	塩化第二鉄			
○	貝殻焼成カルシウム（既）			
○	コレカルシフェロール（ビタミンD_3）			
◎	β―カロテン（β―カロチン）			こんぶ類、食肉、鮮魚介類（鯨肉を含む）、茶、のり類、豆類、野菜及びわかめ類に使用してはならない。 着色の目的で使用することができる。
◎	クエン酸カルシウム	一般食品	1.0％以下 （カルシウムとして） ※特別用途表示の許可又は承認を受けた場合は、この限りではない。	乳化剤、膨張剤の目的で使用することができる。
◎	Ｌ―グルタミン酸カルシウム			
◎	乳酸カルシウム			
◎	パントテン酸カルシウム			
◎	グリセロリン酸カルシウム			栄養の目的で使用する場合に限る。
◎	グルコン酸カルシウム			
◎	水酸化カルシウム（消石灰）			食品の製造、加工上必要不可欠な場合及び栄養の目的で使用する場合に限る。
◎	炭酸カルシウム			
◎	ピロリン酸二水素カルシウム（酸性ピロリン酸カルシウム）			
◎	硫酸カルシウム			
◎	リン酸三カルシウム（第三リン酸カルシウム）			
◎	リン酸一水素カルシウム（第二リン酸カルシウム）			
◎	リン酸二水素カルシウム（第一リン酸カルシウム）			
○	クエン酸第一鉄ナトリウム（クエン酸鉄ナトリウム）			
○	クエン酸鉄			

	品　名	対象食品	使用限度	使用制限等
○	クエン酸鉄アンモニウム			
◎	グルコン酸亜鉛（亜鉛塩類）	母乳代替食品*（厚生労働大臣の承認を受けて調製粉乳に使用する場合を除く） 保健機能食品	6.0mg／l以下（標準調乳濃度に調乳したとき、亜鉛として） 15mg／日以下（１日当たりの摂取目安量に含まれる亜鉛として）	*母乳の代替として飲用に供する調製粉乳及びこれ以外の育児用粉乳をいう。
◎	グルコン酸第一鉄（グルコン酸鉄）	オリーブ*1 母乳代替食品*2、離乳食品、妊産婦・授乳婦用粉乳*3	0.15ｇ／kg以下（鉄として）	*1オリーブの果実の塩蔵品、酢漬、オリーブ油漬等の加工品 *2母乳の代替として飲用に供する調製粉乳及びこれ以外の育児用粉乳をいう。 *3健康増進法に基づく表示の許可又は承認を受けたものをいう。
◎	グルコン酸銅（銅塩類）	母乳代替食品*（厚生労働大臣の承認を受けて調製粉乳に使用する場合を除く） 保健機能食品	0.60mg／l以下（標準調乳濃度に調乳したとき、銅として） ５mg／日以下（１日当たりの摂取目安量に含まれる銅として）	*母乳の代替として飲用に供する調製粉乳及びこれ以外の育児用粉乳をいう。
○	塩化マグネシウム			豆腐用凝固剤、イーストフードの目的で使用することができる。
○	Ｌ―グルタミン酸マグネシウム			
○	酸化マグネシウム			
◎	Ｌ―システイン塩酸塩	パン、天然果汁		
○	５'―シチジル酸（既）			
○	ジベンゾイルチアミン			
○	ジベンゾイルチアミン塩酸塩			
○	水酸化マグネシウム			
○	ステアリン酸カルシウム			
○	炭酸マグネシウム			膨張剤の目的で使用することができる。
○	チアミン塩酸塩（ビタミンB_1塩酸塩）			
○	チアミン硝酸塩（ビタミンB_1硝酸塩）			
○	チアミンセチル硫酸塩（ビタミンB_1セチル硫酸塩）			
○	チアミンチオシアン酸塩（ビタミンB_1ロダン酸塩）			
○	チアミンナフタレン―１，５―ジスルホン酸塩（チアミンナフタリン―１，５―ジスルホン酸塩又はビタミンB_1ナフタレン―１，５―ジスルホン酸塩）			

	品　名	対象食品	使用限度	使用制限等
○	チアミンラウリル硫酸塩（ビタミンB_1ラウリル硫酸塩）			
○	デュナリエラカロテン（既）			こんぶ類、食肉、鮮魚介類（鯨肉を含む。）、茶、のり類、豆類、野菜及びわかめ類に使用してはならない。
◎	トコフェロール酢酸エステル	保健機能食品	150mg／日以下（1日当たりの摂取目安量に含まれるα－トコフェロールとして）	
◎	*d*－α－トコフェロール酢酸エステル			
○	DL－トリプトファン			調味料の目的で使用することができる。
○	L－トリプトファン			
○	DL－トレオニン（DL－スレオニン）			
○	L－トレオニン（L－スレオニン）			
◎	ニコチン酸（ナイアシン）			食肉及び鮮魚介類（鯨肉を含む）に使用してはならない。
◎	ニコチン酸アミド（ナイアシンアミド）			
○	乳酸鉄			
○	ニンジンカロテン（既）			こんぶ類、食肉、鮮魚介類（鯨肉を含む）、茶、のり類、豆類、野菜及びわかめ類に使用してはならない。
○	パーム油カロテン（既）			
○	L－バリン			調味料の目的で使用することができる。
○	パントテン酸ナトリウム			
◎	ビオチン	保健機能食品		
○	L－ヒスチジン			調味料の目的で使用することができる。
○	L－ヒスチジン塩酸塩			
○	ビスベンチアミン（ベンゾイルチアミンジスフィド）			
	ビタミンA（レチノール）			
○	ビタミンA脂肪酸エステル（レチノール脂肪酸エステル）			
○	ビタミンA油（一）（油性ビタミンA脂肪酸エステル）			
○	ピリドキシン塩酸塩（ビタミンB_6）			
○	ピロリン酸第二鉄			
○	ピロリン酸第二鉄液（一）			
○	L－フェニルアラニン			調味料の目的で使用することができる。
○	粉末ビタミンA（一）			
○	ヘム鉄（既）			

	品　名	対象食品	使用限度	使用制限等
○	ＤＬ―メチオニン			調味料の目的で使用することができる。
○	Ｌ―メチオニン			
○	メチルヘスペリジン（溶性ビタミンＰ）			
○	メナキノン抽出物（既）			
○	葉酸			
○	卵殻焼成カルシウム（既）			
○	Ｌ―リシンＬ―アスパラギン酸塩（Ｌ―リジンＬ―アスパラギン酸塩）			調味料の目的で使用することができる。
○	Ｌ―リシン塩酸塩（Ｌ―リジン塩酸塩）			
○	Ｌ―リシンＬ―グルタミン酸塩（Ｌ―リジンＬ―グルタミン酸塩）			
○	リボフラビン（ビタミンB_2）			着色の目的で使用することができる。
○	リボフラビン酪酸エステル（ビタミンB_2酪酸エステル）			
○	リボフラビン５'―リン酸エステルナトリウム（リボフラビンリン酸エステルナトリウム又はビタミンB_2リン酸エステルナトリウム）			
◎	硫酸亜鉛（亜鉛塩類）	母乳代替食品*（厚生労働大臣の承認を受けて調製粉乳に使用する場合を除く）	6.0mg／l以下（標準調乳濃度に調乳したとき、亜鉛として）	*母乳の代替として飲用に供する調製粉乳及びこれ以外の育児用粉乳をいう。
◎	硫酸銅（銅塩類）		0.60mg／l以下（標準調乳濃度に調乳したとき、銅として）	
○	硫酸マグネシウム			豆腐用凝固剤、イーストフードの目的で使用することができる。

22　抽出剤、分別溶剤

	品　名	対象食品	使用限度	使用制限等
◎	アセトン	ガラナ豆、油脂		ガラナ飲料を製造する際のガラナ豆の成分を抽出する目的及び油脂の成分を分別する目的に限る。最終食品の完成前に除去すること。
◎	ヘキサン（既）	油脂		食用油脂製造の際の油脂の抽出に限る。最終食品の完成前に除去すること。

23　チューインガム基礎剤

	品　名	対象食品	使用限度	使用制限等
◎	エステルガム	チューインガム		チューインガム基礎剤以外の用途に使用してはならない。
◎	ポリイソブチレン（ブチルゴム）			
◎	ポリブテン（ポリブチレン）			
◎	酢酸ビニル樹脂			チューインガム基礎剤及び果実又は果菜の表皮の被膜剤以外の用途に使用してはならない。
◎	タルク（既）		5.0％以下	食品の製造又は加工上必要不可欠な場合に限る。
◎	炭酸カルシウム		10％以下（カルシウムとして）※特別用途表示の許可又は承認を受けた場合は、この限りでない。	食品の製造又は加工上必要不可欠な場合及び栄養の目的で使用する場合に限る。
◎	リン酸三カルシウム（第三リン酸カルシウム）		1.0％以下（カルシウムとして）	
◎	リン酸一水素カルシウム（第二リン酸カルシウム）			
○	カルナウバロウ（既）			
○	カンデリラロウ（既）			
○	シェラック（既）			
○	パラフィンワックス（既）			
○	マイクロクリスタリンワックス（既）			
○	ミツロウ（既）			
○	ラノリン（既）			

24　膨脹剤

	品　名	対象食品	使用限度	使用制限等
◎	クエン酸カルシウム	一般食品	1.0％以下（カルシウムとして）※特別用途表示の許可又は承認を受けた場合は、この限りではない。	乳化剤、栄養強化の目的で使用することができる。
◎	乳酸カルシウム			
◎	炭酸カルシウム			食品の製造又は加工上必要不可欠な場合及び栄養の目的で使用する場合に限る。
◎	ピロリン酸二水素カルシウム（酸性ピロリン酸カルシウム）			
◎	硫酸カルシウム			
◎	リン酸三カルシウム（第三リン酸カルシウム）			
◎	リン酸一水素カルシウム（第二リン酸カルシウム）			
◎	リン酸二水素カルシウム（第一リン酸カルシウム）			

	品　名	対象食品	使用限度	使用制限等
○	塩化アンモニウム			イーストフードの目的で使用することができる。
○	合成膨脹剤（一剤式合成膨脹剤、二剤式合成膨脹剤、アンモニア系合成膨脹剤）(—)			
○	ＤＬ—酒石酸水素カリウム（*dl*—酒石酸水素カリウム又はＤＬ—重酒石酸カリウム）			調味料の目的で使用することができる。
○	Ｌ—酒石酸水素カリウム（*d*—酒石酸水素カリウム又はＬ—重酒石酸カリウム）			
○	炭酸アンモニウム			イーストフードの目的で使用することができる。
○	炭酸カリウム（無水）			
○	炭酸水素アンモニウム（重炭酸アンモニウム）			
○	炭酸水素ナトリウム（重炭酸ナトリウム又は重炭酸ソーダ）			
○	炭酸ナトリウム（結晶物：炭酸ソーダ、無水：ソーダ灰）			
○	炭酸マグネシウム			栄養強化の目的で使用することができる。
◎	硫酸アルミニウムアンモニウム（結晶物：アンモニウムミョウバン、乾燥物：焼アンモニウムミョウバン）			みそに使用してはならない。
◎	硫酸アルミニウムカリウム（結晶物：ミョウバン又はカリミョウバン、乾燥物：焼ミョウバン）			

25　醸造用剤

	品　名	対象食品	使用限度	使用制限等
○	硫酸アンモニウム			イーストフードの目的で使用することができる。
○	硫酸マグネシウム			
○	リン酸水素二アンモニウム（リン酸二アンモニウム）			
○	リン酸二水素アンモニウム（リン酸一アンモニウム）			

26　品質改良剤

	品　名	対象食品	使用限度	使用制限等
◎	エリソルビン酸（イソアスコルビン酸）	パン、魚肉ねり製品（魚肉すり身を除く）		栄養の目的に使用してはならない。 パン、魚肉ねり製品（魚肉すり身を除く）以外の食品にあっては、酸化防止剤の目的以外に使用してはならない。
◎	エリソルビン酸ナトリウム（イソアスコルビン酸ナトリウム）			
◎	L―システイン塩酸塩	パン、天然果汁		栄養強化の目的で使用することができる。
◎	臭素酸カリウム	パン（小麦粉を原料として使用するものに限る）	0.030 g／kg以下（臭素酸として小麦粉１kgにつき）	最終食品の完成前に臭素酸カリウムを分解又は除去しなければならない。
◎	D―マンニトール（D―マンニット）	ふりかけ類 あめ類 らくがん チューインガム つくだ煮（こんぶを原料とするものに限る） ※塩化カリウム及びグルタミン酸塩を配合して調味の目的で使用する場合（D―マンニトールが塩化カリウム、グルタミン酸塩及びD―マンニトールの合計量の80％以下である場合に限る。）は、上記の対象食品の限りではない。	50％以下（D―マンニトールとして顆粒部分に対して） 40％以下（D―マンニトールとして） 30％以下（　〃　） 20％以下（　〃　） 25％以下（D―マンニトールとしての残存量）	

27　離型剤

	品　名	対象食品	使用限度	使用制限等
◎	流動パラフィン（既）（ミネラルオイルホワイト）	パン	0.10％未満（流動パラフィンとしての残存量）	パンを製造する過程においてパン生地を自動分割機により分割する際及びばい焼する際の離型の目的以外に使用してはならない。

28　防ばい剤

	品　名	対象食品	使用限度	使用制限等
◎	アゾキシストロビン	かんきつ類（みかんを除く）	0.010 g／kg以下（アゾキシストロビンとしての残存量）	
◎	イマザリル	かんきつ類（みかんを除く） バナナ	0.0050 g／kg以下（イマザリルとしての残存量） 0.0020 g／kg以下（　〃　）	

	品　名	対象食品	使用限度	使用制限等
◎	オルトフェニルフェノール	かんきつ類	0.010 g／kg以下（オルトフェニルフェノールとしての残存量）	
◎	オルトフェニルフェノールナトリウム			
◎	ジフェニル（ビフェニル）	グレープフルーツ、レモン、オレンジ類*	0.070 g／kg未満（残存量）	貯蔵又は運搬の用に供する容器の中に入れる紙片に浸潤させて使用する場合以外に使用してはならない。 * オレンジ類とは、ワシントンネーブルオレンジ、トロピタオレンジ、バレンシアオレンジ、福原オレンジ等をいい、うんしゅうみかん、夏みかん、はっさく等は該当しない。
◎	チアベンダゾール	かんきつ類 バナナ バナナの果肉	0.010 g／kg以下（チアベンダゾールとしての残存量） 0.0030 g／kg以下（　〃　） 0.0004 g／kg以下（　〃　）	
◎	ピリメタニル	あんず、おうとう、かんきつ類（みかんを除く）、すもも、もも 西洋なし、マルメロ、りんご	0.010 g／kg以下（ピリメタニルとしての残存量） 0.014 g／kg以下（　〃　）	
◎	フルジオキソニル	キウィー かんきつ類（みかんを除く） あんず（種子を除く）、おうとう（種子を除く）、ざくろ、すもも（種子を除く）、西洋なし、ネクタリン（種子を除く）、びわ、マルメロ、もも（種子を除く）、りんご	0.020 g／kg以下（フルジオキソニルとしての残存量） 0.010 g／kg以下（　〃　） 0.0050 g／kg以下（　〃　）	

29　豆腐凝固剤

	品　名	対象食品	使用限度	使用制限等
◎	塩化カルシウム	一般食品	1.0％以下（カルシウムとして） ※特別用途表示の許可又は承認を受けた場合は、この限りではない。	食品の製造、加工上必要不可欠な場合及び栄養の目的で使用する場合に限る。
◎	硫酸カルシウム			
○	塩化マグネシウム			栄養強化、イーストフードの目的で使用することができる。
○	硫酸マグネシウム			
○	グルコノデルタラクトン（グルコノラクトン）			酸味料の目的で使用することができる。
○	粗製海水塩化マグネシウム（既）			

30　固結防止剤

	品　名	対象食品	使用限度	使用制限等
◎	フェロシアン化カリウム（ヘキサシアノ鉄(Ⅱ)酸カリウム）	食塩	0.020g／kg以下（無水フェロシアン化ナトリウムとして） ※３つのフェロシアン化合物のうち、２種以上を併用する場合は、それぞれの使用量の和が0.020ｇ／kg以下	
	フェロシアン化カルシウム（ヘキサシアノ鉄(Ⅱ)酸カルシウム）			
	フェロシアン化ナトリウム（ヘキサシアノ鉄(Ⅱ)酸ナトリウム）			

31　イーストフード

	品　名	対象食品	使用限度	使用制限等
◎	炭酸カルシウム	チューインガム以外の食品	1.0％以下（カルシウムとして） ※特別用途表示の許可又は承認を受けた場合は、この限りではない。	食品の製造又は加工上必要不可欠な場合及び栄養の目的で使用する場合に限る。
◎	硫酸カルシウム	一般食品		
◎	リン酸三カルシウム（第三リン酸カルシウム）			
◎	リン酸一水素カルシウム（第二リン酸カルシウム）			
◎	リン酸二水素カルシウム（第一リン酸カルシウム）			
○	塩化アンモニウム			膨張剤の目的で使用することができる。
○	塩化マグネシウム			栄養強化、豆腐用凝固剤の目的で使用することができる。
○	グルコン酸カリウム			酸味料の目的で使用することができる。
○	グルコン酸ナトリウム			
○	炭酸アンモニウム			膨張剤の目的で使用することができる。
○	炭酸カリウム（無水）			
○	硫酸アンモニウム			醸造用剤の目的で使用することができる。
○	硫酸マグネシウム			栄養強化、醸造用剤又は豆腐用凝固剤の目的で使用することができる。
○	リン酸水素二アンモニウム（リン酸二アンモニウム）			醸造用剤の目的で使用することができる。
○	リン酸二水素アンモニウム（リン酸一アンモニウム）			
○	リン酸一水素マグネシウム			

32　ろ過助剤

	品　名	対象食品	使用限度	使用制限等
◎	ケイ酸マグネシウム			油脂のろ過助剤以外の用途に使用してはならない。 最終食品の完成前に除去しなければならない。
◎	二酸化ケイ素（シリカゲル） ※微粒二酸化ケイ素を除く。			ろ過助剤の目的で使用するとき以外は使用してはならない。 最終食品の完成前に除去しなければならない。
◎	ポリビニルポリピロリドン			

33　噴射剤

	品　名	対象食品	使用限度	使用制限等
◎	亜酸化窒素	ホイップクリーム類*1		*1乳脂肪分を主成分とする食品又は乳脂肪代替食品*2を主要原料として泡立てたものをいう。 *2植物性脂肪分を主成分とする食品のほか、ゼラチン、卵白、寒天等を指す。

34　表面処理剤

	品　名	対象食品	使用限度	使用制限等
◎	ナタマイシン（ピマリシン）	ナチュラルチーズ（ハード及びセミハード*の表面部分に限る）	0.020g／kg未満（残存量）	* ハード及びセミハードとは、コーデックスのチーズの一般規格の7.1.1にいう識別語「Hard」又は「Firm/Semi-hard」の定義を満たすものを指すこと。

35　製造用剤

	品　名	対象食品	使用限度	使用制限等
○	アンモニア			
◎	イオン交換樹脂			最終食品の完成前に除去すること。
◎	塩酸			最終食品の完成前に中和又は除去すること。
○	カゼインナトリウム			
◎	ケイ酸カルシウム		2.0％以下 ※微粒二酸化ケイ素と併用する場合は、それぞれの使用量の和が2.0％以下	母乳代替食品及び離乳食品に使用してはならない。
○	シクロデキストリン（既）			
◎	シュウ酸			最終食品の完成前に除去すること。
○	タンニン（抽出物）（タンニン酸（抽出物））（既）			

	品　名	対象食品	使用限度	使用制限等
◎	水酸化カリウム（カセイカリ）			最終食品の完成前に中和又は除去すること。
◎	水酸化ナトリウム（カセイソーダ）			
◎	ステアリン酸マグネシウム	保健機能食品（カプセル剤及び錠剤）		
○	微結晶セルロース（結晶セルロース）（既）			
○	ヒドロキシプロピルセルロース			
○	ヒドロキシプロピルメチルセルロース			
◎	微粒二酸化ケイ素（微粒シリカゲル）（—）		2.0％以下（二酸化ケイ素として） ※ケイ酸カルシウムと併用する場合は、それぞれの使用量の和が2.0％以下	母乳代替食品及び離乳食品に使用してはならない。
○	粉末セルロース（既）			
◎	硫酸			最終食品の完成前に中和又は除去すること。
○	硫酸ナトリウム			
◎	カオリン（白陶土）（既）	一般食品	食品中0.50％以下 ※２物質以上使用の場合も同じ。 ※チューインガムにタルクのみを使用する場合は、5.0％以下	食品の製造、加工上必要不可欠な場合に限る。
◎	ケイソウ土（既）			
◎	酸性白土（既）			
△	砂（—）			
◎	タルク（既）			
◎	パーライト（既）			
◎	ベントナイト（既）			
△	上記７種に類似する不溶性の鉱物性物質（—）			

資料３　食品衛生法に基づく食品の規格基準（抜粋）

注　平成25年８月６日改正分まで収載

区　分		規　格　基　準	備　考
食品一般	成分規格	1　食品は、抗生物質又は化学的合成品*たる抗菌性物質及び放射性物質を含有してはならない。ただし、抗生物質及び化学的合成品たる抗菌性物質について次のいずれかに該当する場合にあっては、この限りでない。 ⑴　当該物質が、食品衛生法（昭和22年法律第233号）第10条の規定により人の健康を損なうおそれのない場合として厚生労働大臣が定める添加物と同一である場合 ⑵　当該物質について、５、６、７、８又は９において成分規格が定められている場合 ⑶　当該食品が、５、６、７、８又は９において定める成分規格に適合する食品を原材料として製造され、又は加工されたものである場合（５、６、７、８又は９において成分規格が定められていない抗生物質又は化学的合成品たる抗菌性物質を含有する場合を除く。）	* 化学的合成品 化学的手段により元素又は化合物に分解反応以外の化学的反応を起こさせて得られた物質をいう
		2　食品が組換えDNA技術※によって得られた生物の全部もしくは一部であり、又は当該生物の全部もしくは一部を含む場合は、厚生労働大臣が定める安全性審査の手続きを経た旨の公表がなされたものでなければならない。 3　食品が組換えＤＮＡ技術によって得られた微生物を利用して製造された物であり、又は当該物を含む場合は、厚生労働大臣が定める安全性審査の手続きを経た旨の公表がなされたものでなければならない。 4　削除	※ 組換えDNA技術 酵素等を用いた切断及び再結合の操作によって、ＤＮＡをつなぎ合わせた組換えＤＮＡ分子を作製し、それを生細胞に移入しかつ、増殖させる技術をいう
		5　⑴の表に掲げる農薬等※1の成分である物質（その物質が化学的に変化して生成した物質を含む、以下同じ。）は、食品に含有されるものであってはならない。※2 ⑴　食品において「不検出」とされる農薬等の成分である物質 1　2, 4, 5-T 2　アゾシクロチン及びシヘキサチン 3　カプタホール 4　カルバドックス 5　クマホス 6　クロラムフェニコール 7　クロルプロマジン 8　ジエチルスチルベストロール 9　ジメトリダゾール 10　ダミノジッド 11　ニトロフラゾン 12　ニトロフラントイン 13　フラゾリドン 14　フラルタドン 15　プロファム 16　マラカイトグリーン 17　メトロニダゾール 18　ロニダゾール	※1農薬等 ・農薬取締法に規定する農薬 ・飼料の安全性の確保及び品質の改善に関する法律に基づき飼料に添加・混和・浸潤その他の方法によって用いられるもの ・薬事法に規定する医薬品であって動物のために使用するもの ※2定義された食品の指定された部位を検体として、規定する試験法によって試験した場合に検出されるものであってはならない
		以下６～11において残留基準は農薬等（農薬、動物用医薬品および飼料添加物）の残留基準を参照のこと。 6　５の規定にかかわらず、６の表（ただし表は省略）に掲げる農薬等の成分である物質は、同表に掲げる食品の区分に応じ、それぞれ同表の定める量を超えて当該食品に含有されるものであってはならない。※3	※3定義された食品の指定された部位を検体として試験しなければならず、農薬等の成分である物質について「不検出」と定めている食品については規定する試験法によって試験した場合に検出されるものであってはならない

<table>
<tr><th>区　分</th><th colspan="2">規　格　基　準</th><th>備　考</th></tr>
<tr><td></td><td></td><td>
７　６に定めるもののほか、７の表（ただし表は省略）に掲げる農薬等の成分である物質は、同表の食品の区分に応じ、それぞれ同表に定める量を超えて当該食品に含有されるものであってはならない。※3
８　５から７までにおいて成分規格が定められていない場合であって、農薬等の成分である物質※4が自然に食品に含まれる物質と同一であるとき、当該食品において当該物質が含まれる量は、通常含まれる量を超えてはならない。ただし、通常含まれる量をもって人の健康を損なうおそれのある物質を含む食品については、この限りでない。
９　９の表（ただし表は省略）に掲げる農薬等の成分である物質は、同表の食品の区分に応じ、それぞれ同表の定める量を超えて当該食品に含有されるものであってはならない。
10　６又は９に定めるもののほか、６から９までにおいて成分規格が定められている食品を原材料として製造され、又は加工される食品については、その原材料たる食品が、それぞれ６から９までに定める成分規格に適合するものでなくてはならない。
11　６又は９に定めるもののほか、５から９までにおいて成分規格が定められていない食品を原材料として製造され、又は加工される食品については、当該製造され、又は加工される食品の原材料たる食品が、法第11条第３項の規定により人の健康を損なうおそれのない量として厚生労働大臣が定める量を超えて、農薬等の成分である物質※4を含有するものであってはならない。
12　放射性物質のうち、セシウム134及びセシウム137は、次の表に掲げる食品の区分に応じ、それぞれ同表に定める濃度を超えて食品に含有されるものであってはならない。
<table>
<tr><td>ミネラルウォーター類（水のみを原料とする清涼飲料水）</td><td>10Bq/kg</td></tr>
<tr><td>原料に茶を含む清涼飲料水</td><td>10Bq/kg</td></tr>
<tr><td>飲用に供する茶</td><td>10Bq/kg</td></tr>
<tr><td>乳児の飲食に供することを目的として販売する食品※5</td><td>50Bq/kg</td></tr>
<tr><td>上記以外の食品（乳等を除く）</td><td>100Bq/kg</td></tr>
</table>
</td><td>
※4法第11条第３項の規定により人の健康を損なうおそれのないことが明らかであるものとして厚生労働大臣が定める物質を除く
※5乳及び乳製品の成分規格等に関する省令に規定する乳及び乳製品、これらを主要原料とする食品で、乳児の飲食に供することを目的として販売するものを除く
</td></tr>
<tr><td></td><td>製造、加工、調理基準</td><td>
・食品を製造し、又は加工する場合：食品に放射線※6を照射してはならない。ただし、食品の製造工程、又は加工工程の管理のために照射する場合であって、食品の吸収線量が0.10グレイ以下のとき、及び食品各条の項で特別に定めた場合を除く。
・生乳又は生山羊乳を使用して食品を製造する場合：その食品の製造工程中において、生乳又は生山羊乳を63℃、30分間加熱殺菌するか、又はこれと同等以上の殺菌効果を有する方法で加熱殺菌しなければならない。食品に添加し、又は食品の調理に使用する乳は、牛乳、特別牛乳、殺菌山羊乳、成分調整牛乳、低脂肪牛乳、無脂肪牛乳又は加工乳でなければならない。
・血液、血球又は血漿（獣畜のものに限る）を使用して食品を製造、加工又は調理する場合：その食品の製造、加工又は調理の工程中で、血液、血球、血漿を63℃、30分加熱又はこれと同等以上の殺菌効果を有する方法で加熱殺菌しなければならない。
・食品の製造、加工又は調理に使用する鶏の殻付き卵は、食用不適卵であってはならない。鶏卵を使用して食品を製造、加工又は調理する場合は、その工程中において70℃で１分以上加熱するか、又はこれと同等以上の殺菌効果を有する方法で加熱殺菌しなければならない。ただし、賞味期限内の生食用の正常卵を使用する場合にあっては、この限りでない。
・魚介類を生食用に調理する場合：飲用適の水で十分に洗浄し、製品を汚染するおそれのあるものを除去しなければならない。
</td><td>
※6放射線
原子力基本法第３条第５号に規定するもの
</td></tr>
</table>

区　分		規　格　基　準	備　考
		・組換えＤＮＡ技術によって得られた微生物を利用して食品を製造する場合：厚生労働大臣が定める基準に適合する旨の確認を得た方法で行わなければならない。 ・食品を製造し、又は加工する場合：添加物の成分規格・保存基準又は製造基準に適合しない添加物を使用してはならない。 ・牛海綿状脳症（BSE）の発生国・地域において飼養された牛（特定牛）を直接一般消費者に販売する場合は、脊柱[*7]を除去しなければならない。 　食品を製造、加工、調理する場合：特定牛の脊柱を原材料として使用してはならない。ただし、特定牛の脊柱に由来する油脂を、高温かつ高圧の下で、加水分解、けん化又はエステル交換したものを使用する場合は、この限りでない。 ・牛の肝臓は、飲食に供する際に加熱を要するものとして販売の用に供されなければならない。直接一般消費者に販売する場合は、飲食に供する際に牛の肝臓の中心部まで十分な加熱を要する等の必要な情報を提供しなければならない。 　牛の肝臓を使用した食品を製造、加工、調理する場合：食品の製造、加工、調理の工程中において、牛の肝臓の中心部の温度を63℃で30分間以上加熱又はこれと同等以上の殺菌効果を有する方法で加熱殺菌しなければならない。ただし、加熱することを前提として食品を販売する場合を除く。その際、販売者は飲食に供する際に食品の中心部まで十分な加熱を要する等の必要な情報を提供しなければならない。	[*7]脊柱は背根神経節を含み、頸椎横突起、胸椎横突起、腰椎横突起、頸椎棘突起、胸椎棘突起、腰椎棘突起、仙骨翼、正中仙骨稜及び尾椎を除く
	保存基準	・飲食用以外で直接接触させることにより食品を保存する場合の氷雪：大腸菌群（融解水中）陰性 ・食品を保存する場合：抗生物質を使用しないこと。ただし、法第10条の規定により人の健康を損なうおそれのない場合として厚生労働大臣が定める添加物についてはこの限りでない。 ・食品保存の目的で、食品に放射線を照射しないこと	
清涼飲料水	成分規格	①混濁[※1]：認めない ②沈殿物[※1]又は固形異物[※2]：認めない ③ヒ素、鉛、カドミウム：検出しない ④スズ：150.0ppm以下 ⑤大腸菌群：陰性 ・ミネラルウォーター類（水のみを原料とする清涼飲料水）のうち、容器包装内の二酸化炭素圧力が98kPa（20℃）未満で、かつ、殺菌又は除菌を行わないもの 　①～⑤：同上 　⑥腸球菌：陰性 　⑦緑膿菌：陰性 　（注）　二酸化炭素圧力が98kPa（20℃）以上で殺菌又は除菌を行わないものは①～⑤ ・りんごの搾汁及び搾汁された果汁のみを原料とするもの 　①～⑤：同上 　⑧パツリン：0.050ppm以下	別に調理基準（清涼飲料水全自動調理機で調理されるもの）あり [※1]混濁、沈殿物 原材料、着香もしくは着色の目的に使用される添加物又は一般に人の健康を損なうおそれがないと認められる死滅した微生物（製品原材料に混入することがやむを得ないものに限る）に起因するものを除く [※2]固形異物 原材料としての植物性固形物で、その容量百分率が30％以下であるものを除く
	製造基準	1　原料 　1）　清涼飲料水（ミネラルウォーター類、冷凍果実飲料、原料用果汁以外） 　　製造に使用する果実・野菜等の原料は、鮮度その他の品質が良好なものであり、必要に応じて十分洗浄したものでなければならない 　2）　冷凍果実飲料 　原料用果実 　①傷果、腐敗果、病害果等でない健全なものを用いる	

区分		規格基準	備考
		②水、洗浄剤等に浸して果皮の付着物を膨潤させ、ブラッシングその他の適当な方法で洗浄し、十分に水洗した後、次亜塩素酸ナトリウム液その他の適当な殺菌剤を用いて殺菌し、十分に水洗いする ③殺菌したものは、汚染しないように衛生的に取り扱う 3）原料用果汁 製造に使用する果実は、鮮度その他の品質が良好なものであり、必要に応じて十分洗浄したものでなければならない 2　原水 1）清涼飲料水 原水は飲用適の水（①又は②）でなければならない ①水道事業による水道、専用水道、簡易専用水道により供給される水（水道水）　又は ②清涼飲料水の原水の基準（26項目）に適合する水：表参照 2）ミネラルウォーター類 ①1）の①に同じ　又は ②ミネラルウォーター類の原水の基準（18項目）に適合する水：表参照 ③ミネラルウォーター類のうち、二酸化炭素圧力が98kPa（20℃）未満で、かつ、殺菌又は除菌を行わないものの原水に追加される条件 a．原水は鉱水のみとする b．病原微生物に汚染されたもの又は汚染を疑わせるような生物、物質を含まない c．・芽胞形成亜硫酸還元嫌気性菌：陰性 ・腸球菌：陰性 ・緑膿菌：陰性 ・細菌数：５以下/ml	

項目	清涼飲料水	ミネラルウォーター類
一般細菌	100/ml以下	
大腸菌群	陰性	
カドミウム	0.01mg/l以下	
水銀	0.0005mg/l以下	
セレン	—	0.01mg/l以下
鉛	0.1mg/l以下	0.05mg/l以下
バリウム	—	1 mg/l以下
ヒ素	0.05mg/l以下	
六価クロム	0.05mg/l以下	
シアン	0.01mg/l以下	
NO_3-N及びNO_2-N	10mg/l以下	
フッ素	0.8mg/l以下	2 mg/l以下
ホウ素	—	30mg/l以下（H_3BO_3として）
有機リン	0.1mg/l以下	—
亜鉛	1.0mg/l以下	5 mg/l以下
鉄	0.3mg/l以下	—
銅	1.0mg/l以下	

区　分	規　格　基　準	備　考

マンガン	0.3mg/l以下	2mg/l以下
塩素イオン	200mg/l以下	—
Ca、Mg等（硬度）	300mg/l以下	—
蒸発残留物	500mg/l以下	—
陰イオン界面活性剤	0.5mg/l以下	—
フェノール類	0.005mg/l以下 （フェノールとして）	—
有機物等 （$KMnO_4$消費量）	10mg/l以下	12mg/l以下
pH値	5.8以上 8.6以下	—
味	異常でないこと	—
臭　気	異常でないこと	—
硫化物	—	0.05mg/l以下 （H_2Sとして）
色　度	5度以下	—
濁　度	2度以下	—

3　殺菌・除菌の方法等

1）清涼飲料水

(1) 殺菌又は除菌を要するもの

容器包装に充てんし、密栓もしくは密封した後殺菌する。又は自記温度計をつけた殺菌器等で殺菌したものもしくはろ過器等で除菌したものを自動的に容器包装に充てんした後、密栓もしくは密封しなければならない

<table>
<tr><td rowspan="3">殺菌</td><td>a　pH4.0未満</td><td>中心部の温度を65℃で10分間加熱する方法、又はこれと同等以上の効力を有する方法で行う</td></tr>
<tr><td>b　pH4.0以上
（pH4.6以上、水分活性が0.94を超えるものを除く）</td><td>中心部の温度を85℃で30分間加熱する方法、又はこれと同等以上の効力を有する方法で行う</td></tr>
<tr><td>c　pH4.6以上で水分活性が0.94を超えるもの</td><td>原材料等に由来して当該食品中に存在し、発育し得る微生物を死滅させるのに十分な効力を有する方法、又はbに定める方法で行う</td></tr>
<tr><td>除菌</td><td colspan="2">原材料等に由来して当該食品中に存在し、発育し得る微生物を除去するのに十分な効力を有する方法で行う</td></tr>
</table>

(2) 殺菌又は除菌を要しないもの

容器包装内の二酸化炭素圧力が98kPa（20℃）以上であり、植物または動物の組織成分を含有しないもの

2）ミネラルウォーター類

(1) 殺菌又は除菌を要するもの

・容器包装に充てんし、密栓もしくは密封した後殺菌する。又は自記温度計をつけた殺菌器等で殺菌したものもしくはろ過器等で除菌したものを自動的に容器包装に充てんした後、密栓もしくは密封しなければならない

・中心部85℃、30分加熱、又は原水等に由来し製品中に存在し、かつ、発育し得る微生物を死滅又は除去するのに十分な効力を有する方法で行う

(2) 殺菌又は除菌を要しないもの

①二酸化炭素圧力が98kPa（20℃）以上のもの

②二酸化炭素圧力が98kPa（20℃）未満のものであって、次の条件を満たすもの

<table>
<tr><th>区　分</th><th colspan="2">規　格　基　準</th><th>備　考</th></tr>
<tr><td></td><td></td><td>・泉源（鉱水）から直接採水したものを、自動的に充てんし、密栓又は密封する
・沈殿、ろ過、曝気又は二酸化炭素の注入もしくは脱気以外の操作を施さない
・容器包装詰め直後の細菌数：20/ml以下
・採水から容器包装詰めまでを行う施設・設備：原水を汚染するおそれのないよう清潔・衛生的に保持されたもの
・採水から容器包装詰めまでの作業：清潔かつ衛生的に行わなければならない
3)　冷凍果実飲料
　搾汁された果汁（密閉型全自動搾汁機により搾汁されたものを除く）
<table>
<tr><td rowspan="2">殺菌</td><td>pH4.0未満</td><td>中心部の温度を65℃で10分間加熱する方法、又はこれと同等以上の効力を有する方法で行う</td></tr>
<tr><td>pH4.0以上</td><td>中心部の温度を85℃で30分間加熱する方法、又はこれと同等以上の効力を有する方法で行う</td></tr>
<tr><td>除菌</td><td colspan="2">原材料等に由来して当該食品中に存在し、発育し得る微生物を除去するのに十分な効力を有する方法で行う</td></tr>
</table>
4　製造に使用する器具及び容器包装
　適当な方法で洗浄し、殺菌したもの
（未使用の容器包装で、殺菌又は殺菌効果を有する製造方法で製造され、使用されるまでに汚染されるおそれのないように取り扱われたものを除く）
5　その他
1)　清涼飲料水
・紙栓により打栓する場合、打栓機械で行う
2)　冷凍果実飲料
・搾汁及び搾汁された果汁の加工は、衛生的に行う
・搾汁された果汁は、自動的に容器包装に充てんし、密封する
・化学的合成品たる添加物（酸化防止剤を除く）を使用しない
3)　原料用果汁
・搾汁及び搾汁された果汁の加工は、衛生的に行う</td><td></td></tr>
<tr><td></td><td>保存基準</td><td>・紙栓をつけたガラス瓶に収められたもの：10℃以下
・冷凍果実飲料、冷凍した原料用果汁：−15℃以下
・原料用果汁：清潔で衛生的な容器包装で保存
・ミネラルウォーター類、冷凍果実飲料、原料用果汁以外の清涼飲料のうち、pH4.6以上で、かつ、水分活性が0.94を超えるものであって、原材料等に由来して当該食品中に存在し、かつ、発育し得る微生物を死滅させるのに十分な効力を有する方法で殺菌していないもの：10℃以下</td><td></td></tr>
<tr><td>粉末清涼飲料</td><td>成分規格</td><td>・混濁・沈殿物：飲用時の倍数の水で溶解した液が「清涼飲料水」の成分規格混濁及び沈殿物の項に適合すること
・ヒ素、鉛、カドミウム：検出しない
・スズ：150.0ppm以下
〔乳酸菌を加えないもの〕
・大腸菌群：陰性
・細菌数：3,000/g以下
〔乳酸菌を加えたもの〕
・大腸菌群：陰性
・細菌数（乳酸菌を除く）：3,000/g以下</td><td>別に製造基準、及び保存基準（コップ販売式自動販売機に収めたもの）あり</td></tr>
<tr><td>氷雪</td><td>成分規格</td><td>・大腸菌群（融解水）：陰性
・細菌数（融解水）：100/ml以下</td><td></td></tr>
<tr><td></td><td>製造基準</td><td>・原水：飲用適の水</td><td></td></tr>
</table>

区　分	規格基準		備　考
氷菓	成分規格	・細菌数（融解水）：10,000/ml以下 ・大腸菌群（融解水）：陰性	はっ酵乳又は乳酸菌飲料を原料として使用したものにあっては、細菌数の中に乳酸菌及び酵母を含めない 別に製造基準あり
	保存基準	・保存する場合に使用する容器は適当な方法で殺菌したものであること ・原料及び製品は、有蓋の容器に貯蔵し、取扱中手指を直接原料及び製品に接触させないこと	
食肉・鯨肉 （生食用食肉・生食用冷凍鯨肉を除く）	保存基準	・10℃以下保存。ただし、容器包装に入れられた、細切りした食肉、鯨肉の凍結品は－15℃以下 ・清潔で衛生的な有蓋の容器に収めるか、清潔で衛生的な合成樹脂フィルム、合成樹脂加工紙、パラフィン紙、硫酸紙、布で包装、運搬のこと	
	調理基準	・衛生的な場所で、清潔で衛生的な器具を用いて行わなければならない	
生食用食肉	成分規格	(1)　腸内細菌科菌群：陰性 (2)　(1)に係る記録：１年間保存	牛の食肉（内臓を除く）で生食用として販売するもの ユッケ、タルタルステーキ、牛刺し、牛タタキなど 左記以外に加工基準あり 別に調理基準あり
	加工基準	・肉塊は、凍結させていないものであり、衛生的に枝肉から切り出されたものを使用すること。処理後速やかに、気密性のある清潔で衛生的な容器包装に入れ、密封し、肉塊の表面から深さ１cm以上の部分までを60℃で２分間以上加熱する方法又はこれと同等以上の殺菌効果を有する方法で加熱殺菌を行った後、速やかに４℃以下に冷却すること	
	保存基準	・４℃以下保存。（凍結させたもの：－15℃以下） ・清潔で衛生的な容器包装に入れ、保存	
食鳥卵	成分規格	〔殺菌液卵（鶏卵）〕 ・サルモネラ属菌：陰性/25g 〔未殺菌液卵（鶏卵）〕 ・細菌数：1,000,000/g以下	別に製造基準あり
	保存基準（鶏の液卵に限る）	８℃以下（冷凍したもの：－15℃以下） ・製品の運搬に使用する器具は、洗浄、殺菌、乾燥したもの ・製品の運搬に使用するタンクは、ステンレス製、かつ、定置洗浄装置により洗浄、殺菌する方法又は同等以上の効果を有する方法で洗浄、殺菌したもの	
	使用基準	・鶏の殻付き卵を加熱殺菌せずに飲食に供する場合：賞味期限を経過していない生食用の正常卵を使用すること	
血液・血球・血漿	保存基準	・４℃以下保存 ・冷凍したもの：－18℃以下保存 ・清潔で衛生的な容器包装に収めて保存のこと	別に加工基準あり
食肉製品	成分規格	(1)　一般規格 ・亜硝酸根：0.070g/kg以下 (2)　個別規格	

	乾燥食肉製品	非加熱食肉製品	特定加熱食肉製品	加熱食肉製品	
				包装後加熱殺菌	加熱殺菌後包装
E. coli	陰性	100/g以下	100/g以下	—	陰性
黄色ブドウ球菌	—	1,000/g以下	1,000/g以下	—	1,000/g以下
サルモネラ属菌	—	陰性	陰性	—	陰性
クロストリジウム属菌	—	—	1,000/g以下	1,000/g以下	—
大腸菌群	—	—	—	陰性	—
水分活性	0.87未満	—	—	—	—

<table>
<tr><th>区　分</th><th colspan="2">規　格　基　準</th><th>備　考</th></tr>
<tr><td></td><td></td><td colspan="2">乾燥食肉製品：乾燥させた食肉製品であり、乾燥食肉製品として販売するもの
（ビーフジャーキー、ドライドビーフ、サラミソーセージ等）
非加熱食肉製品：食肉を塩漬けした後、くん煙・乾燥、その中心部の温度を63℃で30分間加熱又はこれと同等以上の効力を有する加熱殺菌を行っていない食肉製品で、非加熱食肉製品として販売するもの（乾燥食肉製品を除く）
（水分活性0.95以上：パルマハム、ラックスシンケン、コッパ、カントリーハム等、水分活性0.95未満：ラックスハム、セミドライソーセージ等）
特定加熱食肉製品：その中心部の温度を63℃で30分間加熱又はこれと同等以上の効力を有する方法。以外の方法による加熱殺菌を行った食肉製品（乾燥食肉製品及び非加熱食肉製品を除く）（ウエスタンタイプベーコン、ローストビーフ等）
加熱食肉製品：乾燥食肉製品、非加熱食肉製品、特定加熱食肉製品以外の食肉製品
（ボンレスハム、ロースハム、プレスハム、ウインナーソーセージ、フランクフルトソーセージ、ベーコン等）</td></tr>
<tr><td></td><td>保存基準</td><td colspan="2">(1)　一般基準
・冷凍食肉製品：－15℃以下
・製品は清潔で衛生的な容器に収めて密封又は、ケーシングする。又は清潔で衛生的な合成樹脂フィルム、合成樹脂加工紙、硫酸紙もしくはパラフィン紙で包装、運搬のこと。
(2)　個別基準
<table>
<tr><td>非加熱食肉製品</td><td>4℃以下</td><td>肉塊のみを原料食肉とする場合で水分活性が0.95以上のもの</td></tr>
<tr><td></td><td>10℃以下</td><td>肉塊のみを原料食肉とする場合以外で、pHが4.6未満又はpHが5.1未満かつ水分活性が0.93未満のものを除く</td></tr>
<tr><td>特定加熱食肉製品</td><td>4℃以下</td><td>水分活性が0.95以上のもの</td></tr>
<tr><td></td><td>10℃以下</td><td>水分活性が0.95未満のもの</td></tr>
<tr><td>加熱食肉製品</td><td>10℃以下</td><td>気密性のある容器包装に充てんした後、製品の中心部の温度を120℃で４分間加熱する方法又はこれと同等以上の効力を有する方法により殺菌したものを除く</td></tr>
</table>
別に製造基準あり</td></tr>
<tr><td>鯨肉製品</td><td>成分規格</td><td>・大腸菌群：陰性
・亜硝酸根：0.070g/kg以下（鯨肉ベーコン）</td><td>別に製造基準あり</td></tr>
<tr><td></td><td>保存基準</td><td>・10℃以下保存（冷凍製品は－15℃以下）。ただし、気密性のある容器包装に充てん後、製品の中心部の温度を120℃、４分加熱（同等以上の方法も含む）した製品を除く
・清潔で衛生的な容器に密封又はケーシングする。又は清潔で衛生的な合成樹脂フィルム、同加工紙、硫酸紙もしくはパラフィン紙で包装、運搬のこと</td><td></td></tr>
<tr><td>魚肉ねり製品</td><td>成分規格</td><td>・大腸菌群：陰性（魚肉すり身を除く）
・亜硝酸根：0.050g/kg以下（ただし、魚肉ソーセージ、魚肉ハム）</td><td>別に製造基準あり</td></tr>
<tr><td></td><td>保存基準</td><td>・10℃以下保存（魚肉ソーセージ、魚肉ハム、特殊包装かまぼこ）。ただし、気密性のある容器包装に充てん後、製品の中心部の温度を120℃、４分加熱（同等以上の方法を含む）した製品及びpH4.6以下又は水分活性0.94以下のものを除く
・冷凍製品：－15℃以下保存
・清潔で衛生的にケーシングするか、清潔で衛生的な有蓋の容器に収めるか、又は清潔な合成樹脂フィルム、合成樹脂加工紙、硫酸紙もしくはパラフィン紙で包装、運搬のこと</td><td></td></tr>
<tr><td>いくら、すじこ、たらこ</td><td>成分規格</td><td>・亜硝酸根：0.005g/kg以下</td><td></td></tr>
<tr><td>ゆでだこ</td><td>成分規格</td><td>・腸炎ビブリオ：陰性
[冷凍ゆでだこ]
・細菌数：100,000/g以下
・大腸菌群：陰性
・腸炎ビブリオ：陰性</td><td>別に加工基準あり</td></tr>
</table>

<table>
<tr><th>区　分</th><th colspan="2">規　格　基　準</th><th>備　考</th></tr>
<tr><td></td><td>保存基準</td><td>・10℃以下保存
・冷凍ゆでだこ：－15℃以下保存
・清潔で衛生的な有蓋の容器又は清潔で衛生的な合成樹脂フィルム、合成樹脂加工紙、硫酸紙もしくはパラフィン紙で包装運搬</td><td></td></tr>
<tr><td rowspan="2">ゆでがに</td><td>成分規格</td><td>1　飲食に供する際に加熱を要しないもの
[凍結していないもの]
・腸炎ビブリオ：陰性
[冷凍ゆでがに]
・細菌数：100,000/g以下
・大腸菌群：陰性
・腸炎ビブリオ：陰性
2　飲食に供する際に加熱を要するもの　※
[冷凍ゆでがに]
・細菌数：100,000/g以下
・大腸菌群：陰性</td><td rowspan="2">別に加工基準あり

※凍結していない加熱調理・加工用のものについては規格基準は適用されない</td></tr>
<tr><td>保存基準</td><td>・10℃以下保存（飲食に供する際に加熱を要しないものであって、凍結させていないものに限る）
・冷凍ゆでがに：－15℃以下保存
・清潔で衛生的な容器包装に入れ保存、ただし二次汚染防止措置を講じて、販売用に陳列する場合を除く</td></tr>
<tr><td rowspan="2">生食用鮮魚介類</td><td>成分規格</td><td>・腸炎ビブリオ最確数：100/g以下</td><td rowspan="2">切り身又はむき身にした鮮魚介類（生かきを除く）であって、生食用のもの（凍結させたものを除く）に限る（凍結させたものは冷凍食品［生食用冷凍鮮魚介類］の項を参照）
別に加工基準あり</td></tr>
<tr><td>保存基準</td><td>・清潔で衛生的な容器包装に入れ、10℃以下で保存</td></tr>
<tr><td rowspan="2">生食用かき</td><td>成分規格</td><td>・細菌数：50,000/g以下
・E. coli最確数：230/100g以下
[むき身のもの]
・腸炎ビブリオ最確数：100/g以下</td><td rowspan="2">別に加工基準あり
容器包装に採取された海域又は湖沼を表示すること</td></tr>
<tr><td>保存基準</td><td>10℃以下保存
・生食用冷凍かき：－15℃以下保存。清潔で衛生的な合成樹脂、アルミニウム箔又は耐水性加工紙で包装保存すること
・冷凍品を除く生食用かきは上記のほか、清潔で衛生的な有蓋容器に収めて保存してもよい</td></tr>
<tr><td>寒天</td><td>成分規格</td><td>・ホウ素化合物：1g/kg以下（H_3BO_3として）</td><td></td></tr>
<tr><td>穀類及び豆類</td><td>成分規格</td><td>・次の表の第1欄に掲げる穀類又は豆類は、同表第2欄に掲げるものをそれぞれ同表第3欄に定める量を超えて（カドミウム及びその化合物にあっては第3欄に定める量以上）含有するものであってはならない。
<table>
<tr><th>第1欄</th><th>第2欄</th><th>第3欄</th></tr>
<tr><td>米（玄米及び精米）</td><td>カドミウム及びその化合物</td><td>Cdとして0.4mg/kg</td></tr>
<tr><td>大豆</td><td>シアン化合物</td><td>不検出</td></tr>
<tr><td>小豆類</td><td>シアン化合物</td><td>不検出（ただしサルタニ豆、サルタピア豆、バター豆、ペギア豆、ホワイト豆、ライマ豆にあってはHCNとして500ppm以下）</td></tr>
<tr><td>えんどう</td><td>シアン化合物</td><td>不検出</td></tr>
<tr><td>そらまめ</td><td>シアン化合物</td><td>不検出</td></tr>
<tr><td>らっかせい</td><td>シアン化合物</td><td>不検出</td></tr>
<tr><td>その他の豆類</td><td>シアン化合物</td><td>不検出</td></tr>
</table></td><td></td></tr>
</table>

<table>
<tr><th>区　分</th><th colspan="2">規　格　基　準</th><th>備　考</th></tr>
<tr><td></td><td>使用基準</td><td>・シアン化合物を検出する豆類の使用は生あんの原料に限る</td><td></td></tr>
<tr><td>野菜
ばれいしょ</td><td>加工基準</td><td>・発芽防止の目的で放射線を照射する場合は、次の方法による
(イ)　放射線源の種類：コバルト60のガンマ線
(ロ)　ばれいしょの吸収線量：150グレイ以下
(ハ)　照射加工したばれいしょには再照射しないこと</td><td></td></tr>
<tr><td>生あん</td><td>成分規格</td><td>・シアン化合物：不検出</td><td>別に製造基準あり</td></tr>
<tr><td>豆腐</td><td>保存基準</td><td>・冷蔵保存、又は、十分に洗浄、殺菌した水槽内で、飲用適の冷水で絶えず換水しながら保存（移動販売用及び、成型後水さらしせずに直ちに販売されるものを除く）
・移動販売用のものは十分に洗浄、殺菌した器具で保冷</td><td>別に製造基準あり</td></tr>
<tr><td rowspan="2">即席めん類</td><td>成分規格</td><td>・含有油脂：酸価３以下、又は過酸化物価30以下</td><td rowspan="2">めんを油脂で処理したものに限る</td></tr>
<tr><td>保存基準</td><td>・直射日光を避けて保存</td></tr>
<tr><td rowspan="2">冷凍食品</td><td>成分規格</td><td colspan="2">
<table>
<tr><th rowspan="2"></th><th rowspan="2">無加熱摂取冷凍食品</th><th colspan="2">加熱後摂取冷凍食品</th><th rowspan="2">生食用冷凍鮮魚介類</th></tr>
<tr><th>凍結直前加熱</th><th>凍結直前加熱以外</th></tr>
<tr><td>細菌数</td><td>100,000/g以下</td><td>100,000/g以下</td><td>3,000,000/g以下</td><td>100,000/g以下</td></tr>
<tr><td>大腸菌群</td><td>陰性</td><td>陰性</td><td>—</td><td>陰性</td></tr>
<tr><td>E. coli</td><td>—</td><td>—</td><td>陰性*</td><td>—</td></tr>
<tr><td>腸炎ビブリオ最確数</td><td>—</td><td>—</td><td>—</td><td>100/g以下</td></tr>
</table>
冷　凍　食　品：製造又は加工した食品（清涼飲料水、食肉製品、鯨肉製品、魚肉ねり製品、ゆでだこ及びゆでがに以外）及び切り身、むき身にした鮮魚介類（生かき以外）を凍結させたもので、容器包装に入れられたもの
無加熱摂取冷凍食品：冷凍食品のうち製造又は加工した食品を凍結させたもので、飲食に供する際に加熱を要しないとされているもの
加熱後摂取冷凍食品：冷凍食品のうち製造又は加工した食品を凍結させたもので、無加熱摂取冷凍食品以外のもの
生食用冷凍鮮魚介類：冷凍食品のうち切り身又はむき身にした鮮魚介類であり、生食用のものを凍結させたもの
＊ただし、小麦粉を主たる原材料とし、摂食前に加熱工程が必要な冷凍パン生地様食品については、E. coliが陰性であることを要しない
（冷凍食品の成分規格の細菌数に係る部分は、微生物の働きを利用して製造された食品、例えば、生地パン、納豆、ナチュラルチーズ入りパイ等を凍結させたものであって容器包装に入れられたものについては適用しない）
別に加工基準あり
</td></tr>
<tr><td>保存基準</td><td colspan="2">・－15℃以下保存
・清潔で衛生的な合成樹脂、アルミニウム箔又は耐水性の加工紙で包装し保存</td></tr>
<tr><td>容器包装詰加圧加熱殺菌食品</td><td>成分規格</td><td>・当該容器包装詰加圧加熱殺菌食品中で発育しうる微生物：陰性
(1)　恒温試験：容器包装を35.0℃で14日間保持し、膨張又は漏れを認めない
(2)　細菌試験：陰性（恒温試験済みのものを検体とする）</td><td>容器包装詰加圧加熱殺菌食品とは、食品（清涼飲料水、食肉製品、鯨肉製品、魚肉ねり製品を除く）を気密性のある容器包装に入れ、密封した後、加圧加熱殺菌したものをいう
別に製造基準あり</td></tr>
<tr><td>油脂で処理した菓子
（指導要領）</td><td>製品の管理</td><td>・製品中に含まれる油脂の酸価が３を超え、かつ過酸化物価が30を超えないこと
・製品中に含まれる油脂の酸価が５を超え、又は過酸化物価が50を超えないこと</td><td>製造過程において油脂で揚げる、炒める、吹き付ける、又は塗布する等の処理を施した菓子をいう。粗脂肪として10％（w/w）以上を含むもの</td></tr>
</table>

出典：公益社団法人日本食品衛生学会編「食品・食品添加物等規格基準（抄）」Ⅰ．食品　1．食品一般・食品別．食品衛生学雑誌，54巻１号，2013．を一部改変

資料４　乳及び乳製品の成分規格

注　平成25年３月12日改正分まで収載

1　原料乳・飲用乳・乳飲料

		酸度 （乳酸%）	無脂乳固形分（%）	乳脂肪分 （%）	細菌数 （1ml当たり）	大腸菌群	製造の方法の基準	保存の方法の基準	備考
原料乳	生乳	0.18以下[a] 0.20以下[b]	—	—	400万以下 （直接個体鏡検法）	—	—		他物の混入禁止
原料乳	生山羊乳	0.20以下	—	—	400万以下 （直接個体鏡検法）	—	—		他物の混入禁止
飲用乳	牛乳	0.18以下[a][c] 0.20以下[b][c]	8.0以上	3.0以上	５万以下[d] （標準平板培養法）	陰性	殺菌法：保持式により63℃30分またはこれと同等以上の殺菌効果を有する方法で加熱殺菌	殺菌後直ちに10℃以下に冷却して保存のこと（常温保存可能品を除く） 常温保存可能品は常温を超えない温度で保存	その成分の除去を行わないこと 他物の混入禁止（超高温直接加熱殺菌の際の水蒸気を除く）
飲用乳	特別牛乳	0.17以下[a] 0.19以下[b]	8.5以上	3.3以上	３万以下 （標準平板培養法）	陰性	殺菌法：殺菌する場合は保持式により63～65℃30分殺菌	処理後（殺菌した場合にあっては殺菌後）直ちに10℃以下に冷却して保存すること	その成分の除去を行わないこと 他物の混入禁止
飲用乳	殺菌山羊乳	0.20以下	8.0以上	3.6以上	５万以下 （標準平板培養法）	陰性	牛乳に同じ	殺菌後直ちに10℃以下に冷却して保存すること	他物の混入禁止
飲用乳	成分調整牛乳	0.18以下[e]	8.0以上	—	５万以下[e] （標準平板培養法）	陰性	牛乳に同じ	牛乳に同じ	牛乳に同じ
飲用乳	低脂肪牛乳	0.18以下[e]	8.0以上	0.5以上 1.5以下	５万以下[e] （標準平板培養法）	陰性	牛乳に同じ	牛乳に同じ	牛乳に同じ
飲用乳	無脂肪牛乳	0.18以下[e]	8.0以上	0.5未満	５万以下[e] （標準平板培養法）	陰性	牛乳に同じ	牛乳に同じ	牛乳に同じ
飲用乳	加工乳	0.18以下[e]	8.0以上	—	５万以下[e] （標準平板培養法）	陰性	牛乳に同じ	牛乳に同じ	水、生乳、牛乳、特別牛乳、成分調整牛乳、低脂肪牛乳、無脂肪牛乳、全粉乳、脱脂粉乳、濃縮乳、脱脂濃縮乳、無糖練乳、無糖脱脂練

		酸度（乳酸%）	無脂乳固形分（%）	乳脂肪分（%）	細菌数（1ml当たり）	大腸菌群	製造の方法の基準	保存の方法の基準	備考
飲用乳									乳、クリーム並びに添加物を使用していないバター、バターオイル、バターミルク及びバターミルクパウダー以外のものは使用禁止
乳飲料	乳飲料	—	—	—	３万以下[d]（標準平板培養法）	陰性	殺菌法：原料は殺菌の過程において破壊されるものを除き、62℃30分又はこれと同等以上の殺菌効果を有する方法で殺菌	牛乳に同じ（保存性のある容器に入れ、かつ120℃で４分間の加熱殺菌又はこれと同等以上の加熱殺菌したものを除く）	糊状のもの又は凍結したものには防腐剤を使用しないこと

注１：[a] ジャージー種の牛の乳のみを原料とするもの以外のもの。生乳にあっては、ジャージー種の牛以外の牛から搾取したもの。
[b] ジャージー種の牛の乳のみを原料とするもの。生乳にあっては、ジャージー種の牛から搾取したもの。
[c] 常温保存可能品にあっては、29～31℃ 14日又は54～56℃ ７日間保存後の上昇が0.02%以内
[d] 常温保存可能品にあっては、29～31℃ 14日又は54～56℃ ７日間保存のものについて０
[e] 常温保存可能品にあっては牛乳に同じ
２：乳等は、抗生物質、化学合成品たる抗菌性物質及び厚生労働大臣が定める放射性物質を含有してはならない。ただし、抗生物質、化学合成品たる抗菌性物質は、別に残留基準等が設定されている場合には、この限りではない。

出典：公益社団法人日本食品衛生学会編「食品・食品添加物等規格基準（抄）」Ⅱ．乳・乳製品　1．原料乳・飲用乳・乳飲料．食品衛生学雑誌，54巻１号，2013.

２　乳製品（発酵乳、乳酸菌飲料及び乳飲料を除く）

	酸度（乳酸%）	乳固形分（%）	乳脂肪分（%）	糖分（%）	水分（%）	細菌数（標準平板培養法）	大腸菌群	リステリア	製造の方法の基準	保存の方法の基準	備考
クリーム	0.20以下	—	18.0以上	—	—	10万以下（1 ml当たり）	陰性	—	牛乳に同じ	殺菌後、直ちに10℃以下に冷却して保存のこと。ただし、保存性のある容器に入れ殺菌したものを除く	他物の混入禁止*2
バター	—	—	80.0以上	—	17.0以下	—	陰性	—	—		
バターオイル	—	—	99.3以上	—	0.5以下	—	陰性	—	—		
ナチュラルチーズ*3	—	—	—	—	—	—	—	陰性	—		

	酸　度（乳酸%）	乳固形分（%）	乳脂肪分（%）	糖分（%）	水　分（%）	細菌数（標準平板培養法）	大腸菌群	リステリア	製造の方法の基準	保存の方法の基準	備　考
プロセスチーズ	—	40.0以上	—	—	—	—	陰性	—	—		
濃縮ホエイ	—	25.0以上	—	—	—	—	陰性	—	—		
アイスクリーム類　アイスクリーム	—	15.0以上	8.0以上	—	—	10万以下[*1]（1g当たり）	陰性	—	原水は、飲用適の水とする。原料（発酵乳及び乳酸菌飲料を除く）は68℃ 30分間加熱殺菌するか、又は同等以上の効力を有する方法で殺菌すること。氷結管から抜取る場合に外部を温める水は飲用適の流水であること。融解水は加熱殺菌した場合以外原料として用いないこと		
アイスクリーム類　アイスミルク	—	10.0以上	3.0以上	—	—	5万以下[*1]（1g当たり）	陰性	—			
アイスクリーム類　ラクトアイス	—	3.0以上	—	—	—	5万以下[*1]（1g当たり）	陰性	—			
濃縮乳	—	25.5以上	7.0以上	—	—	10万以下（1g当たり）	—	—	—	濃縮後、直ちに10℃以下に冷却して保存のこと	他物の混入禁止[*2]
脱脂濃縮乳	—	18.5以上（無脂）	—	—	—	10万以下（1g当たり）	—	—	—		他物の混入禁止[*2]

注：[*1]　発酵乳又は乳酸菌飲料を原料として使用したものにあっては、乳酸菌数と酵母数を除く。
[*2]　超高温直接加熱殺菌の際の水蒸気を除く。
[*3]　ソフト及びセミソフトタイプなど。加熱用、ピザ用、トースト用又はグラタン用の表示のあるシュレッドチーズを除く。

出典：公益社団法人日本食品衛生学会編「食品・食品添加物等規格基準（抄）」Ⅱ．乳・乳製品　2．乳製品．食品衛生学雑誌，54巻1号，2013.

	乳固形分（%）	乳たんぱく量（%）（乾燥状態において）	乳脂肪分（%）	糖分（%）	水分（%）	細菌数（標準平板培養法）	大腸菌群	製造の方法の基準	備考
無糖練乳	25.0以上	—	7.5以上	—	—	0（1g当たり）	—	容器に入れ115℃以上15分加熱	使用可能添加物は下記の通り＊2 ＊1
無糖脱脂練乳	18.5以上（無脂）	—	—	—	—	0（1g当たり）	—	無糖練乳に同じ	
加糖練乳	28.0以上	—	8.0以上	58.0以下（乳糖を含む）	27.0以下	5万以下（1g当たり）	陰性	—	しょ糖以外のものの混入については下記の通り＊3 ＊1
加糖脱脂練乳	25.0以上	—	—	58.0以下（乳糖を含む）	29.0以下	5万以下（1g当たり）	陰性	—	
全粉乳	95.0以上	—	25.0以上	—	5.0以下	5万以下（1g当たり）	陰性	—	使用可能添加物は下記の通り＊4 ＊1
脱脂粉乳	95.0以上	—	—	—	5.0以下	5万以下（1g当たり）	陰性	＊6	たんぱく質量の調整のために乳糖及び生乳、牛乳、特別牛乳、低脂肪牛乳又は無脂肪牛乳からろ過により得られたものを添加することができる。
クリームパウダー	95.0以上	—	50.0以上	—	5.0以下	5万以下（1g当たり）	陰性	—	
ホエイパウダー	95.0以上	—	—	—	5.0以下	5万以下（1g当たり）	陰性	—	
たんぱく質濃縮ホエイパウダー	95.0以上	15.0以上80.0以下	—	—	5.0以下	5万以下（1g当たり）	陰性	—	
バターミルクパウダー	95.0以上	—	—	—	5.0以下	5万以下（1g当たり）	陰性	—	
加糖粉乳	70.0以上	—	18.0以上	25.0以下（乳糖を除く）	5.0以下	5万以下（1g当たり）	陰性	—	しょ糖以外のものの混入については下記の通り＊5 ＊1

	乳固形分（%）	乳たんぱく量（%）（乾燥状態において）	乳脂肪分（%）	糖　分（%）	水　分（%）	細菌数（標準平板培養法）	大腸菌群	製造の方法の基準	備　考
調製粉乳	50.0以上	—	—	—	5.0以下	5万以下（1g当たり）	陰性	—	乳（山羊乳を除く）又は乳製品のほか、その種類及び混合割合につき厚生労働大臣の承認を得て使用するもの以外は使用禁止

注：*1　製造に当たってその種類及び混合割合につき厚生労働大臣の承認を受けた添加物はこの限りでない。

*2　塩化カルシウム、クエン酸カルシウム、クエン酸三ナトリウム、炭酸水素ナトリウム、炭酸ナトリウム（結晶）、炭酸ナトリウム（無水）、ピロリン酸四ナトリウム（結晶）、ピロリン酸四ナトリウム（無水）、ポリリン酸カリウム、ポリリン酸ナトリウム、メタリン酸カリウム、メタリン酸ナトリウム、リン酸水素二ナトリウム（結晶）、リン酸水素二ナトリウム（無水）、リン酸二水素ナトリウム（結晶）、リン酸二水素ナトリウム（無水）、リン酸三ナトリウム（結晶）、リン酸三ナトリウム（無水）単品で２g／kg以下、組合せで３g／kg以下（結晶は無水換算）

*3　クエン酸カルシウム、クエン酸三ナトリウム、炭酸水素ナトリウム、炭酸ナトリウム（結晶）、炭酸ナトリウム（無水）、ピロリン酸四ナトリウム（結晶）、ピロリン酸四ナトリウム（無水）、ポリリン酸カリウム、ポリリン酸ナトリウム、メタリン酸カリウム、メタリン酸ナトリウム、リン酸水素二カリウム、リン酸水素二ナトリウム（結晶）、リン酸水素二ナトリウム（無水）、リン酸二水素ナトリウム（結晶）、リン酸二水素ナトリウム（無水）単品で２g／kg以下、組合せで３g／kg以下（結晶は無水換算）、乳糖２g／kg以下

*4　クエン酸三ナトリウム、炭酸水素ナトリウム、炭酸ナトリウム（結晶）、炭酸ナトリウム（無水）、ピロリン酸四ナトリウム（結晶）、ピロリン酸四ナトリウム（無水）、ポリリン酸カリウム、ポリリン酸ナトリウム、メタリン酸カリウム、メタリン酸ナトリウム、リン酸水素二ナトリウム（結晶）、リン酸水素二ナトリウム（無水）、リン酸三ナトリウム（結晶）、リン酸三ナトリウム（無水）、単独又は組合せで５g／kg以下（結晶は無水換算）

*5　クエン酸三ナトリウム、炭酸水素ナトリウム、ピロリン酸四ナトリウム（結晶）、ピロリン酸四ナトリウム（無水）、ポリリン酸カリウム、ポリリン酸ナトリウム、メタリン酸カリウム、メタリン酸ナトリウム、リン酸水素二ナトリウム（結晶）、リン酸水素二ナトリウム（無水）、リン酸三ナトリウム（結晶）、リン酸三ナトリウム（無水）、単品又は組合せで５g／kg以下（結晶は無水換算）

*6　加熱殺菌を行うまでの工程において、原料を10℃以下又は48℃を超える温度に保たなければならない。（原料が滞留しないように連続して製造が行われている場合はこの限りではない）加熱殺菌は牛乳の例による。加熱殺菌後から乾燥を行うまでの工程において、原料を10℃以下又は48℃を超える温度に保たなければならない。ただし、当該工程において用いるすべての機械の構造が外部からの微生物による汚染を防止するものである場合又は原料の温度が10℃を超え、かつ、48℃以下の状態の時間が６時間未満である場合にあっては、この限りではない。

出典：公益社団法人日本食品衛生学会編「食品・食品添加物等規格基準（抄）」Ⅱ．乳・乳製品　２．乳製品．食品衛生学雑誌，54巻１号，2013.

3　発酵乳・乳酸菌飲料*1

	無脂乳固形分％	乳酸菌数又は酵母数（1ml当たり）	大腸菌群	製造の方法の基準	備考
発酵乳*2	8.0以上	1000万以上	陰性	原水は、飲用適の水とする。原料（乳酸菌、酵母、発酵乳及び乳酸菌飲料を除く）は62℃で30分間加熱殺菌するか、又はこれと同等以上の殺菌効果を有する方法で殺菌すること。	糊状のもの又は凍結したものには防腐剤を使用しないこと。
乳酸菌飲料*2（無脂乳固形分3.0%以上）	—	1000万以上 ただし、発酵させた後、75℃以上で15分加熱するか、これと同等以上の殺菌方法で加熱殺菌したものはこの限りでない。	陰性	原液の製造に使用する原水は飲用適の水であること。原液の製造に使用する原料（乳酸菌及び酵母を除く）は62℃で30分間加熱殺菌するか、又はこれと同等以上の殺菌効果を有する方法で殺菌すること。原液を薄めるのに使用する水等は、使用直前に5分間以上煮沸するか、又はこれと同等以上の効果を有する殺菌操作を施すこと。	殺菌したものには、防腐剤を使用しないこと。
乳酸菌飲料*3（無脂乳固形分3.0%未満）	—	100万以上	陰性		

注：*1　清涼飲料水全自動調理機で調理される乳酸菌飲料の調理の方法の基準については別に定められている。
　　*2　乳製品
　　*3　乳等を主原料とする食品

出典：公益社団法人日本食品衛生学会編「食品・食品添加物等規格基準（抄）」Ⅱ．乳・乳製品　3．発酵乳・乳酸菌飲料．食品衛生学雑誌，54巻1号，2013.

4　常温保存可能品

	アルコール試験（30±1℃14日又は55±1℃7日保存の前後において）	酸度（乳酸%）（30±1℃14日又は55±1℃7日保存の前後の差）	細菌数（30±1℃14日又は55±1℃で7日保存した後）（1ml当たり）
牛乳、成分調整牛乳	陰性	0.02%以内	0（標準平板培養法）
低脂肪牛乳	陰性	0.02%以内	0（標準平板培養法）
無脂肪牛乳	陰性	0.02%以内	0（標準平板培養法）
加工乳	陰性	0.02%以内	0（標準平板培養法）
乳飲料	—	—	0（標準平板培養法）

出典：公益社団法人日本食品衛生学会編「食品・食品添加物等規格基準（抄）」Ⅱ．乳・乳製品　4．常温保存可能品．食品衛生学雑誌，54巻1号，2013.

資料５　器具・容器包装の規格基準

注　平成25年８月６日改正分まで収載

1　原材料一般の規格

原材料	種　類	規　格
金属	器具	銅、鉛又はこれらの合金が削り取られるおそれのある構造でないこと
	食品接触部分のメッキ用スズ	鉛：0.1％以下
	器具・容器包装の食品接触部分の製造又は修理に用いる金属	鉛：0.1％以下 アンチモン：５％未満
	器具・容器包装の食品接触部分の製造又は修理に用いるハンダ	鉛：0.2％以下
	電流を直接食品に通ずる装置を有する器具の電極	鉄、アルミニウム、白金、チタンに限る（ただし、食品を流れる電流が微量である場合はステンレスも使用できる）
一般	器具・容器包装	着色料：化学的合成品にあっては、食品衛生法施行規則別表第１掲載品目（ただし、着色料が溶出又は浸出して食品に混和するおそれのない場合を除く）
ポリ塩化ビニル	油脂又は脂肪性食品を含有する食品に接触する器具・容器包装	フタル酸ビス（２-エチルヘキシル）を用いてはならない（ただし、溶出又は浸出して食品に混和するおそれのないように加工されている場合を除く）
紙（板紙を含む）	器具・容器包装（紙中の水分又は油分が著しく増加する用途又は長時間の加熱を伴う用途に使用されるもの）	古紙を用いてはならない（ただし、紙中の有害な物質が溶出又は浸出して食品に混和するおそれのないように加工されている場合を除く）

出典：公益社団法人日本食品衛生学会編「食品・食品添加物等規格基準（抄）」Ⅳ．器具・容器包装　1．器具若しくは容器包装又はこれらの原材料一般の規格．食品衛生学雑誌，54巻１号，2013.

2　原材料の材質別規格

原材料	種　類			溶出試験			
				浸出条件	浸出用液	規格	
						カドミウム	鉛
ガラス	深さ2.5cm以上	加熱調理用器具		常温（暗所）、24時間	４％酢酸	0.05μg/ml以下	0.5μg/ml以下
		加熱調理用器具以外	容量600ml未満			0.5μg/ml以下	1.5μg/ml以下
			容量600ml以上			0.25μg/ml以下	0.75μg/ml以下
			容量３L以上			0.25μg/ml以下	0.5μg/ml以下
	液体を満たせないもの又は深さ2.5cm未満					0.7μg/cm²以下	8μg/cm²以下
陶磁器	深さ2.5cm以上	加熱調理用器具		常温（暗所）、24時間	４％酢酸	0.05μg/ml以下	0.5μg/ml以下
		加熱調理用器具以外	容量1.1L未満			0.5μg/ml以下	２μg/ml以下
			容量1.1L以上			0.25μg/ml以下	１μg/ml以下
			容量３L以上			0.25μg/ml以下	0.5μg/ml以下
	液体を満たせないもの又は深さ2.5cm未満					0.7μg/cm²以下	8μg/cm²以下
ホウロウ引き	深さ2.5cm以上	加熱調理用器具	容量３L未満	常温（暗所）、24時間	４％酢酸	0.07μg/ml以下	0.4μg/ml以下
		加熱調理用器具以外				0.07μg/ml以下	0.8μg/ml以下
		容量３L以上				0.5μg/cm²以下	1μg/cm²以下
	液体を満たせないもの又は深さ2.5cm未満	加熱調理用器具				0.5μg/cm²以下	1μg/cm²以下
		加熱調理用器具以外				0.7μg/cm²以下	8μg/cm²以下

出典：公益社団法人日本食品衛生学会編「食品・食品添加物等規格基準（抄）」Ⅳ．器具・容器包装　2．器具若しくは容器包装又はこれらの原材料の材質別規格．食品衛生学雑誌，54巻１号，2013.

原材料	種　類	材質試験	溶出試験			
			試験項目	浸出条件	浸出用液	規　格
合成樹脂	合成樹脂一般（一般規格）	・カドミウム：100μg/g以下 ・鉛：100μg/g以下	重金属	60℃、30分間*1	4％酢酸	1μg/ml以下（Pbとして）
			$KMnO_4$消費量*2		水	10μg/ml以下
	フェノール樹脂、メラミン樹脂及びユリア樹脂（個別規格）		フェノール	60℃、30分間*1	水	5μg/ml以下
			ホルムアルデヒド			陰性
			蒸発残留物	25℃、1時間	ヘプタン*3	30μg/ml以下
				60℃、30分間	20％エタノール*4	
				60℃、30分間	水*5	
					4％酢酸*6	
	ホルムアルデヒドを製造原料とするもの（上記を除く）（同上）		ホルムアルデヒド	60℃、30分間*1	水	陰性
			蒸発残留物	25℃、1時間	ヘプタン*3	30μg/ml以下
				60℃、30分間	20％エタノール*4	
				60℃、30分間*1	水*5	
					4％酢酸*6	
	ポリ塩化ビニル（PVC）（同上）	・ジブチルスズ化合物：50μg/g以下（二塩化ジブチルスズとして） ・クレゾールリン酸エステル：1mg/g以下 ・塩化ビニル：1μg/g以下	蒸発残留物	25℃、1時間	ヘプタン*3	150μg/ml以下
				60℃、30分間	20％エタノール*4	30μg/ml以下
				60℃、30分間*1	水*5	
					4％酢酸*6	
	ポリエチレン（PE）及びポリプロピレン（PP）（同上）		蒸発残留物	25℃、1時間	ヘプタン*3	30μg/ml以下（ただし、使用温度が100℃以下の試料にあっては150μg/ml以下）
				60℃、30分間	20％エタノール*4	30μg/ml以下
				60℃、30分間*1	水*5	
					4％酢酸*6	
	ポリスチレン（PS）（同上）	・揮発性物質（スチレン、トルエン、エチルベンゼン、イソプロピルベンゼン及びプロピルベンゼンの合計）：5mg/g以下、ただし、発泡ポリスチレン（熱湯を用いるものに限る）では2mg/g以下でスチレン及びエチルベンゼンがそれぞれ1mg/g以下	蒸発残留物	25℃、1時間	ヘプタン*3	240μg/ml以下
				60℃、30分間	20％エタノール*4	30μg/ml以下
				60℃、30分間*1	水*5	
					4％酢酸*6	
	ポリ塩化ビニリデン（PVDC）（同上）	・バリウム：100μg/g以下 ・塩化ビニリデン：6μg/g以下	蒸発残留物	25℃、1時間	ヘプタン*3	30μg/ml以下
				60℃、30分間	20％エタノール*4	
				60℃、30分間*1	水*5	
					4％酢酸*6	

原材料	種類	材質試験	溶出試験			
			試験項目	浸出条件	浸出用液	規格
	ポリエチレンテレフタレート(PET)(同上)		アンチモン	60℃、30分間*1	4%酢酸	0.05μg/ml以下
			ゲルマニウム			0.1μg/ml以下
			蒸発残留物	25℃、1時間	ヘプタン*3	30μg/ml以下
				60℃、30分間	20%エタノール*4	
				60℃、30分間*1	水*5	
					4%酢酸*6	
	ポリメタクリル酸メチル(PMMA)(個別規格)		メタクリル酸メチル	60℃、30分間	20%エタノール	15μg/ml以下
			蒸発残留物	25℃、1時間	ヘプタン*3	30μg/ml以下
				60℃、30分間	20%エタノール*4	
				60℃、30分間*1	水*5	
					4%酢酸*6	
	ナイロン(PA)(同上)		カプロラクタム	60℃、30分間	20%エタノール	15μg/ml以下
			蒸発残留物	25℃、1時間	ヘプタン*3	30μg/ml以下
				60℃、30分間	20%エタノール*4	
				60℃、30分間*1	水*5	
					4%酢酸*6	
	ポリメチルペンテン(PMP)(同上)		蒸発残留物	25℃、1時間	ヘプタン*3	120μg/ml以下
				60℃、30分間	20%エタノール*4	30μg/ml以下
				60℃、30分間*1	水*5	
					4%酢酸*6	
	ポリカーボネート(PC)(同上)	・ビスフェノールA(フェノール及び*p*-*t*-ブチルフェノールを含む)500μg/g以下 ・ジフェニルカーボネート500μg/g以下 ・アミン類(トリエチルアミン及びトリブチルアミン)1μg/g以下	ビスフェノールA(フェノール及び*p*-*t*-ブチルフェノールを含む)	25℃、1時間	ヘプタン*3	2.5μg/ml以下
				60℃、30分間	20%エタノール*4	
				60℃、30分間*1	水*5	
					4%酢酸*6	
			蒸発残留物	25℃、1時間	ヘプタン*3	30μg/ml以下
				60℃、30分間	20%エタノール*4	
				60℃、30分間*1	水*5	
					4%酢酸*6	
	ポリビニルアルコール(PVA)(同上)		蒸発残留物	25℃、1時間	ヘプタン*3	30μg/ml以下
				60℃、30分間	20%エタノール*4	
				60℃、30分間*1	水*5	
					4%酢酸*6	
	ポリ乳酸(PLA)(同上)		総乳酸	60℃、30分間*1	水	30μg/ml以下
			蒸発残留物	25℃、1時間	ヘプタン*3	30μg/ml以下
				60℃、30分間	20%エタノール*4	
				60℃、30分間*1	水*5	
					4%酢酸*6	

原材料	種類	材質試験	溶出試験			
			試験項目	浸出条件	浸出用液	規格
ゴム	ほ乳器具を除く	・カドミウム：100μg/g以下 ・鉛：100μg/g以下 ・2-メルカプトイミダゾリン（塩素を含むものに限る）：陰性	フェノール	60℃、30分間*1	水	5μg/ml以下
			ホルムアルデヒド			陰性
			亜鉛		4％酢酸	15μg/ml以下
			重金属			1μg/ml以下（Pbとして）
			蒸発残留物		水*5、*7	60μg/ml以下
					4％酢酸*6	
				60℃、30分間	20％エタノール*3、*4	
	ほ乳器具	・カドミウム：10μg/g以下 ・鉛：10μg/g以下	フェノール	40℃、24時間	水	5μg/ml以下
			ホルムアルデヒド			陰性
			亜鉛			1μg/ml以下
			重金属		4％酢酸	1μg/ml以下（Pbとして）
			蒸発残留物		水	40μg/ml以下
金属缶［乾燥した食品（油脂及び脂肪性食品を除く）を内容物とするものを除く］			ヒ素	60℃、30分間*1	水*5	0.2μg/ml以下（As_2O_3として）
				60℃、30分間	0.5％クエン酸溶液*6	
			カドミウム	60℃、30分間*1	水*5	0.1μg/ml以下
				60℃、30分間	0.5％クエン酸溶液*6	
			鉛	60℃、30分間*1	水*5	0.4μg/ml以下
				60℃、30分間	0.5％クエン酸溶液*6	
			フェノール*8	60℃、30分間*1	水	5μg/ml以下
			ホルムアルデヒド*8			陰性
			蒸発残留物*8	25℃、1時間	ヘプタン*3、*9	30μg/ml以下
				60℃、30分間	20％エタノール*4	
				60℃、30分間*1	水*5、*10	
				60℃、30分間	4％酢酸*6	
			エピクロルヒドリン*8	25℃、1時間	ペンタン	0.5μg/ml以下
			塩化ビニル*8	5℃以下、24時間	エタノール	0.05μg/ml以下

注：*1　ただし、使用温度が100℃を超える場合は95℃、30分間
*2　フェノール樹脂、メラミン樹脂及びユリア樹脂を除く
*3　油脂及び脂肪性食品
*4　酒類
*5　pH5を超える食品
*6　pH5以下の食品
*7　器具
*8　合成樹脂で塗装されたものに限る
*9　天然の油脂を主原料とする塗料であって、塗膜中の酸化亜鉛の含量が3％を超えるものにより、缶の内面を塗装した缶を試料とする場合は90μg/ml以下
*10　*9と同様の缶を試料とし、その量が30μg/mlを超える場合は、クロロホルム可溶物量が30μg/ml以下

出典：公益社団法人日本食品衛生学会編「食品・食品添加物等規格基準（抄）」Ⅳ．器具・容器包装　2．器具若しくは容器包装又はこれらの原材料の材質別規格．食品衛生学雑誌，54巻1号，2013.

3　用途別規格

食品の種類	器具・容器包装の種類	規　　格
容器包装詰加圧加熱殺菌食品（缶詰食品、瓶詰食品を除く）	容器包装	・遮光性を有し、気体透過性のないもの（ただし、内容物が油脂の変敗による品質の低下のおそれのない場合を除く） ・水を満たし密封し、製造時の加圧加熱と同一の加圧加熱を行ったとき、破損、変形、着色、変色などを生じないもの ・耐圧縮試験：内容物又は水の漏れがないこと ・熱封かん強度試験：23N以上（ただし、箱状容器包装で内圧強度試験20kPa以上の場合を除く） ・落下試験：内容物又は水の漏れがないこと
清涼飲料水（原料用果汁を除く）	ガラス製容器包装	・透明なもの（ただし、回収して繰り返し使用する場合に限る） ・持続耐圧試験：ガス漏れがないこと（ただし、炭酸を含有する清涼飲料水を充てんするものに限り、紙のふたにより打栓するものを除く） ・耐減圧試験：空気漏れがないこと（ただし、清涼飲料水を熱充てんするものに限り、紙のふたにより打栓するものを除く） ・漏水試験：内容物の漏れがないこと（ただし、炭酸を含有しない清涼飲料水で、かつ熱充てん以外の方法で充てんするものに限り、紙のふたにより打栓するものを除く）
	金属製容器包装	・耐圧試験：空気漏れがないこと（ただし、容器包装内の圧力が常温で大気圧を超えるもの） ・耐減圧試験：空気漏れがないこと（ただし、容器包装内の圧力が常温で大気圧と同等又はそれ以下のもの） ・ピンホール試験：ピンホールを認めないこと（ただし、容器包装の開口部分に、密封のために金属以外の材質を用いたもの） ・破裂強度試験：490kPa以上（同上） ・突き刺し強度試験：15N以上（同上）
	合成樹脂製、合成樹脂加工紙製及び合成樹脂加工アルミニウム箔製容器包装	・内容物に直接接触する部分に使用する合成樹脂は、２　原材料の材質別の合成樹脂において個別規格の定められたものに限る（ただし、合成樹脂加工アルミニウム箔で、密封の用に供されるものを除く） ・落下試験：内容物又は水の漏れがないこと ・ピンホール試験：ピンホールを認めないこと ・封かん試験：空気漏れがないこと（ただし、熱封かんにより密封する合成樹脂加工紙製容器包装） ・耐圧縮試験：内容物又は水の漏れがないこと（ただし、熱封かんにより密封する合成樹脂製容器包装及び合成樹脂加工アルミニウム箔製容器包装） ・持続耐圧試験:ガス漏れがないこと（ただし、王冠等により密栓するものであって炭酸を含有する清涼飲料水を充てんするもの） ・持続耐減圧試験：メチレンブルーの着色を認めないこと（ただし、王冠等により密栓するものであって清涼飲料水を熱充てんするもの） ・漏水試験:内容物の漏れがないこと（ただし、王冠等により密栓するものであって炭酸を含有しない清涼飲料水を熱充てん以外の方法で充てんするもの）
	組合せ容器包装（金属、合成樹脂、合成樹脂加工紙又は合成樹脂加工アルミニウム箔のうち２つ以上を用いる容器包装）	・金属は、２　原材料の材質別の金属缶に定める規格に、また、合成樹脂、合成樹脂加工紙及び合成樹脂加工アルミニウム箔にあって内容物に直接接触する部分に使用する合成樹脂は、２　原材料の材質別の合成樹脂において個別規格の定められたものに限る（ただし、合成樹脂加工アルミニウム箔であって密封の用に供されるものを除く） ・落下試験：内容物又は水の漏れがないこと ・ピンホール試験：ピンホールを認めないこと ・封かん試験：空気漏れがないこと（ただし、熱封かんにより密封するものに限る） ・耐減圧試験：空気漏れがないこと（ただし、清涼飲料水を熱充てんするものに限る） ・漏水試験：内容物の漏れがないこと（ただし、清涼飲料水を熱充てん以外の方法により充てんするものであって熱封かん以外の方法により密封するものに限る）

食品の種類	器具・容器包装の種類	規　格
氷菓	製造等に使用する器具	・洗浄に容易な構造を有し、内面及び接触面は平滑で、さびを生じない原材料を使用するか、又はさびを生じないように加工されたものに限る ・洗浄及び殺菌が容易で、汚染を防止できるものに限る（分注機械・打栓機械） ・防塵及び防虫の装置を有し、その融解水が氷菓に直接接触しないような構造に限る（保存・運搬用容器）
食品一般	自動販売機（食品が部品に直接接触する構造を有するものに限る）本体	食品に直接接触する部品の材質は、ステンレス製等の有毒又は有害な物質が溶出するおそれのないもので、耐酸性、耐熱性、耐水性及び不浸透性のものに限る（ただし、食品をろ過するものにあっては、不浸透性の材質であることを要しない）
	自動販売機（同上）のカートリッジ式給水タンク	水に直接接触する部分の材質は、ステンレス製等の有毒又は有害な物質が溶出するおそれのないもので、耐酸性、耐水性及び不浸透性のものに限る
	自動販売機（同上）によって食品を販売するために用いる容器	・清涼飲料水を除く食品を販売するために用いる容器は、洗浄され、殺菌されたものに限る（ただし、未使用の紙製、合成樹脂製、合成樹脂加工紙製若しくはアルミニウム箔製容器又は組合せ容器であって、殺菌され、又は殺菌効果を有する製造方法で製造され、使用されるまでに汚染されるおそれのないように取り扱われたものを除く） ・清涼飲料水を販売する際に用いる容器は、未使用の紙製、合成樹脂製、合成樹脂加工紙製若しくはアルミニウム箔製容器又は組合せ容器であって、殺菌され、又は殺菌効果を有する製造方法で製造され、使用されるまでに汚染されるおそれのないように取り扱われたものに限る
清涼飲料水の原液	コップ販売式自動販売機又は清涼飲料水全自動調理機に収められる清涼飲料水の原液の運搬器具又は容器包装	・金属製：ねじ込み式等の栓又はふたを有し、洗浄に容易な構造であり、内面が平滑で、さびを生じない原材料を使用するか、又はさびを生じないように加工されたものに限る ・合成樹脂製：３　用途別、清涼飲料水（原料用果汁を除く）の合成樹脂製、合成樹脂加工紙製及び合成樹脂加工アルミニウム箔製容器包装の規定を準用

出典：公益社団法人日本食品衛生学会編「食品・食品添加物等規格基準（抄）」Ⅳ．器具・容器包装　3．器具又は容器包装の用途別規格．食品衛生学雑誌，54巻１号，2013.

4　製造基準

器具・容器包装の種類	規　格
銅製又は銅合金製の器具及び容器包装	食品に接触する部分を全面スズメッキ又は銀メッキその他衛生上危害を生ずるおそれのない処置を施されたものに限る（ただし、固有の光沢を有し、さびを有しないものを除く）
器具・容器包装一般	着色料：化学的合成品を使用する場合は、食品衛生法施行規則別表第１掲載品目（ただし、うわぐすり、ガラス又はホウロウへ融和させる方法その他食品に混和するおそれのない方法による場合を除く）
氷菓の紙製、経木製又は金属箔製の容器包装	製造後、殺菌したものに限る
器具・容器包装一般	特定牛の脊柱を原材料として使用してはならない（ただし、特定牛の脊柱に由来する油脂を、高温かつ高圧の条件の下で、加水分解、けん化又はエステル交換したものを、原材料として使用する場合を除く）
ポリ乳酸製器具及び容器包装	使用温度が40℃を超える場合にはD-乳酸含有率が６％を超えるポリ乳酸を使用してはならない（ただし、100℃以下で30分以内又は66℃以下で２時間以内を除く）

出典：公益社団法人日本食品衛生学会編「食品・食品添加物等規格基準（抄）」Ⅳ．器具・容器包装　4．器具及び容器包装の製造基準．食品衛生学雑誌，54巻１号，2013.

5 乳等(ここに示した以外の容器包装を使用する場合には厚生労働大臣の承認を必要とする)

乳等の種類	容器包装(販売用)の種類	材質別	材質試験	溶出試験				強度試験
				試験項目	浸出条件	浸出用液	規格	
牛乳、特別牛乳、殺菌山羊乳、成分調整牛乳、低脂肪牛乳、無脂肪牛乳、加工乳、クリーム	ガラス瓶		着色していない透明なもの。口内径26mm以上					
	合成樹脂製容器包装及び合成樹脂加工紙製容器包装*1、*2、*3	内容物に直接接触する部分に使用するポリエチレン(PE)又はエチレン・1-アルケン共重合樹脂(LLDPE)*4	・*n*-ヘキサン抽出物:2.6%以下 ・キシレン可溶物:11.3%以下 ・ヒ素:2ppm以下(As_2O_3として) ・重金属:20ppm以下(Pbとして)	重金属	60℃、30分間	4%酢酸	1ppm以下(Pbとして)	・破裂強度:内容量300ml以下は196.1kPa(常温保存可能品は392.3kPa)以上、内容量300mlを超えるものは490.3kPa(常温保存可能品は784.5kPa)以上 ・封かん強度:内圧を13.3kPaまで加圧時に破損又は空気漏れがないこと ・ピンホール:メチレンブルー溶液を満たし30分静置後漏れを生じないこと
				蒸発残留物	60℃、30分間	4%酢酸	15ppm以下(F=1)	
					25℃、60分間*5	*n*-ヘプタン*5	15ppm以下(F=5)*5	
				$KMnO_4$消費量	60℃、30分間	水	5ppm以下	
		内容物に直接接触する部分に使用するポリエチレンテレフタレート(PET)*4	・カドミウム:100ppm以下 ・鉛:100ppm以下	重金属	60℃、30分間	4%酢酸	1ppm以下(Pbとして)	・封かん強度:内圧を13.3kPaまで加圧時に破損又は空気漏れがないこと ・ピンホール:メチレンブルー溶液を満たし
				蒸発残留物	60℃、30分間	4%酢酸	15ppm以下(F=1)	

乳等の種類	容器包装（販売用）の種類	材質別	材質試験	溶出試験 試験項目	浸出条件	浸出用液	規格	強度試験
					25℃、60分間*5	*n*-ヘプタン*5	15ppm以下（F=1）*5	30分静置後漏れを生じないこと ・次のいずれかに適合すること ①破裂強度：内容量300ml以下は196.1kPa（常温保存可能品は392.3kPa）以上、内容量300mlを超えるものは490.3kPa（常温保存可能品は784.5kPa）以上 ②突き刺し強度：9.8N以上
				$KMnO_4$消費量	60℃、30分間	水	5ppm以下	
				アンチモン		4％酢酸	0.025ppm以下	
				ゲルマニウム			0.05ppm以下	
	金属缶（クリーム容器に限る）		発酵乳等の金属缶に規定する規格に同じ	同左	同左	同左	同左	
	組合せ容器包装（合成樹脂及び合成樹脂加工紙を用いる容器包装、ただしクリームにあっては上記又は金属のうち2つ以上を用い	内容物に直接接触する部分に使用するPE、LLDPE又はPET*4	牛乳等の合成樹脂製容器包装及び合成樹脂加工紙製容器包装に規定する規格に同じ	同左	同左	同左	同左	同左（ただし、常温保存可能品に係る規格を除く。破裂強度とピンホールは、合成樹脂及び合成樹脂加工紙のそれぞれについて行う）

乳等の種類	容器包装（販売用）の種類	材質別	材質試験	溶出試験				強度試験
				試験項目	浸出条件	浸出用液	規格	
	る容器包装をいう）＊1、＊3	金属	発酵乳等の金属缶に規定する規格に同じ	同左	同左	同左	同左	
発酵乳、乳酸菌飲料、乳飲料	ガラス瓶		透明なもの					
	合成樹脂製容器包装・合成樹脂加工紙製容器包装及び合成樹脂加工アルミニウム箔製容器包装＊2、＊3、＊6	内容物に直接接触する部分に使用するPE又はLLDPE	牛乳等に規定する規格に同じ	同左（ただし、蒸発残留物は4％酢酸のみ）	同左	同左	同左	・封かん強度：内圧を13.3kPaまで加圧時に破損又は空気漏れがないこと ・ピンホール：メチレンブルー溶液を満たし30分静置後漏れを生じないこと ・次のいずれかに適合すること ①破裂強度:内容量300ml以下は196.1kPa（常温保存可能品は392.3kPa）以上、内容量300mlを超えるものは490.3kPa（常温保存可能品は784.5kPa）以上 ②突き刺し強度:9.8N以上
		内容物に直接接触する部分に使用するポリスチレン(PS)	・揮発性物質(スチレン、トルエン、エチルベンゼン、イソプロピルベンゼン及び*n*-プロピルベンゼンの合計)：1,500ppm以下 ・ヒ素：2ppm以下(As_2O_3として) ・重金属：20ppm以下(Pbとして)	重金属	60℃、30分間	4％酢酸	1ppm以下(Pbとして)	
				蒸発残留物			15ppm以下	
				$KMnO_4$消費量		水	5ppm以下	
		内容物に直接接触する部分に使用するポリプロピレン(PP)を主成分とする合成樹脂	・n-ヘキサン抽出物：5.5％以下 ・キシレン可溶物：30％以下 ・ヒ素：2ppm以下(As_2O_3として) ・重金属：20ppm以下(Pbとして)	重金属	60℃、30分間	4％酢酸	1ppm以下(Pbとして)	
				蒸発残留物			15ppm以下	
				$KMnO_4$消費量		水	5ppm以下	
		内容物に直接接触する部分に使用するPETを主成分とする合成樹脂	・カドミウム：100ppm以下 ・鉛：100ppm以下	重金属	60℃、30分間	4％酢酸	1ppm以下(Pbとして)	
				蒸発残留物			15ppm	
				$KMnO_4$消費量		水	5ppm以下	
				アンチモン		4％酢酸	0.025ppm以下	
				ゲルマニウム			0.05ppm以下	

乳等の種類	容器包装（販売用）の種類	材質別	材質試験	溶出試験				強度試験
				試験項目	浸出条件	浸出用液	規格	
	金属缶	金属缶		ヒ素			0.1ppm以下（As_2O_3として）	
				重金属		４%酢酸	１ppm以下（Pbとして）	
				蒸発残留物*7	60℃、30分間		15ppm以下	
				$KMnO_4$消費量*7			５ppm以下	
				フェノール*7		水	陰性	
				ホルムアルデヒド*7			陰性	
		内容物に直接接触する部分に使用する合成樹脂	・カドミウム：100ppm以下 ・鉛：100ppm以下 ・ジブチルスズ化合物：50ppm以下(二塩化ジブチルスズとして)*8 ・クレゾールリン酸エステル：1,000ppm以下*8 ・塩化ビニル：1ppm以下*8					
	組合せ容器包装（合成樹脂、合成樹脂加工紙、合成樹脂加工アルミニウム箔又は金属のうち2つ以上を用いる容器包装をいう）*3､*9	合成樹脂、合成樹脂加工紙、合成樹脂加工アルミニウム箔（密栓の用に供するものを除く）	発酵乳等の合成樹脂等に規定する規格に同じ	同左	同左	同左	同左	同左（ただし、封かん強度及び常温保存可能品に係る規格を除く、破裂強度490.3kPa以上）
		金属	発酵乳等の金属缶に規定する規格に同じ	同左	同左	同左	同左	
		密栓の用に供する合成樹脂加工アルミニウム箔		重金属	60℃、30分間	4%酢酸	1ppm以下（Pbとして）	・破裂強度：196.1kPa以上
				蒸発残留物	60℃、30分間	４%酢酸	15ppm以下	
				$KMnO_4$消費量			５ppm以下	
				フェノール	60℃、30分間	水	陰性	
				ホルムアルデヒド			陰性	

乳等の種類	容器包装（販売用）の種類	材質別	材質試験	溶出試験				強度試験
				試験項目	浸出条件	浸出用液	規格	
		密栓の用に供する合成樹脂加工アルミニウム箔の内容物に直接接触する部分に使用する合成樹脂	・ヒ素：2ppm以下（As_2O_3として） ・カドミウム：100ppm以下 ・鉛：100ppm以下 ・ジブチルスズ化合物：50ppm以下（二塩化ジブチルスズとして）*8 ・クレゾールリン酸エステル：1,000ppm以下*8 ・塩化ビニル：1ppm以下*8					
調製粉乳	金属缶（開口部分の密閉のために合成樹脂を使用するものを含む）*10	内容物に直接接触する部分に使用するPE、LLDPE又はPET	調製粉乳の合成樹脂ラミネート容器包装に規定する規格に同じ	同左	同左	同左	同左	・封かん強度：牛乳等の試験に同じ
	合成樹脂ラミネート容器包装（合成樹脂にアルミニウム箔を貼り合わせた容器包装又はこれにセロファンもしくは紙を貼り合わせた容器包装をいう）*3、*11	内容物に直接接触する部分に使用するPE又はLLDPE*12	牛乳等の合成樹脂製容器包装及び合成樹脂加工紙製容器包装に規定する規格に同じ	同左	同左	同左	同左	・破裂強度:内容量300g以下のものは196.1 kPa以上、内容量300gを超えるものは490.3 kPa〔外包装（小売のために容器包装の上にした包装をいう）をした場合において、当該外包装と合わせた破裂強度の最大値が980.7 kPa以上であ

乳等の種類	容器包装（販売用）の種類	材質別	材質試験	溶出試験				強度試験
				試験項目	浸出条件	浸出用液	規格	
		内容物に直接接触する部分に使用するPET	・カドミウム：100ppm以下 ・鉛：100ppm以下	重金属	60℃、30分間	4％酢酸	1ppm以下（Pbとして）	るときは196.1kPa〕以上 ・封かん強度：牛乳等の試験に同じ
				蒸発残留物			15ppm以下	
				$KMnO_4$消費量		水	5ppm以下	
				アンチモン		4％酢酸	0.025ppm以下	
				ゲルマニウム			0.05ppm以下	
	組合せ容器包装（金属缶及び合成樹脂ラミネートを用いる容器包装）*3、*11	金属缶	調製粉乳の金属缶に規定する規格に同じ	同左	同左	同左	同左	同左
		合成樹脂ラミネート	調製粉乳の合成樹脂ラミネート容器包装の規定する規格に同じ	同左	同左	同左	同左	同左（ただし、破裂強度は490.3kPa以上）

注：*1　合成樹脂製容器包装はPE、LLDPE、ナイロン、PP又はPETを用いる容器包装、また合成樹脂加工紙製容器包装は合成樹脂加工紙（PE、LLDPE、ナイロン、PP又はPET製加工紙）を用いる容器包装に限る。ただし、内容物に直接接触する部分はPE、LLDPE又はPETであること

*2　常温保存可能品の容器包装にあっては、遮光性を有し、かつ、気体透過性のないものであること

*3　これらの容器包装又はその一部を製造する者は、製造したものを殺菌すること、ただし、殺菌効果を有する方法で製造された場合を除く

*4　添加剤は使用不可（ただし、PE又はLLDPEであって合成樹脂1kgに対し局方ステアリン酸カルシウム2.5g以下、食添規格グリセリン脂肪酸エステル0.3g以下、又は食添規格二酸化チタンの添加を除く）

*5　クリームの容器包装

*6　内容物に直接接触する部分はPE、LLDPE、PS、PP又はPETを主成分とする合成樹脂であること

*7　内容物に直接接触する部分に合成樹脂を使用するものに限る

*8　塩化ビニル樹脂を使用するものに限る

*9　組合せ容器包装として、封かん強度は加圧時に破損または空気漏れがないこと

*10　密閉できる構造のもの、開口部分の密閉に使用する合成樹脂はPE、LLDPE又はPETであること

*11　内容物に直接接触する部分はPE、LLDPE又はPETであること

*12　添加剤は使用不可

出典：公益社団法人日本食品衛生学会編「食品・食品添加物等規格基準（抄）」Ⅳ．器具・容器包装　5．乳等．食品衛生学雑誌，54巻1号，2013．

資料６　洗浄剤の規格基準

注　平成25年８月６日改正分まで収載

分　類	規　格
成分規格[*1]	・ヒ素[*2、*3]：0.05ppm以下（As_2O_3として） ・重金属[*2、*3]：１ppm以下（Pbとして） ・メタノール[*2]：1μl/ｇ以下（液状のものに限る） ・液性（pH）[*2、*3]：脂肪酸系洗浄剤6.0～10.5 脂肪酸系洗浄剤以外6.0～8.0
	・酵素又は漂白作用を有する成分を含まないこと
	・香料：化学的合成品にあっては食品衛生法施行規則別表第１掲載品目に限る
	・着色料：化学的合成品にあっては食品衛生法施行規則別表第１掲載品目ならびにインダントレンブルーRS、ウールグリーンBS、キノリンイエロー及びパテントブルーVに限る
	・生分解度：85％以上。ただし、アニオン系界面活性剤を含むものに限る
使用基準	・使用濃度（界面活性剤として）：脂肪酸系洗浄剤は0.5％以下 脂肪酸系洗浄剤以外の洗浄剤[*1、*2]は0.1％以下
	・野菜又は果実は、洗浄剤[*1]溶液に５分間以上浸漬してはならないこと
	・洗浄後の野菜、果実及び飲食器は、飲用適の水ですすぐこと。その条件は次のとおり。 流水を用いる場合：野菜又は果実は30秒間以上、飲食器は５秒間以上 ため水を用いる場合：水をかえて２回以上

注：*1　もっぱら飲食器の洗浄の用に供されることが目的とされているものを除く

*2　固型石けんを除く

*3　脂肪酸系洗浄剤は30倍、脂肪酸系洗浄剤以外は150倍に水で希釈して調製した試料溶液中の濃度又は液性

出典：公益社団法人日本食品衛生学会編「食品・食品添加物等規格基準（抄）」Ⅵ．洗浄剤．食品衛生学雑誌，54巻１号，2013.

資料７　水質基準（水道法）

平成15年５月30日厚生労働省令第101号
注　平成23年１月28日厚生労働省令第11号改正現在

1	一般細菌	１mlの検水で形成される集落数が100以下であること。
2	大腸菌	検出されないこと。
3	カドミウム及びその化合物	カドミウムの量に関して、0.003mg/l以下であること。
4	水銀及びその化合物	水銀の量に関して、0.0005mg/l以下であること。
5	セレン及びその化合物	セレンの量に関して、0.01mg/l以下であること。
6	鉛及びその化合物	鉛の量に関して、0.01mg/l以下であること。
7	ヒ素及びその化合物	ヒ素の量に関して、0.01mg/l以下であること。
8	六価クロム化合物	六価クロムの量に関して、0.05mg/l以下であること。
9	シアン化物イオン及び塩化シアン	シアンの量に関して、0.01mg/l以下であること。
10	硝酸態窒素及び亜硝酸態窒素	10mg/l以下であること。
11	フッ素及びその化合物	フッ素の量に関して、0.8mg/l以下であること。
12	ホウ素及びその化合物	ホウ素の量に関して、1.0mg/l以下であること。
13	四塩化炭素	0.002mg/l以下であること。
14	１，４―ジオキサン	0.05mg/l以下であること。
15	シス―１，２―ジクロロエチレン及びトランス―１，２―ジクロロエチレン	0.04mg/l以下であること。
16	ジクロロメタン	0.02mg/l以下であること。
17	テトラクロロエチレン	0.01mg/l以下であること。
18	トリクロロエチレン	0.01mg/l以下であること。
19	ベンゼン	0.01mg/l以下であること。
20	塩素酸	0.6mg/l以下であること。
21	クロロ酢酸	0.02mg/l以下であること。
22	クロロホルム	0.06mg/l以下であること。
23	ジクロロ酢酸	0.04mg/l以下であること。
24	ジブロモクロロメタン	0.1mg/l以下であること。
25	臭素酸	0.01mg/l以下であること。
26	総トリハロメタン（クロロホルム、ジブロモクロロメタン、ブロモジクロロメタン及びブロモホルムのそれぞれの濃度の総和）	0.1mg/l以下であること。
27	トリクロロ酢酸	0.2mg/l以下であること。
28	ブロモジクロロメタン	0.03mg/l以下であること。
29	ブロモホルム	0.09mg/l以下であること。
30	ホルムアルデヒド	0.08mg/l以下であること。
31	亜鉛及びその化合物	亜鉛の量に関して、1.0mg/l以下であること。
32	アルミニウム及びその化合物	アルミニウムの量に関して、0.2mg/l以下であること。
33	鉄及びその化合物	鉄の量に関して、0.3mg/l以下であること。
34	銅及びその化合物	銅の量に関して、1.0mg/l以下であること。

35	ナトリウム及びその化合物	ナトリウムの量に関して、200mg/l以下であること。
36	マンガン及びその化合物	マンガンの量に関して、0.05mg/l以下であること。
37	塩化物イオン	200mg/l以下であること。
38	カルシウム、マグネシウム等（硬度）	300mg/l以下であること。
39	蒸発残留物	500mg/l以下であること。
40	陰イオン界面活性剤	0.2mg/l以下であること。
41	（４S，４aS，８aR）―オクタヒドロ―４，８a―ジメチルナフタレン―４a（２H）―オール（別名ジェオスミン）	0.00001mg/l以下であること。
42	１，２，７，７―テトラメチルビシクロ［２，２，１］ヘプタン―２―オール（別名２―メチルイソボルネオール）	0.00001mg/l以下であること。
43	非イオン界面活性剤	0.02mg/l以下であること。
44	フェノール類	フェノールの量に換算して、0.005mg/l以下であること。
45	有機物（全有機炭素（TOC）の量）	３mg/l以下であること。
46	pH値	5.8以上8.6以下であること。
47	味	異常でないこと。
48	臭気	異常でないこと。
49	色度	５度以下であること。
50	濁度	２度以下であること。

資料8　食品の規制値等

規制項目	対象食品	規制値
PCBの暫定的規制値	魚介類 遠洋沖合魚介類（可食部） 内海内湾（内水面を含む）魚介類（可食部） 牛乳（全乳中） 乳製品（全量中） 育児用粉乳（全量中） 肉類（全量中） 卵類（全量中） 容器包装	（単位：ppm） 0.5 3 0.1 1 0.2 0.5 0.2 5
水銀の暫定的規制値 ・総水銀 ・メチル水銀	魚介類 ただしマグロ類（マグロ、カジキ及びカツオ）及び内水面水域の河川産の魚介類（湖沼産の魚介類は含まない）、並びに深海性魚介類等（メヌケ類、キンメダイ、ギンダラ、ベニズワイガニ、エッチュウバイガイ及びサメ類）については適用しない	（単位：ppm） 0.4かつ 0.3（水銀として）
デオキシニバレノールの暫定的な基準値	小麦	（単位：ppm） 1.1
アフラトキシンの規制値	食品全般	10 μg/kgを超えてはならない（アフラトキシンB_1、B_2、G_1及びG_2の総和）
貝毒の規制値 ・麻痺性貝毒	貝類全般（可食部）及び二枚貝等捕食生物（可食部）	4 MU/g以下（1 MU（マウスユニット）は体重20gのマウスを麻痺性貝毒の場合は15分で、下痢性貝毒の場合は24時間で死亡させる毒量）
・下痢性貝毒	貝類全般（可食部）	0.05MU/g以下

出典：公益社団法人日本食品衛生学会編「食品・食品添加物等規格基準（抄）」Ⅰ．食品　6．食品の暫定的規制値等．食品衛生学雑誌，54巻1号，2013.

資料9　最確数(Most Probable Number：MPN)表

表1　3本法による検体100ml当たりの最確数(MPN)

陽性管数			MPN /100ml	95%信頼限界		陽性管数			MPN /100ml	95%信頼限界	
10ml	1ml	0.1ml		下限	上限	10ml	1ml	0.1ml		下限	上限
0	0	0	<3	0	9.4	2	2	0	21	5	40
0	0	1	3	0.1	9.5	2	2	1	28	9	94
0	1	0	3	0.1	10	2	2	2	35	9	94
0	1	1	6.1	1.2	17	2	3	0	29	9	94
0	2	0	6.2	1.2	17	2	3	1	36	9	94
0	3	0	9.4	3.5	35	3	0	0	23	5	94
1	0	0	3.6	0.2	17	3	0	1	38	9	104
1	0	1	7.2	1.2	17	3	0	2	64	16	181
1	0	2	11	4	35	3	1	0	43	9	181
1	1	0	7.4	1.3	20	3	1	1	75	17	199
1	1	1	11	4	35	3	1	2	120	30	360
1	2	0	11	4	35	3	1	3	160	30	380
1	2	1	15	5	38	3	2	0	93	18	360
1	3	0	16	5	38	3	2	1	150	30	380
2	0	0	9.2	1.5	35	3	2	2	210	30	400
2	0	1	14	4	35	3	2	3	290	90	990
2	0	2	20	5	38	3	3	0	240	40	990
2	1	0	15	4	38	3	3	1	460	90	1980
2	1	1	20	5	38	3	3	2	1100	200	4000
2	1	2	27	9	94	3	3	3	>1100		

注：10倍希釈試料液を用いた場合は、上記MPN値を10倍した値を検体100g当たりのMPN値とする。

表2　5本法による検体100ml当たりの最確数(MPN)

陽性管数			MPN /100ml	95%信頼限界	
10ml	1ml	0.1ml		下限	上限
0	0	0	<1.8	0	6.5
0	0	1	1.8	0	6.5
0	1	0	1.8	0.1	6.5
0	1	1	3.6	0.7	9.9
0	2	0	3.7	0.7	9.9
0	2	1	5.5	1.7	14
0	3	0	5.6	1.7	14
1	0	0	2	0.2	9.9
1	0	1	4	0.7	10
1	0	2	6	1.7	14
1	1	0	4	0.7	11
1	1	1	6.1	1.7	14
1	1	2	8.1	3.3	22
1	2	0	6.1	1.8	14
1	2	1	8.2	3.3	22
1	3	0	8.3	3.3	22
1	3	1	10	3	22
1	4	0	11	3	22
2	0	0	4.5	0.8	14
2	0	1	6.8	1.8	15
2	0	2	9.1	3.3	22
2	1	0	6.8	1.9	17
2	1	1	9.2	3.3	22
2	1	2	12	4	25
2	2	0	9.3	3.4	22
2	2	1	12	4	25
2	2	2	14	6	34
2	3	0	12	4	25
2	3	1	14	6	34
2	4	0	15	6	34
3	0	0	7.8	2.1	22
3	0	1	11	4	22
3	0	2	13	6	34
3	1	0	11	4	25
3	1	1	14	6	34
3	1	2	17	6	34
3	2	0	14	6	34
3	2	1	17	7	39
3	2	2	20	7	39
3	3	0	17	7	39
3	3	1	21	7	39
3	3	2	24	10	66
3	4	0	21	7	40
3	4	1	24	10	66
3	5	0	25	10	66
4	0	0	13	4	34
4	0	1	17	5	34
4	0	2	21	7	39
4	0	3	25	10	66
4	1	0	17	6	39
4	1	1	21	7	41
4	1	2	26	10	66
4	1	3	31	10	66
4	2	0	22	7	48
4	2	1	26	10	66
4	2	2	32	10	66
4	2	3	38	13	100
4	3	0	27	10	66
4	3	1	33	10	66
4	3	2	39	13	100
4	4	0	34	13	100
4	4	1	40	13	100
4	4	2	47	14	113
4	5	0	41	13	100
4	5	1	48	14	113
5	0	0	23	7	66
5	0	1	31	10	66
5	0	2	43	3	100
5	0	3	58	21	149
5	1	0	33	10	100
5	1	1	46	14	113
5	1	2	63	21	149
5	1	3	84	34	110
5	2	0	49	15	149
5	2	1	70	22	168
5	2	2	94	34	220
5	2	3	120	30	240
5	2	4	150	60	350
5	3	0	79	23	220
5	3	1	110	30	240
5	3	2	140	50	350
5	3	3	170	70	390
5	3	4	210	70	390
5	4	0	130	30	350
5	4	1	170	60	390
5	4	2	220	70	440
5	4	3	280	100	700
5	4	4	350	100	700
5	4	5	430	150	1060
5	5	0	240	70	700
5	5	1	350	100	1060
5	5	2	540	150	1660
5	5	3	920	230	2530
5	5	4	1600	400	4600
5	5	5	>1600		

注：10倍希釈試料液を用いた場合は、上記MPN値を10倍した値を検体100g当たりのMPN値とする。

ビジュアル版 食品衛生検査法
手順とポイント

2013年11月20日　発行

編　集　一般財団法人日本食品分析センター

発行者　荘村明彦

発行所　中央法規出版株式会社
〒151-0053 東京都渋谷区代々木2-27-4
代　　表：Tel 03(3379)3861　Fax 03(3379)3820
書店窓口：Tel 03(3379)3862　Fax 03(3375)5054
編　　集：Tel 03(3379)3784　Fax 03(5351)7855
http://www.chuohoki.co.jp/

印刷所　三協印刷株式会社

装　幀　ケイ・アイ・エス

定価はカバーに表示してあります。
ISBN 978-4-8058-3911-9
落丁本・乱丁本はお取替えいたします。